JN232002

Health Informatics

医療情報 第6版

医学医療編 Health Care

編集 一般社団法人日本医療情報学会医療情報技師育成部会

発行 一般社団法人日本医療情報学会医療情報技師育成部会　篠原出版新社

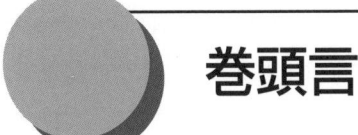

巻頭言

一般社団法人日本医療情報学会
代表理事 大江 和彦

　医療情報を扱う技師の能力を認定する資格が医療情報技師能力検定である．そんなことはわかりきっている，と言われるであろう．では，扱う対象としている医療情報とは何か，そしてなぜそれを扱う技術師能力を検定する手立てが必要なのだろうか．

　考えてみると医療ほど，その実践にあたってコミュニケーション，つまり情報のやりとりが重要な役割を果たしている専門業態は他にないかもしれない．医療の場で働く人々の資格は，医師，看護師，保健師，助産師，薬剤師，栄養士，管理栄養士，救急救命士，診療放射線技師，臨床検査技師，臨床工学技士，歯科衛生士，歯科技工士，理学療法士，義肢装具士，言語聴覚士，作業療法士，視能訓練士，臨床心理士など思いつくだけ挙げても両手で数えられないほどあり，これらの専門職が相互に，そして患者ともコミュニケーションをとりながら医療を患者に提供している．これほどの数の専門職資格があるということは，医療を支えるには専門知識と技能が必要で，一定以上の認定水準が必要な領域が数多くあり，それぞれがプロフェッショナリズムを発揮して仕事を協働しなければ成立しないことを意味している．したがって，ここでやりとりされる情報は専門性が高く，時間的に複雑に絡みあい，変化する患者の状態や周辺状況に応じて更新されていくものであり，その記録（診療記録）はこれら専門職の知識活用と技能実践の記録そのものである．それを通して，患者に何が起こり，何がなされ，どう変化したかが読み取れる．そこに医療情報を記録し，保管し，活用する本質的な意義があるのだろう．

　このように患者と専門的多職種間の情報のやりとり，知識活用，技能実践をリアルタイムで記録し現場で活用するとともに，蓄積して分析して二次利用にも役立てるためには　言うまでもなく情報技術（IT：Information Technology）の活用が必須である．そして，それを支える道具として計算機（ハードウエアとソフトウエア）はなくてはならない．医療情報を取り扱うなら，当然，情報技術や計算機技術の知識と技能を身につけなければならないが，加えて大事なこととして，前述した多くの医療専門職が医療を知るのと同じレベルで医療を理解しなければ

ならない. そうしなければ医療専門職の人たちとコミュニケーションがとれない.

「私は電子カルテのソフト開発を企業内でプログラミングしているだけなので, 医療専門職とコミュニケーションをとる場面はない. だから医療をそんなに勉強する必要はない」, 「自分は医療職で, 扱っている情報のことは一番良くわかっている. パソコンソフトも, そこそこに使える. ソフト開発は仕様だけ伝えて発注する立場なので, 細かいソフトウエア技術など勉強しなくてよい」などと思う人がいるかもしれない. しかし, それは間違いである. 医療情報を扱う業務に関わるなら, 医療現場で多職種間, あるいは患者・医療職間でどのような情報がやりとりされているか知っていなければ, 頓珍漢なソフトウエア開発をしてしまう危惧がある. 自分の作っているソフトの入力項目が医療の場でどのように必要とされているのかを知らずに開発していれば, 入力欄幅が不適切であっても気づかない. ソフトウエアやハードウエア技術の基本的なことを知っていないと発注仕様書も技術者が理解できない文書になってしまう. そして, 医療情報を安全に取り扱うガイドラインや医療制度の基本を理解していないと, 個人情報を適切に管理できず法的コンプライアンスの低い医療情報管理をしてしまう危険もある.

患者と医療のために, そして今後の医療の発展のために役立つように, 安全で効率よく医療情報を取り扱える医療・社会を実現するため, 医療情報技師は必須の専門職である. 他のあらゆる医療専門職とスムーズにコミュニケーションができ, 情報技術の基礎と応用力を有し, 新しい医療を作り出せる唯一の専門職といってよいだろう. 本書はそれへの門戸を開くための教科書である. こんなことはもう知っている, と思う部分も改めて読み直し, 知識の体系的修得に役立てていただきたい.

医療情報技師
—医療情報の専門職として

■ はじめに

2000年の初めの頃，病院や診療所では医療情報システムは，ごく一般的なものとなっていた．「医療施設では，どのような人がシステムを担当しているのであうか？」これを尋ねて日本医療情報学会では病院を対象にアンケート調査を実施した．その結果，医療情報の専門部署はなく，専任の担当者もおらず医療専門職が兼務で担当するか，あるいは担当者は決まっていないという病院が，かなりの割合を占める状況であった．担当者も定かでない状況に対し，担当者の配置を促していくとすると，どのような人が担当すればよいのであろうか？情報技術者であれば，ある程度の医療知識をもって医療職と会話ができる必要がある．医療専門職であればITの基本がわかり，情報技術者と打合せができる必要がある．医療職には情報技術が，システム技術者には医学・医療のことがよくわからない．現場で生じる多くの課題の根底にあるのはシステムに関わる多職種の意思疎通の困難さである．医療機関もシステムを提供する企業の側も，共通に持つべき知識とはいかなるものか，それを備えた人とは，どのような人か，これを徹底的に議論した結果として生まれたのが医療情報技師である．2003年8月に第1回医療情報技師能力検定試験を実施して以降，毎年医療機関側と企業側に実にバランスよく医療情報技師が誕生し，現在，4万を超える医療情報技師の認定者を輩出している．さらに，医療情報の高度専門職として，2007年より上級医療情報技師の認定が始まった．

1 医療情報技師の定義

2003年の医療情報技師誕生後，医療を取り巻く環境の変化と，情報技術の急速な進展と相まって医療情報技師の役割も変化してきた．医療機関では開発よりもパッケージの導入や運用に重点が置かれるようになり，ネットワーク化，クラウド化が進みシステム環境が大きく変わってきた．また，医療情報システムを維持・運用するだけでなく，蓄積される医療データの活用が重視されるようになっている．こうした変化を踏まえて，2015年に医療情報技師の定義の見直しがなされ，以下のように定められた．

■医療情報技師（Healthcare Information Technologist）

保健医療福祉の質と安全の向上のために，医療の特質をふまえ，最適な情報処理技術を用い，医療情報を安全かつ適切に管理・活用・提供することができる保健医療福祉分野の専門職

■上級医療情報技師（Senior Healthcare Information Technologist）

保健医療福祉の質と安全の向上のために，幅広い知識と豊かな経験を背景として，全体最適の観点から保健医療福祉分野の情報化と医療情報の分析・利活用を総括的に推進できる医療情報技師

医療情報技師は医療のため，患者のため，医療の情報化を担い推進する人材である．多くの

専門部署，専門職と協力して現状分析を行い，改善策を提案し，上級職の支援ができることが必要である．近年は，蓄積されたデータを施設の運営管理，経営，臨床研究など多角的に活用することが求められる．医学・医療を理解して，情報処理技術を駆使し，医療データを安全かつ有効に活用し，情報を引き出すことができる知識・技術・資質をもつことが必要である．

上級医療情報技師は情報ニーズを見出し，汲み上げ，実現できる情報システムの企画・開発，運用管理において専門職種間を調整でき，蓄積データを活用して知見を見出すことができ，複雑な情報処理技術の問題に自立して対処でき，これらの能力を総合して保健医療福祉の質の向上と組織機関の合理的経営の支援を担える人材である．地域医療連携，地域包括ケア，オンライン診療と，時代とともに生まれる新たな医療提供の形に，リーダとして対応できる人材，これを端的に「院内全体の最適化や地域医療連携における全体最適化など，場面に応じた最適化を視野に情報化推進を担うことのできる専門職」と表し，上級医療情報技師の定義としている．

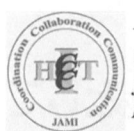

一般社団法人　日本医療情報学会
医療情報技師育成部会
Japan Association for Medical Informatics
Healthcare Information Technologist Certification

医療情報技師育成部会のロゴ

② 医療情報技師に必要な知識・技能と3C

医療情報技師に求められる知識・技能は「医学医療」，「医療情報システム」および「情報処理技術」の3領域における，GIO（到達目標）とSBOs（具体的な行動目標）として整理されている．GIO・SBOsは，日本医療情報学会医療情報技師育成部会のWebサイトからダウンロードできる．これに基づいて「医学医療編」，「医療情報システム編」，「情報処理技術編」の3編の教科書を編纂し，医療情報技師能力検定試験を実施している．

医療情報技師に求められるのは知識，技能だけではない．病院は，高度に専門的な業務を担う複数の専門部署，専門職集団からなる．医療スタッフの一員として，医療情報システムを担う人材には多職種との意思疎通をはかるコミュニケーションの力（Communication），多職種と協力し，力を合わせて対応できる力（Collaboration），

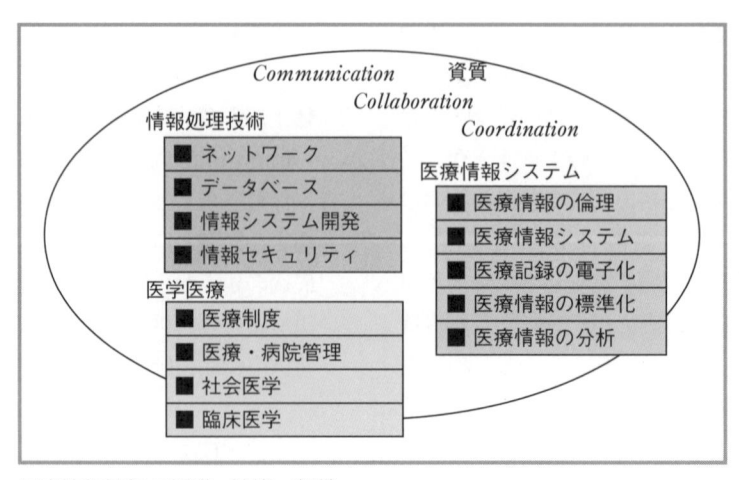

医療情報技師の知識・技能・資質

医療現場のニーズを把握し，部門間，職種間の調整ができる力（Coordination）が基本的資質として求められる．これを医療情報技師の3C（Communication, Collaboration, Coordination）とよんでいる．3C は保健医療福祉の広い分野で医療情報技師が活躍する上で，必須の資質である．

③ 医療情報化基盤の中核をなす医療情報技師

医療情報技師は，実に多くの医療専門職の方々，医療情報システムに関わる企業の方々が取得されているユニークな資格である．我が国では，企業における情報技術者の中に，医療を理解した医療情報技師・上級医療情報技師を有し，医療機関における医療専門職の中に，医療情報技師・上級医療情報技師を有している．医学医療と情報，医療機関と企業，多様な職種，多様な組織の間で，同じ「医療情報技師」という立場で議論し，連携を図ることができる素晴らしい環境があり，この環境こそが医療情報化基盤の中核を形成しているのである．医療情報技師・上級医療情報技師を育成する医療情報技師育成事業は，常時 100 人を超える皆様の献身的なご尽力で支えられている旨を期して敬服の意を表したい．

日本医療情報学会医療情報技師育成部会
部会長　岡田美保子

「医療情報 第6版 医学医療編」の刊行にあたって

1 はじめに

「医療情報」全3編は，医療情報技師育成用の教科書として，2004年3月に初版が刊行された．医療情報技師の育成事業は2002年に開始され，2003年8月に第1回医療情報技師能力検定試験が実施されたが，それに先立つ2003年6月から7月にかけて医療情報技師育成のための講習会が開催された．この時の資料をベースに，内容をより洗練し教科書としたのである．したがって，「医療情報」全3編は，医療情報技師に求められる知識・技能・資質などを体系的にとりまとめたものである．

今日，医療情報は，一般の人々にとっても重要なものとなりつつあるが，医療に関わる人々にとってはきわめて重要なものとなっていることは論をまたない．本書は，さまざまな背景をもつ読者を想定し，わかり易く解説することを心掛け，医療情報技師を目指す方々の標準教科書となるよう改版を重ねると同時に，医学・医療の分野を学習する学生，医療専門職，医療機関の管理者，医療分野と接点をもつ企業関係者，行政関係者等の読者も視野に入れて作成した．

「医療情報」全3編は，2004年3月の初版以降はおおよそ3年を目途にして改訂を重ねている．具体的には，2006年3月に小改訂を行って「医療情報」第2版を，2009年6月に大改訂を行って「新版 医療情報」初版を，2013年3月に中程度の改訂を行って「新版 医療情報」第2版をそれぞれ刊行した．さらに，2016年4月には改訂回数をわかりやすく示した，「医療情報第5版」を刊行している．今回はそれに続く中程度の改訂で，「知識・技能の到達目標と行動目標」（GIO・SBOs）との関係性をより深めた内容とした．

2 今回の改訂の概要

今回の改訂にあたっては，他編（「医療情報システム編」，「情報処理技術編」）と同様に前版（「医療情報」第5版）の編集方針を引き継いでおり，その精緻化を図っている．

1）前版では医学・医療，情報処理技術，医療情報システムの3領域における「知識・技能の到達目標と行動目標」（GIO・SBOs）の見直し・改訂を行い，それに準拠した構成・内容に編集しなおした．本版では，GIO・SBOsとの関係性を更に深めることに主眼をおき，各章で記載すべき内容をキーワードとしてあらかじめリストアップ，それらを漏れなく解説した．

2）前版では上級医療情報技師を目指す方々を対象にした内容も盛り込んだ．本版でも上級医療情報技師のGIO・SBOsの改訂や試験制度の改定を踏まえて，それらに対応できるよう最低限必要な内容を収載した．

3）本版でも医療情報の社会医学的な側面に対応すべく医学・医療総論からはじめ，社会保障と保健医療制度，さらに医療安全にページの多くを割いた．今後の医療情報活用には不可欠の基礎知識である．また，病院内の各部門の情報システムと診療内容は密接に関係することから，臨床医学に関する事項の臓器別記載を踏襲した．そして，各部門の機能と業務連携については「医療情

報システム編」に，情報通信技術に関する技術的事項は，「情報処理技術編」にそれぞれ収載している．

❸ 医学医療編の概要

医学・医療の役割や医学・医療倫理をはじめとして，医療情報システムを構築するために必要な医学・医療の全体像とその概念，医療プロセス，診療記録などの医療関係記録について理解することを目標としている．さらに，医療情報を医学・医療の場で活用するために不可欠な医学・医療統計，臨床研究の概念について理解するとともに，医療情報分野の進むべき方向について考える能力を身につけることを目標としている．

第1章　医学・医療総論

この章は，健康の概念，医学の発展と医療倫理に裏打ちされた医療の役割を理解し，医療の提供のされ方を学習することをねらいとしている．具体的には，社会における医療の役割，医学・医療に関係する倫理，および個人情報保護などを概説している．

第2章　社会保障と保健医療制度

この章は，保健医療福祉を取り巻く様々な制度とそれに関連する法律の理解をねらいとしている．具体的には，日本の社会保障制度と医療制度，医師をはじめとする様々な医療専門職，医学の社会的な側面，地域医療連携などを概説している．

第3章　医療管理

この章は，多職種で構成される病院の機能，組織体制，医療安全管理，医療の評価などの理解を深めることをねらいとしている．具体的には，病院の機能，病院の組織，病院の財務・会計，病院情報システムの構築・運用に必要な組織とその役割，病院内の部門間の連携，医療の安全管理，医療の質の評価（病院機能評価）などを概説している．

第4章　医療プロセス

この章は，医療の場における人の流れ，物の流れ，情報の流れの理解をねらいとしている．

具体的には，診断・治療を中心とする診療のプロセス，クリニカルパス，EBM（Evidence Based Medicine）と診療ガイドラインなどを概説している．

第5章　医学・薬学・看護学

この章は，代表的な疾患とそれぞれの疾患の検査や治療の基本的な事項と医療用語についての理解を深めることをねらいとしている．具体的には，人体の構造，疾病の原因と分類，代表的な疾患とその特徴，医薬品の基本的な事項，臨床看護の基本的な事項，先進的な医療技術の動向などを概説している．

第6章　検査・診断

この章は，臨床検査の概要とそれに関係する人の流れ，物の流れ，情報の流れの理解を深めることをねらいとしている．具体的には，検体検査・生理機能検査・病理検査などの臨床検査，単純撮影・造影検査・CT検査・MRI・核医学検査・超音波検査・内視鏡検査などの医用画像検査などを概説している．

第7章　治療・処置

この章は，治療と処置・手術の分類やそれらに関する用語の理解を深めることをねらいとしている．具体的には，治療法の種類，処置・治療，リハビリテーション，精神専門療法，放射線治療などを概説している．

第8章　診療録およびその他の医療記録

この章は，診療録や診療記録等として諸法規

で規定されている記録を作成する目的，医療記録の体系についての理解を深めることを目的としている．具体的には，医療記録の目的，医療記録に関する法令，医療記録の体系，医療記録の構成要素，医療記録の書き方などを概説している．

第9章　医学研究

この章は，医学研究の基礎的事項についての理解を深めることをねらいとしている．具体的には，医学研究の倫理とそれに関する指針，研究デザイン，疫学研究における基本的な指標と影響因子，医学研究におけるエビデンス，臨床研究，治験などを概説している．

第10章　医学・医療統計

この章は，主として医学研究や医療研究で用いられる基本的な統計学についての理解を深めることをねらいとしている．具体的には，統計学の枠組み，変量，標本の収集と記述，母集団の分布と確率分布，正規分布に基づく検定，ノンパラメトリックな手法，回帰モデル，多変量解析の基本概念などを概説している．

第11章　臨床データベース

この章は，実際の医療の場で収集・分析されている臨床データの収集と分析についての理解を深めることをねらいとしている．具体的には，DPC 調査，NDB（ナショナルデータベース），NCD（ナショナルクリニカルデータ），がん登録などを例としてとりあげ，臨床データがどのように収集され，どのように活用されているのかを概説している．

4 おわりに

「医療情報」全3編は，2004年3月の初版の刊行から14年が経過した．この間に，情報処理技術の進歩はもとより，制度の改定をはじめとして医療を取り巻く環境は大きく変化し，医療提供のあり方，医療者・患者関係の変化とも相まって医療の情報化は著しく進展した．必然的に，医療情報に関する知識や情報処理の技術を身につけた専門的人材に対するニーズは増大している．すなわち，医療情報技師という専門的人材の必要性は著しく高まっている．

「医療情報」第6版全3編が，医療情報技師の資格取得を目指す方をはじめとして，医療の情報化に参画される方々にとって有益なものとなることを願ってやまない．

2019年4月

医療情報技師育成部会
教科書医学医療編編集委員会
委員長　　玉川　裕夫
副委員長　仲野　俊成
委員　　　池田　和之
　　　　　石田　　博
　　　　　白鳥　義宗
　　　　　山内　一史
　　　　　渡邉　　直

医学医療編　編集者・執筆者一覧

■編　集

一般社団法人日本医療情報学会
医療情報技師育成部会

■編集者（◎は編集委員長，○は副編集委員長）

◎玉川　裕夫　　大阪大学歯学部附属病院医療情報室

○仲野　俊成　　関西医科大学大学情報センター

　池田　和之　　奈良県立医科大学附属病院薬剤部

　石田　　博　　山口大学大学院医学系研究科医療情報判断学

　白鳥　義宗　　名古屋大学医学部附属病院
　　　　　　　　メディカルITセンター

　山内　一史　　前岩手県立大学看護学部

　渡邉　　直　　一般財団法人医療情報システム開発センター

■執筆者

　青柳　吉博　　国立がん研究センター東病院
　　　　　　　　臨床研究支援部門研究企画推進部

　赤澤　宏平　　新潟大学医歯学総合病院医療情報部

　安藤　　裕　　埼玉メディカルセンター放射線治療科

　池田　和之　　奈良県立医科大学附属病院薬剤部

　石井亜矢乃　　岡山大学病院総合患者支援センター

　石垣　恭子　　兵庫県立大学大学院応用情報科学研究科

　石川　　澄　　社会医療法人社団沼南会本部

　石田　　博　　山口大学大学院医学系研究科医療情報判断学

　入江　真行　　特定非営利活動法人
　　　　　　　　和歌山地域医療情報ネットワーク協議会

　宇都由美子　　鹿児島大学大学院医歯学総合研究科
　　　　　　　　医療システム情報学

　上田英一郎　　大阪医科大学附属病院医療管理室／
　　　　　　　　大阪医科大学医療管理学

　上原　慎也　　川崎医科大学附属川崎病院泌尿器科

　梅里　良正　　公益社団法人地域医療振興協会

　岡垣　篤彦　　独立行政法人国立病院機構大阪医療センター
　　　　　　　　医療情報部・産婦人科

　岡田　武夫　　大阪がん循環器病予防センター予防推進部

　岡田　宏基　　香川大学医学部医学教育学

　岡田美保子　　一般社団法人医療データ活用基盤整備機構

　押見香代子　　聖路加国際大学情報システムセンター情報室

　折井　孝男　　河北総合病院薬剤部

　香川　俊輔　　岡山大学大学院医歯薬学総合研究科
　　　　　　　　消化器外科学

　加藤　　清　　かとう内科クリニック

　柏木　公一　　国立看護大学校

　岸　　真司　　名古屋第二赤十字病院医療情報管理センター

　熊本　一朗　　鹿児島大学医学部・歯学部附属病院
　　　　　　　　医療情報部

　合地　　明　　井原市立井原市民病院

　近藤　博史　　鳥取大学医学部附属病院医療情報部

　佐藤ひとみ　　北海道大学病院看護部

　佐藤　　弥　　山梨大学医学部地域医療学講座

　洒井　順哉　　名城大学大学院都市情報学研究科
　　　　　　　　保健医療情報学

　坂本　史衣　　聖路加国際大学聖路加国際病院
　　　　　　　　QIセンター感染管理室

　笹川　紀夫　　広島国際大学医療経営学部医療経営学科

　澤　　智博　　帝京大学医学部麻酔学講座

　下川　忠弘　　京都民医連中央病院診療情報企画課

　下堂薗権洋　　九州保健福祉大学薬学部薬学科
　　　　　　　　医薬品情報学研究室

　白鳥　義宗　　名古屋大学医学部附属病院
　　　　　　　　メディカルITセンター

　瀬戸　僚馬　　東京医療保健大学医療保健学部医療情報学科

　田中　　博　　東京医科歯科大学生命医療情報学／
　　　　　　　　東北大学東北メディカルメガバンク機構

　高林克日己　　医療法人社団鼎会三和病院

　武田　　裕　　滋慶医療科学大学院大学

　竹中麻由美　　川崎医療福祉大学医療福祉学部医療福祉学科

　辰巳　治之　　札幌医科大学大学院医学研究科
　　　　　　　　生体情報形態学

　立石　憲彦　　長崎県立大学看護栄養学部看護学科

　谷川　琢海　　北海道科学大学保健医療学部診療放射線学科

　玉川　裕夫　　大阪大学歯学部附属病院医療情報室

　鶴田　陽和　　東京都健康長寿医療センター研究所

　寺崎　　仁　　東京女子医科大学医療安全科

　那須　保友　　岡山大学大学院医歯薬学総合研究科
　　　　　　　　泌尿器病態学

　内藤　道夫　　鈴鹿医療科学大学医用工学部医用情報工学科

　中川　　肇　　富山大学附属病院医療情報部

　中島　和江　　大阪大学医学部附属病院
　　　　　　　　中央クオリティマネジメント部

　中島　直樹　　九州大学病院
　　　　　　　　メディカル・インフォメーションセンター

仲野　俊成	関西医科大学大学情報センター
永田　　啓	滋賀医科大学医学部附属病院医療情報部
長浜　宗敏	沖縄県立八重山病院経営課
長原三輝雄	北陸大学医療保健学部医療技術学科
成清　哲也	広島国際大学医療経営学部医療経営学科
西平　　順	北海道情報大学医療情報学科
西堀　眞弘	国際医療福祉大学医療福祉学部医療福祉・マネジメント学科
根本　明宜	横浜市立大学附属病院医療情報部
朴　　勤植	大阪市立大学大学院医療情報学
服部　建大	広島国際大学医療経営学部医療経営学科
原　　量宏	香川大学瀬戸内圏研究センター
櫃石　秀信	社会医療法人蘇西厚生会松波総合病院
伏見　清秀	東京医科歯科大学大学院医療政策情報学分野
堀　　謙太	兵庫医科大学医療情報学
松戸　隆之	新潟西蒲メディカルセンター病院
松村　泰志	大阪大学大学院医学系研究科情報統合医学講座医療情報学
真鍋　史朗	大阪大学大学院医学系研究科情報統合医学医療情報学
光井　洋介	岡山大学大学院医歯薬学総合研究科泌尿器病態学
宮本　正喜	一般財団法人サニーピア医療保健協会
武藤　晃一	藤田保健衛生大学医療科学部医療経営情報学科
向井まさみ	国立研究開発法人国立がん研究センター情報統括センター
村永　文学	鹿児島大学医学部・歯学部附属病院医療情報部
森永　裕士	岡山大学病院総合患者支援センター
森本　徳明	矯正歯科森本
八幡　勝也	医療法人住田病院
山内　一信	医療法人康誠会東員病院
山本　隆一	一般財団法人医療情報システム開発センター
横井　英人	香川大学医学部附属病院医療情報部
吉村　健祐	千葉大学医学部附属病院病院経営管理学研究センター
渡邉　　直	一般財団法人医療情報システム開発センター
渡邉　亮一	一般社団法人日本医療情報学会

目次

5 医学・薬学・看護学———157

6 検査・診断 ——————————————————— 269

7 治療・処置 ——————————————————— 311

医学・医療総論

　この章では，社会における医療の役割と医の倫理について，歴史的ならびに社会的背景を含めて理解していただきたい．

　日本を含めた先進国では，医学や医療技術が向上した結果，平均寿命が上昇する一方で出生率は低下，人口に占める高齢者の比率が増大して，国民医療費の負担増が大きな問題となっている．日本の医療制度は，複数の提供者で構成される国民皆保険制度が大きな軸として存在し，フリーアクセス，自由開業医制，診療報酬出来高払いという特徴をもって運営されている．

　この章では，そもそも健康とは何かの定義を明らかにするところから出発し，医療を俯瞰する立場で社会とのつながりを順序立てて示し，日本の医療政策が何を目標としているのか解説している．次に，個人と社会のあり方について，「データ」に視点をおいて述べ，医療需要の量的増加と質的多様化への対応についてふれたあと，今後拡大するであろう地域包括ケアシステムに踏み込んだ解説がある．

　医の倫理についても同様に，基本となる考え方から説き起こし，昨今しばしば取り上げられるプライバシー保護と情報開示について，わかりやすい表現を使って述べている．これらは，医療への患者参画とも密接に関係することから，その背景や具体的方法についてやや多めにページを割り当て，詳しい説明がなされている．

　医療情報学は社会医学の側面をもつ実学であることから，社会における医療の役割と医の倫理をしっかり把握して欲しい．

（玉川裕夫）

社会における医療の役割

1.1.1 健康の定義と医療政策—何を目標とするか

(1) 健康の概念

　健康の概念は，1948年設立の世界保健機関（WHO）憲章の前文に以下の定義がなされている．"Health is a state of complete physical, mental and social well-being and not merely the absence of disease or infirmity."（身体的・精神的・社会的に完全に良好な状態であり，たんに病気あるいは虚弱でないことではない）．その後，この定義は1998年WHO執行理事会で，"Health is a dynamic state of complete physical, mental, spiritual and social well-being and not merely the absence of disease or infirmity"と改変が提案されたが，総会では変える必要がないと否決され，現在に至っている．

　ただ，静的に固定した状態ではないということを示す「dynamic（動的）」は，健康と疾病は別個のものではなく連続したものであり，刻々と変化することを示すという意味から，また，「spiritual（崇高的）」は，人間の尊厳の確保や生活の質を考えるために必要で本質的なものだという観点は，十分認識しておくことが肝要である．

　この定義に基づく健康づくりの基本は，1986年11月にカナダ（オタワ）第1回健康づくり国際会議にて採択されたオタワ憲章（Ottawa charter for health promotion）に始まる．この概念は，健康の8前提条件，3基本戦略，5活動領域として記述されており，現在においても否定はされていない．

1) 健康の前提条件

　健康の基本となる状況と資源であり，以下の8条件からなる．

　① 平和，② 住居，③ 教育，④ 食糧，⑤ 収入，⑥ 安定した環境，⑦ 持続可能な資源，⑧ 社会的公正と公平．

　この前提条件は，1998年に健康の社会的決定要因として整理されており，その趣旨は，個人の健康は，個人では管理できない状況に左右されている，というグローバルな視点による社会的健康の定義に基づいている．

2) 基本戦略

　① 推奨する：健康の利点を明らかにすることで，健康的な環境の創造を推進する．

　② 可能にする：健康のための機会や資源を確保することで，健康面での潜在能力を引き出せるようにする．

　③ 調停する：健康の追求において利害関係の対立する立場を仲立ちし，健康づくりにむけた妥協点を模索する．

　実際は，各国のニーズや実現の可能性から，それぞれの社会，文化，経済までを配慮し，適用されるものとするとされている．

3) 活動領域
① 保健政策の制定
② 支援環境の整備
③ 地域活動の強化
④ 情報スキルと教育スキルを介した個人スキルの開発
⑤ 疾病の予防と健康づくりのための医療の再設定

グローバルな観点から健康の定義とその健康づくりのフレームワークを記述したが，経済的な成長を実現し，平均寿命が世界最長レベルに達したわが国における健康政策は，世界的な先導的モデルとなるべきであろう．

(2) わが国の健康推進政策

「予防医学」の観点から，より広い意味で，疾病予防，障害予防，寿命の延長，身体的・精神的健康の増進，すなわち一次予防，二次予防，三次予防（**表 1.1.1**）を政策の基本としてきた．

わが国の健康づくり対策は，昭和 53 年の第一次国民健康づくり対策から始まったが，その後の流れを**図 1.1.1** に示す．現代では，21 世紀における国民健康づくり運動「健康日本 21」が重要であるので，以下に概説する．

表1.1.1　予防医学の基本的観点

第一次予防	健康増進 疾病予防 事故予防	生活習慣の改善，生活環境の改善，健康教育による健康増進を図り，予防接種による疾病の発生予防，事故防止による傷害の発生を予防すること．
第二次予防	早期発見 早期対処 適切な医療と 合併症対策	発生した疾病や障害を検診などにより早期に発見し，早期に治療や保健指導などの対策を行い，疾病や傷害の重症化を予防すること．
第三次予防	リハビリテーション	治療の過程において保健指導やリハビリテーション等による機能回復を図るなど，社会復帰を支援し再発を予防すること．

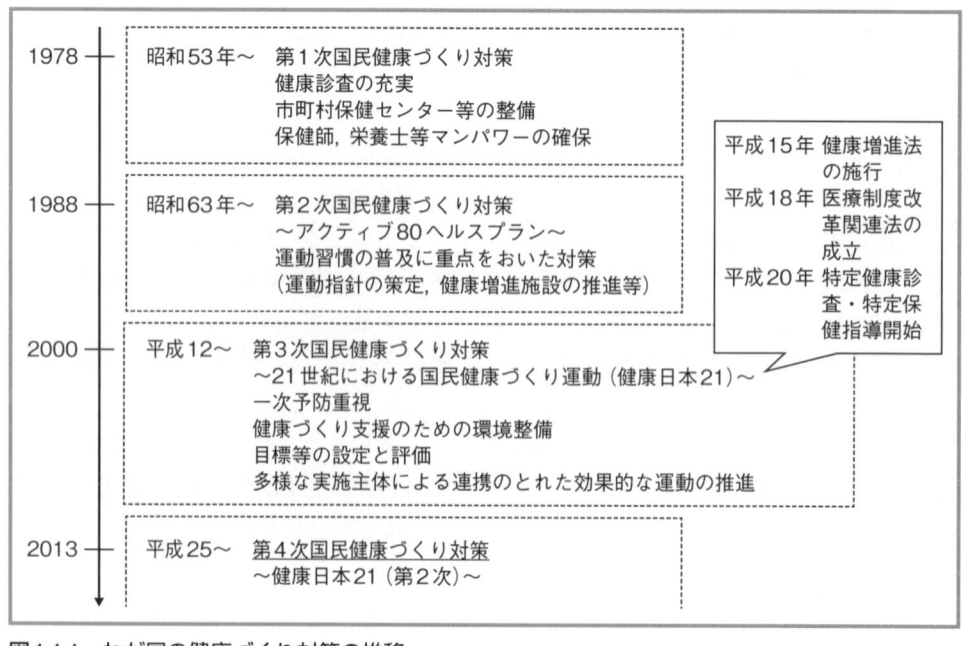

図1.1.1　わが国の健康づくり対策の推移

(3) 21世紀における国民健康づくり運動（健康日本21）の推進

2000年3月の厚生労働省事務次官通達を一部引用する．『我が国の平均寿命は，生活環境の改善や医学の進歩により，世界有数の水準に達している．しかしながら，人口の急速な高齢化とともに，疾病全体に占めるがん，心臓病，脳卒中，糖尿病等の生活習慣病の割合は増加しており，これに伴って，要介護者等の増加も深刻な社会問題となっている．そこで，21世紀のわが国を，すべての国民が健やかで心豊かに生活できる活力ある社会とするためには，従来にも増して，健康を増進し，発病を予防する「一次予防」に重点を置いた対策を強力に推進することにより，壮年期死亡の減少，痴呆や寝たきりにならない状態で生活できる期間（健康寿命）の延伸等を図っていくことが極めて重要となっている．このような状況にかんがみ，今般，生活習慣病およびその原因となる生活習慣等の国民の保健医療対策上重要となる課題について，2010年度を目途とした目標等を提示する「21世紀における国民健康づくり運動（健康日本21）」を定め，国および地方公共団体等の行政にとどまらず広く関係団体等の積極的な参加及び協力を得ながら，「一次予防」の観点を重視した国民に対する十分かつ的確な情報提供を行うとともに，健康づくりに関わる関係団体等との連携の取れた効率的な取組の推進等を図ることにより，国民が主体的に取り組む健康づくり運動を総合的に推進していくこととしたところである．併せて，社会全体としても，個人の主体的な健康づくりを支援してゆくことが重要である．』

さらに，2012年には，健康日本21（第二次）として，わが国の健康政策の根幹として延長されている．以下に骨子を引用する．

【国民の健康の増進の総合的な推進を図るための基本的な方針】

この方針は，21世紀のわが国において少子高齢化や疾病構造の変化が進む中で，生活習慣および社会環境の改善を通じて，子どもから高齢者まですべての国民が共に支え合いながら希望や生きがいを持ち，ライフステージ（乳幼児期，青壮年期，高齢期等の人の生涯における各段階をいう）に応じて，健やかで心豊かに生活できる活力ある社会を実現し，その結果，社会保障制度が持続可能なものとなるよう，国民の健康の増進の総合的な推進を図るための基本的な事項を示し，平成25年度から平成34年度までの「21世紀における第二次国民健康づくり運動（健康日本21（第二次））」（以下「国民運動」）を推進するものである．

【国民の健康の増進の推進に関する基本的な方向】

一　健康寿命の延伸と健康格差の縮小；わが国における高齢化の進展及び疾病構造の変化を踏まえ，生活習慣病の予防，社会生活を営むために必要な機能の維持及び向上等により，健康寿命（健康上の問題で日常生活が制限されることなく生活できる期間をいう）の延伸を実現する．また，あらゆる世代の健やかな暮らしを支える良好な社会環境を構築することにより，健康格差（地域や社会経済状況の違いによる集団間の健康状態の差をいう）の縮小を実現する．

二　生活習慣病の発症予防と重症化予防の徹底；NCD；Non-Communicable Diseases（非感染性疾患をいう）の予防：がん，循環器疾患，糖尿病及びCOPD（慢性閉塞性肺疾患をいう）に対処するため，食生活の改善や運動習慣の定着等による一次予防（生活習慣を改善して健康を増進し，生活習慣病の発症を予防することをいう）に重点を置いた対策を推進するとともに，合併症の発症や症状の進展等の重症化予防に重点を置いた対策を推進する．（注：がん，循環器疾患，糖尿病及びCOPDは，それぞれ我が

国においては生活習慣病の一つとして位置づけられている）一方，国際的には，これら四つの疾患を重要な NCD として捉え，予防及び管理のための包括的な対策を講じることが重視されているところである．

三　社会生活を営むために必要な機能の維持及び向上；国民が自立した日常生活を営むことを目指し，乳幼児期から高齢期まで，それぞれのライフステージにおいて，心身機能の維持及び向上につながる対策に取り組む．また，生活習慣病を予防し，又はその発症時期を遅らせることができるよう，子どもの頃から健康な生活習慣づくりに取り組む．さらに，働く世代のメンタルヘルス対策等により，ライフステージに応じた「こころの健康づくり」に取り組む．

四　健康を支え，守るための社会環境の整備；個人の健康は，家庭，学校，地域，職場等の社会環境の影響を受けることから，社会全体として，個人の健康を支え，守る環境づくりに努めていくことが重要であり，行政機関のみならず，広く国民の健康づくりを支援する企業，民間団体等の積極的な参加協力を得るなど，国民が主体的に行う健康づくりの取組を総合的に支援する環境を整備する．また，地域や世代間の相互扶助など，地域や社会の絆，職場の支援等が機能することにより，時間的又は精神的にゆとりのある生活の確保が困難な者や，健康づくりに関心のない者等も含めて，社会全体が相互に支え合いながら，国民の健康を守る環境を整備する．

五　栄養・食生活，身体活動・運動，休養，飲酒，喫煙及び歯・口腔の健康に関する生活習慣及び社会環境の改善；上記一から四までの基本的な方向を実現するため，国民の健康増進を形成する基本要素となる栄養・食生活，身体活動・運動，休養，飲酒，喫煙及び歯・口腔の健康に関する生活習慣の改善が重要である．生活習慣の改善を含めた健康づくりを効果的に推進するため，乳幼児期から高齢期までのライフ

テージや性差，社会経済的状況等の違いに着目し，こうした違いに基づき区分された対象集団ごとの特性やニーズ，健康課題等の十分な把握を行う．その上で，その内容に応じて，生活習慣病を発症する危険度の高い集団や，総人口に占める高齢者の割合が最も高くなる時期に高齢期を迎える現在の青壮年期の世代への生活習慣の改善に向けた働きかけを重点的に行うとともに，社会環境の改善が国民の健康に影響を及ぼすことも踏まえ，地域や職場等を通じて国民に対し健康増進への働きかけを進める．

なお健康格差は，3つの領域（疾病の発生頻度の格差，医療へのアクセス（近接）の格差，医療の質の格差）から生じていることにも留意すべきである．

このような国・地方自治体を核とする健康づくり政策に加えて，近年，国・健康保険組合が主導する健康づくり（一次予防）政策が登場した．

2008 年 4 月より開始された特定健診・特定指導は，メタボリック症候群の一次予防を目的とするもので，40 歳〜74 歳までの公的医療保険加入者全員が健診対象となり，腹囲測定および BMI 算出を行い，基準値（腹囲：男性 85 cm，女性 90 cm/BMI：25）以上の対象者はさらに血糖，脂質（中性脂肪および HDL コレステロール），血圧，喫煙習慣の有無からリスクによりクラス分けされ，クラスに合った保健指導（積極的支援／動機付け支援）を受けることになる．健診受診率や保健指導実施率の目標到達度によって後期高齢者医療制度への財政負担が保険組合等に対して増減されるという健康保険組合の取り組みを評価してインセンティブを与える制度である．

健診やレセプトなどの健康医療情報は，特定健診制度の導入やレセプトの電子化にともない，その電子的管理が進んでいることから，従来は困難であった電子的に保有された健康医療情報を活用した分析が可能となってきた．そこで

2015年から，医療保険者がこうした分析を行った上で行う，加入者の健康状態に即したより効果的・効率的な保健事業「データヘルス計画」を開始し，疾病の一次予防に加えて二次予防をも目標とする健康政策を展開することとなった．

1.1.2 個人と社会のあり方

個人と社会（広義）との関わり方は変化してきている．これまでは，「家族」，「職場」，「地域等」といった社会に個人が帰属し，その関わりの程度について，個人が自発的に決めることは困難である場合も多かった．しかしながら，今日，社会との関わり方について個人が自発的に意思決定できる状況や環境が拡大してきているといえる．

医療という一つの社会分野においては，以下の重要な変化を理解しておくことが必要である．

(1) 患者（生活者）と医療の関係

医療の基本は，医師−患者関係である．これまでパターナリズムと称される医師主導の関係が存在していた．これは，わが国の家長制度の延長線上に，経験・知識・技術を有するものに従うというものであった．現在では，医療も医師−患者との準委任契約関係が基本であるものとされ，医療行為の実施には，「説明と同意（Informed Consent）」や「説明と選択（Informed Choice）」が前提となっている．この際，個人の多様な価値観・人生観を十分考慮することが必要である．ただ，情報の非対称性と称される医療側のデータ，知識の偏在が存在する．インターネットの普及など高度情報化社会の進展とともに，ある程度の情報取得が可能であるが，ITリテラシーが十分ではない高齢者などは，情報弱者と見なされており，医療情報提供側も何らかの対策が必要とされている．

(2) 個人情報と医療の関係

個人情報保護法の精神に則り，個人情報は個人がコントロールすることとされ，診療情報の提供・開示の件数が増加している．情報開示の場合，診療記録等の定義について明確な定めがなく，課題の一つとなっている．また，社会的にみれば，緊急時や災害時に意識低下等の状態下では，本人確認や説明・同意を得ることが困難な場合も存在する．このような場合は，個人情報保護法の例外として取り扱われるべきであり，医療特例法の制定も検討されなければならない．

さらに，診療情報は経年的に蓄積して個人健康記録（PHR：Personal Health Record）として活用することが期待されている．医療・介護を含む地域包括ケアにおいてマイナンバー制度と併せれば，効率的かつ効果的な情報共有（一次利用）が可能となり，検査・処方履歴，アレルギー歴などが把握され，ケアの質が向上する．この場合においても，プライバシー保護は最優先課題であり，データの漏洩，アクセス権の設定などへの対応が求められる．PHRに蓄積された時系列かつ多変量データを利活用（二次利用）することにより，医学・医療における知見を得ることができるが，がん登録基本法など法で定められた場合を除き，データ利用には本人の同意が必要とされ，いわゆる医療ビッグデータの利活用について，社会的なコンセンサスの形成が緊急の課題である．

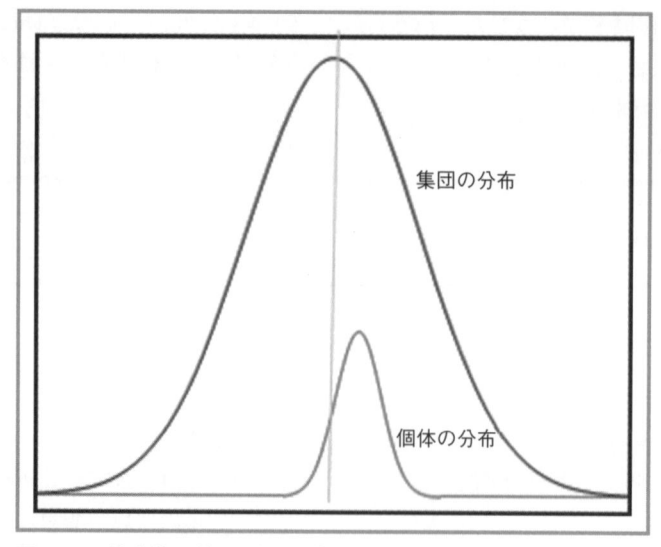

図1.1.2　検査値の集団・個人データ分布（概念図）

（3）個別化医療との関係

個別化医療（Personalized Medicine）とは，一般的にテーラーメイド医療（Tailor-made Medicine）といわれる『一人ひとりの個性に注目して医療を行うこと』である．

個人の健康状態は千差万別で，ホメオスターシス（恒常性維持）の機序により，個人ごとの検査値の変動幅は，集団の変動幅よりも小さい（**図 1.1.2**）ことはよく知られている．このため，集団の検査値分布から導出される「正常値」による判定や，同一診断名であっても同じ治療法を適用することが必ずしも正しくないことは以前より認識されていた．しかし一方で，そのような個体差に注目して個別に最適な診断・治療を行うことは，個体差を客観的に測定すること

が難しく実用できていなかった．近年，大量の遺伝情報を瞬時に取得できる技術と生命情報学（バイオインフォマティクス）の発展によって，個人差，種族が観察できるようになった．また優れたセンサーを組み込んだ携帯デバイスとIoT（Internet of Things）環境の整備により，心拍数，血圧などの生体機能データ収集や摂取カロリーと成分の推定など個体要因のデータの集積が可能となりつつある．収集遺伝子のデータ（Genotype）とPHRなどに記録された環境・食事・病気の発症などのデータ（Phenotype）を組み合わせて解析すれば，個体差に合わせたより良い疾病予防や薬剤の適切な選択など最適な治療が可能になるはずで，"集団"から"個人"への個別化医療が実現することになる．

<h2>1.1.3 医療需要の量的増加と質的多様化への対応</h2>

（1）包括ヘルスケアシステム

社会の成熟とともに，医療へのニーズは質的

に多様化し，量的に拡大している．一方，現在の医療は，基本的に顕在化した疾病を有する病人を対象とした構造，機能を有しており，医療

提供体制と医療需要の不適合を生じている．健康，医療と介護は，本来，ヒトの人生では一連の経過であり，施設ごとに分断されるのではなく，統合的なシステムとして構築されるべきものである．ヘルスケア・デリバリ・システム（Healthcare Delivery System）もしくは包括ヘルスケアシステム（Comprehensive Healthcare System）と称される．

Garfield[5]が提唱したシステム（**図1.1.3**）は，その原型ともいうべきもので，ヘルスケア・デリバリ・システムにおいて重要なのは，個人の情報の統合・共有化と施設・ケア提供者のネットワーク化である．

ヘルスケア・デリバリ・システムの観点からみると，わが国では健康・医療システムのあり方や連携方法について，多くの問題点が指摘されている．とくに，健康増進や一次予防を担当する保健所と医療施設間の保健・医療連携，介護と医療の連携，医療機関と調剤薬局等との医薬連携など，いわゆる水平連携とプライマリケアを担う診療所，地域基幹病院と高次医療機関間の一次・二次・三次医療連携，いわゆる垂直

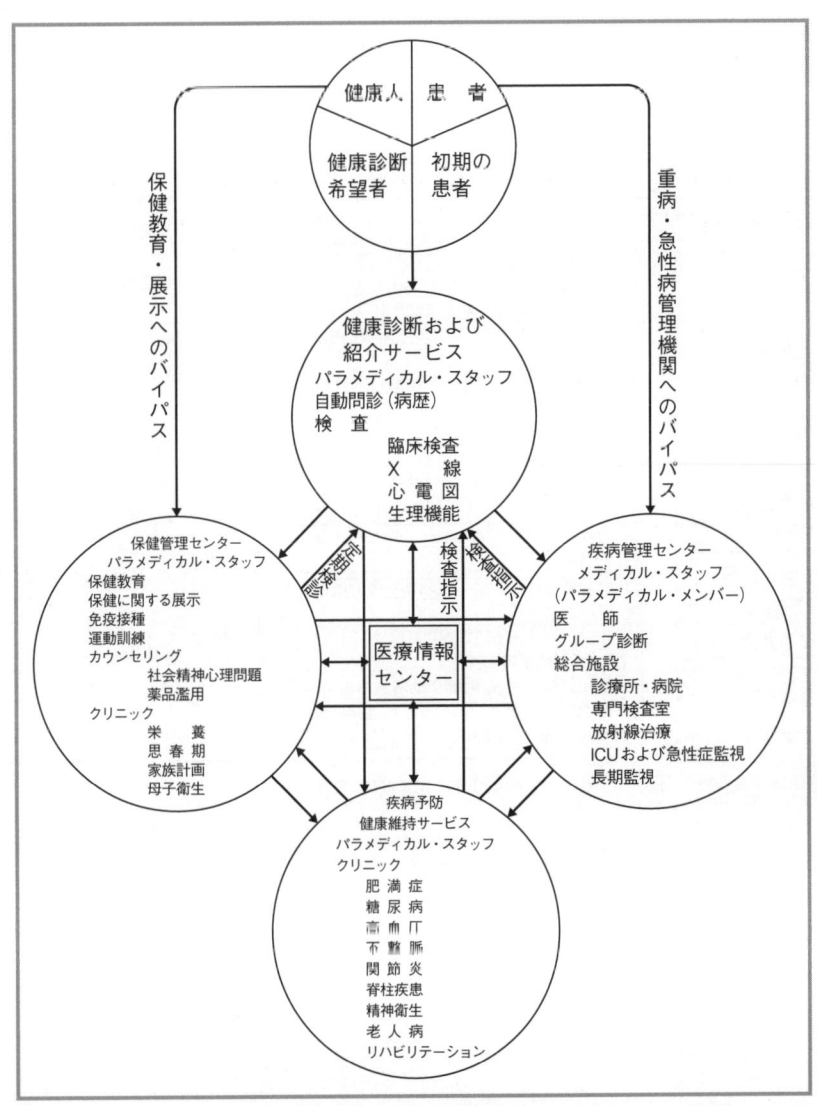

図1.1.3　ヘルスケア・デリバリ・システムの概念（Garfied SR（1970）原図を改変）

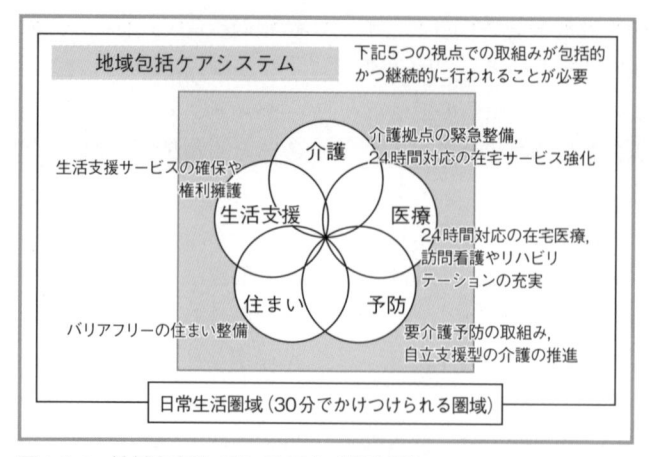

図1.1.4 地域包括ケアシステム（概念図）

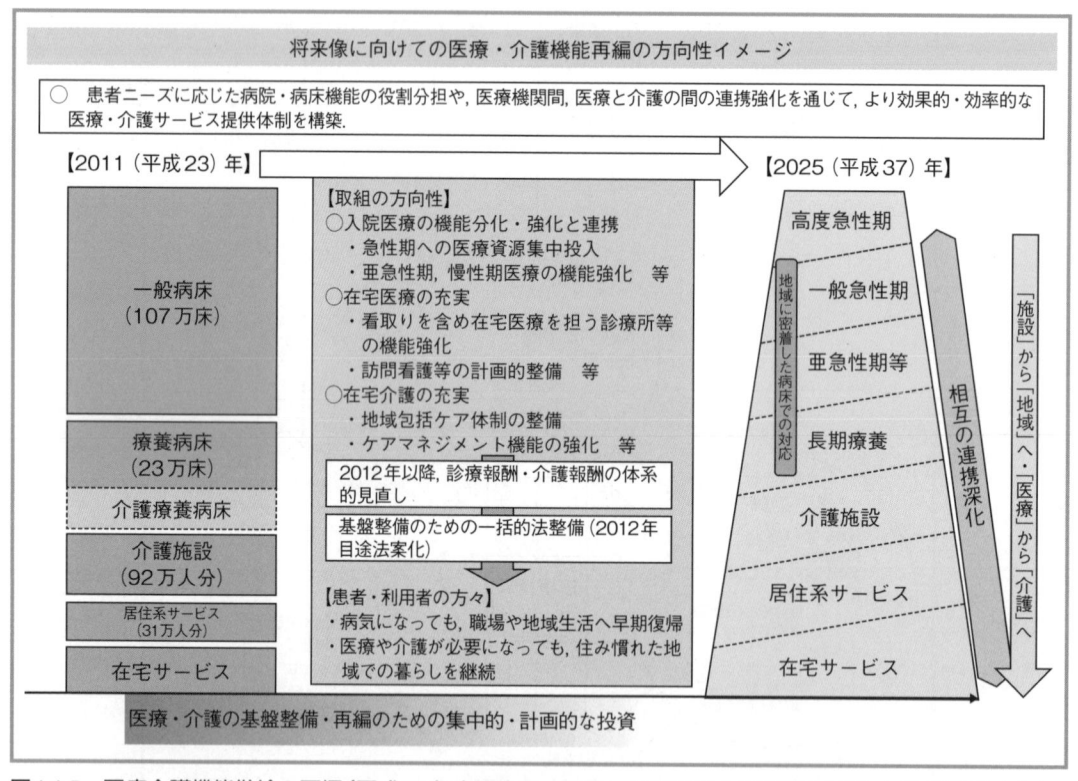

図1.1.5 医療介護機能供給の再編（平成23年内閣官房　医療・介護に係る長期推計資料：厚生労働省より）

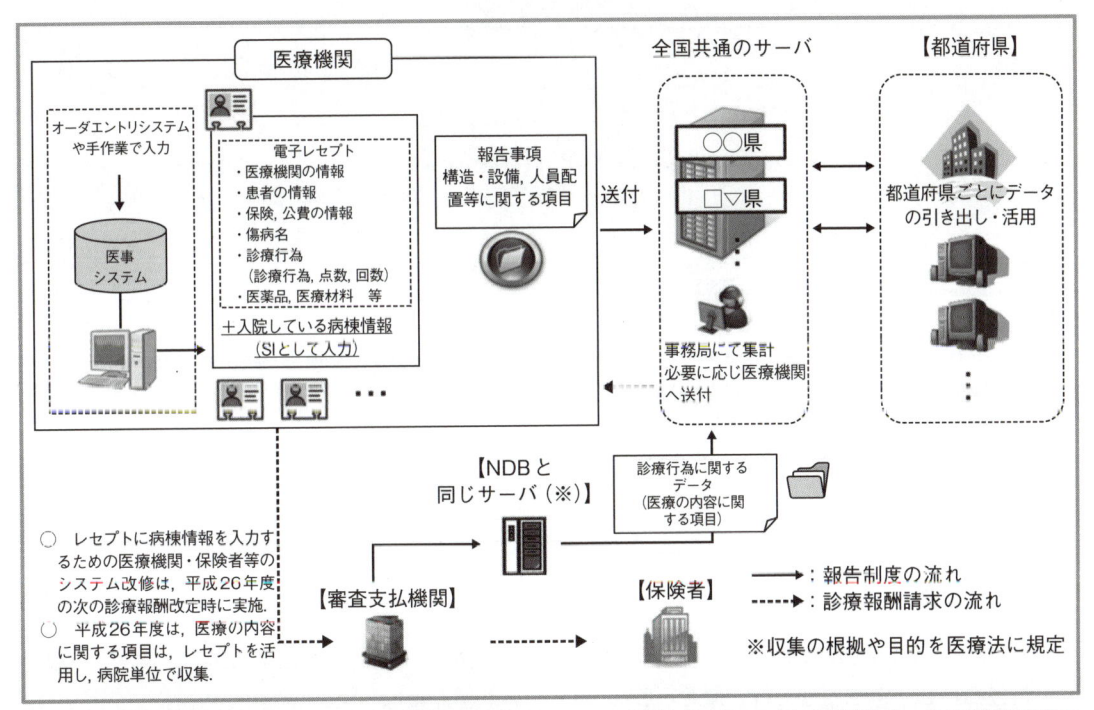

図1.1.6　病床機能報告制度とレセプト情報等の統合システム構築（平成26年厚生労働省　病床機能情報の報告・提供の具体的なあり方に関する検討会資料より）

連携についても，より積極的なシステム化が必要とされている．

(2) 地域包括ケアシステム

　団塊の世代が75歳以上となる2025年を目途に，住み慣れた地域で自分らしい暮らしを人生の最後まで続けることを目標として，住まい・医療・介護・予防・生活支援が一体的に提供される地域包括ケアシステム（以下，地域システム；**図1.1.4**）の構築が期待されている．「ニーズに応じた住宅が提供されることを基本とした上で，生活上の安全・安心・健康を確保するために，医療や介護のみならず，福祉サービスを含めたさまざまな生活支援サービスが日常生活の場（日常生活圏域）で適切に提供できるような地域での体制」との定義が提案されている．また，地域包括ケア圏域については，「おおむね30分以内に駆けつけられる圏域」を理想的な圏域とし，具体的には，中学校区を基本とすることを想定している．

(3) 地域医療計画

　このような生活密着型の地域システム計画の一方で，わが国の医療保険制度を維持するために，医療費の伸びを抑制する観点から，機能分化を推進するための方策が進行中である（**図1.1.5**）．この計画を実施するのは都道府県の役割で，具体的には地域医療計画の策定として必要病床数等が審議され，提示される．この計画立案には医療供給体制の現状データが基になるので，厚生労働省は平成25年より医療機関から，有する病床において担っている機能を報告する制度を開始した．この制度は，医療機関病棟別レセプトデータと突合され，実質的な医療提供体制が可視化されることとなり，医療供給体制マネージメントシステムと呼ぶべきナショナルデータベースを活用したPDCAサイクルが機能することが期待される（**図1.1.6**）．

（武田　裕）

1.2

医の倫理

医の倫理の変遷

(1) 医の倫理とは

社会生活の中で，一人一人が守るべき規範の立て方（筋道）を「倫理」という．その規範を基に，自分の良心によって善を行い悪を行わないという行動の総体を「道徳」という．人間としての規範を指す言葉であり，人と人が交際する上で価値判断の共通の理想型を作り上げる道筋である．これを研究する倫理学は哲学の一分野である．

「医の倫理」は英語の Medical Ethics に相当する言葉で，これには「医学研究における倫理」（＝生命倫理 Bioethics）と「医療現場における倫理」（＝臨床倫理 Clinical Ethics）の両方を含んでいる．病院で働く場合であっても医学の研究に関わることは多いので，両者を厳密に分ける必要はない．これらの医の倫理は民族の違い，文化の違い，あるいは宗教の違いによって異なる．同じ国の中でも社会体制や世代の変化よって影響を受ける．

(2) 医の倫理に関係する近年の変化

進歩する医学，医療は倫理を変えていく．医学・医療の倫理に関連する最近 40 年くらいの具体的な変化として，次のような点を挙げることができる．

・患者の知る権利や自己決定権，医療への参加がますます尊重されるようになった．
・がんの診断を本人に知らせることが当然となった．
・尊厳死，安楽死の定義や是非についての議論が盛んになった．
・不妊治療，出生前診断などが日常の現場で行われるようになった．
・IPS 細胞技術の臨床応用が始まった．
・先端医療技術をどこまで人間に適用してよいかの議論が数多く生じた．
・研究を行う際には，あらゆる分野で倫理的考察が必要となってきた．
・その内容について必ず機関内研究倫理委員会（IRB：Institutional Review Board）の審査が求められるようになった．
・医の倫理の教育が，医学系大学院や学部学生の専門教育の共通科目として広く行われるようになったなどが挙げられる．

(3) 医の倫理における基本的な理念等

医の倫理に関する原則を示す宣言のうちで，よく知られているものを挙げる．これらは，医師の倫理規範を示したヒポクラテスの誓いに基づくジュネーブ宣言，人体実験に対する倫理規定を扱ったヘルシンキ宣言，患者の権利を謳ったリスボン宣言の3つの大きな流れがある[※1]．

表1.2.1 ヒポクラテスの誓い（小川鼎三訳，前文略）

- 私は能力と判断の限り患者に利益すると思う養生法をとり，悪くて有害と知る方法を決してとらない．
- 頼まれても死に導くような薬を与えない．それを覚らせることもしない．同様に婦人を流産に導く道具を与えない．
- 純粋と神聖をもってわが生涯を貫き，わが術を行う．
- 結石を切りだすことは神かけてしない．それを業とするものに委せる．
- いかなる患家を訪ねるときもそれはただ病者を利益するためであり，あらゆる勝手な戯れや堕落の行いを避ける．女と男，自由人と奴隷のちがいを考慮しない．
- 医に関すると否とにかかわらず，他人の生活について秘密を守る．
- この誓いを守りつづける限り，私はいつも医術の実施をたのしみつつ生きくすべての人から尊敬されるであろう．もしこの誓いを破るなら，その反対の運命をたまわりたい．

1) ヒポクラテスの誓い

　紀元前5世紀のギリシャにおける西洋医学の始祖とされるヒポクラテスによる7項目の規範であり，欧米の医学校では卒業に際しての儀式として誓うところが多い（**表1.2.1**）．内容の一部が現代には不適切との指摘もあるが，2000年を経た言葉であることを考えると，医療の本質は今も変わっていないことを示している．その精神は世界医師会のジュネーブ宣言[*2]に引継がれ，その後も改定が行われている．

2) ヘルシンキ宣言

　戦争中に起こった強制的な人体実験への反省から，被験者の同意を得ないで人体実験を行うことを禁じたニュルンベルグ綱領が1947年に作られた．その後，1964年にヘルシンキ宣言が制定された．これらはいずれも被験者の権利と福利の尊重をめざしており，自発的同意，インフォームドコンセントおよび倫理審査などの原則を臨床研究の倫理指針として定めたものである．その後も東京，エディンバラなどの会議で改定が行われている．

3) リスボン宣言

　患者の権利宣言ともいわれるもので，1981年にリスボンでの世界医師会で採択された．自己決定権，代理人の役割，秘密保持，尊厳性の尊重など，現在では当然となっている項目を最初に認めたものである．この流れを汲むものとしては，米国病院協会の「患者の権利章典」（1973年）がある．

　これらの宣言は，その制定や改定の内容が時代の要請を反映したものとなっている．わが国においては社会的な背景の違いもあるため，世界の動向が実際に医療現場へ浸透するにはこれまで何十年かの遅れがあった．しかしながら価値観の多様化と国際化が急速に進んでいる．このような世界の動向について常に情報を集め理解しておくことと，わが国の実情にあった原則を議論し，応用する姿勢が医療情報技師にも求められる．

4) 医療情報の専門家としての倫理

　情報処理技術の医療への応用においても倫理的な問題の理解と配慮が必要となる．これには個人情報保護，情報開示など倫理規定への技術

[*1]：わが国の憲法には上記の医療倫理の流れをベースに，以下の内容が盛り込まれた．

日本国憲法第13条【個人の尊重】
　すべての国民は，個人として尊重される．生命，自由及び幸福追求に対する国民の権利については，公共の福祉に反しない限り，立法その他の国政の上で，最大の尊重を必要とする．

同第14条【国民の平等性】
1. すべての国民は，法の下に平等であって，人種，信条，性別，社会的身分又は門地により，政治的，経済的又は社会的関係において差別されない．

同第25条【生存権，国の生存権保障義務】
1. すべての国民は，健康で文化的な最低限度の生活を営む権利を有する．
2. 国は，すべての生活部面について，社会福祉，社会保障及び公衆衛生の向上及び増進に努めねばならない．

[*2]：1948年第二回世界医師会総会で採択，1968年第22回世界医師会総会で修正．

的対応のように比較的容易なものと，メールや WEB などを介したコミュニケーションにより発生する社会的問題や，遺伝情報を医療情報としてリンクし，活用するなどのように，情報処理技術自体の適用の是非にかかわる問題への対応とがある．

前者の問題に関しては，個人情報保護に関して OECD（経済協力開発機構）が 1980 年に発表した理事会勧告や，IMIA（International Medical Informatics Association；世界医療情報学連合）が 2003 年に発表し，2016 年に改定した The IMIA Code of Ethics for Health Information Professionals は情報処理上の一般的倫理原則が参考になる[※3]．

1.2.2 情報開示とプライバシー保護

平成 18 年 6 月 21 日付けで交付された，良質な医療を提供する体制の確立を図るための医療法等の一部改正において，「広告規制の緩和」とともに，「入院診療計画書及び退院療養計画書」に関する事項が「医療に関する情報の提供に関する事項」（情報開示）に示された．「プライバシー保護」は単なる「守秘」という消極的な概念のみを意味しない．古くは「そっとしておいてもらう権利」に発した「プライバシー権」は，現代では「自分の情報を知ったうえで，自分の行動態度を決定する権利」にまで変化した．すなわち，社会的な不利益を被らないために，
① 情報の流通を支配する権利，
② 自己情報の開示を求める権利，
③ 自分が誤解されるような，誤った，または不完全な情報の訂正を求める権利である．

すなわち，他人による侵害・干渉を許さない個人の私生活上の自由である．医療情報システムの安全管理に関するガイドライン第 5 版（厚生労働省・平成 29 年 3 月）[8] は，個人情報を含むデータを扱うすべての医療機関等で参照されるべき内容として，

① 取り扱い情報の把握とリスク分析の必要性，
② 組織的安全対策（体制，運用管理規定・物理的・技術的・人的安全対策）などとともに，
③ 電子保存の要求事項（真正性，見読性，保存性，およびプライバシー保護と責任の明確化）などの内容を含んでいる．

医療のプロセスにおいて医療者は情報収集，記載（入力），蓄積，伝達，利用において，次の 4 点の配慮が求められる．

1. 秘密が守られる権利（守秘）：他人に知られたくない健康上の秘密が「公開」されない権利を保証することが原則である．情報を集積する段階から，「他者に秘密にしたい情報」の以後の取り扱いに配慮が求められる．

患者情報の収集，記載，蓄積時には，特に，守秘性の観点から表現と構成に考慮する．

2. 自己情報を請求する権利（自己情報の閲覧権，説明・助言・指導を求める権利，自己情報へのアクセス権）：患者が医療者に対して，診療録に記載された傷病名や検査データなど，自分の健康に関する情報を閲覧する権利をいう．

患者が開示を求めれば，求められた情報はすべて本人に開示することが原則である．専門的な表現としては，「自己情報へのアクセス権」の保証することである．しかし，開示するタイミングや内容表現への配慮は慎重に進める必要がある．画一的にカルテ情報をコピーして渡せ

[※3]：IMIA Code of Ethics 2016 Revision, IMIA GA approved August 28, 2016 Acknowledgements-Dr. Eike-Henner Kluge, Professor, University of Victoria, Victoria, BC, Canada for the 2016 revision of the original 2003 code of Ethics

ば良いというものでもない.

この点に関して療養担当規則では「保険医は,診療に当たっては,懇切丁寧を旨とし,療養上必要な事項は理解しやすいように指導しなければならない.(第13条)」「保険医は診療にあたっては常に医学の立場を堅持して,患者の心身の状態を観察し,心理的な効果を挙げることができるよう適切な指導をしなければならない.(第14条)」「患者に対し予防衛生及び環境衛生の思想のかん養に努め,適切な指導をしなければならない(第15条)」と,本人の情報開示が示唆されている.

一方,同時に,知りたくない権利(知らされたくない情報の開示を拒む権利)も保証する必要がある.これはむやみに発動すべきではない.書面などで,「知らされたくない」由を本人が述べたという複数者の言質を医療記録などに記載して初めて有効である.

さらに患者の気持ちはさまざまな状況で変化する.「情報開示」(期待に沿わない悪い検査結果などの Bad News を含めて)を必要とするか否かについて,事前のヒアリングをしておくという意見もある.それはあくまで意向の調査であって,それを行ったからといって患者の意向が一致するとは限らない.患者とのコミュニケーションを密にして,言葉表現だけではなく表情や態度を十分観察し,感情,意思を察知して,適時に的確な対応が求められる.

3. 誤りを訂正する求める権利:自分の健康状態が誤解されるような,誤った情報,または不完全な情報を排除する権利を患者は有する.

そのために,医療記録を閲覧し,内容を確認するとともに,患者は本人の認識と異なれば疑問点を正し,誤りがあれば訂正を求める権利を有している.誤った情報によって本人の尊厳が損なわれない一つの方策である.

4. 自己情報の流れを制御する権利(「自己情報のコントロール権」)の保証:自分の情報が不適切に流通することを忌避する権利である.患者を他の医療者に紹介,あるいは,他の医師から照会があったとき(療担則第16条及び同条2項)などは情報の提供が義務付けられている.その際,原則は,情報提供先,情報提供の目的,内容,伝達方法,保存,利活用形態の情報を説明し,本人の意思に従うことが必須である.ただし,緊急時はその限りではなく,患者の生命が優先する.担当医師の裁量に委ねられる.

さらに家族といえども,原則,患者本人の同意なしに明かしてはならない.しかし,わが国においては,主治医の裁量とされ,がん告知など生命に重要な問題がある事柄については,本人に開示する前に家族に開示する場合が多い.本人と家族との関係に不都合が生じない配慮は,医療者の努めといえる.このような場合には医療記録に状況を記載しておくことが望ましい.

疾病障害のために,自己判断ができなくなった患者(成年後見人制度),および自己判断ができない乳幼児は後見する保護者が代理を務める.成人の場合は,患者本人が,「自ら判断ができない事実」を医療記録に記載しておく必要がある.

---

123 / 患者が参画する医療

(1) 患者の権利

世界中のほとんどの病院は,「患者の権利」を公表している.患者の諸権利を尊重することが患者と医師(ならびに病院の)関係を明朗にし,より満足度の高い医療行為が行われるよう

な環境が与えられるという米国病院協会の「患者の権利章典」(前項)に端を発している．内容は，通常受ける必要のある医療の目的，水準，プライバシー保護，心理的負担の軽減，経済的負担の範囲と低減化などについての記載が多い．

たとえば，「患者は等しく次の権利を持っておられます」に続いて，

① 平等で最良の医療を受けること．

② 安全な医療が確保されること．

③ 予定される医療（検査や治療など）の目的，方法を知ること．

④ 予測される効果と，危険性を含む問題点を知ること．

⑤ 示される医療を受けない場合の問題点を知ること．

⑥ 代替の方法の効果と問題点を知ること．

⑦ 分かりやすく十分に説明を受け，理解した後，同意するしないを選択できること．

⑧ 自分のプライバシーが守られ，また，尊厳が保たれること．

⑨ 診療内容に関する疑問や，入院生活上の問題や不満を解決できること．

⑩ 健康上の特性に相応しい継続的なケアを地域で連携して受けること．

⑪ 医療および療養上の費用と公的支援に関する情報を得て，可能な便宜を受けること．

など，医療者に守らせるべき要件が，「患者を主語」として表現されることが多い．

(2) 医療者と患者のパートナーシップ

わが国で「チーム医療」は言葉としては定着した感がある．医療に関わるどの職種もそれぞれの権限と責務を担い，他の職種と一致協力して医療に携わるという意味である．したがって，医師による診療，看護師による看護，薬剤師による調剤などそれぞれの専門職がそれぞれ独立して行う医療ではなく，多職種が協同して一人の患者をケアするチーム医療が主流となっている．

一方，患者と医療者との間には非対称性（不平等）が存在するといわれる．そもそも患者は病を得たことによって，医療者にない苦痛と不安を抱く．さらにそれを解決する知識，経験に医療者との間で大きな差があるからである．

しかし両者は人間として対等（対称性）であり，医療者は病者の尊厳の保持に尽くさねばならない．

精神科医キュブラー・ロスによれば，とくに重篤な病を得た者は「否認」，「怒り」，「逡巡（取り引き）」段階から，「抑うつ」段階で「悲嘆」を経験して，最終的に「死の受容」に至るという．医療者は，死が切迫している事実を患者本人が認識すること，次いで本人が抱く「死」の不安，それまでの「生」の過程と苦悩や苦痛の共感に務め，どうすればそれを軽減でき，受け入れられるのかを，本人と家族，およびすべての医療専門職がともに考え，方針を共有する必要がある．一方，患者は，服薬・摂食制限など，療養上，自らが守るべきことを守ることによって形成される．

(3) インフォームドコンセント

インフォームドコンセントは，医師が診断・治療のプロセス，傷病名，病状，治療の方法，治療法のもつ特徴・利点・危険性，および予後，複数ある場合にはそれらの比較などについて十分説明し，患者が十分に理解したうえで医療行為を行うことに同意するプロセスをいう．この考えは，「あらゆる疾病につき診断，治療，予後，リスクについて知る権利」を認め，「ケア，治療については複数の選択肢を与え，しかる後に利害得失を自ら判断し，自己決定する権利」があるという前述の「患者の権利章典」に通じる．

医学・医療の専門性を最高の価値観として古くは，「医師を中心」として「すべてを医師に任せる」医療が主流であった．それをパターナリズム（父権主義）という．それに対して，患者の意向が最優先する「患者中心の医療」への拡

がりを意味する.

さらに,単に医師が一方的に医療を提供する側の論理で,患者,家族が同意をせざるを得ないような環境で説明し,患者側が同意させられる構図は許されない.

インフォームドコンセントの形成過程は,未来を患者一人が決めるのではない.

① 医療者による説明が事実に基づくこと.

② 患者・家族に理解できること.

③ 患者・家族は理解した内容によって未来を展望できること.

④ 専門家である医療者と共に最良の道筋を考えることができること.

⑤ 患者・家族が自由に協議して方針を決定できること.

⑥ 決定した方針は,患者の意向によっていつでも変えることができることが不可欠である.

「説明による同意書」がインフォームドコンセントの具体表現である.「説明と同意書」の作成にあたっては,一度限りではなく,何度も書き換えられることを銘記しなければならない.すなわち,「説明に基づく意思表明」(Informed Will)の用語が正確に意味を表すのではないかと考えられる.患者の意向は病状の進展,治療の進展とともに常に揺らいでいくからである.

厚生労働省は,「医薬品の臨床試験の実施の基準」(新 GCP:Good Clinical Practice, 1997年)および,「臨床研究に関する倫理指針」(2004年)において,臨床研究の被験者の保護や透明性を向上するような,被験者の自由意志を尊重する各種取り組みを求めている.

さらに,IMIA(国際医療情報学連合)は,医療情報専門職に対して,2003年はじめに「医療情報担当者倫理綱領」(IMIA Code of Ethics for Health Information Professionals)を示した.それには,情報処理上の一般的倫理原則として,「情報プライバシーの原則」,「通知の原則」,「安全管理の原則」,「関与の原則」,「正当

な適用除外の原則」,「制限の最小化の原則」,「責任の原則」の7項目を示しているので参考にされたい[9].

インフォームドコンセントは,西欧社会では,患者本人を主対象に記述されている.しかし,わが国を含め東洋社会では,「家族」を患者と同等の対象者として位置づける傾向がある生活文化上の特性を理解する必要がある.

(4) セカンドオピニオン

当事者(多くは主治医(担当医),かかりつけ医)以外の,専門的な知識を持った第三者に求める「意見」のこと.または,「意見を求める行為」をいう.この考え方も,患者の自己決定権の尊重に則ったものである.

患者は,このように第三者の意見を聞くことにより十分に納得して治療方針の自己決定を行うことができるようになる.最近は,患者の意向を優先する傾向が強くなっており,セカンドオピニオンを求めることを薦める医療機関が多くなってきた.その場合,まずは主治医に話して他医への診療情報提供書を作成してもらう必要がある.意見を求められた第三者の医師はこれまでの病状の推移や病歴を把握しないことには適切な助言をすることが難しいからである.

なお,セカンドオピニオンは「診療」ではなく「相談」である.このため,健康保険給付の対象とはならない.かかりつけの医師から紹介された医師のセカンドオピニオンではなく,自分で専門医を探し出してセカンドオピニオンを聞く患者もたくさん存在する.これに関連して,いわゆる専門家に面接して意見を求めるのではなく,インターネットを介して,手術件数や術式,副作用などの情報を得るなど,簡便な情報入手ができる時代となった.この際,情報の信憑性と信頼性の担保が不可欠である.その方法をどのようにすれば担保できるのか,第三者機関による査定方法などが今後の課題である.

(5) リビングウィル(Living Will)

　直訳すれば「生前の意示」．自らの終末期をどのように迎えたいかについての意思表示をいう．そのことを記録した「遺言書」が代表的である．その際，多くは"Do Not Resuscitations（DNR）Sheet"という一定のフォーマットが用意される．必ずしも記録に残さずとも，複数の親族などが日常生活の言動について証言することもこれに当たる．たとえば「わたしは，治癒を目的にしたどの治療も効を奏さなくなったと判断されたとき「延命治療」の打ち切りを希望する．」などの尊厳死のほか，葬儀の方法や，臓器移植に関する意思表示もこれに当たる．しかし，「わたしが大病したときは，何もしなくて良いよ」などと口癖のように語っていたということだけではリビングウィルは成立したとはいえない．しかし，わが国の実情はいまだ患者の医療拒否権について明確な社会合意が形成されたとはいい難く，また DNR 実施のガイドラインも公的な発表はなされていない．なお AHA Guideline 2000 では，DNR が蘇生する可能性が高いのに蘇生治療は施行しないとの印象を持たれやすいとの考えから，attempt を加え，蘇生に成功することがそう多くない中で，蘇生のための処置を試みない用語として DNAR（do not attempt resuscitation）が使用されている．（日本救急医療学会用語集解説集 http://www.jaam.jp/html/dictionary/dictionary/word/0308.htm#）

(6) ターミナルケア

　病を得た患者のみならず加齢が進み，自立した治癒が期待できず，かつ，近い将来に死に至ることがある程度予測できる状況にある場合，それまでの治癒を目標とする医療方針から，終末期の死に至る過程を支えることに転換することからはじまる．具体的には，単に身体的な苦痛だけでなく，家族関係や社会生活上の問題を含めて，これらが総合的に関わる心理上の苦悩を緩和するとともに，霊的（A Source of Spiritual）な情感，不安なども包含して，「生ある間」，「その人らしさ」をまっとうするよう支援する行為の総称である[※4]．

　医療，看護，介護，心理の専門職のみならず，宗教者のほか，家族，愛人，友人などのその人に縁あるものがすべて関わる．ホスピス（Hospice）ケアがその代表であるが，必ずしも施設におけるケアをいうのではなく，家庭でも行われる（在宅ホスピスケア）．

　厚生労働省は，そのガイドライン（平成19年）において，次のように述べている．

　ターミナルケア（終末期医療）およびケアの方針決定は次によるものとする．

① 患者の意思の確認ができる場合

　a. 専門的な医学的検討を踏まえたうえでインフォームドコンセントに基づく患者の意思決定を基本とし，多職種の医療従事者から構成される医療・ケアチームとして行う．

　b. 治療方針の決定に際し，患者と医療従事者とが十分な話し合いを行い，患者が意思決定を行い，その合意内容を文書にまとめておくものとする．

　上記の場合は，時間の経過，病状の変化，医学的評価の変更に応じて，また患者の意思が変化するものであることに留意して，その都度説明し患者の意思の再確認を行うことが必要である．

　c. このプロセスにおいて，患者が拒まない限り，決定内容を家族にも知らせることが望ましい．

② 患者の意思の確認ができない場合

　患者の意思確認ができない場合には，次のような手順により，医療・ケアチームの中で慎重な判断を行う必要がある．

　a. 家族が患者の意思を推定できる場合には，

[※4]：回教国を中心に健康の概念に加えている．

その推定意思を尊重し，患者にとっての最善の治療方針をとることを基本とする．

　b．家族が患者の意思を推定できない場合には，患者にとって何が最善であるかについて家族と十分に話し合い，患者にとっての最善の治療方針をとることを基本とする．

　c．家族がいない場合および家族が判断を医療・ケアチームに委ねる場合には，患者にとっての最善の治療方針をとることを基本とする．

③ 複数の専門家からなる委員会の設置

上記① および② の場合において，治療方針の決定に際し，

・医療・ケアチームの中で病態等により医療内容の決定が困難な場合，

・患者と医療従事者との話し合いの中で，妥当で適切な医療内容についての合意が得られない場合，

・家族の中で意見がまとまらない場合や，医療従事者との話し合いの中で，妥当で適切な医療内容についての合意が得られない場合等については，複数の専門家からなる委員会を別途設置し，治療方針等についての検討および助言を行うことが必要である．

（7）尊厳死と安楽死

歴史的に人権擁護と医科学および医療との整合性に関して，米国において 1975 年から 1976 年に脳死状態ではないが，いわゆる植物状態（遷延性意識障害）の是非が問われた（カレン裁判）．ニュージャージー州最高裁は延命処置の中止を望む父親に，本人である娘の主治医を選択する権利を認めるという判決を下した．結果的に，人工呼吸器が取り外されたが，カレンは自発呼吸を続け，経管的に水分と栄養補給は続けられ，1985 年に肺炎で亡くなるまで生き続けた．この事件を皮切りに，個人のヒトとしての尊厳を維持するための「自然死」の世論が高まり，"Natural Death Act"（カリフォルニア州，1976 年）などが制定され，リビングウィルやア

ドヴァンス・ディレクティヴを法的に有効な文書と認めている．

尊厳死は安楽死と対比して考えるほうが理解しやすい．オランダなどでは，

① 切迫した死が，

② 患者の激しい肉体的苦痛をもたらし，

③ 患者の真摯な要求があるという 3 条件が揃うことによって，医師が積極的な延命処置を控えることにより死期が早まる（消極的安楽死），ないしは医師による自殺幇助（積極的安楽死）が正当化されている．しかし，立法化には濫用を招く恐れがあることから，多くの問題を含む．

これに対して尊厳死（または自然死）は，患者が自己の意に反して延命技術を応用されないように，単なる人工的な延命治療の拒否を，「必ずしも死が切迫していない時期に表明する」ところに，安楽死と本質的な差異がある．対象はいわゆる植物状態のほか，がん，白血病，腎不全などであり，気管切開，人工呼吸器の設置，化学療法の適用，胃瘻造設，人工透析，中心静脈チューブの開始要否まで及んでいる．

わが国では，その法制化はなされていないが，「生命維持に対する本人の負担が，本人にとって生存すること以上に大きく，生存する利益を明らかに超えると判断される場合に，かろうじて正当化が可能となる」とされる．

（石川　澄）

●参考文献

［1.1］

1）オタワ憲章

https://www.who.int/healthpromotion/conferences/previous/ottawa/en/（参照 2018-9-30）

2）健康日本 21

http://www.kenkounippon21.gr.jp/kenkounippon21/about/index.html（参照 2018-9-30）

3）個人健康記録（PHR）

http://www.meti.go.jp/policy/mono_info_service/service/downloadfiles/phr_houkoku_gaiyou.pdf（参照 2018-9-30）

4）個別化医療

https://www8.cao.go.jp/cstp/tyousakai/hyouka/haihu93/sanko4.pdf（参照 2018-9-30）

5）Garfield SR, Collen MF, et al. ヘルスケアデリバリーシステム . Evaluation of an ambulatory medical-care delivery system. N.Eng.J Med. 294（8）; 416-431, 1970.

6）地域包括ケアシステム

https://www.mhlw.go.jp/stf/seisakunitsuite/bunya/hukushi_kaigo/kaigo_koureisha/chiiki-houkatsu/（参照 2018-9-30）

7）地域医療構想策定ガイドライン

https://www.mhlw.go.jp/file/06-Seisakujouhou-10800000-Iseikyoku/0000196935.pdf（参照 2018-9-30）

［1.2］

8）医療情報システムの安全管理に関するガイドライン（平成 17 年 3 月，厚生労働省，注：平成 29 年 5 月に第 5.0 版に改訂された）.

9）Eike-Henner W Kluge. Dept. of Philosophy, University of Victoria, BC, Canada; an active member of IMIA WG4.

http://www.imia.org/ethics.lasso

社会保障と保健医療制度

　この章では，社会保障制度と医療制度との関わりについて知識を整理，理解できるよう，まず具体的な用語についての定義とその位置付けを解説した．病院は社会の要請を受けて自らの理念を掲げ，かつ，関連諸法規を遵守しながら，医療サービスを提供している．病院運営が成立する基礎ともいえる保険診療報酬制度の仕組みについては医科と歯科に分けて記載したのでその違いもご確認いただきたい．また，いわゆる電子診療録のシステム化にあたって関係者の頭を煩わせている保険医療養担当規則について，指導・監査の内容との連携をとりつつ詳細に記述した．

　病院では，医師，看護師，薬剤師，診療放射線技師，臨床検査技師などの国家資格を有する医療職と事務職などの多職種がそれぞれの専門的知識を活かして連携し，業務を行っている．国民医療費が増え続ける中，病院の運営環境はより厳しくなりつつあることから，逆に，より円滑で透明性のある病院運営を行うことが強く求められている．

　今後，健康の保持とその増進を図り，地域住民の健康をまもるためには，医療機関内だけではなく，医療機関同士のより一層緊密な連携が必要になるとともに，介護・福祉関連の諸組織との連携（地域包括ケアシステム）が重要となる．これらを円滑に実現するためには電子的な情報共有が不可欠となる．

　この章では，これらの連携の元になっている社会保障制度と医療保障制度，医療に携わる職種とその責務，健康保持増進のための指標と施策およびリスクマネジメント，地域医療連携について理解していただきたい．

（仲野俊成）

2.1

社会保障制度と医療制度

2.1.1 日本の社会保障制度

社会保障制度は，公的年金，医療・介護保険，子育て支援，生活保護，福祉，公衆衛生など，すべての国民の暮らしを支える社会基盤である．なお，社会保障は英語では "Social Security" である．日本語で「セキュリティ」は情報技術用語として定着しているが，ここで Security は「保障」という意味を表す．わが国では，1960～1970年代（昭和30～40年代）の高度成長期に国民皆保険と皆年金という社会保障制度の骨格が築かれた．1980～1990年代（昭和50～60年代）は高度経済成長の終焉とともに行政改革が行われ，社会保障制度の見直しがなされた．平成以降は，少子高齢化社会に対応した社会保障制度の構造改革がなされている．

以下，わが国の社会保障として社会保険，公的扶助，社会福祉，母子保健の制度について述べる．

(1) 社会保険制度

わが国の社会保険制度は，年金保険制度，医療保険制度，介護保険制度，雇用保険制度，労働者災害補償保険制度の5つの保険制度からなっている．社会保険の財源としては，被保険者が拠出する保険料，事業主が負担する保険料（被用者保険の場合），国庫負担，自己負担（医療保険や介護保険等の場合）がある．社会保険制度は被保険者があらかじめ保険料を拠出し，

保険者が給付を行う防貧的機能を有するとされる．

医療においては，わが国には海外でもよく知られた「国民皆保険制度」がある．国民皆保険制度は1958（昭和33）年の国民健康保険法改正により制定され，1961（昭和36）年に実施された．医療保険制度については，2.1.2で述べる．

(2) 公的扶助制度

公的扶助制度は社会保障制度の一つで，大きく分けて，資力調査を要件とする貧困者対策と，所得調査を要件とする低所得者対策の2つがある．貧困者対策としては，生活に窮している国民すべてに健康で文化的な最低限度の生活を保障する「生活保護制度」がある．低所得者対策としては，公的扶助と社会保険の中間に位置する「社会手当制度」，民生委員を通して貸付を行う「生活福祉資金貸付制度」，低所得層を中心に住宅を提供する「公営住宅制度」等がある．社会保険制度が防貧的機能を有するのに対し，公的扶助制度は救貧的機能を有するとされる．

(3) 社会福祉

社会福祉あるいは福祉を考える上で重要な概念に「ノーマライゼーション（Normalization）」がある．心身に障害を持つ人々，あるいは社会生活に不自由を感じる人々が，他の多くの人々

と同じように普通の生活ができる社会を目指すもので，制度の整備とともに，すべての人がノーマライゼーションを理解し社会環境を整えていくことが重要である．

制度としては，規制と助成を通じて公明かつ適正な実施の確保を図ることが求められる「社会福祉事業」がある．第1種社会福祉事業と第2種社会福祉事業があり，第1種の例としては，障害者支援施設，重症心身障害児施設，養護老人ホームなどの経営，第2種の例としては，保育所の経営，ホームヘルプ，デイサービス，相談事業などが挙げられる．

また，社会福祉の専門職である社会福祉士は，「社会福祉士及び介護福祉士法」第2条第1項において，専門的知識及び技術をもつて身体上若しくは精神上の障害があること又は環境上の理由により日常生活を営むのに支障がある者の福祉に関する相談に応じ，助言，指導，福祉サービスを提供する者，その他の関係者との連絡及び調整その他の援助を行う者とされる．

(4) 母子保健

わが国には，母性と乳児及び幼児の健康の保持，増進を図ることを目的とする，母子保健法がある．母子保健法は，母性と乳児（1歳未満）及び幼児（満1歳から小学校就学の始期に達するまで）に対する保健指導，健康診査，医療その他の措置を講じて国民保健の向上に寄与することとされる．母子保健法の主な規程としては，以下がある．① 市町村による妊産婦等に対する妊娠，出産，育児に関する保健指導，② 市町村による1歳6か月児及び3歳児に対する健康診査，及び必要に応じて妊産婦，乳児または幼児に対する健康診査，③ 妊娠した者による市町村長への妊娠の届出，④ 市町村による母子健康手帳の交付，⑤ 体重2,500g未満の乳児が出生したときの，保護者による，乳児の現在地の市町村への届出，⑥ 市町村による未熟児に対する養育医療の給付または養育医療に要する費用の支給．

2.1.2 日本の医療制度

(1) 医療提供制度

わが国の医療提供体制の主な特徴として，国民皆保険のもと，患者はフリーアクセスにより，どの医療機関でも受診可能であることが挙げられる．

2018年現在，施設数は病院8,389件，一般診療所101,860件，歯科診療所68,756件となっている．過去60年ほどの間，診療所数は漸増している．他方，病院数は1990年の10,096件をピークに若干，減少し続けている．

1) 医療提供体制に係る施策体系

施策体系は，主として「医療施設」と「医療従事者」に対する法律を中心に構成されている．

医療施設に関しては，医療法により，医療提供の理念，病院及び診療所の構造設備，医療機関の運営主体（医療法人）に関する規制等，医療施設の在り方が規定されている．医療従事者に関しては，医師法，歯科医師法，保健師助産師看護師法などにおいて医療従事者に関する資格・業務等について規定されている．

2) 地域包括ケアシステム

わが国では1947〜1949年生まれの団塊の世代が，2025年には全員75歳を迎える．今後，医療・介護の給付費の急増が予測されており，2015年度は119.8兆円（GDP比23.5%）であった給付費が，2025年度には148.9兆円（GDP比24.4%）に達する見込みとされている．

高齢化の進展，疾病構造の変化により必要とされる医療の内容は「病院完結型」から，地域全体で治し支える「地域完結型」に変わっていく．2025年を目途に，保険者である市町村や都道府県が，地域の自主性や主体性に基づき地域の特性に応じて「地域包括ケアシステム」を作り上げていくこととされている．地域包括ケアシステムは，重度の要介護状態となっても住み慣れた地域で，人生の最後まで暮らし続けることができるよう，住まい・医療・介護・予防・生活支援が一体的に提供されることを目指している．

(2) 医療保険制度

海外でも有名なわが国の「国民皆保険制度」は，1958（昭和33）年の国民健康保険法改正により制定され，1961（昭和36）年に実施された．

医療保険制度に関する法律としては，被用者（職場に勤める人）を対象とした健康保険法（全国健康保険協会，健康保険組合），船員を対象とした船員保険法，国家公務員共済組合法，地方公務員等共催組合法，私立学校教職員共済法がある．また自営業等を対象とした法律として国民健康保険法がある．2008（平成20）年4月には，高齢者医療制度が創設され，65歳から74歳までは従来の医療保険の各制度に，75歳以上は都道府県を単位とする新たな医療保険制度に加入することとなった．

実際に医療を受ける際には自己負担があり，75歳以上は1割（現役並み所得者は3割），70〜74歳は2割（現役並み所得者は3割），就学以降から70歳未満は3割，6歳（義務教育就学前）未満は2割となっている．なお，高額の医療サービスを受けた場合については高額療養費制度がある．

(3) 医療法

医療法は，医療を受ける患者の利益の保護と，良質・適切な医療の効率的な提供体制の確保を図ることで国民の健康の保持に寄与することを目的とする．

1) 医療法改正の経緯

1948年に医師法，歯科医師法，保健婦助産婦看護婦法（現在は保健師助産師看護師法）などの資格に関する法律とともに，施設法的な考え方のもとに医療法が制定された．制定以来，社会環境の変化に応じた改定を経てきた．1985年に医療計画の導入などを含む「第1次医療法改正」が行われた．1992年の「第2次医療法改正」では療養型病床群の制度化，特定機能病院の制度化がなされ，1997年「第3次医療法改正」では，有床診療所への療養型病床群の設置，地域医療支援病院制度の創設，医療計画制度の充実（地域医療の体系化），インフォームドコンセントの努力義務，総合病院制度の廃止などがなされた．2000年の「第4次医療法改正」では療養病床，一般病床の見直し，医療計画制度の見直しが，2006年「第5次医療法改正」では都道府県の医療対策協議会の制度化，医療計画制度の見直し（4疾病5事業の具体的な医療連携体制）がなされた．その後2014年10月に施行された「地域における医療及び介護の総合的な確保を推進するための関係法律の整備等に関する法律」が，一連の法改正の流れから「第6次医療法改正」と呼ばれている．その後さらに第7次（2015年），第8次（2017年）の医療法改正が続いている．

2) 医療法の概略

医療法は，病院，診療所等の医療施設に関する基本的な法規であり，以下を規定している．
- 総則（医療提供の理念，病院・診療所など）
- 医療に関する選択の支援等
- 医療の安全の確保
- 病院，診療所及び助産所の開設・管理・監督等
- 医療提供体制の確保
- 医療法人

3) 医療施設の類型

医療法においては，医業を行うための場所を病院と診療所に限定し，病院は20床以上の病床を有するもの，診療所は病床を有さないもの又は19床以下の病床を有するものとしている．

病院の類型は，以下のとおりである．

・一般病院
・特定機能病院（高度の医療の提供等）
・地域医療支援病院（地域医療を担うかかりつけ医，かかりつけ歯科医の支援等）
・精神病院（精神病床のみを有する病院）（対象：精神病疾患）
・結核病院（結核病床のみを有する病院）（対象：結核患者）

病院のうち，特定機能病院，地域医療支援病院については，一般の病院とは異なる人員配置基準，構造設備基準，管理者の責務等の要件を定め，要件を満たした病院については名称独占を認めている．また，対象とする患者（精神病患者，結核患者）の相違に着目し，一部の病床については人員配置基準，構造設備基準の面で，取扱いを別にしている．

4) 医療に関する選択の支援

医療法「第2章」医療に関する選択の支援等には，国及び地方公共団体，病院などによる情報提供体制や入院患者への情報提供，医療の選択に係る国民の責務，広告規制について定められている．住民や患者の医療機関の適切な選択を支える「医療機能情報提供制度」がある．医療機関の広告は定められた範囲で行う必要がある．なお医療機関のホームページは，原則医療法上は広告に該当しないとされているが，厚生労働省からガイドラインが公表されている．

（岡田美保子）

2.1.3 医療保険制度

(1) 医療保障

わが国の医療保障は社会保険方式を基本として，被用者保険（健康保険）と地域保険（国民健康保険），75歳以上を対象とした後期高齢者医療制度が基本となる．さらに難病患者などを対象に国が一部または全額負担する医療扶助と生活困窮者に対する生活保護の医療扶助があり，全国民が何らかの形で医療保障を受けられるようになっている．

(2) 医療保険制度

表2.1.1にその概要を示す．医療保険は，対象者の年齢，職業等により，大きく健康保険（被用者保険・職域保険）と国民健康保険（地域保険）および後期高齢者医療制度の3制度からなる．

(3) 保険者と被保険者

保険者は健康保険事業を行うために保険料の徴収や保険給付を行う運営主体である．健康保険の被保険者（被用者）は保険料を納入し，病気やけがをしたときなどに必要な給付を受け取る．被保険者の家族は被保険者と同様の給付を受けることができる．国民健康保険では一人ひとりが被保険者であるが，加入は世帯単位で行われる．

(4) 日本の医療保険制度の特徴

制度上，わが国では全員が何らかの医療保険の制度に属している（国民皆保険）．その給付は現物給付，現金ではなく医療そのものが提供される．被保険者は医療機関を自由に選択することができる（フリーアクセス）．医療機関は

表2.1.1　日本の医療保険制度

制度		被保険者	保険者	給付内容
健康保険（職域保険）（被用者保険）	健康保険組合	健康保険組合がある事業所の勤務者	健康保険組合	業務外の病気・けが・出産・死亡
	全国健康保険協会	上記以外の事業所の勤務者	全国健康保険協会	業務外の病気・けが・出産・死亡
	船員保険	船員	全国健康保険協会	業務外の病気・けが・出産・死亡
	共済保険	国家公務員・地方公務員・私学の教職員	各共済組合	病気・けが・出産・死亡
国民健康保険（地域保険）	国民健康保険	健康保険（職域保険）に加入している勤労者以外の住民	市区町村	病気・けが
	国民健康保険組合	同業者組織の組合員	国民健康保険組合	病気・けが
退職者医療制度		職域保険の定年退職者で65歳未満の人	市区町村	病気・けが
後期高齢者医療制度		75歳以上の人および65歳以上で一定の障害の状態にある人	後期高齢者医療広域連合（都道府県単位）	病気・けが

係った費用を保険者に請求するが，行った診療行為を合算して請求する出来高払いが原則である．

る．医療に係った費用の一定の部分を負担する必要がある（一部負担金の存在）．

2.1.4　保険診療報酬制度の仕組み（医科）

公的医療保険制度により，保険者が徴収した保険料で，保険者が医療費を支払う．フリーアクセス，現物給付，出来高払いが原則である．保険診療と保険薬剤の価格（診療報酬・薬価）は公定価格である．

(1) 診療報酬の算定

診療報酬は，診療行為（診察，検査，投薬，手術，措置など）ごとに診療報酬点数表に記載されている．診療報酬点数は厚生労働大臣が中央社会医療協議会（中医協）に諮問し，決定される．診療報酬および薬価基準は原則として2年に1回改定されるが，随時改訂される場合がある．

薬価は，医療機関の購入価格（市場実勢価格），調整幅を加えて決定される．長期間使用されている薬品（長期収載品）は引き下げられ，小児に適用される薬品や希少疾病に用いられる薬品，不採算でも必要な薬品は加算され，基礎的医薬品の薬価は維持される．また，新薬も加算される場合がある．

保険医療機関は，提供した診療行為を個人ごとに合算し，各診療日の診療報酬を算定して，通常は1点＝10円として窓口での一部負担金を算定し，患者に請求する．

(2) 診療報酬請求

医療機関は提供した（患者が受けた）診療行為をまとめて合算する「出来高払い」が原則である．診療が過剰になる危険性があり，記載漏れによる減収の可能性もある．

急性期の入院医療に対して，DPC/PDPSと

して包括払い方式が導入されている．平成30年4月見込みの数字で1,730病院約49万床（急性期一般入院基本料等に該当する病床の約83％）にのぼるという．

DPC（Diagnosis Procedure Combination）は，医療資源を最も投入した傷病名と手術や措置，定められた合併症，重症度を元に作成された14桁のコードである．2018年3月20日付官報では4,955ある．

このコードごとに1日ごとに点数が決められている（PDPS:Per-Diem Payment System）．この点数に医療機関別係数をかけた点数が各医療機関が請求できる包括点数となる．医療機関別係数は，医療機関の基本的な診療機能を評価した「基礎係数」，人員配置や施設全体の体制を評価する「機能評価係数Ⅰ」，医療機関が担うべき役割や機能を評価する係数で病院へのインセンティブとなる「機能評価係数Ⅱ」からなる．この包括点数に特定入院料，出来高点数，入院時食事療養費などを合算したものが請求点数となる（**図2.1.1**）．

患者ごとに月ごとに診療報酬請求点数を集計して「診療報酬明細書」（レセプト）が作成される．医療機関はレセプトに記載した点数を通常は1点10円で換算して，そこから患者自己負担額を差し引いたものを審査支払機関に請求する（**図2.1.2**）．請求先は「社会保険診療報酬支払基金（支払基金）」と「国民健康保険団体連合会（国保連）」の2カ所である．前者には「健康保険（職域保険）」分を，後者には「国民健康保険および後期高齢者医療制度」分を請求する．

(3) 一部負担金

患者は原則として診療報酬の3割を負担する．義務教育就学前は2割，70歳以上75歳未満は2割，75歳以上は1割であるが，現役並みの所得があるものは3割負担となる．

年収と年齢から定められた金額を超えて自己負担が発生した場合は，保険者に請求すること

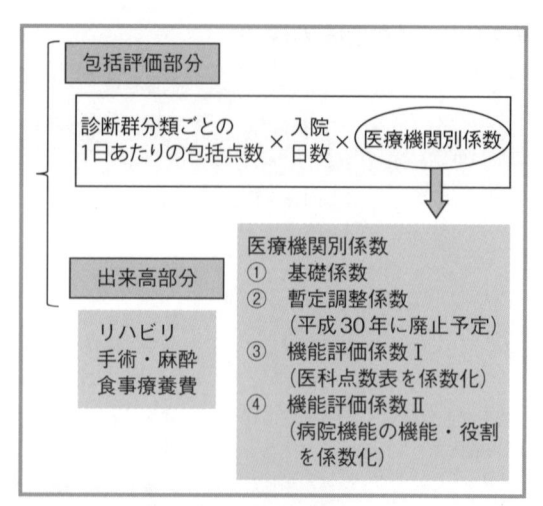

図2.1.1　DPC/PDPSの診療報酬

で限度額を超えた金額が保険者から支給される高額療養費制度がある．また，あらかじめ申請しておくことで窓口での負担を限度額までとする制度がある．その他，自治体が補助することで小児や未成年の自己負担を無料化するところがある．

(4) 診療報酬が支払われる条件

保険医が保険医療機関で各種法令や「保険医療機関及び保険医療養担当規則（療担規則）」を遵守して適切な診療を行えば，診療報酬点数表に定められた請求を行うことができる．

保険医は無診察診療や過剰診療が禁止されているほか，自己診療，労災保険対象の傷病，自然分娩，美容外科などは保険診療として認められていない．予防接種や健康診断などの予防医療も保険診療の対象とはならない．

医療保険で認められていない医療行為を保険診療と同時に行う混合診療は，原則，禁止されている．これは，患者負担の不当な拡大や科学的根拠のない特殊な医療の実施が助長される恐れがあるからである．

平成18年度から，保険外併用療養費が認められた．差額ベッド，大病院初診など選定療養と，先進医療，薬価基準収載の医薬品の適応外

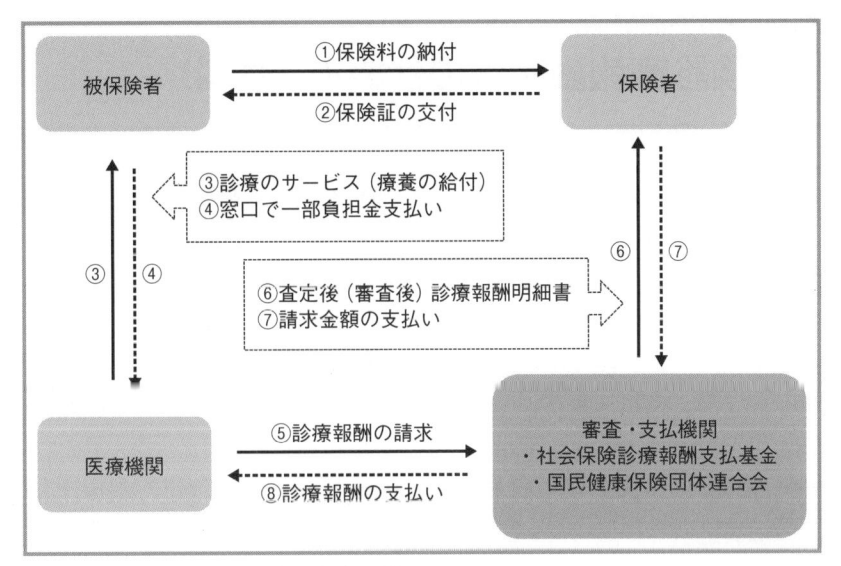

図2.1.2 医療費と診療報酬明細書の流れ

使用などの評価療養である．さらに，困難な病気と闘う患者に応えるために，患者の申出を起点とし，安全性有効性を確認しつつ先進的な医療を身近な医療機関で迅速に受けられるようにする患者申出医療制度がある．

審査支払機関では，診療報酬明細書の内容が療担規則や一般的な医療に合致しているかどうかが審査される．

審査支払機関は，レセプトが適正と判断すると請求金額を支払うが，不備がある場合等は医療機関に訂正減額を求める（返戻）．査定後に，審査支払機関から保険者にレセプトが送られるが，保険者でも審査を行い返戻が起きる場合がある．このように，数カ月にわたって診療報酬が確定しない場合がある．

(5) 保険医療費

平成28年度の国民医療費は42兆1,381億円であった．平成27年度の医療費の負担構造は，保険料49.1％（事業主負担20.8%），公費38.6％（国庫25.4％），患者負担11.5％となっている．

後期高齢者の医療費の約5割は国庫負担であり，自己負担は約1割である．残りの4割は，国民健康保険，健康保険組合，共済組合，協会けんぽからの支援金でまかなわれている．

傷病分類別の医療費が占める割合をみると，循環器系疾患が19.7％，腫瘍14.1％等となっており，65歳未満では腫瘍が最も多く，65歳以上では循環器系疾患が最も多い．

（岡田武夫）

保険診療報酬制度の仕組み（歯科）

(1) 概要

　歯科の診療報酬請求（以下，保険請求）も，医科・調剤同様 1 カ月ごとに行われるが，診療報酬明細書（以下，レセプト）の書式は歯科専用である．最新の様式は，支払基金のホームページを参照されたい（http://www.ssk.or.jp/yoshiki/yoshiki _05.html）．**図 2.1.3** の上部にあるように，病名の左に歯の部位のあるのが歯科の特徴である．

(2) 歯科の特徴

　歯科の診療行為は，基本的に 1 歯単位で行われるが，請求時には 1 歯根単位 1 歯面単位と細かくなったり，3 本から 6 本の歯をあわせた歯群，上下顎をあわせた 1 顎単位など粒度が粗くなったりする．また，同月中に歯を抜いた場合には，その歯が含まれている病名の部位変更が必要になるなど，システムは歯の属性を正しく扱えなければならない．同時に，歯周病や欠損補綴などの治療にはガイドラインがあり，同じ診療行為であっても，事前の検査や文書発行の有無が請求に影響する場合や，歯科用 X 線フィルムのように撮影枚数によって点数逓減があるなど歯科独自のルールがある．すなわち，保険請求の整合性チェックを行うには，病名同士のチェック，病名と部位のチェック，病名と診療行為のチェック，部位と診療行為のチェック，診療行為同士のチェック，過去の診療行為とのチェック，そして過去の診療行為と部位のチェックを行う必要がある．また，歯科口腔外科のある病院では，入院・入院外の区別，医科点数準用のルールも加わり，保険請求前のチェックはさらに複雑である．加えて，一部保険診療が認められる歯科矯正治療や，保険給付外の歯科技工装置（義歯やブリッジなど）もあり，規模の大きな医療機関で保険請求の精度を高めることを困難にしている．歯科保険請求事務熟練者の目視チェックが避けられない状況である．

(3) 電子レセプト請求

　電子レセプト請求は，平成 17 年 12 月の医療制度改革大綱で，オンライン請求完全義務化とされていたのが，平成 21 年の民主党政策集

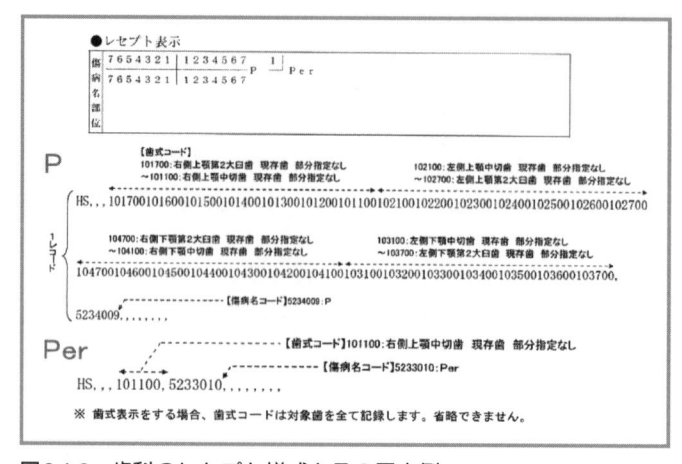

図2.1.3　歯科のレセプト様式とその電文例

INDEX2009 で,「完全義務化」から「原則化」に改められた経緯がある．その後，例外措置を定めるとともに，医科，歯科，調剤それぞれで電子化の期限が定められた．例外措置とは，光ディスク等の電子媒体による請求も可とすることや電子化が困難な診療所等（レセプトを手書きで作成している，医師が高齢など）については紙レセプトも可としたことなどである．歯科医療機関では平成 23 年 4 月がタイムリミットとされたが，医療機関の電子化の遅れなどのため平成 20 年頃までほとんど普及しなかった．しかし，平成 28 年 5 月には，件数ベースでの普及率が 95.3 ％（オンライン 17.1%，電子媒体 78.2%）となっている．医科の 97.5%，調剤の 99.2% に比べても決して低い数字ではない．ただ，オンライン請求の比率では医科の 71.8%，調剤の 98.3 ％に比べ差があるのが現状である．

　レセプト電子請求の目的は，レセプト審査の合理化にあり，診療行為コード，傷病名コード，医薬品コードなどを，「レセプト電算コード」として記録することが必要であった．**図 2.1.4** に基金で提供されているマスターの一覧を示した．傷病名マスターには歯科病名も含まれており，歯式マスター，歯科診療行為マスターなど必要な内容が揃っていることがわかる．

(4) 未コード化傷病名への対応

　電子レセプト請求で医科・歯科を問わず問題となっているのが，未コード化傷病名である．これは，各医療機関で使っている傷病名が傷病名マスターで見つからなかった場合，当該病名送信時に未コード化傷病名（傷病名コード「0000999」）として病名のワープロ入力を認めていることに端を発している．**表 2.1.2** に，歯科の未コード化傷病名で出現比率の高い例を示

マスター	内容
傷病名マスター	診療報酬請求用の傷病名として，傷病名ごとにユニークなコードを付与したもの
修飾語マスター	傷病名マスターを補足するためのマスターであり，接頭語，接尾語及び部位名の修飾語と傷病名を組み合わせて使用する
歯式マスター	病名に対応する歯または部位にユニークなコードを付与したもの
医薬品マスター	「薬価基準」に収載されている医薬品について，コードを付与したもの
特定器材マスター	「材料価格基準」に収載されている特定保険医療材料について，コードを付与したもの
コメントマスター	「新明細書の記載要領」に定められている定期的な文字について，コードを付与したもの
医科診療行為マスター	「点数表の解釈」に記載されている項目（ただし，薬剤料，特定保険医療材料等を除く）について，コードを付与したもの
歯科診療行為マスター	「歯科点数表」及び関連通知（歯科保険医療材料を含む）について，ユニークなコードを付与したもの
調剤行為マスター	「調剤報酬点数表の解釈」に記載されている項目について，コードを付与したもの

図2.1.4　支払基金のマスター類
(http://www.ssk.or.jp/rezept/rezept_03.)

したが，これらの多くは記号などを取り除けば標準歯科病名と対応する．他にもすでに廃止された病名や，ICD10 対応標準病名マスターの索引語（同義語，類義語など），あるいは略号と一致するものなどが未コード化傷病名として送信されていた．その後関係者による対応が続けられ，**図 2.1.5** に示したように標準歯科病名マスターで対応できるものが 48% から 72 ％に 24 ポイント増加，本来の意味でコード化できない傷病名は 3 ％以下に減少している．医療機関やベンダのさらなる対応が望まれる．

表2.1.2　歯科の未コード化傷病名の原因として多い各種記号を含む例

パターン	出現数	%	出現数累計	累計%	例
（	1,958	11.5	22,248	11.3	C（サホライド）　C（処置歯）　顎変形症（下顎前突症）
）	1,925	11.3	22,049	11.2	C（サホライド）　C（処置歯）　）　　増歯）
，	1,543	9.1	7,916	4.0	義歯不適合，Dul　インレー脱離，C　Per, WZ
空白（スペース）	810	4.8	3,444	1.8	FCK Br　不適　顎変形症　骨格型下顎前突症
・	810	4.8	3,885	2.0	P急発・GA　義歯不適合・Dul　Per・AA
、	392	2.3	1,398	0.7	Perico、RT　P、負担荷重　Per、WZ
→	314	1.9	3,357	1.7	→　C→Pul　→Per　C→歯牙破折
.	260	1.5	945	0.5	P.　.　P急発. GA　Per. WZ　P3.
－	193	1.1	1,781	0.9	FCK－Br不適合　FCK－Br脱離　P急発－GA
＋	171	1.0	995	0.5	Per＋WZ　インレー脱離＋C　Perico＋HET
～	24	0.1	70	0.0	P1～P2　P1～2　P2～3　P2～P3
［	11	0.1	287	0.1	P3［抜歯］
］	11	0.1	287	0.1	P3［抜歯］
合計	8,422	49.6	68,662	34.9	

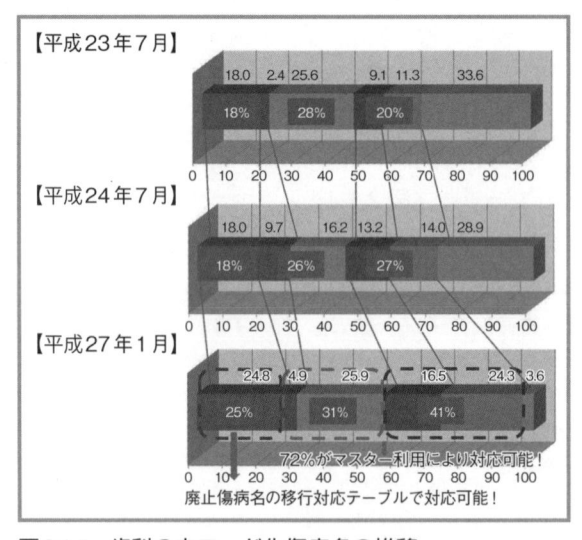

図2.1.5　歯科の未コード化傷病名の推移

（玉川裕夫）

2.1.6　保険医療機関及び保険医療養担当規則

（1）保険診療のルール

　保険医，保険医療機関として保険診療，保険

請求を行うには，健康保険法等の各種関係法令（**図 2.1.6**）に基づく必要がある．したがって，これらの関係法令を知らないことは，行政処分

を免れる理由にはならない.

　保険医とは医師免許を受けた者であり,かつ勤務先の保険医療機関の所在地を管轄する地方厚生(支)局長へ申請し,保険医登録票を交付された者である.保険医療機関の指定は,病院,診療所の開設者が,その自由意思に基づいて申請することにより,厚生労働大臣が行う.

　保険診療において診療報酬が支払われるためには,

1. 保険医が,保険医療機関において,
2. 健康保険法,医師法,医療法,医薬品医療機器等法等の各種関係法令(**図 2.1.6**)の規定を遵守し,
3. 『保険医療機関及び保険医療養担当規則』(療担規則)の規定を遵守しつつ,
4. 医学的に妥当適切な診療を行い,
5. 診療報酬点数表に定められたとおりに請求を行っていることが必要である.

(2) 保険医,保険医療機関の責務

　健康保険法第 72 条には,保険医療機関において診療に従事する保険医は,厚生労働省令(後述する療担規則)で定めるところにより,健康保険の診療に当たらなければならない.また,保険医療機関の責務として同第 70 条にて保険医療機関は,従事する保険医に厚生労働省令で定めるところにより,診療にあたらせるほか,厚生労働省令で定めるところにより,療養の給付を担当しなければならない,とされている.この給付に要する費用の額は「医科診療報酬点数表」に記載される.

(3) 保険医療機関及び保険医療養担当規則

　療担規則とは,保険医療機関や保険医が保険診療を行う上で守らなければならない基本的な規則を具体的に定めたものである.内容は,

　第 1 章:保険医療機関の療養担当

　療養の給付の担当範囲,担当方針等.

　第 2 章:保険医の診療方針等

診療の一般的・具体的方針,診療録の記載等.次に要点を挙げておく.

　第 1 章第 1 条「療養の給付の担当の範囲」

1. 診察
2. 薬剤又は治療材料の支給
3. 処置,手術その他の治療
4. 居宅における療養上の管理及びその療養に伴う世話その他の看護
5. 病院又は診療所への入院及びその療養に伴う世話その他の看護

　第 1 章第 2 条「療養の給付の担当方針」

　保険医療機関は,懇切丁寧に療養の給付を担当しなければならない.

　その他,特定の保険薬局への誘導の禁止(第 1 章なら 2 条の 5,第 2 章なら 19 条の 3),特殊療法・研究的診療等の禁止(第 18,19,20 条),健康診断の禁止(第 20 条),濃厚(過剰)診療の禁止(第 20 条),適正な費用の請求の確保(第 23 条の 2)などについて書かれている.

(4) 療担規則の禁止事項,注意すべき項目

1) 適正な手続きの確保(第 2 条の 3)

　適正な費用の請求の確保については,保険医は,保険医療機関が行う療養の給付に関する費用請求が適切なものとなるように努めなければならない.例)7 対 1 入院基本料で届出をしていた保険医療機関が看護師の減少により看護基準を満たすことができなくなった場合,保険医療機関は速やかに地方厚生(支)局長に変更等の届出を行わなければならない.

2) 経済上の利益の提供による誘引の禁止(第 2 条の 4 の 2)

　患者に対して,一部負担金の額に応じて収益業務に係る物品の対価の額の値引きをする等,また,事業者又はその従業員に対して,患者を紹介する対価として金品を提供する等,健康保険事業の健全な運営を損なうおそれのある経済上の利益の提供により自己の保険医療機関で診療を受けるように誘引してはならない.

・法律：健康保険法 ｛国民健康保険法／船員保険法／高齢者医療確保法 等｝
　└ 厚生労働省令：療養担当規則
　　└ 告示：点数表，施設基準
　　　└ 通知：告示の補足説明

・関連法：医療法，医師法，医薬品医療機器等法 等

図2.1.6　医療保険に関連する法令

表2.1.3　保険給付の対象とならない疾患等

・業務上の理由に起因	・研究目的の検査
・健康診断	・薬価基準未収載医薬品の施用および処方
・予防接種，予防的医療	・犯罪，故意の事故
・事業所への出張，巡回	・少年院に入院中，監獄，留置場等に拘禁留置中
・美容目的	・第三者行為（医療事故）
・正常妊娠・正常分娩	
・人工妊娠中絶	
・自己診療	
・厚労大臣の定めのない特殊治療，新治療	

3）特定の保険薬局への誘導の禁止（第2条の5，第19条の3），処方せんの交付（第23条）

① 患者に対して，「特定の保険薬局において調剤を受けるべき旨の指示等」を行ったり，「指示等を行うことの対償として，保険薬局から金品その他の財産上の利益」を受けたりすることは，療担規則により禁止されている．

ただし例外として地域包括診療料，地域包括診療加算を算定する保険医療機関が① 連携薬局の中から患者自らが選択した薬局において処方を受けるように説明すること，② 時間外において対応できる薬局のリストを文書により提供することや，保険医療機関が在宅で療養を行う患者に対して在宅患者訪問薬剤管理指導の届出を行った薬局のリストを文書により提供することは「特定の保険薬局への誘導」に該当しない．

② 保険医は，その交付した処方せんに関し，保険薬局の保険薬剤師から疑義の照会があった場合には，適切に対応する必要がある．

4）診療録の記載及び整備，帳簿類の保存（第8条，第9条，第22条）

保険医は，患者の診療を行った場合には，遅滞なく，必要な事項を診療録に記載しなければならない．また，患者の診療録についてはその完結の日から5年間，療養の給付の担当に関する帳簿・書類その他の記録についてはその完結の日から3年間保存しなければならない．

5）施術の同意（第17条）

患者があん摩・マッサージ，はり及びきゅうの施術を受ける際には医師の同意が必要となるが，あくまでも医師が療養の給付を行うことが困難であると認めた場合に同意を与えるべきであり，患者の疾病又は負傷が自己の専門外にわたるものであるという理由によって同意を与えてはならない．

6）健康診断の禁止（第12条，第20条）

健康診断的な検査は，保険診療として行ってはならない．

7）濃厚（過剰）診療の禁止（第20条）

検査，投薬，注射，手術・処置等は，診療上の必要性を十分考慮した上で行う必要がある．

8）特殊療法・研究的検査等の禁止（第18条，第19条，第20条）

医学的評価が十分に確立されていない，「特殊な療法又は新しい療法等」の実施，「厚生労働大臣の定める医薬品以外の薬物」の使用，「研究の目的」による検査の実施などは，保険診療上認められるものではない．

（例外）

・先進医療（高度医療を含む）による一連の診療

・患者申出療養

保険給付の対象とならない疾患等を表に示す（**表2.1.3**）．

9）適正な費用の請求の確保（第23条の2）

保険医は，その行った診療に関する情報の提

供等について，保険医療機関が行う療養の給付に関する費用の請求が適切なものとなるよう努めなければならない．

「請求関係は事務に一任しているのでこんな請求がされているとは知らなかった．」

というようなことがないように保険医はレセプトを確認する必要がある．

これらの療担規則に違反すると，厚生労働大臣は，保険医の登録および保険医療機関の指定を取り消すことができる．

2.1.7 健康保険法に基づく指導・監査

(1) 指導とは

「指導」および「監査」は，健康保険法第73条および第78条の規定や中央社会保険医療協議会（中医協）において，診療側・支払側等による議論を経て，平成7年12月に決められた「指導大綱」および「監査要綱」の規定に基づき実施されている．保険医療機関ならびに保険医は法に従い，厚生労働大臣の指導を受ける義務がある．

指導の目的は，保険診療の取扱い，診療報酬の請求等に関する事項について，保険医および保険医療機関に従事する者に対して周知徹底させることにより，保険診療の質的向上と適正化を目的として行われる．

指導には，集団指導，集団的個別指導および個別指導がある．個別指導のうち，厚生労働省・地方厚生（支）局・都道府県が共同して行うものを共同指導といい，とくに大学附属病院，臨床研修病院等を対象として行うものを特定共同指導という．

(2) 集団指導

集団指導については，以下の指導形態がある．

1) 新規指定の保険医療機関に対する指導「指定時集団指導」

新規指定から概ね1年以内にすべての保険医療機関を対象として実施する．

2) 2年ごとの診療報酬の改定時における指導「改定時集団指導」

3) 指定更新時（6年ごと）における指導「更新時集団指導」

4) 新規登録の保険医に対する指導「保険医等集団指導」（研修医集団指導）

保険医に新規登録した場合，原則として登録後1年以内に受けなければならない．

(3) 集団的個別指導

すべての保険医療機関を17の類型に区分し，各類型区分（診療科）ごとに1件当たりレセプトの平均点数が，各都道府県の平均の1.2倍以上かつ上位8％が対象とされる．ただし，前年度，前々年度に新規個別指導，個別指導，集団的個別指導を受けた保険医療機関は除外される．原則として，指導対象となる保険医療機関の管理者の出席を求められるが，必要に応じて保険医，診療報酬請求事務担当者などの出席が求められる．正当な理由がなく，集団的個別指導を拒否した場合は，個別指導となる．

(4) 個別指導

大きく分けて，新規に開設したすべての保険医療機関が受ける新規個別指導と，患者からの情報提供や従業員等からの内部告発等の情報を元に，厚生労働省の医療指導監視監査官や指導医療官らで構成される選定委員会の判断で行われる個別指導がある．その他，上に述べた集団

的個別指導を拒否した場合，個別指導の結果が「再指導」または「経過観察」で改善が認められないもの，集団的個別指導を受けた翌年も高点数に該当するもの，監査の結果，戒告または注意を受けたものなどが個別指導の対象となる．

1）新規個別指導

新規個別指導は，新規指定から概ね 6 カ月を経過したすべての保険医療機関に対して実施される．指導月以前の連続した 2 カ月分のレセプト（診療所は 10 例，病院は 20 例）に基づき，診療録等の関係書類等を閲覧し，面接懇談方式により行われる．適切な保険請求がなされていない場合，とくに医科診療報酬点数表の算定要件を満たさない請求に対しては返還が求められる．

2）個別指導

個別指導も，指導月以前の連続した 2 カ月分のレセプトに基づき行われるが，新規個別指導より多くの症例を用いて行う（30 例）．新規個別指導と同様に，不適切な請求に対しては返還が求められるが，情報個別指導の場合は，その保険医療機関にかかっている全患者の指導月前 1 年分のレセプトについて，保険医療機関に自己点検を行わせ，自主返還を求められる．

（5）監査

「監査」は，診療内容および診療報酬請求に不正又は著しい不当があったことを疑うに足りる理由がある保険医療機関に対し，行政が強制的に行うもので，監査後の行政上の措置として，保険医療機関，保険医の「取消」，「戒告」，「注意」がある．取消処分となった場合は，原則 5 年間再指定・再登録を行えない．なお，不正請求の代表例としては，次のようなものがある．

① 架空請求：診療の事実がないものを診療したとして請求すること．

② 付増請求：実際に行った診療に行っていない診療を付増して請求すること．

③ 振替請求：実際に行った診療を保険点数の高い別の診療に振替えて請求すること．

④ 二重請求：自費診療で行って患者から費用を受領しているにもかかわらず，保険でも診療報酬を請求すること．

⑤ その他の請求

a）医師数，看護師等数の標欠（標準数を満たさない）．

b）定数超過入院．

c）非保険医の診療，業務上の傷病についての診療に関して請求すること．

d）保険医療機関以外の場所での診療に関して請求すること．

e）保険請求できない診療行為（押し掛け往診，健康診断，無診察投薬，自己診療等）等に関して請求すること．

このような，法令に対する不正な行為は，現物給付出来高払いを基本とするわが国の保険医療制度を崩壊させる危険性をはらんでおり，許されるものではない．監査の場で，不正・不当な請求を行っていたことが明らかになれば，保険医療機関，保険医の取消等の厳しい行政処分が下されるのみならず，不正・不当な請求により支払われた診療報酬について，保険者に対する多額の返還金（5 年遡り精算し，不正請求には 40 ％の加算金が付く）も発生することになる（**表 2.1.4**）．

保険医療機関の指定や保険医の登録を取り消されることになれば，医療機関の経営は成り立たなくなり，医師が診療を行うことが実質的に不可能となる．

表2.1.4　平成28年度における保険医療機関等の指導・監査等の概況

1　指導・監査等の実施件数
　個別指導　　　　4,523件（対前年度比　120件増）
　新規個別指導　　6,173件（対前年度比　322件減）
　適時調査　　　　3,363件（対前年度比　801件増）
　監査　　　　　　　74件（対前年度比　 16件減）
2　取消等の状況
　・保険医療機関等　27件（対前年度比　10件減）
　　（内訳）指定取消：17件（対前年度比　2件増）指定取消相当：10件（対前年度比　12件減）
　・保険医等21人（対前年度比　5人減）
　　（内訳）登録取消：19人（対前年度比　3人減）
　　登録取消相当：2人（対前年度比　2人減）
　　特徴等
　・保険医療機関等の指定取消処分（指定取消相当を含む．）の原因（不正内容）をみると，不正請求（架空請求，付増請求，振替請求，二重請求）がそのほとんどを占めている．
　・指定取消（指定取消相当を含む．）に係る端緒としては，保険者，医療機関従事者等，医療費通知に基づく被保険者等からの通報が18件と取消（指定取消相当を含む．）件数の過半数を占めている．
3　返還金額
　保険医療機関等から返還を求めた額は，約89億円（対前年度比約35億4千万円減）
　（内訳）
　・指導による返還分：約40億9千万円（対前年度比　約4億2千万円減）
　・適時調査による返還分：約43億6千万円（対前年度比　約32億7千万円減）
　・監査による返還分：約4億5千万円（対前年度比　約1億5千万円増）

（上田英一郎，朴　勤植）

2.1.8　高齢者の医療の確保に関する法律（旧老人保健法）

(1) 経緯

　わが国では高齢者の増加を背景とし，昭和57（1982）年に老人保健法が成立し，翌年から施行されてきた．しかし，平成18（2006）年の医療制度改革において，従来の老人保健事業が見直され，老人保健法は平成20（2008）年から，「高齢者の医療の確保に関する法律（高齢者医療確保法）」に改正された．さらに平成20年度からは，老年人口の急激な増加に伴い，高齢者医療確保法の改正を行い，旧老人保健法は医療面では独立医療保険制度として後期高齢者医療制度が創設され，同時に老人保健制度の保健部分は健康増進法へ移行された（**図2.1.7**）．

(2) 後期高齢者医療制度

　75歳以上の高齢者または65歳以上74歳以下の寝たきりなどで介護を必要とする者は，後期高齢者医療制度（平成20年4月より）に集約され，65歳以上74歳以下は前期高齢者として従来の保険者間の財政調整を行うこととされ，これに伴い従来の国民健康保険法の退職者医療制度は廃止された．運営主体は都道府県ごとに全市区町村が加入する後期高齢者医療広域連合であり，保険料の決定や医療の給付を行う．

　医療給付の財源負担は，後期高齢者の保険料が約1割，現役世代からの支援金が約4割，公費負担分が約5割となっている．

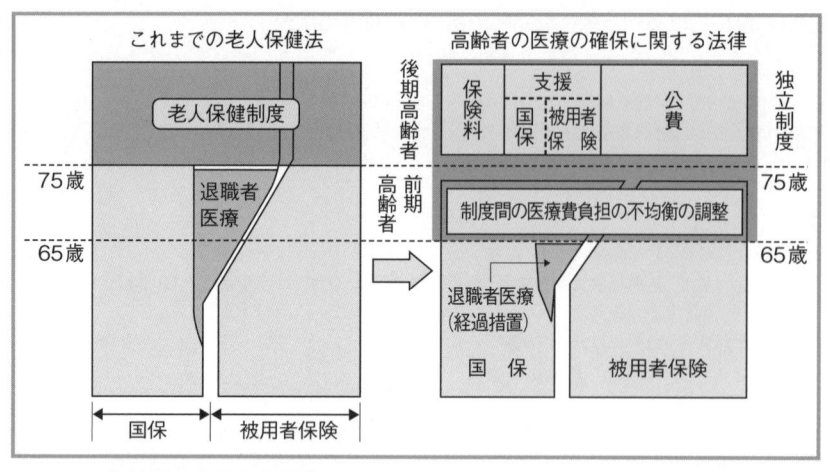

図2.1.7　高齢者医療制度の概要

(3) 特定健診・特定保健指導

　高齢者医療確保法の改正に伴い平成20年度からの健診などの取り組みは，従来老人保健事業として実施してきた基本健康審査等について生活習慣病予防の観点から，40〜74歳の者については，日本人の死亡原因の約6割を占める生活習慣病の予防のためにメタボリックシンドロームの概念に着目し，特定健康診査および特定保健指導の実施が医療保険者に義務づけられた.

(4) 医療費適正化の総合的な推進

　高齢者医療確保法では，生活習慣病対策や長期入院の是正など中長期的な医療費適正化のため，国が示す基本方針に即し，国・都道府県が6年の計画を策定することを規定している．また医療保険者に対し，40歳以上の被保険者などを対象とする糖尿病などの予防に着目した特定健康診査・特定保健指導の実施を義務づけている.

2.1.9　日本の福祉・介護制度

(1) 社会福祉（福祉・介護）

　日本国憲法第25条は，国民の生存権を保障し，社会福祉はその国民の生存権を社会保障として保証する制度であると規定している.

　社会福祉とは，生活困窮者，身寄りのない老人・児童，身体障害者など，社会的弱者に対して，国や自治体が援助・育成・更正などの自立援助をする制度である．福祉の対象者は，児童・母子家庭・父子家庭・寡婦・高齢者・障害者（身体障害・知的障害・発達障害を含む精神障害）・難病患者・感染者・生活困窮者などである.

　近年これらの対象者に対する施策は，対象者の増加や多様化により社会福祉の量の拡大や質の向上および援助を受ける立場の人の権利確保の観点から，対象者を横断した施策の展開（地域福祉計画）や，従来の範囲を超えた展開（次世代育成支援など児童福祉の範囲を超える）が多様化している.

福祉と介護にかかわる法規は，複雑多様であるが，社会福祉では福祉関係八法（生活保護法，児童福祉法，身体障害者福祉法，知的障害者福祉法，老人福祉法，母子福祉法，高齢者の医療の確保に関する法律（旧老人保健法），社会福祉法），介護では介護保険法などがあるが，一般法として，福祉・介護施策に共通する基本的事項や対象者を横断した施策を定めた法律が「社会福祉法」である．

(2) 社会福祉の実務

社会福祉の実務としては，認定と給付に分かれ，それぞれ実施する自治体ごとに細かく異なる．たとえば，積雪地帯では生活保護で冬期に暖房給付や子育て世帯を対象とした医療費助成制度などがある．

1) 障害者福祉は，「障害者総合支援法（平成24年）」に基づく．対象者は，① 身体障害者手帳，② 療育（知的障害者）手帳，③ 精神障害者保健福祉手帳などの公布手続きを行い，医療費の公的負担，行政や民間の福祉サービスを受けることができる．近年では自立支援へ変化している．

2) 高齢者福祉は，「老人福祉法」，「介護保険制度」，「高齢者の医療の確保に関する法律」に基づく．老人福祉法は主に老人施設について規定し，介護サービスについては介護保険制度を中心に設定されている．

3) 難病患者については，「難病の患者に対する医療等に関する法律（平成26年）」に基づき医療費助成の対象疾病（指定難病と呼ぶ）は，平成29年現在330疾病となっている．

4) 児童福祉は「児童福祉法」に基づき，児童の「健全育成」，「生活保障」，「愛護」を目的とする小児慢性特定疾病や育成医療の医療費の公的負担，平成28年の改正で児童虐待の発生予防，発生時の対応，被虐待児童への自立支援が盛り込まれた．

5) 母子家庭（ひとり親家庭）対策としては，経済的自立対策，税制上の配慮，所得保障，職場の開拓，住宅の確保，生活相談，タバコ小売店の優先開業などがある．

6) 公的扶助（生活保護）は，自らの資産や努力をしても生活できなくなった世帯に対して最低生活を保障する所得保障制度である．その世帯の状況により扶助（住宅・医療・教育など）や加算（児童養育・障害者・老齢など）が異なる．

近年では，自治体の財政逼迫により福祉の費用を減らしたり，最低賃金を基準にして給付金額を減らしたりする傾向にある．

(3) 社会保障体制の再構築

今後の社会保障体制の展開として，社会状況の変化を踏まえ，従来の生活の最低限の措置制度から，人間の尊厳の理念に立つ社会保障制度を確立するため，「社会保障体制の再構築」（平成7年）を勧告した社会保障制度改革国民会議は，社会保障制度改革の方向性について以下の8項目を指摘している（平成25年）．

① 高度経済成長の「1970年代モデル」の社会保障から，超高齢化の進行，家族・地域の変容雇用の環境の変化などに対応した全世代型の「21世紀（2025年）日本モデル」の制度への改革．

② すべての世代を給付やサービスの対象とし，すべての世代が年齢ではなく，負担能力に応じて負担し，支え合う世代を超えた負担能力による全世代支援の実施．

③ 労働意欲があるかぎり差別なく（性・年齢・障害など）就労できる社会の実現．

④ 少子化問題は社会保障全体にかかわる問題として捉えた子供・子育て支援の充実．

⑤ 低所得者・不安定雇用の労働者への対応．

⑥ 地域づくりとしての医療・介護・福祉・子育て．

⑦ 国と地方が協働して支える社会保障制度改革の実施．

⑧ 人口構成の変化や高齢化等を一つ一つ解決を図っていくことを通じて，世界の先頭を歩む高齢化最先進国として成熟社会への構築へのチャレンジ．

(笹川紀夫)

2.1.10 介護保険法

(1) 介護保険制度創設の背景と制度の概要

日本の総人口に占める 65 歳以上の人口は，1970（昭和 45）年に 7 %，1994（平成 6）年に 14 %，2007（平成 19）年に 21 %を超え，他の先進国に類をみない速度で高齢化が進展した．要介護高齢者の増加，介護期間の長期化など介護ニーズが増大する一方で，核家族化の進行や高齢者のみ世帯の増加など，家族をめぐる状況も変化してきた．介護保険は，介護や支援を要する高齢者などを社会全体で支え合う仕組みとして誕生し，「自立支援」，「利用者本位」を理念としている．

「社会保険」である介護保険運営の財源は，第一号被保険者（65 歳以上の者）と第二号被保険者（40 歳以上 65 歳未満の者）が納める保険料が 50 %，公費が 50 %である．第二号被保険者が介護保険サービスを利用できるのは，要介護状態の原因が定められた 16 の特定疾病による場合である．

(2) 介護保険によるサービス（図2.1.8）

介護保険サービスは，（1）居宅サービス：訪問介護や通所介護，ショートステイ（短期入所）など，（2）施設サービス：介護老人福祉施設（特別養護老人ホーム），介護老人保健施設，介護療養型医療施設，（3）地域密着型サービス：事業者や施設がある区市町村に在住している者のみが利用でき，夜間を含む定期的な巡回型訪問介護サービスや訪問と通所と短期入所を組み合わせたサービスもある，（4）介護用ベッドや車いすなどの「福祉用具の貸与」，ポータブルトイレや入浴に使用する補助具など「福祉用具の購入費の支給」，（5）住宅改修費の支給，に大別できる．なお平成 30 年 4 月から新たな施設として「介護医療院」が創設された．従来の介護療養型医療施設と介護老人保健施設の特徴を引継ぎ，医療の必要な要介護高齢者の長期療養・生活施設を支える性格を有している．また介護保険と障害福祉の両方を担う「共生型サービス」も創設され，障害福祉サービス利用者が 65 歳になっても引き続き同じ事業所のサービスを利用できるようになった．

利用者は利用したサービスの 1 割（所得によっては 2 割）を負担するが，平成 28 年 8 月からは，より所得が高い層は 3 割を負担する．また 1 カ月の自己負担が高額な場合や，介護保険と医療保険の自己負担を合算して高額になった場合は，申請すれば自己負担額を軽減できる．

(3) ケアプランとケアマネージャー

介護保険サービスを利用するためには，まず市町村に要介護（支援）認定を申請する．訪問調査と主治医意見書をもとに，介護認定審査会において要介護 1 〜 5，要支援 1 〜 2，非該当のいずれかに認定される．要介護と認定された者は介護保険に定められたサービスのうち「介護給付」を，要支援と認定された者は「予防給付」を利用できる．

サービスの利用に際しては，あらかじめ 1 カ月単位のケアプラン（居宅介護支援計画）を作成し，ケアプランに沿ってサービスが各事業所

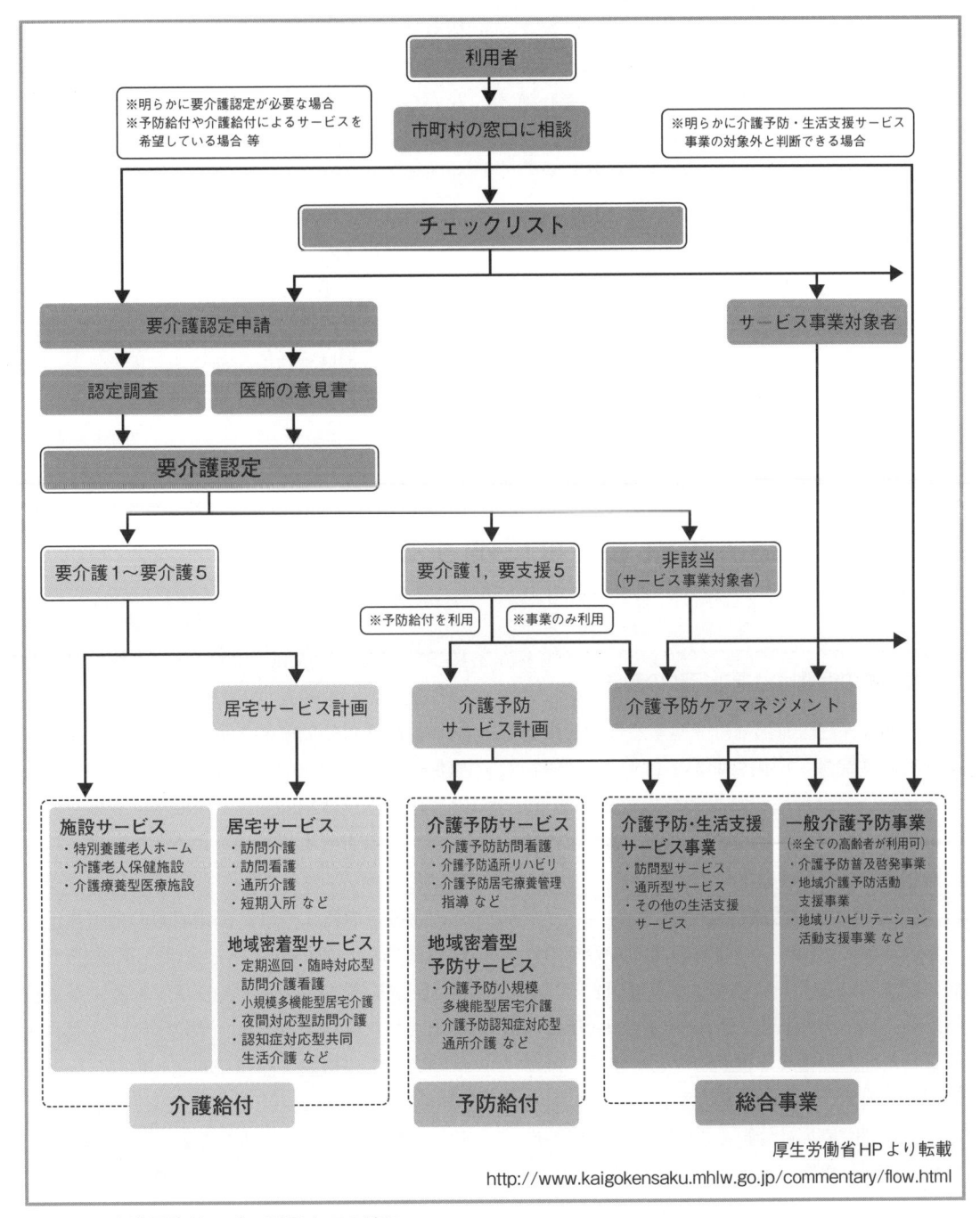

図2.1.8 介護保険サービス利用までの流れ

から提供される．ケアプランは利用者本人や家族が作成するか，要介護であれば居宅介護支援事業所の，要支援であれば地域包括支援センターのケアマネージャー（介護支援専門員）に作成を依頼することもできる．要介護度によって

1カ月に利用できる居宅サービスの限度額が決められている．

<hr>

(4) 総合事業

「介護予防・日常生活支援総合事業」（「総合

事業」）は，地域の実情に応じて，地域住民などさまざまな主体による多様なサービスを充実させ，要介護状態となることを予防し，要介護状態となった場合でも，可能な限り自立した日常生活を営めるように，各市町村が実施する．「介護予防・生活支援サービス」は，要支援の者と心身の状況を測る「基本チェックリスト」に該当した者が利用できる．「一般介護予防事業」は，65歳以上の者なら誰でも利用できる．

(5) 地域包括ケアシステムの深化・推進

地域包括ケアシステムでは，高齢者が可能な

限り住み慣れた地域で生活を継続することができるよう，住まい・医療・介護・予防・生活支援が身近な地域で一体的に提供されるシステムの構築を目指してきた．この包括的な支援の考え方をより深め，日常生活の中で誰もが集い・支え合う場を形成し，支援に関わる当事者のみならず住民も参画する新しい地域包括支援体制確立への取り組みが「地域共生社会」の実現である．（4）に示した「一般介護予防事業」は，通いの場や地域サロンを通じて，人と人とのつながりを通した地域づくりを目指している．

（竹中麻由美）

2.1.11 保健・医療・福祉に関する行政組織

(1) わが国の保健医療福祉行政の動向

一般的な保健医療福祉に関連する行政を担当する行政機関は，中央においては厚生労働省，地方においては都道府県および市町村であり，さらに第一線の機関として保健所，福祉事務所，児童相談所などが設置されている．

1) 地方分権と保健医療福祉行政

平成5年の衆議院・参議院の「地方分権の推進に関する決議」を皮切りに，平成12年に施行された地方分権推進一括法や平成19年に施行された地方分権改革推進法などにより，国から地方自治体への権限委譲が急速に進んできたなか，保健医療福祉分野における都道府県や市町村の役割が急速に高まってきている．

近年では，平成26年の医療法改正で，医療機関が都道府県知事に病床の医療機能（高度急性期，急性期，回復期，慢性期）などを報告し，都道府県は，それをもとに地域医療構想（地域の医療提供体制の将来のあるべき姿）を医療計画において策定するなど，さらに都道府県の権限が強化されている．また，国民健康保険制度

についても，平成30年度から，市町村に代わり都道府県が財政運営の責任主体となり，安定的な財政運営や効率的な事業の確保等の国民健康保険制度運営に中心的な役割を担っていくなど，医療提供体制に加え，医療保険制度に関しても，都道府県単位を軸とする政策が進められている．

以上みてきたように，都道府県の権限強化は推し進められている．たとえば，平成29年4月12日経済財政諮問会議の厚生労働大臣より提出された資料をみても，「都道府県を，個人・保険者・医療機関等の自発的な行動変容を促す司令塔へ．このため，制度（権限）・予算（財政）・情報（データ）・人材などの面で，都道府県の保健ガバナンスの抜本強化を検討」と明記されている．情報（データ）についても国からレセプト情報等データベース（NDB）などから作成されたデータセットを各都道府県に提供し，政策立案を支援する枠組みが進められている．たとえば医療費適正化計画や地域医療構想においてはここ数年，上記枠組みが適用されているが，ここで問題になるのは，データを受け取る

都道府県側の分析技術である．都道府県は国から提供された膨大なデータから自らの政策課題を発見し，介入，モニタリング，成果の評価を行うことになるのだが，十分に実施できる都道府県はまだまだ多くない．地域の大学医学部・医科大学の公衆衛生学教室と連携した共同分析体制の構築，または医療情報技師などの雇用や外部委託などを進めるのと同時に，長期的な人材の育成の取り組みが欠かせない．

2) 保健医療福祉の連携・一体化

近年では，保健福祉センターや保健福祉事務所などといった保健医療福祉に関する総合的な第一線の機関が設置されていることが多い．この背景には疾病構造の変化があると考えられている．感染症が量的に大きな課題であった時代は，予防接種や早期発見，隔離治療などといった「保健医療」活動と，上下水道の整備や井戸水の検査，食品衛生，鼠族・昆虫駆除などといった「環境」活動とが，一体になって行われたことにより，地域における感染症が克服されていったものと考えられる．一方，生活習慣病などの慢性疾患が大きな課題となっている高齢社会の現代では，疾病の早期発見・早期治療や健康教育，リハビリテーションなどといった「保健医療」活動に加え，身体機能の低下に対応するために，介護サービスや入浴サービス，車椅子等の日常生活用具の給付などといった「福祉」活動が一体的になされることが必要となってきた．また，「環境」の問題が，食品衛生・上下水道から廃棄物対策，公害対策へとシフトしてきたなかで，行政機関の「環境・保健」部局から「環境」部局が切り離され，「福祉・保健」部局へと移行してきたといえよう．

このような状況に加え，近年ではとくに「精神保健」の重要性が増している．高齢化による認知症患者の増加，学校や職場での発達障害児・者への対応，自殺対策が重要である一方，単身世帯の増加，家族による支援の低下により，精神症状が出ても未受診のまま時間が過ぎるこ

とが少なくない．そういった状況に対しては，医療のみならず，各種サービスの連携が必須となる．

このため，保健医療福祉関係の法律では，理念等のなかで，保健，医療，福祉の連携が書き込まれている．医療法では，「福祉サービスその他の関連するサービスとの有機的な連携を図りつつ医療を提供すること」とされ，「病院または診療所の管理者は，当該病院または診療所を退院する患者が引き続き療養を必要とする場合には，保健医療サービスまたは福祉サービスを提供する者との連携を図り，当該患者が適切な環境のもとで療養を継続することができるよう配慮しなければならない．」こととなっており，総合的な保健医療福祉サービスの推進が図られることとされている．また，社会福祉法においても，福祉サービスの提供の原則として「社会福祉を目的とする事業を経営する者は，その提供する多様な福祉サービスについて，利用者の意向を十分に尊重し，かつ，保健医療サービスその他の関連するサービスとの有機的な連携を図るよう創意工夫を行いつつ，これを総合的に提供することができるようにその事業の実施に努めなければならない．」とされている．

なお，平成23年6月に成立した「介護サービスの基盤強化のための介護保険法等の一部を改正する法律」により，医療と介護の連携の強化が図られることとなり，①医療，介護，予防，住まい，生活支援サービスが連携した要介護者等への包括的な支援（地域包括ケア）の推進，②単身・重度の要介護者等に対応できるよう，24時間対応の「定期巡回・随時対応型介護看護」や「複合型サービス」の創設，③保険者の判断による予防給付と生活支援サービスの総合的な実施，④介護福祉士や一定の教育を受けた介護職員等による喀痰吸引等の医療行為の実施，⑤社会医療法人による特別養護老人ホームの開設など，保健医療サービスと介護福祉サービスとの連携・一体化がさらに推進されることと

なってきている.

(2) 国の保健医療福祉行政組織

1) 厚生労働省

　厚生労働省は旧内務省系の流れを持ち, 厚生労働省設置法によるとその任務は第三条「国民生活の保障及び向上を図り, 並びに経済の発展に寄与するため, 社会福祉, 社会保障及び公衆衛生の向上及び増進並びに労働条件その他の労働者の働く環境の整備及び職業の確保を図ること (中略) 引揚援護, 戦傷病者, 戦没者遺族, 未帰還者留守家族等の援護及び旧陸海軍の残務の整理を行うことを任務とする」とある. 一省としてはカバーする政策の範囲が広く, 保健・医療・介護・福祉・年金のみならず, 近年では働き方改革や子育て支援などと関連が深く, 国民の関心が高いことを受けて, 国会での厚労省への質問回数は最も多く, その結果として政策的な動きも活発となる. 厚生労働省の内部部局は大臣官房および11局あり, 審議会等として社会保障審議会や中央社会保険医療協議会等の審議会, 施設等機関として国立保健医療科学院, 検疫所, ハンセン病療養所, 試験研究機関, 福祉施設など, 地方支分部局として地方厚生局および都道府県労働局, 外局として中央労働委員会がある.

　主要部局の中で医療にとくに関係が深いのは「医政局」および「保険局」である. 医政局は, わが国の医療提供体制の基本となる医療法等を所管し, 良質で効率的な医療政策の企画立案を行う一方, 保険局は, 医療機関の診療収入となる健康保険法や国民健康保険法等の診療報酬制度を所管している. 保健医療福祉行政に関係の深いその他の部局としては, 感染症や難病等の疾病の克服や健康の増進などを担当している「健康局」, 医薬品医療機器等法や食品衛生法等を所管し, 医薬品や食品の安全対策等を担当している「医薬・生活衛生局」, 労働衛生対策を担当している「労働基準局」, 児童福祉法, 母子保健法等に基づく母子保健福祉対策を担当している「子ども家庭局」, 生活保護法, 社会福祉法, 身体障害者福祉法, 知的障害者福祉法, 精神保健福祉法等に基づく福祉制度を担当している「社会・援護局」, 老人福祉法や介護保険法等を所管し高齢者福祉や介護保険制度を担当している「老健局」がある.

2) その他の保健医療福祉行政に関連する中央省庁

　厚生労働省以外の保健医療福祉行政に関連する中央省庁としては, 公害に係る疾病対策や環境保全等を担当する環境省, 学校保健や医学・薬学・看護教育, 科学技術振興等を担当する文部科学省などがある.

　さらに, 従来, 医療政策は厚生労働省を中心に進められてきたが, 近年, 首相官邸をはじめ, 医療制度の規制緩和という視点で内閣府規制改革会議が, 財政政策 (医療費適正化) という視点で財務省が, 医療サービス産業の振興という視点で経済産業省などが医療政策に影響を与えている.

3) 医療情報に関連した厚生労働省と他省庁の部局

　ここで, とくに医療情報に関連した部局を具体的にみてみよう. 筆頭に上がるのは, 前述の厚生労働省医政局内にある研究開発振興課医療技術情報推進室である. ここでは電子カルテ・地域医療連携ネットワーク・近年大きな動きのある遠隔医療の普及推進, さらに医療情報の標準化に関して肝となる「厚生労働標準規格」の普及などを担当している.

　次は保険局医療介護連携政策課保険データ企画室である. ここではレセプトの電子化という任務から開始し, 現在は電子化したレセプトと, 特定健診・保健指導のデータを収集・格納した「レセプト情報・特定健診等情報データベース (NDB)」を担当している. これはいわゆる「医療ビッグデータ」として日本国政府内で最も先行して整備されたデータであり, 実際の政策立

案や公衆衛生研究への利活用についても実績を有している．さらには，政策統括官付情報化担当参事官室においても「医療情報システムの安全管理に関するガイドライン（第5版）」などを所管しており，重要な役割を果たす．そのほか，医療への人工知能（AI）活用などについては大臣官房厚生科学課，介護保険総合データベース（介護DB）については老健局老人保健課，難病データベースについては健康局難病対策課，医療情報データベース（MID-NET：Medical Information Database NETwork）については医薬・生活衛生局医薬安全対策課がそれぞれ所管しており，医療情報に関連する部署は複数にわたることに注意したい．

他省庁に目を向けると，総務省情報流通行政局情報流通振興課情報流通高度化推進室は，たとえば「クラウド型EHR高度化事業」などの医療情報に関連した事業を数多く担当し，また「クラウドサービス事業者が医療情報を取り扱う際の安全管理に関するガイドライン（第1版）」なども所管している．経済産業省商務情報政策局産業課は「医療情報を受託管理する情報処理事業者における安全管理ガイドライン」を所管している．さらに，内閣官房健康・医療戦略推進本部においては「医療分野の研究開発に資するための匿名加工医療情報に関する法律（次世代医療基盤法）」の成立に関わり，大きな役割を果たしている．各省庁はそれぞれの設置法に基づく任務を異にしながらも，医療情報という大きなフィールドに参入しており，本分野に関連した政策が発表された時には，どの省庁・部局によるものかを見極めて評価する必要がある．最後に上記については平成30年6月1日時点での組織に基づくことにご注意いただきたい．

(3) 地方自治体の保健医療福祉行政組織

1) 都道府県・市町村

地方自治法に基づき，市町村は「基礎的な地方公共団体」，都道府県は「市町村を包括する広域の地方公共団体」とされており，都道府県は広域にわたる事務や市町村に関する連絡事務などを処理している．保健医療の分野では，住民に身近な母子保健や高齢者保健，予防接種等を市町村が担当し，医療体制の整備，難病対策や精神保健などを都道府県が担当している．

とくに，都道府県は，多様化，高度化する医療需要に対応して医療資源の効率的活用を図るために，医療法に基づいて，医療計画や地域医療構想の策定等を通じた医療機能の分化・連携の推進，地域や診療科による医師不足問題への対応，患者等への医療に関する情報提供の推進等，医療行政の中心的役割を果たしている．

保健医療系の地方事務所として都道府県や市に保健所，福祉系の地方事務所として都道府県や市に福祉事務所，身体障害者更生相談所，婦人相談所，児童相談所，知的障害者更生相談所等が設置されている．

2) 保健所・福祉事務所等

第一線の厚生行政機関としては，保健所，市町村保健センター，福祉事務所，児童相談所などが置かれている．これらの第一線機関には，多くの保健・医療・福祉に関する重要な情報が蓄積されているが，その多くは紙媒体での保存となり，既定の保存年限を経て廃棄されてしまうことが多いのが残念である．住民のサービス向上のために施設間の連携を進めるためには，これらの情報の標準化・電子化を進めて活用することが望まれる．

① 保健所・市町村保健センター

保健所は，医療機関にとって，保健医療行政に関する各種の届出・申請をはじめ，医療監視などを行う，身近な行政機関である．保健所は，地域保健法に基づき，都道府県，地方自治法の指定都市，中核市その他の政令で定める市（政令市）または東京都の特別区に設置されている．疾病の予防，健康増進，環境衛生等，公衆衛生活動の中心的行政機関である．保健所には，原

則として3年以上の公衆衛生の経験をもった医師である所長のほか，医師，歯科医師，薬剤師，獣医師，保健師，助産師，看護師，診療放射線技師，臨床検査技師，衛生検査技師，栄養士，歯科衛生士，統計技術者その他の職員のうち，都道府県知事，政令市の市長または特別区の区長が必要と認める者を置くこととされている．

市町村保健センターは，地域保健法に基づき，市町村が設置することができることとなっている．市町村保健センターは，住民に対し，健康相談，保健指導および健康診査その他地域保健に関し必要な事業を行うことを目的とする施設である．近年，保健所・市町村保健センターでは，勤務する医師（公衆衛生医師）の確保に難渋している自治体が増えている．これまで公衆衛生医師の確保を目的として厚生労働省，各自治体レベルにおいて，多くの検討・取り組みがなされてきたが，現時点においても十分に奏功してきたとは言い難い．一般新聞記事においても「公衆衛生活動の先頭に立つ保健所の所長のなり手が不足し，全体（481か所）の約1割に当たる21道県計49保健所で，所長が兼務状態（読売新聞：平成29年12月25日）」と指摘さ

れている．リーダーシップを取るべき公衆衛生医師の確保とともに，関連情報の電子化を通じた業務の簡素化・効率化を合わせて行う必要性が指摘されている．

② **福祉事務所**

福祉事務所は，昭和26年に社会福祉事業法（現社会福祉法）に基づいて創設されたもので，都道府県および市（特別区を含む）は，社会福祉法第14条に基づき，福祉事務所を設置することとなっており，社会福祉行政の中心的な第一線機関である．福祉事務所は，生活保護法，児童福祉法，母子及び寡婦福祉法，老人福祉法，身体障害者福祉法，知的障害者福祉法に定める援護，育成または更生の措置に関する事務を担当している．

福祉事務所には，所長，査察指導員，現業員，老人福祉指導主事，身体障害者福祉司，知的障害者福祉司等が配置されている．福祉事務所の業務として，生活保護業務の割合は大きく，そのなかでも，医療扶助は医療機関と密接であり，福祉事務所をはじめ保健医療福祉行政機関と医療機関との相互連携は，大変重要なことである．

（吉村健佑）

医療専門職の責務

病院や診療所などの医療施設において提供される医療サービスは、さまざまな職種の人々の協働作業によって成り立っている。医療サービスの提供に従事するこれらの人々のほとんどは、専門的な資格を有し、医療専門職といわれている。それらの資格の大部分は、免許、試験、業務などが法律によって規定された国家資格である。医療に関係する国家資格としては、医師、歯科医師、保健師、助産師、看護師、薬剤師、臨床検査技師、診療放射線技師、理学療法士、作業療法士、言語聴覚士、視能訓練士、臨床工学技士、義肢装具士、救急救命士、あん摩マッサージ指圧師、はり師、きゅう師、柔道整復師、歯科衛生士、歯科技工士、管理栄養士などがある。

また、近年では、医療サービスに加えて、福祉サービスを必要とする患者も少なくないので、福祉に関係する国家資格を有する人々が医療機関で業務に従事している場合もある。このような国家資格としては、精神保健福祉士、社会福祉士、介護福祉士などがある。

さらに、国家資格以外の資格を有する人々、たとえば、都道府県知事資格である准看護師、栄養士、調理師、介護支援専門員（ケアマネージャ）、訪問介護員（ホームヘルパー）、各種団体等による認定資格である医療情報技師、診療情報管理士、臨床心理士なども、医療機関で業務に従事している。

以下では、代表的な医療専門職の定義、業務などについて概説する。

(1) 医師

医師の免許や業務は、1948（昭和23）年に制定された医師法によって規定されている。医師法によれば、医師の任務は、医療および保健指導をつかさどることによって、公衆衛生の向上および増進に寄与し、もって国民の健康な生活を確保することとされている（医師法第1条）。

医師になるためには、厚生労働省が行う医師国家試験に合格し、厚生労働大臣の免許を受けなければならない（同法第2条）。免許は、厚生労働省に備えてある医籍に登録することによって付与される（同法第6条）。ただし、未成年者・成人被後見人・被保佐人である場合（絶対的欠格事由）や、心身の障害により医師の業務を適正に行うことができない者として厚生労働省令で定めるもの、麻薬・大麻またはあへんの中毒者、罰金以上の刑に処せられた者、医事に関して犯罪または不正の行為のあった者（相対的欠格事由）などは、医師になることができない（同法第3条、第4条）。

医師は、免許を交付されても、すぐに診療に従事することはできない。医師が診療に従事しようとする場合は、免許を受けたのちも、大学の附属病院または厚生労働大臣の指定する病院（臨床研修病院）において、2年以上の臨床研修を受けなければならない（同法第16条の2）。この臨床研修を修了すると、申請により、臨床研修を修了したことが医籍に登録され、厚生労働大臣から臨床研修修了登録証が交付される（同法第16条の4）。これによってはじめて、

診療に従事できるようになる.

さて, 医師法第17条には, 医師でなければ, 医業をなしてはならないと記載されている (業務独占). 医業とは, 一般に, 当該行為を行うにあたって, 医師の医学的判断および技術をもってするのでなければ人体に危害を及ぼし, または危害を及ぼす恐れのある行為 (これを医行為という) を, 反復継続する意思をもって行うことであると定義されている. また, 医師法第18条には, 医師でなければ, 医師またはこれに類似する名称を用いてはならないことが規定されている (名称独占).

このように, 医師は, 独占的に業務を行うことや独占的に名称を使用することが認められているが, その一方で, さまざまな義務も規定されている. その代表的なものは, 応召義務である. すなわち, 医師法第19条には, 診療に従事する医師は, 診察治療の求めがあった場合には, 正当な事由がなければ, これを拒んではならないと定められている. また, 証明文書の交付の求めがあった場合も, 同様に, 正当な事由がなければ, これを拒んではならないと定められている. これらの義務以外にも, 処方せんの交付義務 (同法第22条), 保健指導の義務 (同法第23条), 診療録の記載および保存の義務 (同法第24条), 異状死体等の届出義務 (同法第21条), 業務上の秘密を守る義務, いわゆる守秘義務 (刑法第134条) などがある.

なお, 医師が自ら診察をしないで治療をしたり, 診断書あるいは処方せんを交付したりすること, 自ら出産に立ち会わないで出産証明書あるいは死産証書を交付すること, 自ら検案をしないで検案書を交付することなどは, 医師法第20条によって禁止されている (無診察治療等の禁止).

歯科医師については, 歯科医師法によって, 医師とほぼ同様の内容が規定されている.

(2) 保健師・助産師・看護師

保健師・助産師・看護師の資格は, 保健師助産師看護師法によって定められている. まず, 保健師は, 厚生労働大臣の免許を受けて, 保健師の名称を用いて保健指導に従事することを業とする者 (保健師助産師看護師法第2条), また助産師は, 厚生労働大臣の免許を受けて, 助産, または妊婦・褥婦もしくは新生児の保健指導を行うことを業とする女子 (同法第3条), さらに看護師は, 厚生労働大臣の免許を受けて, 傷病者や褥婦に対する療養上の世話または診療の補助を行うことを業とする者 (同法第4条) と定義されている. 療養上の世話とは, 療養中の患者または褥婦に対して, その症状に応じて行う医学的知識および技術を必要とする世話のことをいう. また, 診療の補助とは, 医師または歯科医師が患者を診断治療する際に行う補助行為をいう.

保健師・助産師・看護師とも, 厚生労働大臣が行う国家試験に合格し (保健師は保健師国家試験および看護師国家試験, 助産師は助産師国家試験および看護師国家試験, 看護師は看護師国家試験), 免許を受けなければならない (同法第7条). 免許は, 医師と同様に, 国家試験に合格した者が申請すると, 厚生労働省に備えてある保健師籍・助産師籍・看護師籍に登録されることによって付与される (同法第12条). なお, 医師と同様の相対的欠格事由をもつ者には, 免許が与えられないことがある (同法第9条).

すでに述べたように, 保健師の業務は, 保健指導を行うことであるが, 保健師でなければ, 保健指導を行っても, 保健師またはこれに類似する名称を用いてはならないと定められている (名称独占) (同法第42条の3). また, 助産師の業務は, 助産, または妊婦・褥婦もしくは新生児の保健指導を行うことであるが, これらの業務は, 助産師でなければ行うことはできない

（業務独占）（同法第 30 条）．なお，助産師も名称独占である（同法第 42 条の 3）．看護師の業務は，傷病者または褥婦に対する療養上の世話，または診療の補助を行うことであるが，これらの業務は，看護師でなければ行うことはできない（業務独占）（同法第 31 条）．なお，看護師も名称独占である（同法第 42 条の 3）．

保健師・助産師・看護師は，このような名称独占や業務独占が定められている一方で，それぞれいくつかの義務も定められている．保健師には，主治医や保健所長の指示に従って業務を行う義務がある（同法第 35 条，第 36 条）．また，助産師には，妊婦・産婦・褥婦・胎児または新生児に異常があると認められた場合の処置の禁止（同法第 38 条），助産や保健指導の求めがあったときは，正当な理由がなければ，これを拒んではならないこと（応召義務）（同法第 39 条），出生証明書・死産証書・死胎検案書の交付の求めがあったときは，これを拒んではならないこと（同法第 39 条 2），妊娠 4 か月以上の死産児を検案して異常があると認められた場合は 24 時間以内に所轄警察署に届け出ること（同法第 41 条），分娩の介助をしたときは助産に関する事項をすぐに助産録に記載しなければならないこと（同法第 42 条），業務上の秘密を守ること（守秘義務）（同法第 42 条の 2）などの義務が定められている．なお，保健師・看護師の守秘義務は保健師・助産師・看護師法に定められているが，助産師の守秘義務は，医師と同様に，刑法第 134 条に定められている．

(3) 薬剤師

薬剤師の任務は，調剤・医薬品の供給，その他薬事衛生をつかさどることによって，公衆衛生の向上および増進に寄与し，もって国民の健康な生活を確保することである（薬剤師法第 1 条）．

薬剤師になるには，薬剤師国家試験に合格し，厚生労働大臣の免許を受けなければならない．

ただし，医師の場合と同様に，絶対的欠格事由をもつ者（同法第 4 条）や，相対的欠格事由をもつ者（同法第 5 条）は，薬剤師になることができない．

薬剤師の業務は，調剤・医薬品の供給などであるが，薬剤師でない者は，販売または授与の目的で調剤してはならない（業務独占）（同法第 19 条）．ただし，この調剤は，薬剤師自身の判断で行えるのではなく，必ず医師・歯科医師または獣医師の処方せんによらなければならない（同法第 23 条）．なお，薬剤師でなければ，薬剤師またはこれに類似した名称を用いてはならない（名称独占）（同法第 20 条）．

薬剤師には，調剤の求めに応ずる義務（同法第 21 条），薬剤の適正な使用のために患者または看護者に必要な情報を提供する義務（同法第 25 条の 2），調剤したときは調剤を行った事実を記載して記名押印または署名する義務（同法第 26 条），業務上取り扱った人の秘密を守る義務，いわゆる守秘義務（刑法第 134 条）などが定められている．

(4) 臨床検査技師

臨床検査技師とは，厚生労働大臣の免許を受けて，臨床検査技師の名称を用いて，医師または歯科医師の指示のもとに，微生物学的検査・血清学的検査・血液学的検査・病理学的検査，寄生虫学的検査・生化学的検査および厚生労働省令で定める生理学的検査を行うことを業とする者と定義されている（臨床検査技師等に関する法律第 2 条）．

臨床検査技師の免許は，厚生労働大臣が行う臨床検査技師国家試験に合格した者に与えられる（同法第 3 条）．免許の欠格事由，免許の取り消し，名称の使用停止，再免許などの規定については，医師に準じている．

臨床検査技師の業務は，すでに述べたように，医師や歯科医師の指示に基づいて，各種の検査を行うことであるが，それら以外に，診療の補

助として採血を行うことができると定められている（同法第20条の2）．なお，業務上知り得た秘密を他に漏らしてはならないことが定められている（同法第19条）．

(5) 診療放射線技師

診療放射線技師とは，厚生労働大臣の免許を受けて，医師または歯科医師の指示のもとに，放射線を人体に対して照射（撮影を含み，照射機器または放射性同位元素を人体内に挿入して行うものを除く）することを業とする者と定義されている（診療放射線技師法第2条2）．

診療放射線技師の免許は，厚生労働大臣が行う診療放射線技師国家試験に合格した者に与えられる（同法第3条）．免許の欠格事由，免許の取り消し，名称の使用停止，再免許などの規定については，医師に準じている．

診療放射線技師の業務は，すでに述べたように，医師や歯科医師の指示に基づいて，照射業務を行うことであるが，これら以外に，診療の補助として磁気共鳴画像診断装置・超音波診断装置・眼底写真撮影装置を用いた検査を行うことができると定められている（同法第24条の2）．診療放射線技師は，人体に対して放射線を照射したときは，遅滞なく厚生労働省令で定める事項を記載した照射録を作成し，指示をした医師または歯科医師の署名を受けておかなければならないことが規定されている（同法第28条）．なお，業務上知り得た秘密を他に漏らしてはならないことが定められている（同法第29条）．

(6) 理学療法士・作業療法士

理学療法士（PT：Physical Therapist）とは，厚生労働大臣の免許を受けて，理学療法士の名称を用いて，医師の指示のもとに，理学療法を行うことを業とする者と定義されている（理学療法士及び作業療法士法第2条3）．理学療法とは，身体に障害がある者に対し，主としてそ

の基本的動作能力の回復を図るため，治療体操その他の運動を行わせ，および電気刺激，マッサージ，温熱その他の物理的手段を加えることと定義されている（同法第2条）．また，作業療法士（OT：Occupational Therapist）とは，厚生労働大臣の免許を受けて，作業療法士の名称を用いて，医師の指示のもとに，作業療法を行うことを業とする者と定義されている（同法第2条4）．作業療法とは，身体または精神に障害がある者に対し，主としてその応用的動作能力または社会的適応能力の回復を図るため，手芸，工作その他の作業を行わせることと定義されている（同法第2条2）．

理学療法士や作業療法士の免許は，厚生労働大臣が行う理学療法士国家試験または作業療法士国家試験に合格した者に与えられる（同法第3条）．免許の欠格事由，免許の取り消し，名称の使用停止，再免許などの規定については，医師に準じている．

理学療法士や作業療法士の業務は，すでに述べたように，医師の指示に基づいて，理学療法または作業療法を行うことであるが，これ以外に，理学療法士は，病院・診療所において，または医師の具体的な指示を受けて，理学療法として行うマッサージを業とすることができるとされている（同法第15条2）．なお，他の医療専門職と同様に，業務上知り得た秘密を他に漏らしてはならないことが定められている（同法第16条）．

(7) 言語聴覚士

言語聴覚士（ST：Speech therapist）とは，厚生労働大臣の免許を受けて，言語聴覚士の名称を用いて，音声機能，言語機能または聴覚に障害のある者について，その機能の維持向上を図るため，言語訓練その他の訓練，これに必要な検査および助言，指導その他の援助を行うことを業とする者と定義されている（言語聴覚士法第2条）．

言語聴覚士の免許は，厚生労働大臣が行う言語聴覚士国家試験に合格した者に与えられる（同法第3条）．免許の欠格事由，免許の取り消し，名称の使用停止，再免許などの規定については，医師に準じている．

言語聴覚士の業務は，すでに述べたように，言語訓練等を行うことであるが，これ以外に，診療の補助として，医師または歯科医師の指示のもとに，嚥下訓練，人工内耳の調整，機器を用いる一定の聴力検査，聴性脳幹反応検査，音声機能にかかわる検査および訓練，言語機能にかかわる検査および訓練，耳型の採型，補聴器装用訓練などを行うことができるとされている（同法第42条）．なお，他の医療専門職と同様に，業務上知り得た秘密を他に漏らしてはならないことが定められている（同法第44条）．

(8) 視能訓練士

視能訓練士とは，厚生労働大臣の免許を受けて，視能訓練士の名称を用いて，医師の指示のもとに，両眼視機能に障害のある者に対するその両眼視機能の回復のための矯正訓練およびこれに必要な検査を行うことを業とする者と定義されている（視能訓練士法第2条）．

視能訓練士の免許は，厚生労働大臣が行う視能訓練士国家試験に合格した者に与えられる（同法第3条）．免許の欠格事由，免許の取り消し，名称の使用停止，再免許などの規定については，医師に準じている．

視能訓練士の業務は，すでに述べたように，視機能の回復のための矯正訓練やそれに必要な検査を行うことであるが，これ以外に，診療の補助として，眼科にかかわる検査（眼科検査）を行うことができるとされている（同法第17条）．なお，他の医療専門職と同様に，業務上知り得た秘密を他に漏らしてはならないことが定められている（同法第19条）．

(9) 臨床工学技士

臨床工学技士とは，厚生労働大臣の免許を受けて，臨床工学技士の名称を用いて，医師の指示のもとに，生命維持管理装置の操作（生命維持管理装置の先端部の身体への接続または身体からの除去であって政令で定めるものを含む）および保守点検を行うことを業とする者と定義されている（臨床工学技士法第2条2）．なお，生命維持管理装置とは，人の呼吸，循環または代謝の機能の一部を代替し，または補助することが目的となっている装置のことである（同法第2条）．

臨床工学技士の免許は，厚生労働大臣が行う臨床工学技士国家試験に合格した者に与えられる（同法第3条）．免許の欠格事由，免許の取り消し，名称の使用停止，再免許などの規定については，医師に準じている．

臨床工学技士の業務は，すでに述べたように，生命維持管理装置の操作や保守点検を行うことであるとされている．なお，他の医療専門職と同様に，業務上知り得た秘密を他に漏らしてはならないことが定められている（同法第40条）．

(10) 救急救命士

救急救命士とは，厚生労働大臣の免許を受けて，救急救命士の名称を用いて，医師の指示のもとに，救急救命処置を行うことを業とする者と定義されている（救急救命士法第2条2）．救急救命処置とは，症状が著しく悪化するおそれがあり，または生命が危険な状態にある傷病者（以下，重度傷病者という）が病院または診療所に搬送されるまでの間に，当該重度傷病者に対して行われる気道の確保，心拍の回復その他の処置であって，当該重度傷病者の症状の著しい悪化を防止し，またはその生命の危険を回避するために緊急に必要なものをいう（同法第2条）．

救急救命士の免許は，厚生労働大臣が行う救

急救命士国家試験に合格した者に与えられる（同法第3条）．免許の欠格事由，免許の取り消し，名称の使用停止，再免許などの規定については，医師に準じている．

救急救命士の業務は，すでに述べたように，救急救命処置を行うことであるが，救急救命処置を行ったときは，遅滞なく厚生労働省令で定める事項を救急救命処置録に記載しなければならない（同法第46条）．なお，他の医療専門職と同様に，業務上知り得た秘密を他に漏らしてはならないことが定められている（同法第47条）．

(11) 管理栄養士

管理栄養士とは，厚生労働大臣の免許を受けて，管理栄養士の名称を用いて，傷病者に対する療養のため必要な栄養の指導，個人の身体の状況，栄養状態等に応じた高度の専門的知識および技術を要する健康の保持増進のための栄養の指導，ならびに特定多数人に対して継続的に食事を供給する施設における利用者の身体の状況，栄養状態，利用の状況等に応じた特別の配慮を必要とする給食管理およびこれらの施設に対する栄養改善上必要な指導等を行うことを業とする者と定義されている（栄養士法第1条2）．

管理栄養士の免許は，厚生労働大臣が行う管理栄養士国家試験に合格した者に与えられる（同法第2条3）．免許の欠格事由は，罰金以上の刑に処せられた者および業務に関する犯罪または不正の行為があった者である（同法第3条）．

管理栄養士の業務は，すでに述べたように，栄養の指導，給食管理，施設に対する栄養改善上必要な指導等を行うことであるが，傷病者に対する療養のため必要な栄養の指導を行うにあたっては，主治医の指導を受けなければならな

いとされている（同法第5条の5）．

(12) 医療情報技師

医療情報技師は，一般社団法人日本医療情報学会が認定する民間資格で，保健医療福祉の質と安全の向上のために，医療の特質をふまえ，最適な情報処理技術を用い，医療情報を安全かつ適切に管理・活用・提供することができる保健医療福祉分野の専門職と定義されている．

(13) 診療情報管理士

診療情報管理士は，四病院団体協議会（日本病院会，全日本病院協会，日本医療法人協会，日本精神科病院協会）および医療研修推進財団が共同で認定する民間資格で，医療機関における患者の様々な診療情報を中心に人の健康（health）に関する情報を国際統計分類等に基づいて収集・管理し，データベースを抽出・加工・分析し，さまざまなニーズに適した情報を提供する専門職と定義されている．

(14) 臨床心理士

臨床心理士は，公益財団法人日本臨床心理士資格認定協会が認定する民間資格である．臨床心理士とは，臨床心理学に基づいた知識や技術を用いて，人間のこころの問題にアプローチする心の専門家であるとされ，上述の協会では，臨床心理士固有の専門業務として，① 臨床心理査定，② 臨床心理面接，③ 臨床心理的地域援助，④ 前記① ～④ に関する調査・研究の4つをあげている．なお，臨床心理士が活動している分野は，教育，保健・医療，福祉，司法・矯正，労働・産業など多岐にわたっている．

（渡邉亮一）

2.3

健康指標と健康の保持増進

2.3.1 健康指標

(1) 健康指標の概要

国を構成する人口の状態を把握することは，国全体の施策や対応を考える上で重要な情報である．たとえば，合計特殊出生率は少子化の指標としてよく使われ，死亡統計とあわせて将来の人口構成を推測して必要な政策を立案するために利用される．

人口に関する調査としては，国勢調査の人口を元に人口の増減を積み上げて，その地域に住んでいると推計される人口を毎月1日現在で算出する「推計人口」と，住民基本台帳に登載されている住民の数から毎月末日現在で算出される「住民基本台帳人口」がある．

(2) 人口静態統計・人口動態統計

社会を構成する人口の状態をある時点で切り取ったものが人口静態統計である．日本では5年に1回行われる「国勢調査」がこれにあたる．西暦末尾が0の年は大規模調査として22項目，5の年は簡易調査として17項目の調査が行われ，当該年10月1日現在の状況が調査される（**図2.3.1**）．

人口動態統計は，人口の状態の変化をみるためのものである．人口動態調査票には出生票，死亡票，死産票，婚姻票，離婚票の5種類がある．これらは市町村に提出され，保健所，都道

府県を経由して厚生労働省に集められる．

これらを集計して得られた各種統計は，経済，人口，社会の状態を表すものとして公表される．

(3) 人口動態統計の利用

1) 合計特殊出生率

合計特殊出生率は，一人の女性が出産可能とされる15歳から49歳までに産む子供の数の平均を示す（**図2.3.2**）．死亡率が一定で合計特殊出生率が増加すれば，将来の人口は増加する．実際には，男性の出生数がやや多いこと，出産に至るまでに死亡する女性もいることから，合計特殊出生率が2.07のとき人口が増加も減少もしない平衡状態になるとされる．

2) 死亡統計

妊産婦死亡，新生児死亡，乳児死亡，周産期死亡，死因別死亡で示される．

死因別死亡は，日本では人口10万人あたり何人死亡したかで示されることが多い．2018年現在では，悪性新生物，心疾患の順に多く，高齢化の進展により肺炎が脳血管疾患を上回るようになっている（**図2.3.3**）．

過去や他国などと比較する場合は，人口の年齢構成による影響を避けるために，年齢調整死亡率が用いられる．

厚生労働省統計の標準化死亡比は，基準死亡率を対象集団に当てはめたときの死亡数と実際

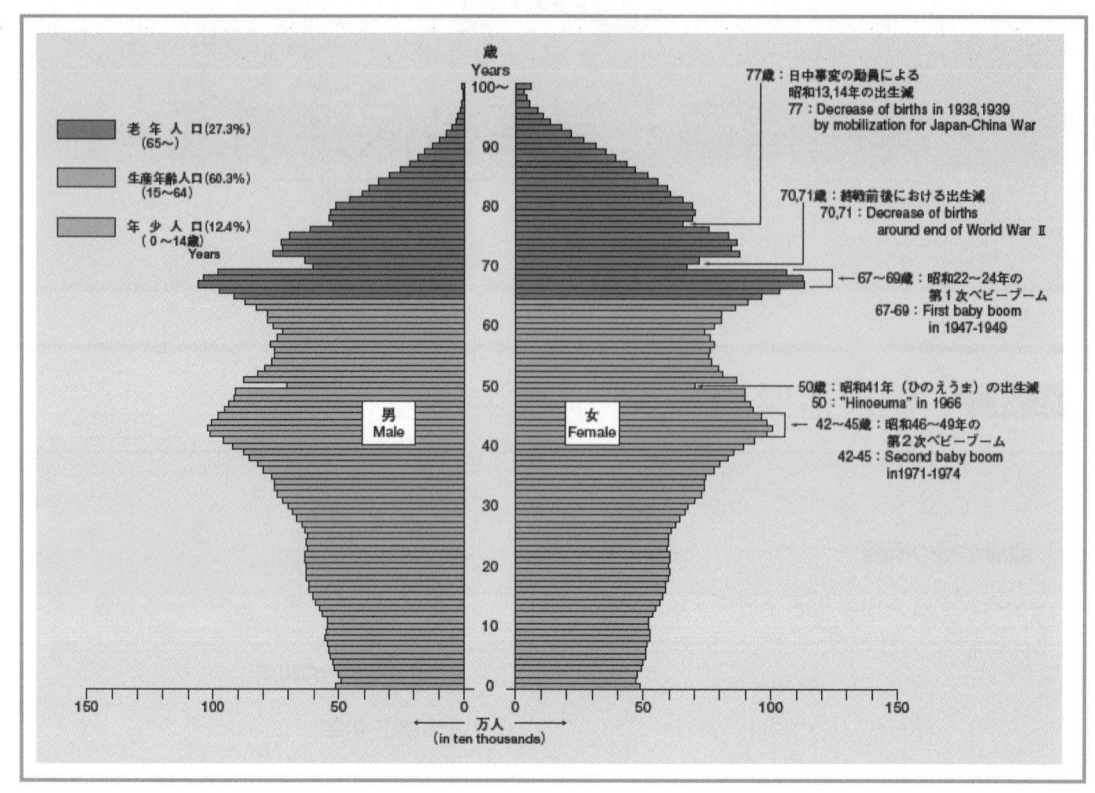

図2.3.1　わが国の人口ピラミッド（2016年10月1日現在）

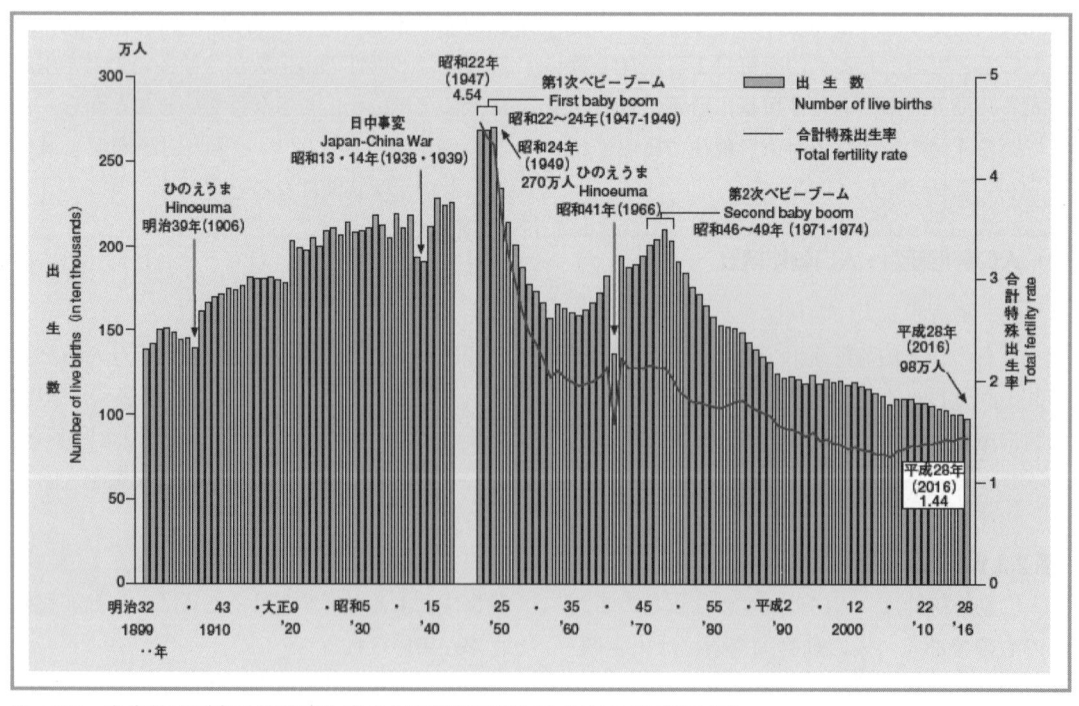

図2.3.2　出生数及び合計特殊出生率の年次推移（明治32年から平成28年）

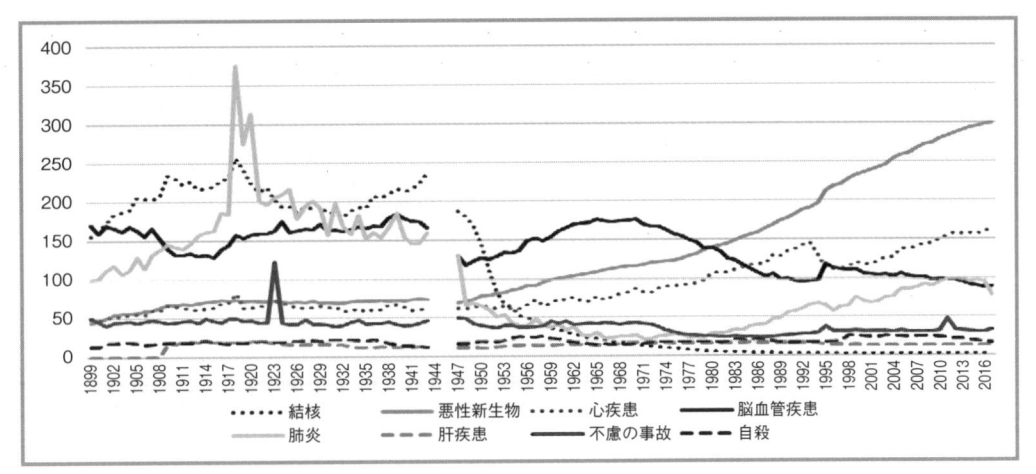

図2.3.3　死因別死亡率の年次推移（平成29年人口動態統計 結果の概要p.11 図6の注記より）
平成6，7年の心疾患の低下は，「死亡の原因欄には疾患の終末状態としての心不全・呼吸不全等は記載しないでください」という死亡診断書の注意書きの影響と考えられる．
平成7年の脳血管疾患の上昇は原死因選択ルールの明確化によると考えられる．

の死亡数の比で表される．日本での平均を100とするので，100を上回っていれば平均より死亡率が高いと判断できる．

（4）生命表

国勢調査と人口動態統計の確定数から5年ごとに算出される「完全生命表」と人口動態統計の概数と推計人口を用いて算出される「簡易生命表」がある．

年齢，性別に死亡率，生存率が算出され，ある年齢の人があと何年生きられるかの期待値で

ある平均余命が計算される．

0歳での平均余命を平均寿命といい，国や地域の医療・衛生水準を示す指標として用いられる．平成29年簡易生命表によれば，日本人の平均寿命は男性81.09歳，女性87.26歳である．

（5）その他の指標

健康寿命は，医療介護に依存しないで自立した生活ができる期間である．寿命に対する健康寿命の比率が高いほど，寿命の質が高いと評価できる．

2.3.2 健康の保持増進

健康の保持増進は，行政による活動と民間による活動がある．わが国では国民全員が，何らかの健康づくり，健康診断，疾病の治療，療養を受ける制度があるほか，環境や労働制度，交通法規など，その他の社会，経済の諸制度も健康の保持増進と無関係とはいえない．

（1）健康の保持増進に関わる保健制度

1）健康増進法

健康増進を国民の義務としている．また，行政に対して「健康増進計画」を策定し，行政と医療保険者など健康推進事業実施者，医療機関等が連携して国民の健康増進にあたるように定めている．その実施にあたって健康診査の実施

表2.3.1 特定健康診査の基本的な項目

項目	備考
既往歴の調査	服薬歴及び喫煙習慣の状況に係る調査（質問票）を含む
自覚症状・他覚症状の有無の検査	理学的検査（身体診察）
身長・体重・腹囲	医師が必要でないと認める時は省略可 腹囲の測定に代えて，内臓脂肪面積の測定でも可
BMIの測定	BMI＝体重（kg）÷身長（m）の2乗
血圧の測定	
肝機能検査	GOT（AST）　GPT（ALT）　γ-GTP
血清脂質検査	中性脂肪・HDLコレステロール・LDLコレステロール
血糖検査	空腹時血糖またはHbA1c　やむを得ない場合は随時血糖
尿検査	尿糖の有無　尿蛋白の有無

表2.3.2 詳細な健診の項目（医師の判断による追加項目）

貧血検査	貧血の既往歴があるもの・視診等で貧血の所見があるもの
心電図検査	健診結果で血圧値が高血圧の診断基準を満たすもの
眼底検査	健診結果で血圧値が高血圧の診断基準を満たすもの，または，血糖値 HbA1c の値が糖尿病の診断基準を満たすもの
血清クレアチニン検査	健診結果で血糖値・血圧値が特定保健指導の追加リスクに相当するもの

の指針の策定，国民健康・栄養調査の実施が定められている.

2）健康日本21（第二次）

生活習慣病の予防のために生活習慣を改善する運動であり，2013年から2022年までの予定で行われている. 健康の各分野で目標値が設定されている.

3）労働安全衛生法, 学校保健安全法

勤労者や学校の生徒，学生，教職員の健康の保持増進を目的としている.

4）健康保険法, 国民健康保険法

保険者の事業として保健事業，健康診査等を行う規定がある.

（2）健康診査・健康診断

特定健康診査が「高齢者の医療の確保に関する法律」により40歳から74歳の公的医療保険の加入者を対象として行われている（**表2.3.1, 表2.3.2**）. 労働安全衛生法，学校保健安全法にもそれぞれ健康診断の定めがある.

1）特定健康診査・特定保健指導

特定健康診査（特定健診）・特定保健指導は，メタボリックシンドロームに着目して平成20年4月から開始された. 5年ごとに内容が見直されており，平成30年4月より第3期に入っている.

特定健診の結果，生活習慣病発症のリスクが高く，予防効果が期待できるものに対して特定保健指導が行われる. 対象者は，特定健診の結果により階層化され，積極的支援，動機付け支援に分類される（**表2.3.3**）

積極的支援では初回面接のあと，3カ月以上の継続的な支援を行う. 支援は，個別とグループ，電話や電子メール，FAX，手紙などの組み合わせで行われる. 指導の手段に応じたポイントが加算され，一定ポイントを超えた時点で指導を実施したことになり，初回面接から3カ月以上経過後に実績評価が行われる.

なお，積極的支援に該当するものでも，前年に積極的支援が終了しており，腹囲・体重が一定程度減少しているものは，動機づけ支援と同

表2.3.3　特定保健指導の対象者の階層化

腹囲・BMI	追加リスク		④ 喫煙歴	対象	
	① 血糖 ② 脂質 ③ 血圧			40-64歳	65-74歳
≧85cm（男性） ≧90cm（女性）	2つ以上該当			積極的支援	動機付け支援
	1つ該当		あり		
			なし		
上記以外で BMI≧25	3つ該当			積極的支援	動機付け支援
	2つ該当		あり		
			なし		
	1つ該当				

①　血糖　空腹時血糖が100mg/dl 以上，HbA1c（NGSP値）5.6％以上または随時血糖が100mg/dl 以上
②　脂質　中性脂肪150mg/dl 以上またはHDLコレステロール40mg/dl未満
③　血圧　収縮期130mmHg 以上または拡張期85mmHg 以上
糖尿病，高血圧症または脂質異常症の治療に係る薬剤を服用しているものを除く
「特定健康診査・特定保健指導の円滑な実施に向けた手引き（第3版）」より

等の内容で良いことになっている．動機付け支援では，面接での指導が1回行われ，原則として3カ月後に実績評価が行われる．

特定健診，特定保健指導のデータについては，健診機関等から電子的に保険者に送付される．また，特定健診保健指導の実施率に加えて，健康増進や疾病予防の取組み，取組みの実施による成果に応じて，後期高齢者医療への拠出金が減額される制度が実施されている．

2) 健康診断

労働安全衛生法，学校保健安全法では，年齢，業務内容などに応じて，健康管理に必要とされる健康診断が行われている．このうち，特定健康診査の対象者の特定健診項目については保険者に提出される．

（岡田武夫）

2.3.3　社会のリスクマネジメントと医療

(1) 救急医療体制

救急医療体制は，初期（第一次）救急，第二次救急，第三次救急に整理されている．

初期救急医療機関は，軽度の救急患者に対して外来診療を提供するもので，主に夜間および休日に独歩で来院する患者を対象としている．第二次救急医療機関は，入院救急医療を提供できる医療機関であり，救急患者への初期診療と応急処置を行い，必要に応じて入院加療を行う．第三次救急医療機関は，緊急性・専門性の高い疾患や，他の医療機関では対応できない複数の診療科領域にわたる疾病などに対して，高度な専門的医療を総合的に提供できる医療機関で，いわゆる救命救急センターがこれに相当する．

2003年に一般市民も自動体外式除細動器（AED：Automated External Defibrillator）が使用可能となった．また，市民も救急対応できるように一次救命処置（BLS：Basic Life Support）教育が2009年以降に普及した．

(2) 災害時医療

従来，災害時医療は，「災害時の応急対応」の一環として日常の救急医療の延長線上に位置

づけられてきた．しかし，1995年の阪神・淡路大震災を契機に，日本各地に災害拠点病院が整備され，災害医療専門チームであるDMAT（Disaster Medical Assistant Team）の配備と訓練が実施されている．また，2011年の東日本大震災以来，大規模災害を想定した社会体制，医療体制が検討されている．

(3) その他のリスク・クライシス

社会のリスク・クライシス管理対策を理解するためには，リスク・クライシスを生み出している社会状況を把握しておく必要がある．

1) 感染症

近年の感染症における問題として，人および物資の国境を越えた大量移動（国際化）を主な背景とする新たな感染症（新興感染症）や，一時的に発症数が減少したものの，再び増加して公衆衛生上の問題となっている結核やマラリアなどの感染症（再興感染症），抗菌薬の過剰な投与などを起因とする薬剤耐性菌の発生などが挙げられる．

新興感染症として1970年代以降，重症急性呼吸器症候群（SARS：Severe Acute Respiratory Syndrome）や鳥インフルエンザ，エボラ出血熱，後天性免疫不全症候群（AIDS：Acquired Immunodeficiency Syndrome），中東呼吸器症候群（MERS：Middle East Respiratory Syndrome）などがある．

これら感染症や伝染病などが急激に，全国的・世界的に流行することをパンデミック（pandemic）という．

感染症に関するリスク・クライシス管理は，疾病の発生予防，早期発見，拡大防止の3点からなる．わが国では1999年より「感染症の予防及び感染症の患者に対する医療に関する法律（感染症法）」が施行されており，少なくとも5年に1度は見直しが行われている．

麻疹，風疹，梅毒など，かつて克服されたと考えられていた感染症の再流行が社会問題となっている．

2) 食品

飲食に起因する衛生上の危害発生防止を目的として1947年に「食品衛生法」が制定され，食品の採取，製造，輸入，加工，調理，貯蔵，運搬，販売，供与のすべての段階に一定の規制と措置が講じられた．

20世紀後半からの輸入食品の増加，遺伝子組み替え食品や新たな食品添加物の出現は，食のリスク・クライシス管理対策の重要性を大きくしてきた．とくに1986年に英国で見い出されたBSE（牛海綿状脳症）以来，食品の安全性担保は全世界的な視点で対応を迫られる最重要課題の一つとなった．

3) 環境汚染・放射線汚染

1960年代の公害以降社会問題となり，2001年に環境省が設置され，組織的な対応がとられるようになった．近年でも，ダイオキシン，PM2.5，東日本大震災に伴う原子力発電所事故による放射線汚染などがあり，環境汚染は決してなくなったわけではない．

（八幡勝也，真鍋史朗）

2.3.4 医療における事業継続計画（BCP）

(1) BCPとは

BCP（Business Continuity Planning）とは，

組織が事業を継続するために準備する行動計画のことである．事業を継続できなくなる理由には，ICTシステムの不具合や故障のほか，地

震などの自然災害や感染症のパンデミック，戦争やテロなどが考えられる．BCP では，こうした個々のリスクの影響度を事前に分析し，事業に優先順位を付けたり，事業の復旧手順を整備したりする．

(2) 内閣府のガイドラインのリスク

内閣府のガイドライン「事業継続ガイドライン 第一版」（平成 17 年 8 月 1 日）では，以下のように記載されている．

『これから取り組もうとする企業には，分かりやすい入り方が提案されるべきであろう．そこで，本ガイドラインでは，地震を想定リスクとして特定し，社内の取組みをスタートさせることを推奨する．』

医療における BCP を考えていく場合でも，地震をリスクとして考えていくのも一案である．

(3) 医療における BCP（災害対策マニュアルから BCP へ）

阪神淡路大震災時に阪神地区の病院・診療所ではほとんど災害対策マニュアルがなかった．その場で状況に合わせて対応していたように思われる．その後，災害対策マニュアルが病院施設では必須として作られてきた．しかしながら，医療では，常に患者の follow-up が必要であり，診療継続（事業継続）が第一に考えられ，事業が中断したとしても早急な復旧と，通常状態に戻ることが要求される．さらに，医療においては，電力，水，ガス等のインフラの確保はもとより，スタッフの確保，医薬品・医療器材の確保，患者用およびスタッフ用の食糧等の確保も重要な課題である．単なる災害時の対応を中心とした災害マニュアルではなく，事前対策，非常時対応，教育・訓練，維持・改善というフェーズを考えて，常日頃から PDCA（Plan-Do-Check-Act）Cycle を回す BCP への移行が望まれている．

(4) BCP における医療 IT

最近は，病院，診療所では電子カルテ，地域医療連携システム，地域包括ケアシステムなどが普及し，IT なしでは診療（事業）が進められなくなっている．

逆に，BCP における医療 IT とは，「医療（事業）を支える IT を止めないでおくこと」ということができる．IT を止める要因としては，ハードウェア障害，ネットワーク障害，ソフトウェアのバグ，電源障害（停電），サーバルームの温度異常などによる各種誤動作，人為的操作ミス，サイバー・アタックによる誤動作等が挙げられ，これらへの取り組みは重要である．災害が発生する前に，IT が止まらない対策を講じておくことは重要である．以下，各フェーズにおける対策を挙げる．

1）事前対策

発災前からできることとして，発生防止，許容のための冗長化などが考えられる．

たとえば，システムの二重化，災害に対する設備増強（免震，耐震など），重要データの遠隔待避や他施設との分散管理などが考えられる．しかし，災害の脅威からの準備として多額の費用がかかることが多いため，このような事前対策設備については経済的な面もあり，対応についてはその施設で十分検討する必要がある．

2）非常時対応

発災後にできることとして，情報システムが被災により停止せず機能していれば復旧は難しい話ではない．しかし，情報システムが止まってしまった場合，ハードウェア，電源やネットワークなどのインフラの修理や復旧はもちろんであるが，データが壊れてしまった場合，システム機能の継続および回復のために，バックアップデータからどのようにデータ復旧するかも重要なポイントである．

データ復旧の手順やマニュアル類の完備はもちろん，日々の運用で吸収できるアクティビテ

ィが必要である．発災後の BCP の流れについては厚生労働省の「医療情報システムの安全管理に関するガイドライン」にも示されている．

3）教育・訓練

上記の日々の運用で吸収できるアクティビティは，教育，訓練にも含まれるものであり，システムを止めて行う訓練，日頃から発災後何をすべきかの教育が，いざというときのスムーズな素早い対応のため役立つことはもちろんである．

4）維持・改善

教育・訓練を行う中での改善点を網羅し，事前対策計画，非常時対応計画，教育訓練計画それぞれを定期的に見直し，実効性を継続的に維持することを検討する必要がある．

今回，医療 IT を中心にまとめたが，この内容とともに医療施設全体の BCP を考えておかねばならない．課題や問題点も十分抽出し，その解決に向けてフェーズごとに策定することが肝要かと思われる．

(5) おわりに

医療 IT-BCP および医療施設全体の BCP を立案し，日頃からその計画に見直しをかけ，作ったら終わりではなく常に大きな災害を想起しつつ改善を加えることにつきると思われる．

（宮本正喜）

2.4

地域医療連携

2.4.1 地域医療体制

(1) 地域医療体制の変化

　日本は，世界最速のスピードで少子高齢化が進行してきた．特に戦後のベビーブーマである1947 ~ 1949 年生まれの団塊の世代（約800万人）の高齢化により2015 年には一気に国民の25 ％以上が，老年人口と呼ばれる65 歳以上となった．その世代が国民の医療や介護の需要が急増する75 歳以上となる2025 年以降には，医療介護費の高騰が予想されるため，これを2025 年問題と呼ぶ．

　このため，厚生労働省は，2025 年を目途に，「高齢者の尊厳の保持と自立生活の支援の目的のもとで，可能な限り住み慣れた地域で，自分らしい暮らしを人生の最期まで続けることができるよう，地域の包括的な支援・サービス提供体制（地域包括ケアシステム）の構築を推進している」（厚生労働省サイトより）．

　また，2025 年に向けて，地域における医療資源の供給を適正化するために，医療機能分化と連携を進める「地域医療構想」を策定した．

　これらにより，医療提供体制としては，図

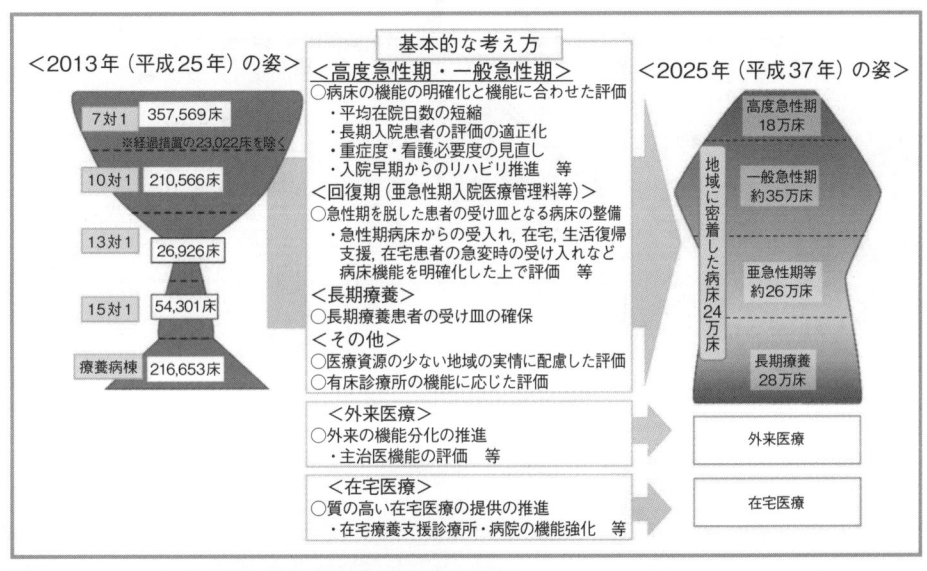

図2.4.1　2025 年に向けた医療提供体制の移行目標
2013 年9 月6 日社会保障審議会　医療保険部会医療部会資料より引用，一部改変．

2.4.1 に示すような現在の急性期病床中心の入院サービス提供体制から，地域に密着した病床24万床の配置への移行を目指すこととなった．

(2) 地域包括ケアシステムの構築

地域包括ケアとは，高齢者が重度な要介護状態となっても住み慣れた地域で自分らしい暮らしを人生の最後まで続けることができるよう，「住まい」，「医療」，「介護」，「予防」，「生活支援」を一体的に提供することを目的としている．これを支える地域包括ケアシステムは，都道府県や保険者でもある市町村が，地域の自主性や主体性に基づき，地域の特性に応じて作り上げることが必要である（**図 2.4.2**）．

市町村が主体的に「地域包括支援センター」として，保健師・社会福祉士・主任介護支援専門員等のチームを配置して，住民の健康の保持及び生活の安定のために必要な援助を行う．業務は，介護予防支援及び包括的支援事業（① 介護予防ケアマネジメント業務，② 総合相談支援業務，③ 権利擁護業務，④ 包括的・継続的ケアマネジメント支援業務）で，制度横断的な連携ネットワークを構築する．2015 年 4 月末には，全国で 4,685 カ所，支所を含めると 7,000 カ所以上が設置されている．

(3) 地域医療構想

1) 地域医療構想の概要

2014 年 6 月に成立した医療介護総合確保推進法によって医療法が改正され，2015 度以降に，各都道府県は「地域医療構想（地域医療ビジョン）」を策定し，現行の第六次医療計画に

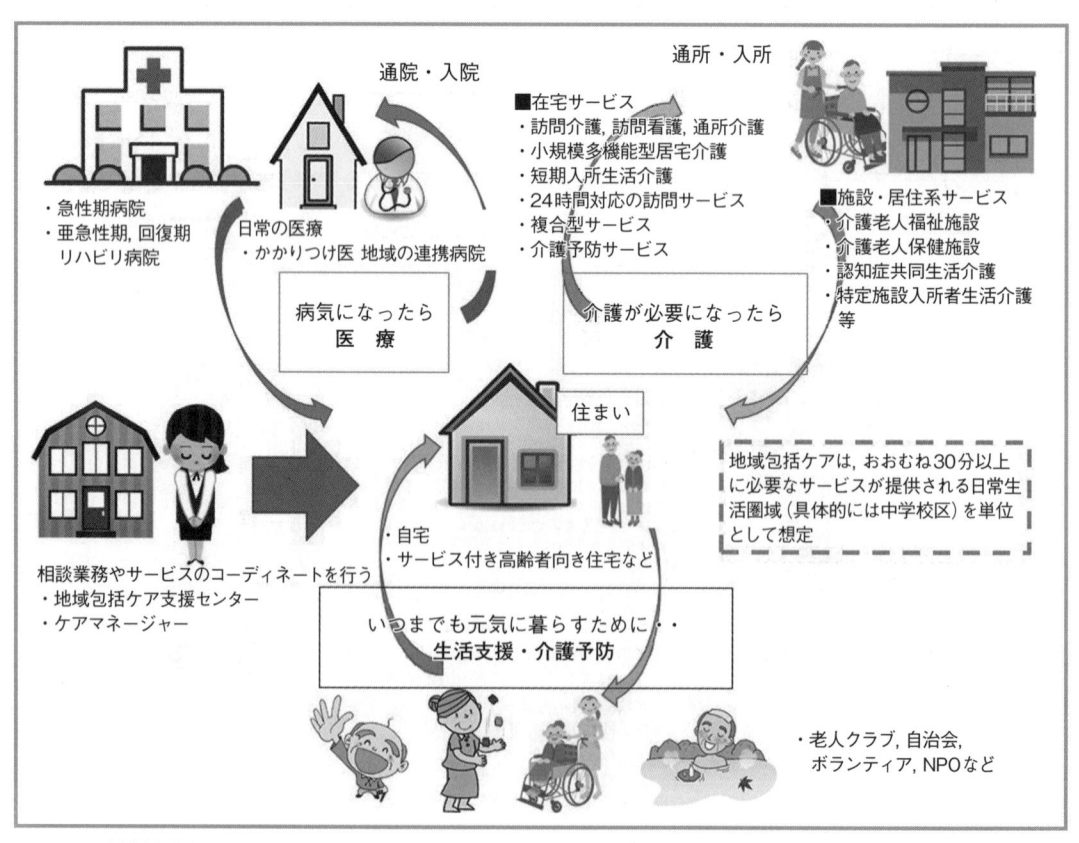

図2.4.2 地域包括ケアの概要
住まいを中心に「住まい」，「医療」，「介護」，「予防」，「生活支援」を一体的に提供する．厚生労働省HPより引用，改変．

追記をすることとなった.

　地域医療構想とは，地域の各医療機能の将来の必要量を踏まえて，医療機能のさらなる分化・連携を推進することを目的とした構想である．なお，この医療機能の将来の必要量を把握するためには，現状の地域における医療設備や，実施されている手術の内容・件数等の医療機能・医療資源状況を正確に把握する必要がある．その目的で，2014 年 10 月には「病床機能報告制度」が開始された．病床機能報告制度や地域医療構想では，病床の機能を「高度急性期」，「急性期」，「回復期」，「慢性期」の 4 つの機能に整理し，病棟ごとに整理している．とくに，退院患者のうち，自宅，回復期リハ病棟，地域包括ケア病棟等「在宅系病棟」に退院／転院した者の割合を「在宅復帰率」として，それぞれの病床機能の必要要件に位置づけることにより，強く自宅への復帰を促した．在宅復帰率の算出には，転院先とのコミュニケーションが必要である．

　各都道府県は，各医療機関からの病床機能報告の情報を用いて，地域の医療機関が担っている医療機能と資源の現状を分析し，把握する．さらに，地域の医療需要の将来推計等により，2025 年における二次，三次医療圏ごとの各医療機能の需要と資源を鑑みて，バランスの取れた医療機能の分化と連携を適切に推進するための地域医療構想を策定し，医療計画に追記するのである．

　同時に，地域の医療機関が，その地域の医療体制の現状と将来の姿を都道府県と共有し，医療機関同士の協議や各医療機関の自主的な努力により，医療機能の分化・連携が進むことが期待されている．

　厚生労働省では，都道府県に対する技術的助言として「地域医療構想策定ガイドライン」を提示した．地域医療構想策定ガイドラインには，地域医療構想の策定プロセスや医療需要・供給の推計方法，地域医療構想の実現に向けた取組

や実現に向けた都道府県の権限，地域医療構想に関する「協議の場」である地域医療構想調整会議の運営方法等が盛り込まれている．

　地域医療構想の中では，看護必要度（2014 年度の改定で，従前の「看護必要度」から「重症度，医療・看護必要度」へと名称変更された．本稿では，以下「看護必要度」とする）の位置付けもより重要となった．2016 年度の診療報酬改定では，各入院基本料病棟の看護必要度レベルの該当患者割合要件およびその算定方法が大きく変更した．つまり，看護必要度について項目の見直しが行われ，それに伴い各入院基本料における該当患者割合の基準の見直しが行われた．

　まず，2016 年度の改定では入院患者への看護職の手間の評価だけではなく，その重症度と医療の必要度の視点が加わった．A 項目と B 項目に新たな評価対象項目が追加され，また，手術や救命等に係る内科的治療の評価が C 項目として追加された．また，看護必要度の算定項目に該当する患者の幅も拡大した．これら項目および対象の拡大により算定されるスコアは上昇することとなったが，同時に該当比率が 7：1 基本入院料の場合は，15 ％以上から 25 ％以上（200 床未満の医療機関は 23 ％以上）に引き上げられ，一部の病院や病棟は 10：1 看護体制への変更を余儀なくされることとなった．さらに，2016 年 10 月からは DPC データの 1 つとして看護必要度データ（H ファイル）の提出が求められ，従来の DPC データと共に病院評価の詳細化のためのデータとして取り扱われるようになった．さらに，2018 年度診療報酬改定では，一般病棟入院基本料（7 対 1，10 対 1）が急性期一般入院料 1 ～ 7 に細かく再編され，たとえば，急性期一般入院料 1（従来は 7 対 1）では該当患者割合が 30% 以上となり，また新たに「一般病棟用の重症度，医療・看護必要度Ⅱ」がされた．

　このように，地域医療構想での急性期病床，

地域包括ケア，回復期リハビリテーション病等の役割の明確化に，看護必要度の設計変更が用いられ，重要な位置を占めることとなっている．

2) 都道府県の権限の強化

都道府県は，地域医療構想の策定にあたり診療・調剤に関する学識経験者や都道府県医療審議会，市町村の他，保険者協議会の意見を聴く必要があるとした．新たに保険者協議会の意見を聴くことが義務付けられたことは，保険者にとって特筆すべき点である．また，都道府県が主催し，医療機関や医療保険者等の関係主体が参加する協議の場として，「地域医療構想調整会議（地域医療ビジョン）」が構想区域ごとに設置されることとなった．この地域医療構想調整会議は，各医療機関が担うべき病床機能・病床数や，都道府県計画（地域医療介護総合確保基金）に関する協議，情報共有等を行う場として想定される．

都道府県には条件付きでの病院の新規開設許可，過剰な医療機能への転換の中止要請，要請に従わない医療機関の補助金の交付対象からの除外等の対応をとることが認められ，都道府県は，後述の「地域医療介護総合確保基金」の交付を含めて，これまでよりも強い権限を持つこととなった．

3) 地域医療介護総合確保基金の創設

医療介護総合確保推進法では，地域医療構想の策定や病床機能報告制度の導入等の他に，地域における医療および介護の総合的な確保を推進するため2014年度から消費税増収分等を活用した財政支援制度「地域医療介護総合確保基金」を2015年に創設した．この基金は，地域の医療・介護需要に対応するための医療・介護従事者の確保や施設整備，居宅における医療提供に関する事業等に交付し，地域における医療・介護の総合的な確保を実現する目的で，都道府県が造成する基金である．都道府県は，市町村等による事業計画をとりまとめて国に対して提出し，国が消費税増税分を活用して都道府県に承認分を交付することにより，国：都道府県の負担割合が2：1である基金が造成される．各市町村や事業者等は，都道府県に対して計画書を提出し，都道府県の基金から交付を受けている．

（中島直樹）

2.4.2 医療介護連携体制

少子高齢化社会の到来と人口減少の進行による社会的入院を減少させるため，公的介護保険制度が導入され，家族介護のみならず，地域全体で介護サービスを担うことになった．しかし，医療・介護問題はそれぞれが独立して存在しているわけではなく，病気を抱えながら介護の問題にも取り組む必要のある場合や，要介護者が急性期疾患の初期治療を終えた後，回復期リハビリテーションを必要とする場合などがあり，介護サービスの充実を図るだけで，高齢者の医療・介護問題が解決に結びつくほど容易ではない．広義の医療が健康の増進・疾病の予防から疾病の早期発見，早期治療，そして介護までの広汎なサービスを担っていることを考えると，切れ目のない広義の医療サービスの中でいかにして，医療と介護の連携を図るかは重要な問題である．

(1) 医療介護の連携強化に向けて

平成25年に社会保障制度改革国民会議は医療・介護分野の方向性を以下のとおり示した．
① 急性期から亜急性期・回復期等まで患者の

状態に見合った病床でその状態にふさわしい医療を受けることができるよう，急性期医療を中心に人的・物的資源を集中投入し，入院期間を短くして，早期退院による社会復帰を実現すること，受け皿となる地域の病床・在宅医療・在宅介護を充実させていくことが必要である．

② このとき，機能分化した病床機能にふさわしい設備人員体制を確保することが大切であり，病院のみならず地域の診療所をもネットワークに組み込み，医療資源として有効に活用していくことが必要となる．

③ 「病院完結型」の医療から「地域完結型」の医療への転換が成功すると，これまで1つの病院に居続けることのできた患者は，病状に見合った医療施設，介護施設，さらには在宅へと移動を求められることになる．居場所の移動を伴いながら利用者の QOL を維持し家族の不安を緩和していくためには，提供側が移動先への紹介を準備するシステムを確立することが求められる．

④ 高度急性期から在宅介護までの一連の流れにおいて，容態急変時にその流れは，逆流することもある．川上に位置する病床の機能分化という政策の展開は，退院患者の受け入れ体制の整備という川下の政策と同時に行われるべきものである．川上から川下までの提供者間のネットワーク化は，新しい医療・介護体制の下では必要不可欠になる．

(2) 医療機関の機能分化と連携の推進

平成 26 年，医療介護総合確保推進法成立により，国は，地域医療提供体制の構築の切り口として，医療法による入口対策としては，医療機関に対する「病床機能報告制度」と，出口対策では，都道府県に対する「地域医療構想」（地域医療ビジョン）の策定を決定した．都道府県は，構想区域ごとに地域医療調整会議を設置し，地域医療構想実現のために，新たな権限として，

① 病院診療所の開設・増床などの許可には，条件として不足している医療機能（高度急性期・急性期・回復期および慢性期）に係る医療の提供という条件を附することができる．② 過剰な医療機能に転換しようとする場合や，病床過剰地域での正当な理由なく病床の稼働が認められない場合，既存医療機関に対して調整会議において，書面提出や参加を踏まえて医療機能の転換・病床の削減を公的機関には命令，それ以外には要請ができるとした．これに伴う「地域医療構想策定ガイドライン」を国は各都道府県に通知し，2025 年に向けた医療機能ごとの医療需要推計を行うことになった（**図2.4.3**）．

(3) 在宅医療と介護の連携

在宅医療と介護の連携については，平成 23，24 年度に，全国で在宅医療を提供する診療所・病院・医師会・市町村などさまざまな設置主体を拠点とした「在宅医療連携拠点事業」が実施され，多職種協働による在宅医療の支援体制の構築が進められ，また，平成 25 年度には，地域医療再生臨時特例交付金を活用した在宅医療連携推進事業が実施されてきた．

平成 26 年に成立した医療介護総合確保推進法により，在宅医療・介護連携推進事業が介護保険法に基づく地域支援事業として位置づけられた．

この事業は，市町村が主体となり，郡市医師会等と連携して取り組むものであり，その内容は，① 地域の医療・介護の資源の把握，② 在宅医療・介護連携の課題の抽出と対応策の検討，③ 切れ目のない在宅医療と介護の提供体制の構築推進，④ 医療・介護関係者の情報共有の支援，⑤ 在宅医療・介護連携に関する相談支援，⑥ 医療・介護関係者の研修，⑦ 地域住民への普及啓発，⑧ 在宅医療・介護連携に関する関係市区町村の連携の 8 つの取り組みからなる．

実施可能な市町村は平成 27 年から取り組み

を開始し，平成 30 年 4 月にはすべての市町村が実施する.

（4）基金創設と診療報酬上の対策

医療介護総合確保推進法の施行に伴い，同法を推進するため，消費増税による基金（地域医療介護総合確保基金）が都道府県に設けられた.

平成 30 年度診療報酬改定においても，「Ⅰ 地域包括ケアシステムの構築と医療機能の分化・強化，連携の推進」の中で「5. 医療と介護の連携の推進」は大きく取り上げられている.その中身をみてゆくと「特別養護老人ホーム等の入所者に対する，訪問診療・訪問看護の提供等の評価を充実」，「末期のがん患者について，ケアマネジメントプロセスを簡素化するとともに，主治医に対する患者の心身の状況等の情報提供を推進」，「有床診療所の地域包括ケアモデルでの運用を支援」，「疾患別リハビリテーショ

ンを担う医療機関において人員配置等に係る施設基準を緩和」など項目として新設・評価している.一方で平成 30 年度介護報酬改定においても，「Ⅰ 地域包括ケアシステムの推進」の中で取り上げられており「医療機関との連携により積極的に取り組むケアマネ事業所について，入退院時連携に関する評価を充実するとともに，新たな加算を創設」，「リハビリテーションに関し，医療から介護への円滑移行を図るため，面積・人員等の要件を緩和するほか，リハビリテーション計画書の様式に互換性を持たせる」等，医療と介護の同時改定を生かした施策が盛り込まれている.

介護人材の離職を抑え，雇用を確保して，さらに医療と介護の連携を強化し，システム化するためには，地域包括ケアシステムの充実が重要である.

上記の医療介護連携体制を構築することはデ

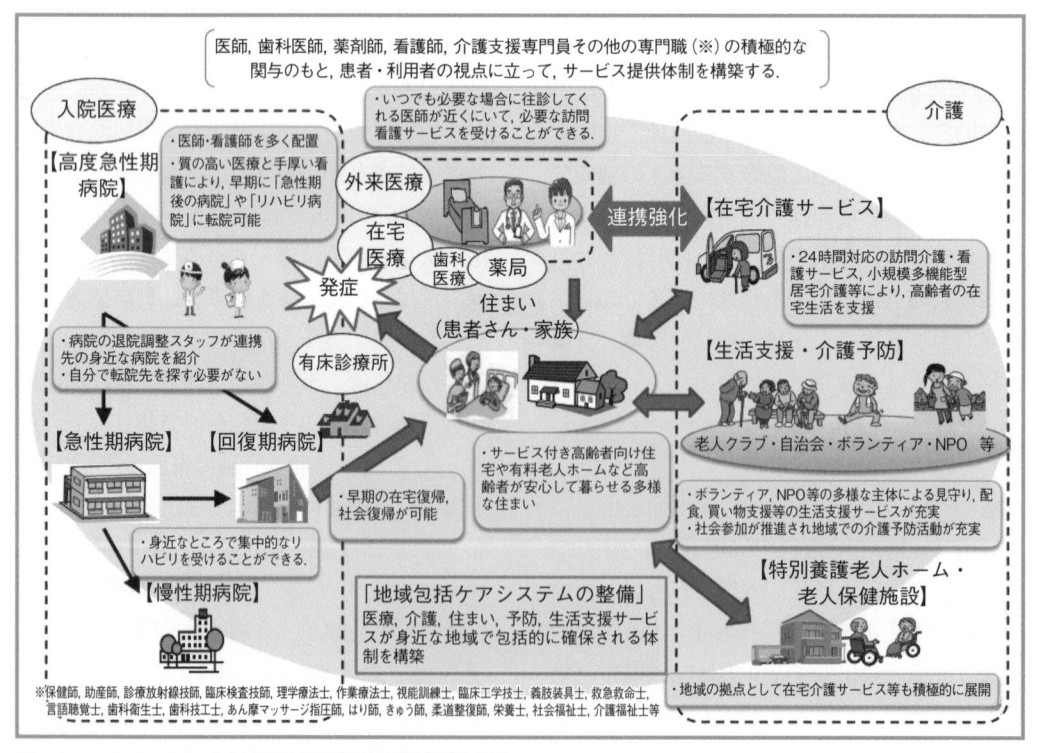

図2.4.3 2025年に向けた医療提供体制改革後の姿
厚生労働省のホームページhttp://www.mhlw.go.jp/stf/seisakunitsuite/bunya/0000060713.html

ータにより可視化することで，初めて政策評価が可能となる．近年，医療保険のレセプトを格納した「レセプト情報・特定健診等情報データベース（NDB）」と介護保険のレセプトを格納した「介護保険総合データベース（介護DB）」は，医療・介護分野のそれぞれで，計画の策定・実施・評価などの政策形成や公衆衛生研究に用いられてきた．今後，地域における質の高い医療・介護の提供体制や地域包括ケアシステムの構築など，国民の保健・福祉の向上・増進のため，NDBと介護DBの情報の連結解析・提供が可能となる基盤を構築することの重要性が指摘されている．こうしたことを受け，NDB，介護DB情報等の解析基盤について，法的・技術的な論点について整理・検討するため，平成30年5月には厚生労働省保険局と老健局を事務局に「医療・介護データ等の解析基盤に関する有識者会議」が設置され，具体的な検討が進んでいる．連結されたデータベースが構築されると，医療と介護の提供実態が匿名化されている個人ベースで分析・評価でき，医療と介護のアウトカムデータに基づく精緻な政策立案が可能となる．このようにデータに基づく制度設計が進むことを期待したい．

（吉村健佑）

2.4.3 救急医療体制

(1) 救急医療の流れと利用者数

急病や災害時には，救急医療サービスが求められる．発症や被災から消防署への救急要請，救急車への収容，救急車内での必要に応じた救急救命士による適切な処置，医療機関への搬送および専門的な診療，さらには必要時に救命救急医療機関への転送が連続的に行われる必要がある．軽症例では家族等により救急医療機関に搬送されることもあり得る．総務省の資料によれば，平成29年には救急出動回数は約634万件，搬送人員は約573万人とされ，過去最高を記録した．

(2) 災害救急医療を担う医療機関（図2.4.4）

初期救急医療機関とは比較的軽症な患者を受け入れるものであり，郡市医師会ごとに，複数の医師が在宅当番医制により，休日および夜間に受け入れるもの（在宅当番医）と地方自治体が整備する急患センターにて，休日および夜間に受け入れるもの（休日夜間救急センター）が

ある．入院を要する救急医療（第二次救急）としては入院を要する患者を二次医療圏単位で，県域内の複数の病院が当番制に受け入れるもの（病院群輪番制病院）と，拠点となる病院が一部を開放し，地域の医師の協力を得て，休日および夜間における入院治療を必要とする重症救急患者を受け入れるもの（共同利用型病院）がある．さらに，救命救急医療（第三次救急）としては重症および複数の診療科領域にわたるすべての重篤な救急患者を24時間体制で受け入れるものがある．一方で，阪神・淡路大震災を契機にして整備された災害拠点病院とは地震等の災害発生時に災害医療を行う医療機関を支援する病院のことである．原則，都道府県に1カ所，基幹災害医療センターは二次医療圏ごとに原則1カ所以上，整備されている．

(3) 救急医療に関与する職種と一般市民の活動

救急救命士法で定義されている救急救命士は，病院搬送までの過程で救急救命処置がなされる

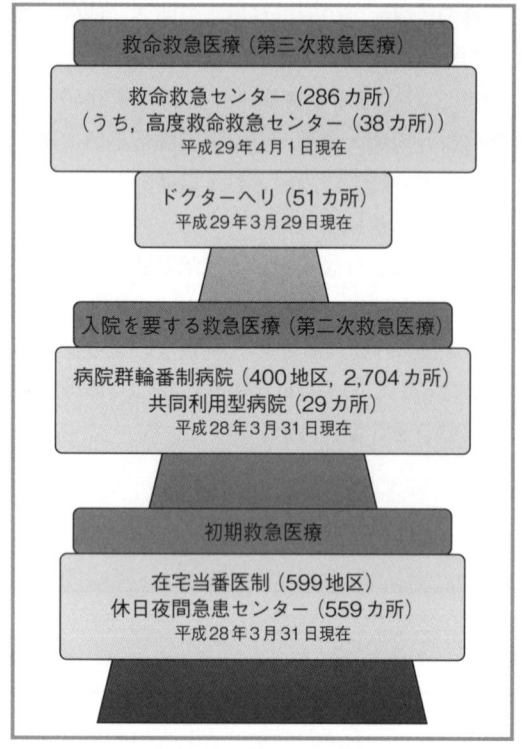

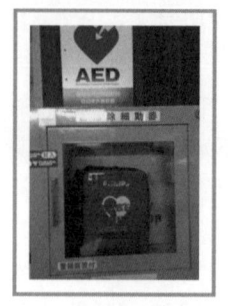

図2.4.5　一般市民でも使用できるAED

図2.4.4　わが国における救急医療体制
http://www.fdma.go.jp/neuter/about/shingi_kento/h29/medical/01/shiryo-9.pdf から引用改変.

ことを目的として救急車等に乗車して現場に向かい，傷病者に観察・処置を施しながら病院まで搬送する，プレホスピタルケア（病院前救護）を担う．救急救命士法施行規則（平成26年改正）では，業務として心肺停止状態の患者に対しては厚生労働大臣が認める輸液，気道確保，薬剤の投与が認められ，心肺停止でない患者については輸液，薬剤の投与が認められている．なお，血糖値測定，ブドウ糖液の投与も認められた．

　また，平成16年からは，一般市民が心停止（正確には心室細動）の急病人に対して，AED（自動体外式除細動器）を使用することが可能となった（図2.4.5）．

(4) ドクターヘリ

　近年ではヘリコプターに医師，看護師が乗務していち早く現場での救急活動を行いながら専門の救急医療機関に搬送するドクターヘリの整備がなされている．平成29年現在51カ所整備されている．また，災害拠点病院，大学病院，中核病院などではドクターヘリが着陸できるようにヘリポートの整備が進められている．

（中川　肇，櫃石秀信）

2.4.4　遠隔医療

(1) 日本における遠隔医療[19]

　日本遠隔医療学会は2006年に，「遠隔医療とは，通信技術を活用した健康増進，医療，介護に資する行為をいう」と定義している．

　医療者資源の不足・偏在を緩和する手段である遠隔医療は，広大な国土に希薄な人口を有する国に比べると日本の遠隔医療ニーズは低いように感じる．しかしながら，超少子高齢社会を迎えた日本にも遠隔医療の大きなニーズは存在する．

　日本において遠隔医療への取り組みが本格化

したのは 1990 年代前半からで，ブロードバンドなどの遠隔医療の基盤が整備され，通信機器や生体センサーなどのデバイスの発達も急激に進んできた．

これまでに 2017 年 6 月に発表された「未来投資戦略 2017」で 2018 年度からの遠隔医療の診療報酬化が明記され，それを受けた形で 2018 年度の診療報酬改定では，オンライン診療料などの算定が認められた（後述）．いよいよ医療保険制度上での本格的な遠隔医療が始まろうとしている．

(2) 遠隔医療のニーズ

過疎地ほど高齢化率が高く，医療のニーズは高いが医師は少ない．日本には，山間部に加え 2012 年の有人離島は 418 ある一方で，96 ％の離島でブロードバンドが利用可能である．

医師の地域偏在に加えて，診療科偏在傾向も遠隔医療のニーズを増す．産婦人科，小児科，麻酔科，眼科，放射線科，救急，病理など特定の診療科の医師が不足している地域が多い．

また女性医師の割合が増加し，平成 24 年には 19.7 ％となり，40 歳未満の若い世代では 30 ％に達している．出産後に医師をリタイアする女性も多いが，画像診断など遠隔医療の一部は自宅でも可能である．

都市部でも，高齢者を中心とした脳梗塞後遺症者，認知症者，および整形外科的疾患を有する患者などには，遠隔医療の導入は医療アクセスを確保する良い手段となる．また，訪問医にとっても遠隔医療はメリットがある．安定している患者への月 2 回の訪問診療を月 1 回の訪問診療と月 1 回の遠隔診療を行うことにより，より多数の患者の在宅診療が可能となるのである．

以上は，医師と患者間の遠隔医療であるが，医師間にも遠隔医療のニーズがある．患者の診療について，その領域の専門医に相談したいというニーズは大きい．

さらに，最近の高品質動画遠隔転送システムの発達により，医療者間の教育活動も増加してきた．

(3) 遠隔医療技術の発達と標準化

近年の IT 機器や通信環境の発達は目覚ましい．数年前までは専用の機器を用いてさえ苦労した送受信も，現在では通信速度や画質が著しく改善され，スマートフォンなどでさえ手軽にかつ鮮明な動画をスムーズに送受信できるようになってきた．近年は，高度な医療機器を使った診療，たとえば心電図モニタリング，電子聴診器での聴診やエコー画像のリアルタイムの通信までもネットワーク化し，データセンターに送ることも始まっている．

センサー機器からの通信の標準化に関しては「パーソナル・コネクテッド・ヘルス・アライアンス（PCHA）」が，ISO802.15.1（Bluetooth 系）や 802.15.4（Zigbee 系）などの無線規格を用い，ISO 11073 および HL7 で伝送することを標準としてこれらを準拠するデバイス・機器を認証している．

(4) 遠隔医療のパターン

遠隔医療には，**図 2.4.6** に示すように多くのパターンがあり，それぞれに適した伝送システムやセキュリティレベルを用いる必要がある．

1) D to D to P（あるいは D to M（医師以外の医療職）to P など）による遠隔医療

「専門医」と「かかりつけ医」などの間で実施される遠隔医療であり，専門知識や経験を元に，特定の患者に対する診療に関して高度な診断の委託や治療方針のコンサルテーションを行う．

① 遠隔画像診断（テレラジオロジー）

放射線画像診断専門医数は全国で約 5,000 人である一方，MRI，CT の数はその 2 〜 3 倍の台数が存在する．また臓器別診断が進み，相対的な医師不足がさらに進んだ．高速通信回線が普及し，コンピュータのコストが下がった 1990 年代前半に MRI や CT の台数が伸びたこ

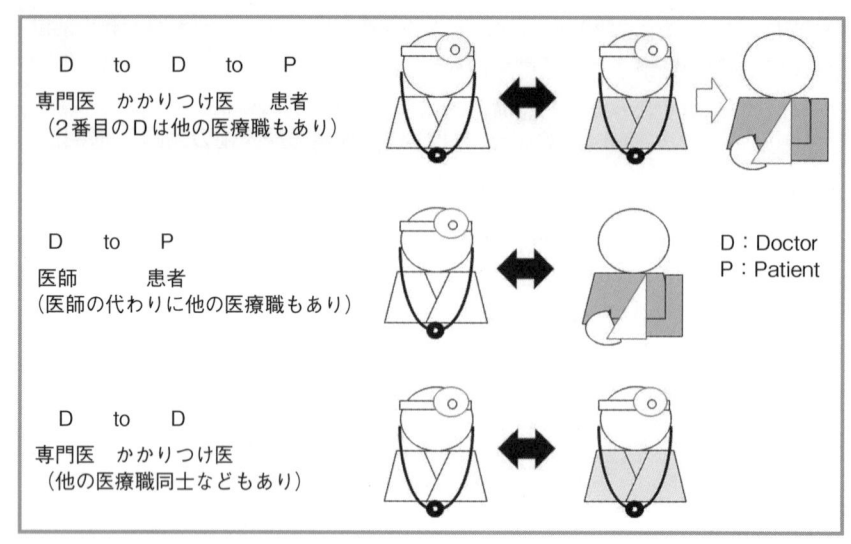

D to D to P
専門医　かかりつけ医　　患者
（2番目のDは他の医療職もあり）

D to P
医師　　　　患者
（医師の代わりに他の医療職もあり）

D：Doctor
P：Patient

D to D
専門医　かかりつけ医
（他の医療職同士などもあり）

図2.4.6　遠隔医療のパターン

ともあり，実用的な遠隔医療が始まり，テレラジオロジーは医師不足の緩和手段および医療の質向上の手段として発展した．遠隔画像診断は，要件を満たせば読影側の医療機関では画像診断管理加算1を，撮影側の医療機関では画像診断管理加算2または3を算定できる．

② 遠隔病理診断（テレパソロジー）

主たる遠隔病理診断である術中迅速病理診断では，手術中に迅速病理標本を作製し，その顕微鏡画像を遠隔地の病理医に送信し病理診断を依頼することにより，遠隔病理診断に対しても遠隔画像診断と同様に診療報酬を請求できていたが，2018年度の診療報酬改定では，迅速病理標本を作らない生検検体を遠隔にて病理医が標本画像の観察のみで病理診断を行った場合も病理診断料等を算定することが可能となった．

③ 眼科，皮膚科などへの支援

視診が重要な診療科は，静止画・動画転送システムや，診療機器のネットワーク接続により，D to D to P による遠隔診療支援が有効である．診断支援，手術支援，術後管理支援などがあり，支援の緊急性などに応じてリアルタイム支援と非リアルタイム支援などに使い分けられる．眼科では旭川医科大学の遠隔医療センターの活動

が有名である．

④ 救命救急への支援

遠隔救命救急支援システムは，救急搬送中の患者状況を医療施設に伝えることにより，救急隊と医師間で正確な情報共有を支援し，病院到着までの救命処置や病院側の治療準備，スタッフの召集といった救命活動の向上に役立つもので，D to M to P の代表例といえる．

⑤ 災害医療への支援

血糖測定器，血中酸素濃度計などのセンサー機器，およびモバイル送信機器などを搭載した安価で持ち運び可能な健診・遠隔医療支援セットを被災地域へ看護師などが運び込み，重症者に対して，コールセンターから遠隔医療を提供する仕組みを九州大学とバングラデシュのグラミングループが試みている．この例も D to M to P である[20]．

2）D to P（あるいは M to P）による遠隔医療

遠隔医療システムで伝送された患者の心身の状態を基に医療者が判断し，患者への医療を実施する形態である．医師によるこのタイプの遠隔医療を遠隔診療"Telecare"といい，看護師が主体となる場合を遠隔看護"Telenursing"という．

五感のすべてを駆使するような診察は，遠隔で行うことができない．しかしながら，近年発達の著しい種々の生体センサーは，限られた情報で医療的な判断をしなければならない遠隔診察において，有用かつ客観的な生体情報を提供してくれる．

定期的な遠隔診察の際に患者や家族がセンサーで測定したデータを利用する方法と，センサーなどで日常的に監視する利用法がある．用いられるセンサーには，血圧計，血糖測定器，体重計，歩数計（加速度センサー），スパイロメータ，血中酸素濃度計などがあり，糖尿病，高血圧症，慢性呼吸器疾患，慢性心疾患などの慢性疾患の疾病管理や妊婦管理，高齢者の見守りに用いられる．

① 日常の場へ

診療所から患者宅に遠隔医療を実施する場合もあれば，介護施設や職場に向けて行うこともある．在宅患者は高齢者が多く，複数の慢性疾患が重なる場合が大半で，各疾病を同時に管理する必要もある．医師による患者への遠隔医療と訪問看護の組み合わせ事例は日本では少ないが，日本遠隔医療学会の在宅患者への遠隔診療の指針にも明記されており，今後，増えることが予想される．

高齢者や重症の慢性疾患者に対する「見守り」，つまり24時間の管理にセンサーネットワークが用いられることも試みられている．今後は，認知症の徘徊予防管理などにも応用されるであろう．

2018年度の診療報酬改定では，オンライン診療料（70点／月），オンライン医学管理料（100点／月），オンライン在宅管理料（100点／月），精神科オンライン在宅管理料（100点／月）が認められた．また，遠隔モニタリング加算については，心臓ペースメーカー指導管理料に加えて，さらに2つの遠隔モニタリング加算（在宅患者持続陽圧呼吸療法指導管理料と在宅酸素療法指導管理料，ともに（150点／月））が新設さ

れた．

② 慢性疾患管理

糖尿病や慢性呼吸器疾患などの慢性疾患に対する遠隔医療の目的は二つに大別される．一つは通院日以外の日の在宅や職場における日常的な自己管理のサポートであり，上記の見守りのようなセンサーネットワークで実施される．もう一つは通院機会の提供である．僻地・離島においては，定期通院に費やす時間や費用は都会よりも格段に大きい．遠隔医療は，通院脱落防止，コミュニケーションの増加により，慢性疾患の病態改善にも資するであろう．しかし実診療での実現は電話再診料のみでは厳しく，実現例は少ない．その一方，特定健診制度に基づく特定保健指導では，遠隔保健指導が2013年度から許可され，2015年度からのデータヘルス計画でも遠隔疾病管理が保険者により実施されはじめた．これらについては，保険者を支払い者とするビジネスモデルがすでに確立されている．

③ 妊婦管理

a）胎児心拍数波形伝送による在宅の切迫早産や分娩予定日超過妊婦管理，b）妊婦搬送中の救急車両やヘリコプターからの胎児心拍伝送，c）胎児超音波画像動画像伝送を用いた遠隔妊婦健診などの例がある．東日本大震災時に，岩手県周産期医療情報連携ネットワークシステム「いーはとーぶ」では，津波で情報を失った妊婦の安否状況・避難状況の把握や保健指導に貢献し，遠隔システムの有用性が実証された．

3）D to D（あるいはM to M）による遠隔医療

高度な専門知識を提供する遠隔医療教育や，症例について専門的立場から知識・経験を持ち寄り討議する遠隔医療カンファレンスも遠隔医療の一つである．国際的には，九州大学病院のアジア遠隔医療開発センターや旭川医科大学の遠隔医療センターなどが積極的に遠隔医療教育を展開している．

平成30年度の診療報酬改定では，D to D（あ

るいは M to M）の遠隔医療カンファレンスについても「チーム医療等の推進（業務の共同化，移管等）等の勤務環境の改善」として認めている．これは，医療資源の少ない地域において，感染防止対策加算，入退院支援加算 1，退院時共同指導料 1・2，ハイリスク妊産婦連携指導料 1・2，在宅患者緊急時等カンファレンス料，在宅患者訪問褥瘡管理指導料，精神科在宅患者支援管理料 2，などで ICT を用いたカンファレンスや共同指導により算定できるものとしている．

(5) 法制度やガイドライン

医師法 20 条では，患者に対面診療しないで医療判断や治療を行うことを禁止し，「無診察治療等の禁止」としている．これに対して，1997 年以降，厚生労働省（当時厚生省）は，局長通知として，遠隔医療を対面診療の例外としてその緩和を行ってきた．2015 年の通知では「患者側の要請に基づき，患者側の利点を十分に勘案した上で，直接の対面診療と適切に組み合わせて行われるときは，遠隔診療によっても差し支えない」とし，これまで場所や，対象・内容，プロセス（初診は不可など）の制限があった遠隔医療の範囲を大きく緩和した．さらに，平成 29 年の通知では，SNS やメールを用いた遠隔診療はただちに医師法違反にならないことが示され，また禁煙外来については，定期的に健康診断を受けていることを医師が確認すれば，初診から終診まで遠隔診療のみで行うことが認められた．また，平成 30 年 3 月には厚生労働省から「オンライン診療の適切な実施に関する指針」が公開された[21]．これは，平成 30 年度の診療報酬改定で遠隔診療が認められたことに伴うものである．

遠隔診療に関する臨床ガイドラインや倫理指針には以下がある．
① 在宅患者への遠隔診療の指針（日本遠隔医療学会）

② テレラジオロジーガイドライン（日本医学放射線学会）
③ テレパソロジーガイドライン，テレサイトロジーガイドライン（日本テレパソロジー・バーチャルマイクロスコピー研究会）
④ 医の倫理・遠隔医療（日本医師会）
⑤ オンライン診療の適切な実施に関する指針（厚生労働省）

この他に，遠隔医療を考える上では電波法や薬事法にも配慮しなければならない．

(6) 遠隔医療普及の課題と解決策

1) ビジネスモデルの成立の難しさ

D to D to P での遠隔医療では，患者側にいる医師が一人で実施した場合の診療報酬を遠隔側にいる専門医と分け合わなければならず，現場の診療の質は明らかに向上する一方で，収入は減少するためにビジネスモデルが成立しにくい．

また，D to P の遠隔医療においても，低額の電話再診料の存在が，遠隔医療が成立するだけの診療報酬を付与する障害となっている側面がある．これを取り除くのに必要な臨床研究としての遠隔医療のエビデンスも不足している．平成 30 年度の診療報酬では，オンライン診療料の算定条件として，

① 初診以外の患者で，かつ，当該管理に係る初診から 6 月以上を経過した患者（初診から 6 月の間は毎月同一の医師により対面診療を行っている場合に限る）に対して，オンラインによる診察を行った場合に算定できる．ただし，連続する 3 月は算定できない．
② 患者の同意を得た上で，対面による診療（対面による診療の間隔は 3 月以内に限る）とオンラインによる診察を組み合わせた療養計画を作成し，当該計画に基づき診察を行った上で，その内容を診療録に添付していること．

③ 当該診療料を算定する場合は，当該保険医療機関に設置された情報通信機器を用いて診察を行うこと．

④ オンラインを用いて診察する医師は，対面による診療を行っている医師と同一の医師であること．

などの条件が付き，さらに算定可能な疾患種別や施設基準も定められ，やや限定的となった．しかしながら，今後エビデンスを集積することにより，さらに拡大することが期待される．

2）教育システムへの未導入

現在の医学教育の中には，遠隔医療という項目はいまだ存在していない．遠隔医療が求められる社会が到来している今，遠隔医療の意義や手法を，医師，看護師，その他の医療職種を目指す若い世代に伝えるべきである．

3）専門的情報取り扱い事業者の不足

医療者は情報の専門家ではないのだが，医療者の多くが，情報セキュリティ，データ保存，機器設置から，ガイドラインに沿った疾病管理に至るまで，医療者の努力で担保するべきと思い込んでいる面がある．医療分野で第三者的な専門的情報取り扱い事業者が増加すれば，これらの作業は一定のルールの下に外注した方が，安全性も効率も改善する場合が多い．遠隔医療においても，遠隔医療管理専門の事業者や，疾病管理事業者が活躍する時代が期待される．

(中島直樹)

● 参考文献
[2.3.4]
1）内藤道夫．病院情報システム被災報告．第15回医療情報学連合大会論文集：32，1995．
2）木村通男，宮本正喜．情報系に関する影響の調査報告．第15回医療情報学連合大会論文集：39-40，1995．
3）宮本正喜，佐古正雄．神戸大学医学部付属病院．医療情報システムと阪神・淡路大震災．第15回医療情報学連合大会論文集：33-34，1995．
4）中島幸雄．情報通信機能．災害に強いまちづくりのための情報インフラの推進に関する報告書．アーバンインフラ推進会議編．東京，9-13，1996．
5）宮本正喜．阪神大震災における神戸大学病院のコンピュータシステム．保健医療情報システム災害対策調査報告書，保健医療情報システム災害対策検討プロジェクト編．東京：25-34，1995．
6）藪本義人，宮本正喜，他．危機管理における医療情報システムの果たす役割．医療情報学 15，2：89-94，1995．
7）佐古正雄，岩本智裕．医療情報（ネットワーク）面からの対応―阪神淡路大震災の経験から．医学のあゆみ 176：431-434，1996．
8）宮本正喜，佐古正雄．大震災における救急災害医療―3 災害時における通信．へるす出版，165-172，1995．
9）木村通男，宮本正喜，他．大規模災害における病院電話手段の危機管理．医療情報学 16：255-263，1996．
10）尾崎孝男．医療情報システムにおける阪神淡路大震災による被害と対策．医療情報学 16：299-303，1996．
11）宮本正喜，佐古正雄，他．阪神淡路大震災による医療情報システム被害調査．医療情報学 16：265-270，1996．
12）Miyamoto M, Sako M, et.al. Great Earthquakes and Medical Information System, with Special Reference to Telecommunications. JAMIA：6：252-258，1999．
13）IT サービス継続ガイドライン．経済産業省：2008.9
14）宮本正喜，平松治彦．災害と情報管理（特集 災害と病院）．病院 69：452-455，2010．
15）医療情報システムの安全管理に関するガイドライン 第4.1版：2010.2
16）宮本正喜，平松治彦．特集 災害に負けない HIS 構築の方法論：病院での医療情報システムの災害対策―IT の安全管理を中心に．新医療 38；7：36-39，2011．
17）IT-BCP 策定モデル．内閣官房情報セキュリティセンター：2013.6

［2.4.3］

18）http://www.fdma.go.jp/neuter/about/shingi_kento/h29/medical/01/shiryo-9.pdf

［2.4.4］

19）図説・日本の遠隔医療 2013. 日本遠隔医療学会編，2013.

20）Hu M, Sugimoto M, Rebeiro Hargrave A, et al. Mobile Healthcare System for Health Checkups and Telemedicine in Post-Disaster Situations. Stud Health Technol Inform. 216: 79-83, 2015.

21）厚生労働省：オンライン診療の適切な実施に関する指針 2018
http://www.mhlw.go.jp/stf/shingi2/0000201790.html

医療管理

　この章では，病院の定義と機能にはじまり，人的資源と
して最近注目されている医療CIOや病院マネジメントに
ついて記載するなど，病院を構成する各種要素についての
知識をまず修得していただきたい．病院管理部門として医
療情報部門にはじまり診療情報管理部門，診療報酬部門等
との役割分担がわかりやすく記載されている．また，組織
運営上は部門横断的な位置付けとなる医療安全対策部門に
ついては，病院内では，医師，看護師，その他さまざまな
職種の人々が，医療サービス業務並びに病院自体の管理運
営業務に従事していることからチーム医療の視点で書かれ
ており，第4節の医療安全管理と合わせて理解することで，
今後，病院情報システムに実装される機会が増えるであろ
う諸機能について，その背景をしっかりと把握できるに違
いない．

　医療安全管理についてはエラーの基本的な考え方から，
事例収集とその活用について具体例を含めて記載されてい
る．薬剤や医療機器に関するエラーをはじめ，医療関連感
染の予防と制御にまで視野をひろげて記載されていること
から，知識の整理にも役立つ内容と考えられる．

　さらに，病院が組織的に医療を提供するための基本的な
活動（機能）が，適切に実施されているかどうかを評価す
る第三者評価として病院機能評価がある．どのような視点
で病院の改善を図ろうとしているのか理解していただきた
い．

（玉川裕夫）

3.1

医療・病院管理

3.1.1 病院の機能

(1) 病院の目的と機能

そもそも病院は，患者を治療することを目的に存在している．患者を診断し治療する施設としては診療所もあるが，20床以上の病床を有する施設が病院と医療法で定められ，診療所と区別されている[1]．病床が19床以下の有床診療所とは治療密度が異なる．濃厚な治療を行う医療スタッフ，設備が病院には確保されている．スタッフが集まることによって，地域における医療の拠点となり，本来の機能である治療以外に，地域の住民への保健指導，スタッフの再生産，生涯教育，さらには地域の医療施設を支援する機能などももつことができる．

(2) 病院の機能の成り立ちと変遷

医療の歴史は呪いの類から起こり，経験のなかから法則が見い出され，先人の洞察が口伝され，医書として知識が伝達され，解剖学，生理学，細菌学といった基礎医学による科学的な裏付けがなされて，近代的な医療が提供されるようになった．

初期のころの医療は，優れた医師がすべてを提供し，支えるための助手がつくような形態で始まった．現在でも，わが国では医師国家試験に合格し，初期研修を終えれば標榜する診療科目は自由に決められる状況で，医師に全能性を求める部分が残っている．

しかし，提供する医療が進歩するうちに，手術や特殊な機器や薬剤を用いた検査・治療なども行うようになった．医師以外に患者のケアを専門に行う職種として，看護師が関わるようになった．医師のなかでも麻酔を専門とする医師が必要になり，検体検査や画像診断を専門とする技師が現れ，機能分化が進んだ．

各診療科の専門性も求められるようになり，外科から整形外科や脳神経外科が診療科として独立し，内科も専門分化し，各科の専門性を担保する認定制度や専門医制度が確立された．医療が複雑化することに併せ，コメディカルとチームで医療を提供する形態で，病院としての診療体制が整備されるようになった．

(3) 病院に求められる機能の拡大

病院で提供する医療は高度化し，効率性も求められるようになり，それぞれの病院の機能は特化し，病院ごとに機能分担をするようになった．また，地域の医療の拠点として，単に治療するだけでなく，疾病予防，健康増進の機能が要求されたり，地域の病院や診療所を支援する役割が期待されたりするようになった．

さらに，病院の機能として見落とせないのは，教育機能である．医療職の再生産をすることに加え，卒後研修によって医療の質向上に貢献す

ることが期待されている．また，さらなる医療の進歩のための研究を行う機能，研究などのためのデータを提供する機能も求められている．

1）健康増進機能

疾病構造が変わり，急性疾患の加療から慢性疾患の管理が医療の大きな部分を占めるようになると，疾病予防，早期診断介入が重要になる．地域の医療の拠点として，単に治療するだけでなく，疾病予防，健康増進を行う拠点としての機能が要求され，地域の病院や診療所を支援する役割が期待されるようになっている．

制度上も地域医療支援病院が定められ，在宅での医療を支える機関として，病院の役割が見直されている．保健指導については，自治体，保健所が担う部分が大きいが，実際に地域の医療を担い，地域の健康にかかわる拠点としての病院の取り組みは重要である．今後の医療費削減という圧力の中で予防への取り組みをどのように充実させるかは大きな問題であり，病院に期待される機能である．

2）教育・研究機能

医療はプロフェッショナリズムで成り立っている職域であり，先輩からの指導や同僚からの新たな医療知識の提供などで切磋琢磨しながら日々の臨床を行っている．新たな医療職を育てる卒前の医学教育や看護教育において，臨床実習が重要なことはいうまでもない．臨床実習の場は病院しか提供できない．

常に進歩する医学に対応するための，卒後教育の実施主体としても期待されている．各診療科や部門の専門的な教育だけでなく，感染対策，医療安全，個人情報保護，接遇といった医療人として知っておくべき事項の教育・研修も重要である．医療サービスの質を向上させ，継続して医療を提供するという点で，病院の教育機能は重要である．

臨床実習の場を提供すること，指導する指導者を確保すること，必要な教育資材を確保することが求められる．卒後教育として臨床研修指

定病院が定められ，医学生の教育の場となる大学病院を有する特定機能病院などが定められ，必要な資源を確保できるよう診療報酬上も配慮されている．また，地域の医療従事者の資質向上のため生涯教育などの研修を行うことが地域医療支援病院に求められており，感染対策の指導を行うなど地域の医療水準を高める機能も求められ，制度として定められている．

また，新たな医学の進歩のために臨床研究が重要なことはいうまでもなく，大学の附属病院や特殊な分野の中核となる病院では，新たな治療を確実なものにするための臨床研究を通して，医学を進歩させる機能，研究機能が求められている．

制度的にも高度先進医療を実施し，医学研究の場となることを期待されている特定機能病院や臨床試験で新たな治療を臨床に導入するように，橋渡し研究支援拠点・臨床研究中核病院や治験中核病院・拠点医療機関などが定められている．

（4）病院の在り方，機能を規定する法律

病院の在り方を定める法律は医療法であり，昭和23年に制定されている．病院に求められる機能の変遷にあわせ，適宜改定されている．手続きや具体的に行うべきことなどの細かな事項については，同じ年に施行された医療法施行規則に定められている．

医療法は，目的として医療を受ける者による医療に関する適切な選択を支援するために必要な事項，医療の安全を確保するために必要な事項，病院，診療所及び助産所の開設及び管理に関し必要な事項並びにこれらの施設の整備並びに医療提供施設相互間の機能の分担及び業務の連携を推進するために必要な事項を定めること等により，医療を受ける者の利益の保護及び良質かつ適切な医療を効率的に提供する体制の確保を図り，もって国民の健康の保持に寄与することとされている．

(5) 病院・病床の種別と機能分化

医療法に定められている病院の種別としては，地域における医療の確保のために必要な支援する機能を持つ地域医療支援病院，高度の医療を提供し，高度の医療技術の開発や評価，高度の医療に関する研修を提供する機能を有する特定機能病院，臨床研究実施の中核的な役割を担う臨床研究中核病院がある．それぞれの病院に求められる細かな規定，必要な手続きなどが医療法施行規則に定められている．

病床の種別と役割も医療法で定められており，精神病床，感染症病床，結核病床，療養病床，一般病床に区分されている．病院報告として病床数の現況などを毎年行うことが，医療法施行規則で定められている．病院報告では，精神病床のみの病院が精神科病院として一般病院と分けて施設数が報告され，療養病床を有する病院についても別途施設数が調査結果として示されており，以前の療養型病床群から移行した病床が報告されている．療養型病床は廃止する方向で動いており，介護施設で医療を強化した介護医療院が定められ転換が進められている[2]．

診療所，助産所についても規定されている．

診療所については，入院施設が19床以下，助産所は妊婦，産婦またはじょく婦の入所を9人以下に制限している．医師の負荷軽減策のなかで，院内助産所，助産師外来の普及がいわれており，従来と異なる形での医療提供も行われている．

2025年問題といわれる高齢化社会を迎えるにあたり，病床数の不足がいわれ，病院で死を迎えることが物理的に難しくなっている．在宅医療へのシフトもはかられているが，病院においては病院の機能分化が推進されている．

医療法施行規則では，病床の機能の区分が規定され，高度急性期機能，急性期機能，回復期機能（回復期リハビリテーション病棟も含む），慢性期機能に区分されている．病床の機能について毎年報告することを求めており，地域における機能分化の推進と連携の強化を求めている．

医療提供体制の確保についても定められ，都道府県が基本方針に則し，地域の実情に応じて医療提供体制の確保を図るための計画（医療計画）を定め，医療連携を前提として効率的な病床運用により，必要な医療機能を提供できるように計画を推進することが求められている．

（根本明宜）

3.1.2 病院の管理役員

病院の管理役員は，病院の開設者や管理者であるが，それぞれ経営面ならびに事業執行の面で責任を分担する．理事長，理事，監事などのいわゆる経営陣とともに，直接病院の運営・執行に当たる病院長，副病院長，事務長ならびに経営の専門的知識を備えた病院長補佐などが配置されている．ことに医療法人では，理事3名以上，監事1名以上の配置が求められ，理事長は医療法人を代表する存在で，法人としての業務を総括する立場にある．

病院を開設するには，開設地の都道府県知事に届け出が必要となる．病院の管理者は，臨床研修などを終了した医師でなければならない．病院の管理者は，病院などに勤務する従業員を監督し，組織的な運営管理に必要な注意を払う責務を負っている．

近年，大学病院などでは，経営担当，医療安全担当，診療担当，学術担当などの副病院長を配置し，専門化する傾向にある．また，看護部長も副院長に登用されるケースもある．複雑化

する病院経営の場においては，医療CIO（Chief Information Officer）の存在の重要性も叫ばれている．

病院の管理役員は，病院の健全運営のために病院の経営現況を把握するのみならず，医療法など各種法律に則った管理を行う必要がある．すなわち，患者の療養環境や職員の勤務環境などの整備にも配慮しなければならない．病院機能評価などにおいても，管理役員は病院の理念に基づきどのような運営を行っているかなどの説明を求められている．

昨今の医療事故調査制度にもみられるように，管理者のガバナンス能力※が厳しく求められている．したがって，院内における死亡症例の把握はもとより，インシデント・アクシデントレポートなども十分な理解が必要となる．

改正労働安全衛生法により，従業員50名以

※ ガバナンス能力
ガバナンスとは，組織をまとめて治めること，あるいはそのための体制や方法のことである．したがって，ガバナンス能力は，組織をまとめて治める能力のことであり，管理（統治）能力と言い換えてもよい．

上の職場においてはストレスチェックを行うことが義務付けられ，職場の分析と職場環境の改善などで「うつ」などのメンタルヘルスの不調を未然に防止することが求められている．病院でも，同様の対策が求められている．

一方で，従来は自院内で最適化が求められていたが，地域で継続的な医療提供体制を今後も堅持していく上で，限られた財源で効果的・効率的に医療の提供が求められている．そのため，地域における医療機関の機能分化と連携が増々必要とされ，地域医療連携システムを視野にいれた自院の運営・管理が要求され，都道府県ごとに地域医療構想調整会議が設置され，地域全体での医療提供体制のあり方の議論がすすめられている．

このように病院の管理の内容は複雑かつ多様化しており，一人の管理者のみで運営できる時代ではなくなってきている．すなわち，それぞれの分野でのエキスパート集団により管理体制を構築し，チームワークで運営していくことが必要となっている．

（合地　明，成清哲也）

3.1.3　病院の情報管理者（医療CIO）

(1) はじめに

欧米諸国では，以前より医療CIOについての認知度が高く，役職として設けられていることが多いが，わが国では認知度はまだ低い．しかし，今後は，わが国でも医療CIOという役職を導入するところが増加すると思われる．日本医療情報学会では，今後を見据え，医療CIOについての定義などをまとめた．

(2) 日本医療情報学会の医療CIOの定義

日本医療情報学会では，学会のコアメンバー

で検討し，学会やシンポジウムなどでも議論して，医療CIOの定義を以下のようにまとめた．

「保健医療福祉施設における将来の保健医療福祉の目標設定と情報戦略立案ができ，医療情報技術（医療ICT）ならびに医療情報の利活用を通して，具体的な方策を推進することができる人材．さらに，医療情報部門を統括して，経営に参画し，執行部の一員として経営課題に関する意識を共有し，情報システムのガバナンスを効果的に実行できる人材．」

表3.1.1　医療CIOの教育GIO・SBOs（一例）

	GIO		SBOs
1	医療用情報システム		医療情報システムの全体を理解している
		1.1	医療情報システムの種類について理解している
		1.2	病院情報システムについて理解している
		1.3	電子カルテシステムについて概説できる
		1.4	部門システムについて概説できる
		1.5	地域医療情報ネットワークシステムについて概説できる
		1.6	地域包括ケアシステムについて概説できる
		1.7	医療情報における標準化について概説できる
		1.8	保健情報の管理と活用について概説できる
		1.9	医療用インテリジェントシステムについて概説できる
2	医療における情報システムの新しい技術		情報システムの新しい技術について理解している
		2.1	仮想化技術について概説できる
		2.2	クラウドコンピューティングについて概説できる
		2.3	ユーザーインターフェースについて概説できる
		2.4	システム間接続とAPI公開について概説できる
3	医療における情報システムによる業務の改善		医療における情報システムによる業務改善について理解している
		3.1	事務業務の省力化について概説できる
		3.2	Web発生源入力による業務の省力化について概説できる
		3.3	Web DBによる情報共有の効率化について概説できる
4	医療における情報システムのマネジメント		医療における情報マネジメントについて理解している
		4.1	医療における情報システム投資効果について概説できる
		4.2	医療における情報システム調達について概説できる
		4.3	医療における情報システムの運用について概説できる
		4.4	プロジェクト管理について概説できる
		4.5	ソーシング戦略について概説できる
		4.6	人材計画について概説できる
5	医療における情報セキュリティ		医療における情報セキュリティについて理解している
		5.1	医療における情報セキュリティ概念の基礎について概説できる
		5.2	医療における情報セキュリティ技術の実際について概説できる
		5.3	医療におけるプライバシー保護・個人情報保護について概説できる
6	医療における経営		医療の経営を考える中で基本的事項を理解している
		6.1	組織構造とリーダーシップについて概説できる
		6.2	経営戦略の基本を概説できる
		6.3	ビジネスデータ解析について概説できる
		6.4	サービスマネージメントについて概説できる
		6.5	ネットビジネス戦略について概説できる

(3) 医療CIOの役割

医療 CIO の役割としては，上述の定義にも盛り込まれているが，次の5つを挙げた．

1）保健医療福祉施設の執行部の一員として医療情報部門を統括する．
2）医療の変革に対応して将来の戦略を立て，医療 ICT のロードマップを引く．
3）医療情報の利活用によって，将来戦略や医療 ICT の PDCA サイクルを廻し促進する．
4）執行部関係者の意見をとりまとめ，施設のトップや執行部の意思決定を迅速かつ確実に補佐する．
5）施設の部門間の調整を行う．

(4) 医療CIOの立ち位置

1）医療 CIO は，立場的には保健医療福祉機関の情報担当副施設長が望ましい．少なくとも執行部の一員であるべきである．
2）情報戦略や情報システムの考え方を一貫して考えられるように，施設長の交代に関わらず，執行部の一員であり続けることが望ましい．

3）予算や業務遂行上の人事権，調査権などの権限を持っていることが望ましい．
4）戦略・ビジョンが大切であり，「担当役員」の方が近いとも考えられる．
5）保健医療福祉施設の CIO であって，法人や行政 CIO とは別と考えるべきである．
6）「かくあるべき」という提言ができる人材である必要がある．
7）部門の長にまで権限が及ぶようにすべきであり，全体最適化するためには，各部門の長に対して意見が言える権限が必要である．
8）情報関連の役割が多岐に渡るようになり，セキュリティの問題が重要視されており，医療 CIO の必要性は高い．
9）医療 CIO は責任が重く，給与面でも高く評価されることが望ましい．
10）学会として，医療 CIO 人材を育成していくことが重要である．

(5) 医療CIO教育のGIO・SBOs（案）

医療 CIO が身につけるべき内容を医療 CIO 教育の GIO・SBOs（一例）として**表3.1.1**に示す．

（宮本正喜）

3.1.4 病院マネジメントと指標

(1) 病院マネジメントの考え方

病院は，医師，看護師をはじめとする多種の専門職がそれぞれの指揮命令系統の下，共同で患者の治療にあたる特異な組織である．また，医療機関の経営は，非営利を基本として健康保険制度などさまざまな法令の制約下で事業を行うことが求められ，他の企業体と比べて，より複雑な組織運営が必要とされる．

病院マネジメントを考える上では，より良い医療を提供するために診療の質を確保するとともに，安定して継続的に医療サービスを提供する持続可能性を担保する意味での経営の質も求められる．

近年のわが国の経済成長の鈍化は，人口構造の急激な高齢化に伴う必然的な国民医療費の増大を賄うことに困難をきたしている．診療報酬の抑制と公的医療機関などへの補助金の削減が予想されるなか，医療機関経営の外的環境はますます厳しくなることが予想される．

このような困難な状況の下，医療技術の進歩に見合う医療サービスを提供しつつ，病院組織

を持続させるための病院マネジメントツールとして，さまざまな指標が考案されている．これらを上手に活用することによって，より効果的な病院マネジメントが可能となる．

(2) 病院の経営に関する指標

1) 古典的な経営指標

以前より幅広く用いられている経営指標の例を**表3.1.2**に示す．基本的な考え方は，より多くの患者に積極的な治療を行って，収入を上げるというものであり，医療機関経営上重要な視点である．

2) 新しい指標

近年は，DPC制度の導入などもあり，さまざまな新しい指標が使われている．病院間の患者構成（ケース・ミックス）の相違を勘案して公平に比較できる指標としては，効率性指数，複雑性指数があり，医療機関別係数として反映されている（**図3.1.1**）．

効率性指数は，各病院の患者構成（ケース・ミックス）を全国の平均で揃えた評価値であり，パスの導入など診療の標準化，後方連携の充実などで改善される．複雑性指数は，症例の重症度の近似値で，地域での役割の明確化などの前

方連携の強化などで改善される．いずれの指標も院内の診療科などの部門単位でも評価することが可能であり，部門の取り組みを病院全体の収入改善に結びつけるマネジメントツールとしで活用できる．

診療報酬収入だけではなく，診療にかかった経費も評価する原価分析も使われている．

その一つは部門別原価計算で，診療科などの部門ごとの収入と原価を評価して改善を目指すものである．一般的に薬剤，材料などの原価は直接測定することができるが，人件費，設備費などは間接的に配賦して計算することが多い．

さらに詳細には，患者別原価計算も行われている．さまざまな経費を患者単位で配賦するロジックは非常に複雑になりがちで，その妥当性の評価は難しい．

これに対して，出来高換算点数を患者別原価とみなして包括評価収入と比較する簡易患者別原価計算は，非常に簡単な手法であるため，広く用いられている．この方法は，過剰医療や有害事象などのアウトライヤーの検出には有効で

表3.1.2 経営指標の例

病床稼働率	$\dfrac{1日あたり入院患者延べ数}{病床数}$
病床回転率	$\dfrac{暦日数}{平均在院日数}$
外来患者数	外来を受診した患者数
初診患者数	初診料を算定した患者数
平均在院日数	$\dfrac{在院患者延数}{（新入院患者数＋退院患者数）÷2}$
手術数	手術を受けた患者数
患者紹介率	初診患者のうち紹介患者の割合 （病院により定義が異なる）
逆紹介率	$\dfrac{逆紹介患者数}{初診患者数}$
入院診療単価	入院患者1人1日あたり診療報酬
外来診療単価	外来患者1人1日あたり診療報酬

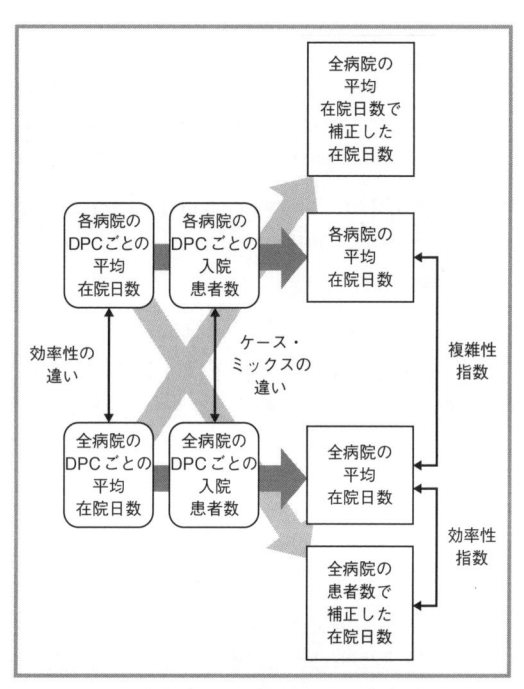

図3.1.1 効率性指数，複雑性指数の考え方

あるが，DPC制度では一定程度の患者別原価のゆらぎがあることを忘れて行き過ぎた評価を行うと，過少診療や萎縮診療から質や安全上の問題となるので注意が必要である．

3）マーケティング指標

DPC病院の集計データが公表されるようになり（http://www.mhlw.go.jp/stf/shingi2/0000196043.html など），とくに急性期では地域の患者数が把握できるようになっている．

このデータから，疾病別の自院の地域患者シェアや他病院の診療実態を知ることができる．

地域の視点から自院の位置を知ることによって，無理な競合を避け，選択と集中によって自院の機能の充実と地域医療連携，機能分化を図ることができる．

(3) 医療の質評価に関する指標

1）質評価指標とは

近年高まっている医療の質と安全への要求に答えるため，質評価指標（QI:Quality Indicator）などを用いた客観的，定量的計測が注目されている．とくに，DPCデータの活用で，比較的容易に診療の質を評価することができるようになってきている．

一例として，国立病院機構では100個以上の指標を開発し，その計測手法と計測結果を公表している（http://www.hosp.go.jp/treatment/treatment_rinsyo.html）．

2）質評価指標の分類

医療の質評価は，設備，体制などに注目するストラクチャー指標，ガイドライン遵守などの診療手順に注目するプロセス指標，死亡率などの成果に注目するアウトカム指標に分類される（**表3.1.3**）．ストラクチャー指標は，診療報酬の施設基準などにみられるが，医療の質との関連性は低いとされている．一方，アウトカム指標は重要であるが，病態の多様性などケース・ミックスの影響の補正が難しいという課題がある．

表3.1.3　質評価指標の例

分類	例
ストラクチャー指標	・ICU専属医師の有無 ・SCUの有無
プロセス指標	・抗菌薬使用ガイドラインの遵守率 ・早期リハビリテーション実施率
アウトカム指標	・手術後死亡率 ・手術後合併症発症率 ・病院標準化死亡比

近年は，アウトカムへの関連性が期待されるプロセス指標が多く用いられ，DPCデータなどでの計測も比較的容易であるので，多くの医療機関での活用が期待される．

3）質評価指標の応用

質評価は，単に優劣の順番をつけるものではない．多くの評価指標は医療のごく一部を評価しているだけであり，測定手法にも限界がある．これらの指標を用いて，提供する医療を評価，可視化してその課題を明らかにすること，さらには，その課題を改善するための取り組みにつなげることが重要である．

その取り組みの一例がPDCA［計画（Plan）－実行（Do）評価（Check）－改善（Act）］サイクルである．多職種連携の質改善チームが改善活動の中心となり，データ分析部門がサポートして，職員の行動変容と病院全体の医療の質に対する考え方を変革させることが目的となる．

PDCAに基づく継続的な医療の質向上には高い医療データ分析能力と，多職種が働く医療機関でのマネジメント能力を持つ人材が必須である．それに応える形で，平成26年から5年間の大学改革推進事業課題解決型高度医療人材養成事業「PDCA医療クオリティ・マネージャー養成」（http://www.tmd.ac.jp/koudoiryou_med/index.html）として，医療の質向上を担う組織横断的なマネジメント能力を持つ医師・医療者の養成プログラムの開発などが進められている．

（伏見清秀，相坂琢磨）

3.1.5 病院組織体制

病院は，診療に直接的にかかわる広義の診療部門といわゆる事務的業務を行う管理部門に大別される.

広義の診療部門には，直接患者の診療にかかわる診療部門，診療全体にかかわり組織横断的な利用が行われる中央診療部門，管理的要素が大きい診療管理を行う医療安全対策部門，医療情報部門や診療情報管理部門などがある.

純粋な管理部門としての事務組織は　一般企業とほぼ同じで，総務課，管理課，経営企画課などがあるが，唯一異なる部門として医事課がある. 事務組織での業務担当者は，一般職員のほかに医事課などでは業務の特殊性から専門の委託業者が関わっている場合がある.

診療部門などの業務内容については，別項を参照していただきたい. ここでは，組織構成を概説する.

(1) 診療(関連)部門

診療部門は，一般に外来診療部門，入院診療部門および中央診療部門からなる.

1) 外来診療部門

外来受診患者を診察する. 内科，外科，整形外科，小児科などの専門診療科に分かれ，さらに内科では消化器内科，循環器内科，呼吸器内科など，外科でも消化管外科，呼吸器外科，心臓血管外科など，いわゆる臓器別診療体制がとられている場合もある. また，内科，外科の区分を取り外し，統合した形で内分泌センター，消化管センターなどのセンター化も行われている.

2) 入院診療部門

入院患者の診療を実施する. 患者が入院する病棟は，専門的に細分化した診療科医師と看護師の勤務に対応するために，関連する診療科が同じフロアに集まっていることが多い.

看護師は診療科の外来や病棟の業務と一体となった診療体制に組み入れられるが，多くの場合個別の診療科に所属するのではなく，看護部門として看護師独自の組織が設置されている.

3) 中央診療(診療支援)部門

外来，病棟に共通する診療，すなわち，診断および治療の面において診療科を横断的に支援する病院における横糸ともいえる部門である. 集中治療部門（ICU），救急部門，手術部門，放射線治療部門などの治療部門と検査部門（検体検査，生理機能検査など），内視鏡（光学診療）部門，放射線診断部門などの診断部門がある. 放射線部門や内視鏡部門などでは診断と治療の両方が行われる. 前者は Intervention Radiology（IVR）などと呼ばれ，施設によっては『IVR センター』という名称が使われている.

4) 診療管理部門

医療の専門分化高度化が進むに連れ，病院全体として『医療の質』の管理を行う組織の構築，活動が診療報酬加算の要件となり，医療安全管理部門，感染対策，褥創管理，栄養管理のように職種や職域を越えた組織の構築，活動が整備されてきている.

また，クリティカルパスの整備，DPC/PDPS の普及・浸透などにより，継続的に良質の医療を提供するため，地域における自院のポジションを明確にして医療資源を最大限に活用すべく，PFM（Patient Flow Management）を取り入れ，一元的に管理する多職種で構成される部署（例；総合相談・支援センター）を設置する傾向である.

さらに，医療情報システム部門は，管理部門の経営企画部門と協力して，患者情報のみならず，そこから得られる経営情報や研究のための

情報を集中管理する重要な部署として，従来の情報システム管理中心の部署から変わりつつある．

(2) 管理（間接）部門

1）総務・人事・会計部門

病院職員の人事管理をはじめとして，年次報告などの病院現況の作成や，厚生労働省や地方厚生局などに対して施設基準登録など対外的な業務も行う．施設基準登録には，認定医，認定看護師などの職員の資格も重要な要素となるため，これらを含めた人事資格管理も行われる．

また，財務会計部門とは別に，経営企画部門を置き，院長直下で病院全体の経営計画などガバナンスの強化と PDCA サイクルの推進を図る医療機関が増加してきている．

2）物流・施設管理部門

医薬品，医療材料供給などにかかわる用度，物流のほかに，これらの運用を計画的に管理する．

近年，物流部門では SPD（Supply Processing and Distribution）センターが設置され，物品請求，業者への発注，検収，在庫管理や院内配送など業務の一元化が行われている．

3）医療事務部門

病院固有の組織で，診療関連の事務処理を行っている．日々の診療内容を診療報酬請求のために点数化し，レセプトを作成する．

病院情報システムの電子化は，この部門から始まった．近年レセプトの電子化（オンライン）請求が一般的になっている．比較的規模の小さい医療機関では，経営分析，情報システムを合わせて担うこともあり，今後はより戦略的な役割が期待されている．

（合地　明，成清哲也）

3.1.6　病院財務・会計

(1) 病院財務・会計

病院（医療機関）は非営利企業であり，利益をあげても配当することができない．これは営利企業が仮に解散し精算する場合，残余請求者（residual claimant）に分配されるが，非営利企業ではそれがないことである．残余請求者がいないということは，非営利企業が会計上の利益を上げたとしても，それを組織の外に出すことができないということになる．よって留保金はいつか定款の定める事業目的に使われるし，そもそも過剰に留保を出すインセンティブが働かない．そのような仕組みから，医療機関は地域のニーズに応じた非採算事業も含めた最適化が求められる．

とはいえ，医療法人も企業であり，ゴーイング・コンサーンが求められており，経営という視点が欠かせない．経営は，自らのミッションを達成すべくヒト・モノ・カネといった経営資源をいかに配分するかという意思決定であるが，カネのフローとストックを明らかにする手段として財務会計と管理会計がある．

より良い医療を提供する上で，優秀な人材を確保・育成し，最新の治療や検査装置を整備して，そして良好な療養環境を提供する上で利益を確保しなければならない．収益が多く費用が少なければ，病院の財務が健全であるといえる．病院の収益は，基本的に医業によるものであり，自己収益の確保と増収計画，費用の抑制と合理化の推進が求められる．資金の投入は増収を見込まねばならない．医療では，必ずしも増収を見込める事業や対策ばかりではないが，良い医

表3.1.4 貸借対照表（例）

貸借対照表（平成27年度）		
		（単位：百万円）
資産	22,038	負債	458
固定資産	19,500	固定負債	0
流動資産	2,538	流動負債	458
		資本	24,712
		自己資本金	9,192
		借入資本金	15,519
		剰余金	▲2,639
控除対象外消費税額	493		
	22,531		22,531

表3.1.5 損益計算書（例）

損益計算書（平成27年度）		
		（単位：百万円）
病院事業収益	7,868	病院事業費用	8,760
医業収益	7,020	医業費用	8,215
うち入院収益	4,247	うち給与費	3,828
外来収益	2,051	材料費	1,753
		減価償却費	1,307
		その他	23
医業外収益	835	医業外費用	545
		当年度純損失	▲905
	7,855		7,855

療の提供のためには，収益を得て「投資」をしなければならないことは当然のことである．

(2) 病院経営における2つの会計

病院全体の財務・会計方法には，外部に対する説明のための病院会計基準等による財務会計と，病院運営改善を目的とした管理会計の2つが存在する．

財務会計は，① 貸借対照表，② 損益計算書，③ キャッシュフロー計算書の財務三表が中心になる．財務会計は，ステークホルダーが正確に病院の財務状況全体の把握や病院間での比較ができるよう計算ルール（会計基準）を定めている．年度末決算で確定するものであり，直接的な業務改善方法による病院運営のためには有用性に欠ける．財務会計では，収益性・安全性・成長性を主にみて経営に反映させる．これに対し，管理会計は，病院の運営・経営改善に活用するため病院独自に作成するもので，代表的なものに損益分岐点や科別原価計算などの分析があり，他の平均在院日数や病床稼働率などとあわせて利用する．そのため，比較的大きな病院では，機動的弾力的に運用すべく，財務会計部門とは別に経営企画部門を置くケースが増えている．

1) 病院会計準則と財務会計

会計基準は多くの種類があるが，病院会計準則は，開設主体にかかわらず各種病院の収支構造を統一的に把握するために昭和40年に旧厚生省が定めた処理基準で，昭和58年に改正後，平成16年に全面的な改正が行われた．厚生労働省は，「病院」を対象に「経営管理目的」でこの病院会計準則を適用した財務諸表を「自主的」に作成することを求めている．

現実の会計処理は，「病院会計準則適用ガイドライン」と合わせて行われることとなる．病院会計準則では，病院単位で財務諸表を作成することになっており，財務三表の作成は必須なものとなる．

2) 財務三表

貸借対照表は，ある一時点での企業（病院）の財政状況を表しており，資産の規模や額，借金額を知ることができる．簡略化した貸借対照表（**表3.1.4**）を示すが，左側の資産の部門を「借方」，右側の負債の部と純資産の部（資本）を合わせたものを「貸方」と呼び，借方と貸方の合計は必ず等しくなるので「バランスシート」と呼ばれ，財務の健全性などをみる．

損益計算書は，経営活動状況を表しており，収益額と収益を知ることができる．簡略化した損益計算書（**表3.1.5**）からは，医業損益（医業収益－医業費用）が約マイナス12億円であり，医業収支比率（医業収益／医業費用）が約85%と，費用が多すぎることがわかる．

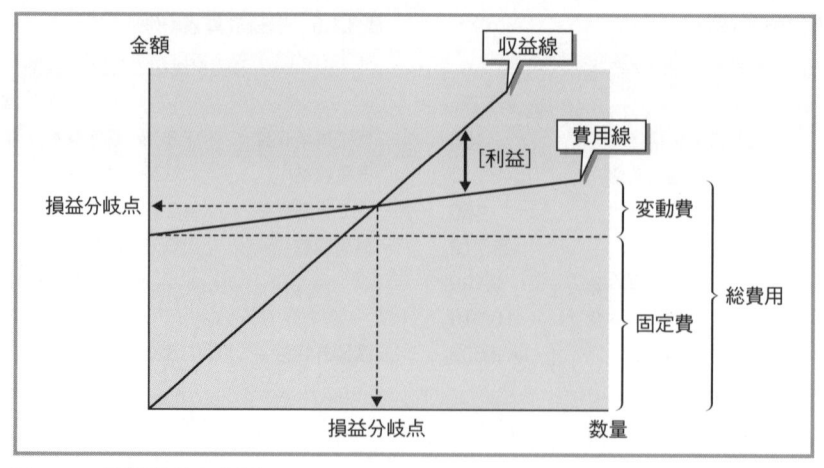

図3.1.2 損益分岐点分析

キャッシュフロー計算書は，資金の状況を明らかにしているもので，現金の額とその増減を知ることができる．医療は営利目的ではないが，財政状況の変動を知ることは，資金の動きを把握することにつながるので，経営的視点からは重要である．キャッシュフロー計算書の作成法は，直接法と間接法とがある．

3) 管理会計

管理会計は，病院運営改善のために行うもので，病院全体ではなく，診療科や部門，患者個人単位での原価計算などを行うことにより，収益性の分析や無駄な部分の洗い出し，診療科の改廃や新設，機器の取得の判断などに活用される．ABC 原価計算は，診療活動（アクティビティ）にかかる原価を増減させる要因（コスト・ドライバー）の量を基礎に原価を集計し，アクティビティにかかる収益と費用を比較して，その改廃や改善策を検討するものである．

損益分岐点分析は，費用を「固定費」と「変動費」でみるもので，**図 3.1.2** に示すように，費用線（固定費＋変動費）と収益線が一致する部分を「損益分岐点」とし，売り上げである「数量」をどこまで増やせば，収支が均衡するか判断して経営改善の指標とするものである．医療サービスにかかる病院資源を金額に換算し，個別の原価と診療報酬請求額を比較し，どの医療サービスが収益に影響しているかを判断し，経営改善に結びつけるために，個別の原価計算が行われる．

(3) 収支分析と経営指標

病院経営改善には，単に財務の収支分析だけではなく，病床稼働率や平均在院日数，診療単価や患者数などと複合させて判断しなければならない．一般の病院では，財務処理方法のスキルを持つ人材が病院には少なく，またいずれの財務状況分析や他の経営指標の算出にも，医事会計システムや物流管理システムなどからのデータがなければ不可能であり，外部の公認会計士や院内の情報処理部門との連携は必須である．

医療環境が大きく変化し，診療報酬が出来高よりアウトカム重視へと重点が移行する中で，病院会計財務三表や管理会計分析は，1 年単位の決算の評価・分析だけでなく，ステークホルダーへの説明，さらに PDCA を効果的に回転させるべくより四半期あるいは月次の決算短信が作られる．月単位での変化を，診療報酬請求額（病院収益額）や病床稼働率，平均在院日数などで確認して調整しながら年間の目標に向けた改善を行うことが肝要である．

（佐藤　弥，成清哲也）

3.2

病院管理部門

3.2.1　経営企画部門

　経営企画部門は，病院の理念に基づき，よりよい運営（社会から納得される病院経営）を行うため，経営分析およびそれに基づく企画を立案，実施状況を監視する病院の中枢といえる部門である（**図3.2.1**）．

　経営企画部門では，経営的側面から適正な診療報酬請求，医療従事者の適正配置，医療材料の適正使用，ならびに適正在庫管理，医療機器の経済的使用，経費・依託費などの適正執行が業務の主体となる．そのほかに，経営分析，そ

れに基づく将来計画の立案などの業務にあたる．多くは事務員のみで組織されるが，診療の内容に熟知した事務員，あるいは医師，看護師などの医療スタッフの参加も必要である．

　経営企画部門で作成される帳票としては，診療実績表，病床稼働率や平均在院日数などの病院現況にかかわるものやクリニカルインディケーター（臨床指標）にかかわるものなどがある．

　患者が直接この部門にかかわることはない．

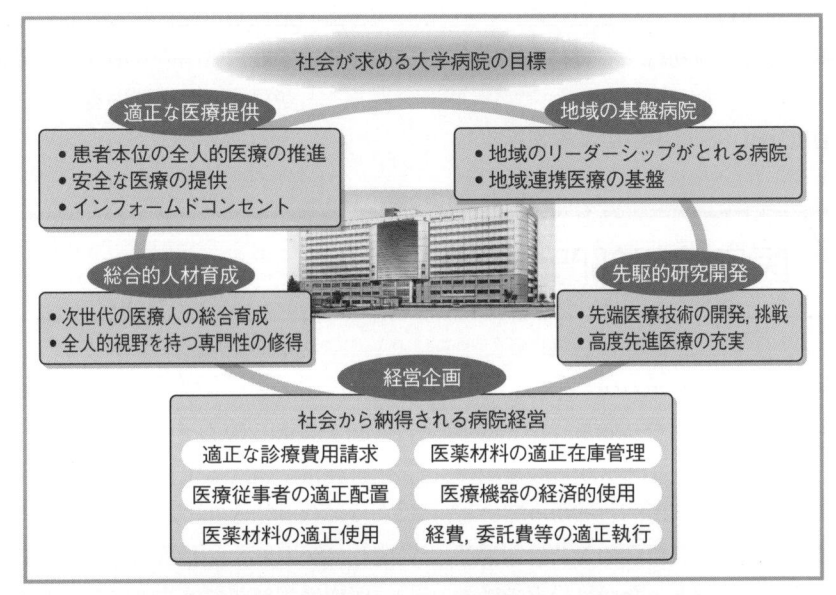

図3.2.1　病院の方針に従った経営企画部門の位置づけ（資料提供：広島大学，石川澄名誉教授）

(1) 経営企画部門の位置づけ

病院を物の流れからみると薬剤部門，中央材料部門（SPD センター）などの『供給部門』，病棟，外来，中央診療部門などの『需要（活用）部門』，さらに医事課では診療報酬点数に置き換えて請求業務を行っており，いわゆる『収入部門』と考えられる．経営企画部門は，これらの 3 部門の業務を監査する『評価部門』と位置づけることができる．すなわち，3 部門が連携を保ち適正な運営がなされなければ病院は破綻をきたす．

供給，需要および収入の 3 部門は，独立して業務を行っていくので，需要と供給のバランス，消費の状況と収入の状況についての評価はきわめて難しい．したがって，これら 3 部門間の情報共有が必要であり，かつ全体を把握する組織が必要となる．また，これら 3 部門の情報を関連づける病院情報システムの構築が必要である．

(2) 経営の現状分析

診療実績の月次報告として，診療科ごとの診療費用請求額，患者診療経費執行額や経費率などを算出し，分析を行う．これらを元に，診療科ごとに診療内容の精査が行える資料を作成する．

とくに，DPC/PDPS（DPC による包括支払制度）においては出来高請求時とは異なり，行った診療行為がすべて算定されない（一部の検査，処方，注射や処置など，いわゆるホスピタルフィーとして包括される）ことを医療スタッフに植え付けることはきわめて重要である．

同様に，診療内容により査定を受けることもあるが，その状況を共有することも大切である．

(3) 中長期目標・計画の策定

病院経営における中長期計画の立案も，きわめて重要な業務である．病院の使命として社会的立場を考慮しつつ，安定した経営を行っていく必要がある．そのためには，数年後を見据えた職員の配置，診療機器の導入，建物などの施設整備などに対する計画が重要である．正しい方向づけを行うためには，正確な現状分析に基づく目標に従った計画立案が行わなければならない．

DPC 制度の導入に伴い，厚生労働省の調査報告データ（診療報酬調査専門組織・DPC 評価分科会）[13) や病院情報局[14) のサイトを上手に活用することにより，自院のベンチマークの取得，作成が可能になり，他院との比較により問題点，改善点の把握が可能になるとともに，自院の長所を伸ばす経営戦略の立場からも貴重な情報を得ることが可能になっている．

3.2.2 医療情報部門

病院におけるコンピュータの導入（ICT 化）は，医事会計業務の電子化から始まった．近年では，診療録の電子化は，オーダから診療記録，さらに蓄積データの二次利用へと拡がっている．当初，医療情報部門は，これらのシステム管理者としての業務が主体であったが，最近では電子カルテシステムの導入に関する仕様策定から企画調整，ネットワーク管理のみならず，診療に関するあらゆるデータを取り扱うことから，企画経営にいたるまでの幅広い業務を取り扱うようになってきている．ここでは，診療録電子化システムにかかわる業務について言及する．

医療情報部門では，院内の各部門の業務システムの統括が必要となるため，通常，各部門の

代表者の参加による医療情報部門会議を構成する．このほかに診療録管理を行う診療情報管理士，ならびに日々の円滑な病院情報システムの運用，保守管理，業務サポートなどを担当する事務員が配置されている．

医療情報部門で使用される伝票，帳票としては，一般ユーザからの障害報告書や要望書，ベンダとの間で使われるシステム連絡票などがある．病院によっては，データ抽出のための依頼票などもある．病歴の管理については，従来のカルテの入出庫に代わり，紹介状などの文書のスキャナ取り込みのための依頼指示票などがある．基本的に，医事会計にかかわる伝票などは存在しない．

次に，医療情報部門における主な業務を述べる．

(1) ネットワークセキュリティ管理

病院情報システムの運用においては，多数の診療用，医事用などの端末が存在するとともに，放射線，薬剤など多数の固有の部門システムとの接続が必要である．それぞれの業務間連携をスムーズに行うためには，効率的なネットワーク構築が必要であることはいうまでもない．それとともに，病院情報システムで扱われる情報はきわめて機密度の高い個人情報が主体である．したがって，情報の漏洩に対する対策が必要である．また，端末の利用者には，さまざまな職種の職員，場合によっては学生もいるので，利用可能な情報をコントロール（アクセス制限）する必要がある．すなわち，職種別（場合によっては個人別）にアクセス権限を決めることが必要となる．組織として決定したアクセス権限に従って，ユーザ登録管理を行うことも医療情報部門の業務である．

(2) 病院情報システム全体の管理

医療情報部門は，病院情報システムの導入，更新時の仕様を策定する必要がある．最近では，部門システムを含めて，1ベンダによる一括導入を行う病院はほとんどみられなくなっている．そのため，部門間およびベンダ部門間調整などを行う業務も重要となっている．また，稼働中の情報システムについて，ユーザから障害報告や要望があがってくる．これらを整理し，要望が全体に影響するものであれば組織内調整を行い，優先順位をつけてベンダに対して作業を指示する保守管理も重要な業務である．

(3) 病院情報システム利用者の教育

質の高い医療が提供されるためには，病院情報システムが安全，有効に活用される必要がある．そのためには，システムのエンドユーザである一般利用者に対する教育が重要となる．端末操作訓練のほか，診療情報の取り扱い，コンピュータシステムの取り扱いに関する基礎知識など，利用者教育の企画および実施も重要な業務である．エンドユーザ教育に関しては，病院情報システムの利用者心得解説書が参考になる[15]．

(4) データ管理とデータ提供業務

患者情報を含め，さまざまな情報が病院情報システムの中に蓄積されることは容易に理解される．これらのデータを管理する立場として，病院現況と称する経営管理データや，入院患者数や外来患者数などを含めた臨床指標データなど，さまざまなデータ抽出，帳票作成（いわゆる二次利用）を行う場合もある．

(5) 診療情報（診療記録）管理

診療情報（診療記録）の管理も医療情報部門の業務となっているが，施設によっては，診療情報管理部門を医療情報部門とは別に設けている場合がある．診療情報（診療記録）管理の業務の詳細については，次項の「診療情報管理部門」のなかで述べる

（合地　明，岸　真司）

3.2.3 診療情報管理部門

診療情報管理部門は，診療にかかわる情報を法律，規程などに則り管理する部門である．昨今は，情報通信技術により膨大な診療情報を蓄積，管理し，さまざまな分析ツールで多角的に分析することが可能であるが，あらゆる診療情報が過不足なく適切に記載され蓄積されていることが前提である．監査などによる診療情報の適切な管理の重要性は一層高まっている．診療情報の管理体制の整備は診療報酬請求における施設基準にもかかわるため，診療情報管理部門を医療機関の組織，体制に何らかの形で適切に組み込む必要がある．

(1) 診療情報・診療記録の定義と価値

診療情報は，患者の身体状況，病状，治療など，医療従事者が診療の過程で知り得るすべての情報を指す．診療記録とは，診療情報について医療従事者が作成したすべての記録，たとえば診療録（医師が記載する，いわゆる「カルテ」），処方箋，手術記録，看護記録，検査所見記録，X線写真，経過記録などを指す．紙媒体，電子媒体のいずれにかかわらず，診療情報を記録したものはすべて診療記録に該当する．診療情報を記録する意味について，たとえばMalcolm Thomas MacEachern は以下の価値を挙げている[16]．

・患者にとっての価値（Value to the Patient）
・病院にとっての価値（Value to the Hospital）
・医師にとっての価値（Value to the Physician）
・法的防衛上の価値（Value in Legal Defense）
・公衆衛生上の価値（Value in Public Health）
・医学研究上の価値（Value in Medical Research）

(2) 診療情報管理部門の業務内容

1) 診療記録の管理

診療記録の適切な保存，管理は診療情報管理部門の主要業務である．診療記録は医師法，医療法，保険医療機関及び保険医療養担当規則（療担規則）等の医療関連法制において一定期間の保存が義務付けられている．また，診療情報のほとんどは個人情報保護法における要配慮個人情報に該当し，事業者による適切な管理が義務付けられている（診療記録の取り扱い，管理については，本編第8章を参照のこと）．

診療記録の紛失やデータの欠落に対しては，対象を把握した上で可能な限りの探索，復旧を試み，必要に応じて再発行する必要がある．

現在では多くの医療機関で電子カルテシステムなどの医療情報システムが導入され診療記録の電子化が進んでいるが，記録媒体にかかわらず，診療情報としての保存期間，個人情報保護上の取り扱いなど，診療情報としての重要性に違いはない．システム導入以前から継続受診している患者の診療記録については，法定の保存期間中は紙媒体と電子媒体の並行管理が求められる．

電子媒体で診療記録を保管する場合，システムを円滑に効率よく稼働させ続けるため，システム管理部門との連携が重要である．診療記録を安全に保管するため，システムの機器を設置運用する部屋の施錠，入退室管理，端末を含む関連機器のセキュリティ管理，診療情報提供の管理等，安全性確保のために厳密な規程を整備し，遵守することが求められる．また，災害発生を想定し，システム復旧後までを見越した診療記録の保全についての対応策の構築も求められる．併せて，災害対策について日頃から関係

各所に周知徹底をしておくことも重要である（医療情報システムの運用とセキュリティについては，情報処理編第7章および第9章，医療情報システム編第5章を参照のこと）．

2）診療記録の監査（診療情報監査）

診療記録の監査では，質的，量的に診療記録を点検して不備，不足を是正することで完全性の確保を図る．量的監査では，必要項目の記載，記載者，記載のタイミングなどを確認する．質的監査では，記載内容の適切性，整合性，誤字脱字，略語の使用，診断名を確認する．診断名や原死因の分類について，国際疾病分類（ICD）に準拠しているかを確認する．

また，退院時要約，手術記録，検査報告書，初療計画記録などの診療に関する諸記録の内容確認と未提出時の担当者への督促も業務に含まれる．各部門に対して提出期限の遵守を要請するとともに，記録内容に関する監査結果について，改善策も含めフィードバックを行う．

診療記録の記載に関する規程や方針，手順の作成，必要事項が網羅された説明同意書を作成することなども重要事項であり，適切に実施されているかを点検する必要がある．

3）文書管理

診療に際しての同意書，他の医療機関からの紹介状などの文書も，医療法における診療に関する諸記録に該当するため，法定の保存期間中は適切に保存，管理する必要がある．

文書の保存に際しては，記載内容に不備がないかを確認するなど，整合性，見読性に留意する．紙媒体のままで保管する場合には，フォルダに綴じて整理し保管する．電子化して保管する場合はスキャナなどで取り込みを行い，ファイルサーバや文書管理システムで保管する．

スキャナで電子化する場合，e-文書法[※1]に則って電子署名，タイムスタンプを付与する仕組みを導入し，電子化した文書の真正性を担保することで電子化された文書を原本とみなすことが可能となり，スキャナ取り込み後の紙媒体

の保存義務はないものとされる．

4）診療情報開示への対応

診療記録の管理業務の一環として，診療情報開示の請求への対応も行う．個人情報保護の観点から，開示が請求された診療情報に該当する対象者（本人）と開示請求者との関係，請求事由，開示対象，開示範囲，開示に対する本人同意について，所定の手続きに則って厳重に確認した上で，該当する診療記録の写しを提供する．

診療記録の写しを作成する際には，個人情報保護のため，記載内容の整合性を保ちつつ一部を秘匿する場合もある．また，法令に基づく開示請求など，本人同意が不要の場合もある．診療情報の開示も含めた医療における個人情報の取扱については，厚生労働省の「医療・介護関係事業者における個人情報の適切な取扱いのためのガイドライン」に従う．開示に際して説明が必要と判断される場合には，スタッフが介入することもある．

5）DPC診断群分類別包括評価の支援

診療記録の管理の一環として，DPCの算定において必要となる診療行為の実施実績を診療記録から抽出，集計するなど，診療報酬請求業務を支援することが求められる．

6）クリニカルパスの作成・改訂の支援

管理する診療記録をもとに，対象症例についての過去の診療実践の内容比較，共通箇所や問題点の洗い出し，クリニカルパスを適用した症例におけるパスと診療実践の相違箇所の洗い出し（バリアンス分析），パスの導入効果の分析などにより，パスの設計，改訂を支援する（クリニカルパスの詳細については本編4.1.4節を参照のこと）．診療情報管理部門で求められる横断的な医学知識とシステム知識はクリニカル

[※1] e-文書法は，「民間事業者等が行う書面の保存等における情報通信の技術の利用に関する法律」と「民間事業者等が行う書面の保存等における情報通信の技術の利用に関する法律の施行に伴う関係法律の整備等に関する法律」の総称である．

パスの作成・改訂でも有用である.

7) 各種統計, データ抽出と分析, 改善提案

蓄積された診療記録の二次利用として, 経営部門や診療部門, 研究開発部門からの依頼に応じてさまざまな評価軸で診療記録を抽出, 整理, 加工, 集計することで, さまざまな分析, 評価に活用する. データの利用目的は, 診療統計, 疾病統計などの保健統計, 診療実績の集計や解析による経営分析や経営方針検討, 内部調査, 外部調査, 症例の収集分析による各診療科の症例検討や研究の支援など多岐にわたる.

8) 各種委員会・会議活動

施設内の診療情報管理委員会, 診療情報監査委員会, 個人情報保護委員会, 倫理委員会などの各種会議体に参画し, 診療記録の質向上, 管理の効率化, 利活用促進などの検討や啓蒙を行う. キャンサーボード（Cancer Board）, 臨床病理検討会（Clinico-Pathological Conference）, 死亡症例検討会（Mortality Conference）など, 症例検討会の取りまとめも行う.

9) 各種登録事業への対応

政府機関や関連学会が実施する症例登録などの診療情報収集事業への対応も, 診療情報管理部門の業務に含まれる. 以下にいくつか例を挙げるが, 他にも多くの事業が実施されており, 登録する情報の抽出と登録の対応が求められる.

① 全国がん登録制度[17]

がん登録等の推進に関する法律（がん登録推進法）により, すべての医療機関に対してがんの診断・治療を受けた患者の診療情報を各都道府県のがん登録室経由で全国がん登録データベースに登録することが義務付けられている. 収集されたがん情報をもとに死亡情報と合わせた予後の把握, 各種がんの統計情報の整備などにより, 国のがん対策に反映される.

② NCD（National Clinical Database）[18]

NCD は, 日本外科学会を基盤として, 外科系諸学会が共同で実施する手術症例の情報収集事業である. 専門医制度と連動した医師の症例実績の証明, 手術成績からみた医療評価などにより, 医療の質向上と治療成績の改善を図ることを目的とする. 各診療科の特徴, 医療水準の評価, 適正な専門医の配置, 受療者の予後, 死亡・合併症の危険性予測等の分析に寄与するとされる.

③ 日本外傷データバンク[19]

日本外傷診療研究機構が実施する, 外傷診療症例の情報収集事業である. 主に重症度と初療治療を中心に, 症例情報を収集することで, 外傷診療の質向上を図る.

(3) 診療情報管理士

診療情報管理士は, 診療情報の管理と利活用について, 一通りの専門知識を習得したことを証明する民間資格である[20]. 診療情報は, 医学の進歩, 医療の質と安全への意識の高まりに従い細分化, 複雑化が進むとともに量も増加しており, 診療情報管理部門のスタッフに求められる能力, 技術力は拡大している. また, 診療報酬請求における診療情報管理体制加算の施設基準として, 専任の診療記録管理者の設置が要件に挙げられている. 診療情報管理士の診療情報管理部門への配置は, 法令上の必須要件ではないが, 適切な診療情報管理体制を構築する上では重要である.

（堀 謙太, 押見香代子）

3.2.4 診療報酬処理（医事）部門

わが国では医療機関の多くが保険医療機関であり, 診療報酬制度に基づいて診療の提供に対

する報酬を得ることで，収益の大半を確保する仕組みとなっている（医療保険制度，診療報酬制度については2.1節を参照のこと）．診療報酬請求業務は，医事課などの医事部門で対応するのが一般的である．保険制度に基づく診療報酬請求は，社会保険診療報酬支払基金，国民健康保険団体連合会などを介した保険者への診療報酬請求と，受診者に対する直接請求とで構成される．したがって，医事部門は診療部門と同様に患者と直接相対する，医療機関の顔ともいえる対外的に重要な部門である．

(1) 医事部門の業務

医事部門の主要な業務は，簡単にいえば診療報酬請求額の算定と徴収である．しかし，現在の医療保険制度は，診療報酬請求の一部を受診者の自己負担（一部負担金）とするルール[※2]となっており，請求額の総額を算出した上で自己負担割合に応じて分割し各個に請求する必要がある．

外来受診の場合，一部負担金は診療後，離院までに受診者に直接請求するため，診療報酬請求額を受診後ただちに算定して一部負担金額を早急に確定する必要がある．一方で，保険制度に基づく保険者への診療報酬請求は受診翌月の10日が期限と定められているため，月ごとに全受診者に対する請求額を集計し，一括請求する．

入院患者の一部負担金については，入院期間が月をまたがる場合には，保険者への診療報酬請求と併せて月ごとに集計し，請求するのが一般的である．医療機関によっては月2回など，当月分を分割請求する場合もある．退院月については退院時に月初めからの診療報酬請求額を集計し，一部負担金額分を算出して請求する．同一月の医療費の自己負担額が高額になった場

合，一定の金額を超えた分があと払いされる（高額療養費）．一部負担金の割合は，受診者の保険加入状況によって異なるため，初診時には受診者の保険証を確認し，本人確認と併せて保険内容も確認する．

診療報酬額の算定は，実施した診療行為などと診療報酬点数との対応表（診療報酬点数表）に基づいて行う．診療報酬点数の計算ルール自体が複雑である上に，原則として2年ごとに大幅な改定（診療報酬改定）が行われることから，正確な請求点数の迅速な計算は医事部門にとって大きな負担となる．請求点数計算の負担軽減，精度向上，時間短縮は診療報酬請求業務の大きな課題である．実際，実施した診療行為の記録，実施記録に基づく診療報酬点数の算出，集計の自動化を目的とした情報システム（レセプトコンピュータ，レセコン）が，医療情報システムの原点となっている（医療情報化の変遷については医療情報システム編1.2節を参照のこと）．

受診者からの一部負担の徴収漏れ（未収金）は，医療機関の経営を圧迫する要因となりうる．未収金が発生する状況としては，受診者が支払いを失念したまま帰宅する場合，故意に支払いをせずに帰宅する場合，明示的に支払いを拒否する場合などがある．受診者への対応の不備が受診者の不満につながり，ひいては未払金の増加や受診者の減少につながることもある．特に外来受診では，受診後に診療報酬請求の一部負担金額が確定するまでは受診者を待たせることになるため，診療報酬請求額の算定に時間がかかりすぎることも受診者の不満，不信感につながりうる．請求額算定の効率化，迅速化も医事部門の重要な業務課題である．

また，受診者に対して，単に事務的に一部負担金を請求するだけでなく，疾患や医療費に関する医療相談などのいわゆる医療サービスを通じて受診者の不満を解消し，信頼関係を構築することも，医事部門の重要な業務である．医療機関によっては，「医療サービス課」など，医

[※2] 本書執筆時点では，原則として診療報酬請求額の3割，後期高齢者については原則1割が自己負担とされている．

事部門から医療サービス関連の業務を分離し専業化している場合もある.

(2) 診療報酬請求業務

　医療機関では，月ごとに受診者ごとの診療報酬請求の明細をまとめた診療報酬明細書（レセプト）を添付した診療報酬請求書を作成し，保険者に提出することで診療報酬を請求する．ただし，各保険者に直接請求するのではなく，社会保険診療報酬支払基金や国民健康保険団体連合会などを介して請求する．健康保険については，社会保険診療報酬支払基金が仲介する．国民健康保険と後期高齢者医療制度の適用対象については，国民健康保険団体連合会が仲介する．診療報酬請求書の提出については，原則としてオンライン申請が義務付けられている．レセプトを含む診療報酬請求書の作成については，医事会計システムなどの医事請求部門システムの管理運用を担当する部門との連携が重要となる.

　レセプトの取りまとめは医事部門で行うが，内容については主治医などの確認が必要となる．特に傷病名については，医学的に妥当適切な傷病名を，主治医自ら記載することが求められている．実施した診療行為について，傷病名のみでは説明が不十分と考えられる場合には，補足説明として症状詳記を添付する．実施した診療行為に対する診療報酬を請求するために，実体のない架空の傷病名（いわゆるレセプト病名）を記載して診療報酬請求すると，不正請求と認定される可能性もある．医事部門では各請求項目に対して，実態に対して適切な傷病名が記載されていること，必要に応じて適切な症状詳記が添付されていることなどを確認する必要がある.

　医療機関から提出されたレセプトの内容について，社会保険診療報酬支払基金，国保団体連合会，および保険者により，過剰請求などの不

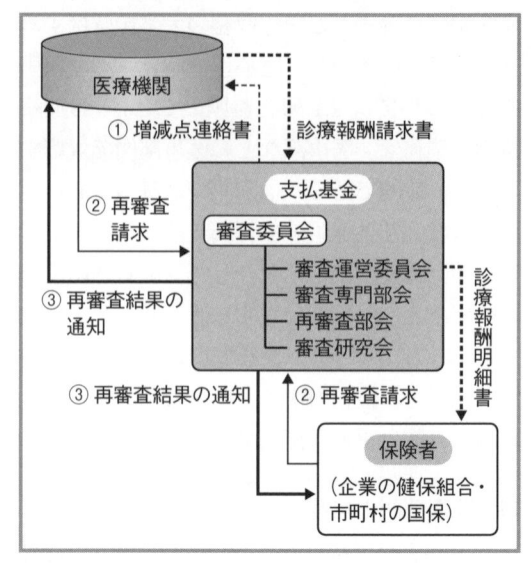

図3.2.2　診療報酬請求査定結果の再審査

適切な請求をチェックして審査（査定）される．診療報酬請求額に対し，査定により認められた部分が医療機関に支払われる．査定内容に関しては，医療機関，保険者の双方から再審査請求ができる制度となっている（**図3.2.2**）.

　査定で認められなかった分の診療報酬の減額は経営上の問題となりうるので，診療報酬明細書の提出前に，診療内容と請求内容について，診療報酬請求上の制限事項に対する逸脱や不足がないかを十分にチェックする必要がある.

　現在ではレセプトコンピュータも電子カルテシステムの部門システムの一つに位置づけられており，オーダ発行と連携して診療報酬の請求項目を自動的にレセプトコンピュータに登録したり，コスト請求について注意喚起したりするなど，診療報酬請求を支援する機能が充実してきている．しかし，管理指導料などの請求，診療記録に実施内容が記載されていなければ査定により請求を却下される場合があるので，医事部門および担当医による診療情報と診療報酬明細書の内容確認は必要不可欠である.

（堀　謙太, 佐藤　弥）

3.3

横断的部門連携

3.3.1 医療安全対策部門

(1) 設置の背景

1999年1月11日に発生した，大学病院における患者誤認手術事故を契機に，医療における患者の安全の確保は，すべての医療機関にとって重要な課題として認識されるようになった．わが国では「患者安全」よりも「医療安全」という用語が用いられることが多いが，いずれも英語では「patient safety」と表現される．

医療安全管理体制は，平成12年4月1日の医療法施行規則改正以降，整備されてきた．第5次改正医療法（平成19年4月1日施行）により，特定機能病院では①〜⑩が，一般病院および有床診療所では①〜⑦が，無床診療所では①，②，④〜⑦が義務付けられている（**表3.3.1**）．

表3.3.1 医療法における医療安全管理体制の義務付け

① 医療安全管理に関する指針の整備
② 医療事故等の院内報告体制
③ 医療安全管理委員会の開催
④ 医療安全に関する職員研修
⑤ 感染制御体制の整備
⑥ 医薬品安全管理体制の整備
⑦ 医療機器安全管理体制の整備
⑧ 専任の安全管理者の配置
⑨ 医療安全管理担当部門の設置
⑩ 患者相談窓口の設置

さらに，2016年の医療法施行規則改正では，高度かつ先端的な医療を提供する使命を有する特定機能病院において，より一層医療安全管理体制を強化すべく，医療安全管理に関する部分で承認要件の見直しが図られた．その結果，ガバナンスの確保や外部監査などの医療安全管理体制の強化が行われた（**表3.3.2**）．

(2) 名称

医療安全管理部門の名称は，医療機関によって異なっている．医療安全管理部，医療安全推進室のように，「部」や「室」，「管理」や「推進」などのような表現が用いられている．また，クオリティマネジメント部や医療の質・安全管理部のように，医療安全に限定せず，広く医療の質管理を行うことを目指した名称を掲げている

表3.3.2 特定機能病院における医療安全管理体制の義務付け

① 医療安全管理責任者（医療安全担当副院長）の配置
② 専従の医師，薬剤師及び看護師を配置した医療安全管理部門の設置
③ 高難度新規医療技術を用いた医療提供に関する規定の作成
④ 監査委員会による外部監査
⑤ インシデント・アクシデント等の報告
⑥ 内部通報窓口の設置
⑦ 特定機能病院間相互のピアレビュー

表3.3.3 医療安全部門の院内における位置付け

組織的位置付け：特徴
① 病院長直属：病院長の権限のもとに活動
② 医療安全管理委員会の下部組織：病院の委員会の意思決定に従い活動
③ 中央診療部門の一つ：手術部や放射線部等のように自律的な部門として活動

表3.3.4 医療安全管理部門の主たる業務

① 医療安全文化の醸成・推進
② 指針の作成支援・周知
③ 情報収集・分析・対策立案・評価
④ 職員教育・職員研修の実施
⑤ 重大な有害事象発生後の対応と調整等
⑥ 院外報告・ネットワーク活動・研究等
⑦ 医療安全管理委員会の開催

病院もある.

(3) 院内の位置づけ

医療安全対策部門には，組織横断的に活動するための権限が付与され，特定の診療科，職種，部門などからの制約を受けることなく，実効性のある活動ができるような組織的位置付けが必要である．医療安全対策部門の院内における位置付けは，医療機関によって異なっている（**表3.3.3**）.

いずれの組織的位置づけも一長一短であるが，院内に医療安全文化を醸成し，院内の診療科，職種，中央診療部門などと協力・連携し，自立性を有し，構成員のキャリアアップや後継者の育成を促進できるような体制が必要である.

(4) 構成員

医療安全は，職種横断的な知識や経験，組織横断的な活動などが必要であることから，多職種メンバーで構成されていることが望ましい.

医療安全管理責任者は特定機能病院の場合，医療安全担当副院長（常勤の医師・歯科医師）が担当し，医療安全管理部門，医療安全管理委員会，医薬品安全管理責任者，医療機器安全管理責任者の業務を統括している.

また，以前は医療安全対策部門には「専任」の看護師などが配置されていたが，現在，特定機能病院では「専従」の医師，薬剤師および看護師の配置が求められている．なお，「専任」では該当業務以外の業務を多少行ってもよいが，「専従」の場合，就業時間の8割以上を該当業務に従事していることが求められている.

(5) 役割

医療安全管理部門の主たる業務を**表3.3.4**に示す．主に，医療安全管理委員会開催へ向けての事務作業や，医療安全にかかわる連絡調整，医療安全に資する診療内容のモニタリングおよび職員の医療安全の認識の状況の確認などを行うことになる.

感染制御，臨床倫理，医事紛争，苦情対応，労働安全衛生などについては，医療安全管理部門の中心的業務ではなく，各病院内の体制に応じて対応されている.

（中島和江，真鍋史朗）

3.3.2 チーム医療部門

(1) チーム医療とは

病院は過去において，各診療科や中央診療部

施設などの専門性の高い集団診療別に，つまり「専門的チーム医療」として発展し，その結果として高度な医療を達成してきた．その反面，

専門分野以外のケアに対して十分な注意が払われず，専門診療の効率性が損なわれたり，時に医療事故につながるなど患者の不利益が生じることがあった．周術期栄養管理不良，院内感染などが代表例である．近年，その対策として，診療科などや中央診療部などを横断した多職種によるケアの専門チーム活動が病院全体をサポートし始めている．病院情報システムの構築では，各診療科の専門医療活動だけではなく，これらのチーム活動が効率よく行われるための配慮も必要である．また，患者自体がこのチームの一員（あるいは中心）であり，患者がメンバーやその業務を把握し，時には作業を共有することが重要視されている．

さらに近年は，2014年度以降の診療報酬改定からもわかるように，地域包括ケアや在宅など他職種がチームであたる活動の診療報酬算定，加算が増えてきており，病院内から地域・在宅へのチーム医療の拡大が進められている．

2010年からは厚生労働省に「チーム医療推進会議」が設置され，継続的に会議が実施されている．チーム医療推進会議は，2011年度に5つの職種の方向性を示した．

1）特定行為に係る看護師の研修制度の創設

診療の補助のうち，実践的な理解力，思考力及び判断力を要し，かつ高度な専門知識及び技能をもって行う必要のある行為を明確化するとともに，医師又は歯科医師の指示の下，プロトコールに基づき，特定行為を実施する看護師に係る研修制度を創設する．

2）診療放射線技師の業務範囲の見直し

診療放射線技師が実施する検査に伴い必要となる造影剤の血管内投与等の行為について，診療の補助として医師の指示を受けて行うものとして，業務範囲に追加する．

3）臨床検査技師の業務範囲の見直し

インフルエンザの検査の際の鼻腔拭い液による検体採取等については，検査と一貫して行うことにより，高い精度と迅速な処理が期待され

ることから，診療の補助として医師の具体的指示を受けて行うものとして，業務範囲に追加する．

4）歯科衛生士の業務実施体制の見直し

フッ化物塗布や歯石除去等の予防処置について，歯科衛生士が歯科医師の「直接の」指導（立会い）の下に実施することとされているが，歯科医師の指導の下，歯科医師との緊密な連携を図った上で歯科衛生士がこれらの行為を行うことを認める．

5）患家（居宅）における薬剤師の調剤業務等の見直し

薬剤師が患家（居宅）において実施可能な調剤業務として，処方した医師又は歯科医師への疑義照会を行った上で，調剤量の変更を行うことを追加する等の見直しを行う．

(2) チーム医療の種別

病院内で横断的診療を行う医療チームには，
・感染症管理チーム（ICT：Infection Control Team）
・抗菌薬適正使用支援チーム（AST：Antimicrobial Stewardship Team）
・栄養サポートチーム（NST：Nutrition Support Team）
・褥瘡管理チーム
・嚥下・摂食障害，口腔ケアチーム
・緩和ケアチーム
・周術期管理チーム（PERIO：PERIOperative management center）
などがある．これらは，具体的な臨床上の焦点や目標を持っていることが特徴であり，その分野の専門スタッフが指導的に担当する．たとえば，ICTやASTであれば感染症専門医，NSTであれば管理栄養士などである．しかし，他の視点や直接のケア実施者の参加の必要性から，医師，看護師，管理栄養士，薬剤師，検査技師，放射線技師，医療事務職，など多職種の参加が求められ，参加が得られるとサービスがさらに

表3.3.5 日本看護協会による認定看護21分野（日本看護協会ホームページから引用，編集）

救急，手術など	慢性疾患，在宅など
救急看護	糖尿病看護
小児救急看護	不妊症看護
集中ケア	脳卒中リハビリテーション看護
新生児集中ケア	慢性呼吸器疾患看護
手術看護	慢性心不全看護
がん，緩和ケアなど	透析看護
がん化学療法看護	認知症看護
がん性疼痛看護	感染管理
乳がん看護	摂食・嚥下障害看護
がん放射線療法看護	皮膚・排泄ケア
緩和ケア	訪問看護

向上する．近年では，患者の社会復帰や社会適応性なども含めた活動に対して，ソーシャルワーカや臨床心理士，理学療法士，作業療法士，言語聴覚士などの参加も重要視されてきた．

また，チーム医療推進会議の検討結果を受けて，2015年4月から厚生労働省は「特定行為に係る看護師の研修制度」を実施している．これは，高齢化社会の進展の中で在宅医療等の推進を図るために，医師又は歯科医師の判断を待たずに，手順書により一定の診療の補助（例えば脱水時の点滴（脱水の程度の判断と輸液による補正）など）を行う看護師を養成し，確保することを目的とし，2025年までに2万人の研修修了者を予定している．

さらに，日本看護協会では，チーム医療における看護師の専門化と役割分担化を担う認定看護師を養成してきた．認定している分野は2016年1月現在で，すでに21分野にもわたる（**表3.3.5**）．

(3) チーム医療の活動内容

チーム医療活動は，対象に該当する個別患者へのサービスと，蓄積した症例の解析・改善に分けられる．

個別患者へのサービスでは，対象の特定，情報収集（問診，病歴，診察），評価，対策検討（治療計画作成），介入，再評価，終了・継続の決定，

などがある．診療報酬へ反映されるサービスについては，サービス対象決定やサービス内容が必須事項を満たしていることに留意せねばならない．このような作業には定期的なチーム会議が必要であり，また定期的回診や，診療科との会合が必要なことも多い．

また，蓄積した症例の解析と改善への努力は，チーム医療を向上させるために必要な作業である．診療科間の比較や，経年的推移の解析を行うと同時に，他医療施設の状況とのベンチマーク的解析が有用な場合も多い．また，各種臨床医学以外にも公衆衛生学，医療情報学医療福祉学，医療社会学，医療経営学などの新しい情報に常に目を向けておくことが望ましい．

この蓄積症例の解析・改善努力は，必ずしも個別患者へのサービスと別フェーズで行うとは限らない．たとえば**図3.3.1**のように，個別患者の問題が一旦発生した場合には，個別サービスを行うと同時に，全病院的な調査を迅速に行い，対策を立てねばならないこともある．

(4) チーム医療の診療情報取り扱いの特徴

クリニカルパス（クリティカルパス）チーム，地域医療連携室，医療安全チームなどもチームで活動し，類似の性格を持つが，それらは臨床的な焦点が多様であり活動内容も多彩である．これらに比べるとチーム医療では，具体的な臨

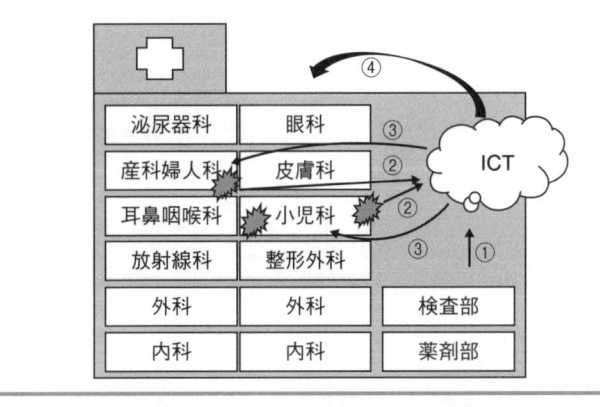

① 産科・婦人科と小児科で同じ抗生物質に対する薬剤耐性菌が検出された
   （情報収集，調査）
② ICT が病院情報システムで菌検出の動向や，抗生剤の投与状況などを確認
   （詳細確認，解析，届出，方針決定）
③ 不適正な使用があれば，抗生剤の使用方法を AST が指導
   （指導）
④ 他の診療科にも周知，抗生剤使用の適正化活動を AST が推進
   （啓発）

**図3.3.1　感染症管理チーム（ICT），抗菌薬適正使用支援チーム（AST）に
よる薬剤耐性菌で生じた院内感染への対策事例**

床上の焦点を持つため，対象の抽出・登録方法，病状の把握・記録方法，経過記録・伝達方法，診療報酬への反映などを定型的に行うことが可能な場合が多い．

　チーム医療において，それぞれの職種がどのような情報を利用して患者へサービスを提供しているかについて**図3.3.2**に例を挙げて示す．このような場合に，チーム医療の取り扱う情報の一般的な特徴を以下に示す．

1）チーム医療の対象を把握するための診療科横断的な診療情報を，収集あるいは参照ができなければならない．

　・対象が患者全員の場合と抽出患者の場合がある．後者では，外来や入院途中に対象とするための積極的登録が必要なこともある．

　・対象のサービスレベルや，ケアの進行状況を記載・参照することが必要．管理加算など診療報酬算定に関連する項目もあり，その場合はケアサービス実施状況のカルテ記載も必要である．

2）必要な定型情報を収集するためのフォーマットを必要とすることが多い．

　・各チームの焦点・目的ごとにフォーマットを準備する．最後にサインまたは押印して完成することもある．

　・複数の職種による役割分担に応じて，先に記載をする職種，確認して完成させる職種などの作業順序がある場合が多い．

3）チームは定期的な会合，回診を行う．

　・その際に，患者の個別状況や経過，結果を診療科や主治医に知らせる必要がある．

　・対象患者は，病院の各病棟や外来に散在していることが多く，また動的に移動したり，悪化改善を繰り返すため，対象患者の一覧表示や登録・削除，その一覧からの個別患者情報へのリンクなどが必要となる．これに不備があると，患者の存在，介入状態，成果の評価などの把握が，病院情報システム上で容易にできなくなる．

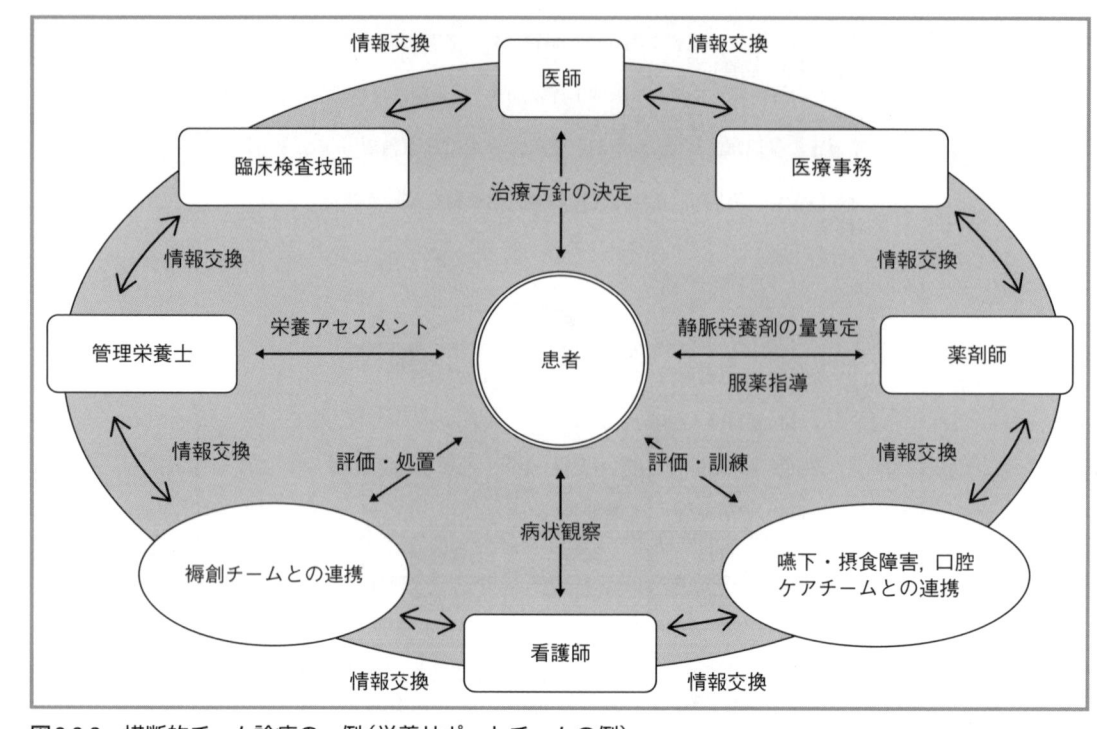

図3.3.2　横断的チーム診療の一例（栄養サポートチームの例）
患者を中心として職種の壁を越えて情報交換を行う. サービス対象症例を診療科横断的に把握する必要がある.

（5）チーム医療の課題と対策

このようなチーム医療の重要性が認識される中, 必ずしも実施が容易でないのは, 1) 病院内組織の壁, 2) 評価方法の不明確・困難さ, 3) 構成員の確保の困難さ, 4) 病院情報システム上の課題, などが挙げられ, 以下にそれぞれ詳解する.

1）病院内組織の壁

病院は, 診療科や中央診療部などの組織ごとに命令系統が定まっていることが多い. また, それぞれの専門性の高さから, 他の意見を聞こうとしない傾向もある. 病院長など執行部の強いリーダシップが必要である.

2）評価方法の不明確・困難さ

活動の成果をどのように測定し, 評価するか, が不明確な場合が多い. 情報を整理して蓄積し, 活動によってどのくらいの改善があったかを経済的な視点まで含めて分析する. また, その結果を可能な限り公開することが望ましい.

3）構成員の確保の困難さ

多くの場合, 横断的チーム診療に専従スタッフを置くことは難しく, 兼任が中心となる. しかしながら, 勤務医療者の疲弊が問題視される中, 十分なモチベーションを保持したスタッフを投入することは困難である. 組織の再編成と, 2) の評価方法の確立による活動成果を組織として評価することが重要である.

4）病院情報システム上の課題

チーム医療を紙で運用していた病院が, 電子カルテ化により運用変更を検討しなければならない状況が多く発生している. しかしながら, 既存の電子カルテパッケージでは, （4）に述べたような, チーム医療における多彩な診療情報取り扱い上の特徴を達成できない場合が多い. その場合, 費用負担してシステムをカスタマイズするか紙運用を続けるということになる. 電子化システムでチーム医療を支援する場合, 収

表3.3.6 チーム医療に関連する診療報酬項目（平成30年度）

NST, 嚥下訓練, 口腔ケア
- 栄養サポートチーム加算
- 周術期口腔機能管理計画策定料
- 周術期口腔機能管理料
- 周術期専門的口腔衛生処置

褥瘡管理
- 褥瘡ハイリスク患者ケア加算

感染防止
- 感染防止対策加算
- 感染防止対策地域連携加算

転倒転落, セーフティ
- 医療安全対策加算

糖尿病教室, 栄養指導, フットケア
- 外来栄養食事指導
- 入院栄養食事指導
- 集団栄養食事指導
- 糖尿病合併症管理料
- 糖尿病透析予防指導管理料

リハビリ
- 認知症患者リハビリテーション料
- ADL維持向上等体制加算
- 回復期リハビリテーション病棟入院料体制強化加算
- リハビリテーション総合計画評価料入院時訪問指導加算

緩和ケア
- 外来緩和ケア管理料
- 緩和ケア診療加算

連携・介護
- 退院調整加算
- 総合評価加算

地域包括ケア
- 地域包括ケア病棟入院料
- 地域包括ケア入院医療管理料

在宅チーム医療
- 在宅時医学総合管理料
- ターミナルケア加算
- 看取り加算
- 歯科訪問診療補助加算
- 複数名訪問看護加算
- 在宅患者訪問看護・指導料
- 訪問看護基本療養費
- 在宅患者訪問褥瘡管理指導料
- 在宅患者訪問薬剤管理指導料
- 精神科複数回訪問加算

精神科急性期医療
- 院内標準診療計画加算
- 精神保健福祉士配置加算
- 精神科重症患者早期集中支援管理料
- 精神科重症患者早期集中支援管理連携加算
- 精神科リエゾンチーム加算

その他
- 呼吸ケアチーム加算
- 移植後患者指導管理料

集が必要な情報は制度やケア学の進歩に従って変化するので，定型的なフォーマットであっても管理者による変更が容易であることが望ましい．

2018年4月現在の，チーム医療に関連する診療報酬項目を**表3.3.6**に示す．2014年度改訂あたりから地域包括ケア関連の新設など引き続き在宅のチーム医療の強化の他，連携・介護関連，精神科，リハビリ関連のチーム医療が強化され，2016年度改訂では，リエゾン関連，および医療従事者の負担軽減にも資するチーム医療の推進が含まれ，2018年度改訂では，AST活動による抗菌薬適正使用支援加算の新設が認められている．

（中島直樹）

3.4

医療安全管理

安全で適切な医療とその対策

(1) 医療安全とヒューマンエラー

1999 年に全米科学アカデミーの医学研究所（IOM：Institute of Medicine）から，「To error is human（人は誰でも間違える）」というタイトルの書籍が出版された．ここには，医療における有害事象の疫学と原因，インシデントレポートの重要性や医療安全へのシステムアプローチなどが書かれている[21]．

医療に限らず広く「安全」を考えるとき，ヒューマンエラーは最も重要な概念の一つである．英国の心理学者のジェームズ・リーズン博士によると，ヒューマンエラーとは，「意図した目的を達するために行う一連の精神的，身体的活動において発生した，偶然ではないまちがい」と定義されている．よりわかりやすく単純化して言うと，「『行うべきこと』と『実際に行ったこと』とのミスマッチ」である[22]．

ヒューマンエラーは，実行段階に限らず，記憶や計画のいずれの段階においても発生する．リーズン博士は，エラーを「スリップ」，「ラプス」，「ミステイク」に分類している．スリップとラプスは行動の計画自体は正しいものの，実行の段階（スリップ）や記憶の段階（ラプス）で発生するエラーである．一方，ミステイクは計画の段階で発生するエラーである（**表 3.4.1**）．

スリップの代表的な例として，「似た物が近くにあると取り違える」というものがある．冷蔵庫からみりんを取り出したつもりが酢であった，というのは日常生活の一例である．医療現場では，名称や外観の似た医薬品が近くに置いてある，名前や年かっこうや病気がよく似た患者が同じ病棟に入院しているという状況がしばしばある．これらは，患者間違いや医薬品間違いの背景要因となっている．

ラプスの例として，「仕事が中断されると，もともとやっていたこと，またはやろうとしていたことを忘れる」というものがある．医療現場では，しばしば 1 人の人間がマルチタスクを求められることから，ラプスによる実施忘れなどが発生する．

ミステイクにはさまざまな種類があり，そのうちの一つに「確証バイアス」がある．確証バイアスとは，人は自分の先入観に基づいて状況の観察を行い，自分に都合のいい情報だけを集めて，それによって自己の先入観を補強するというものである．つまり，ヒトは自分の見たいものだけを見て，聞きたいことだけを聞いて判

表3.4.1 ヒューマンエラーのタイプ

エラー発生のプロセス	エラーの分類・名称
計 画	ミステイク
記 憶	ラプス
実 施	スリップ

断する傾向にあり，決して必要な情報をすべて勘案し総合的に判断しているのではないということである．これは，医療現場において，しばしば「思い込み」と表現されるエラーに見られる（**図3.4.1**）．

(2) システムアプローチとSHELモデル

ヒューマンエラーの理解において大切なことは，人間はスーパーマンではなく，その能力には限界があるということである．したがって，「ヒトは誰でも間違える」という普遍的，客観的事実に基づき，システム指向の医療安全対策を講じなければならない．

システム指向の対策とは，個人の注意力や能力に過度に依存することなく，エラーを起こしにくい，エラーを許さない，エラーに気づくような環境を，「ヒト」，「モノ」，「情報」などの観点から整備することである．そのためには，医療機関の努力だけでなく，医療行政，医薬品や医療機器メーカー，電子カルテベンダ，患者など，医療に関係する者すべての参加が不可欠である．

このように，人間が作業する環境やシステムを，人間が本来有する生理的，心理的な特性や行動パターンを踏まえたデザインにすることにより，人間のパフォーマンスを最良のものにしようとする総合的な技術体系や学問体系を，ヒューマンファクターズ（Human Factors）と呼ぶ．

システム指向やヒューマンファクターズをわかりやすく図式化したものに，KLMオランダ航空，ホーキンス機長の「SHEL（シェル）モデル」がある（**図3.4.2**）．

中心の「L（liveware）」は自分自身であり，周辺の「L（liveware）」は周りの人たちを意味し，上司や同僚や患者などの人的要素である．「S（software）」は手順書，運用ルールや教育方法等のソフトに関する要素，「H（hardware）」は仕事に使われる機器や道具などハード的な要

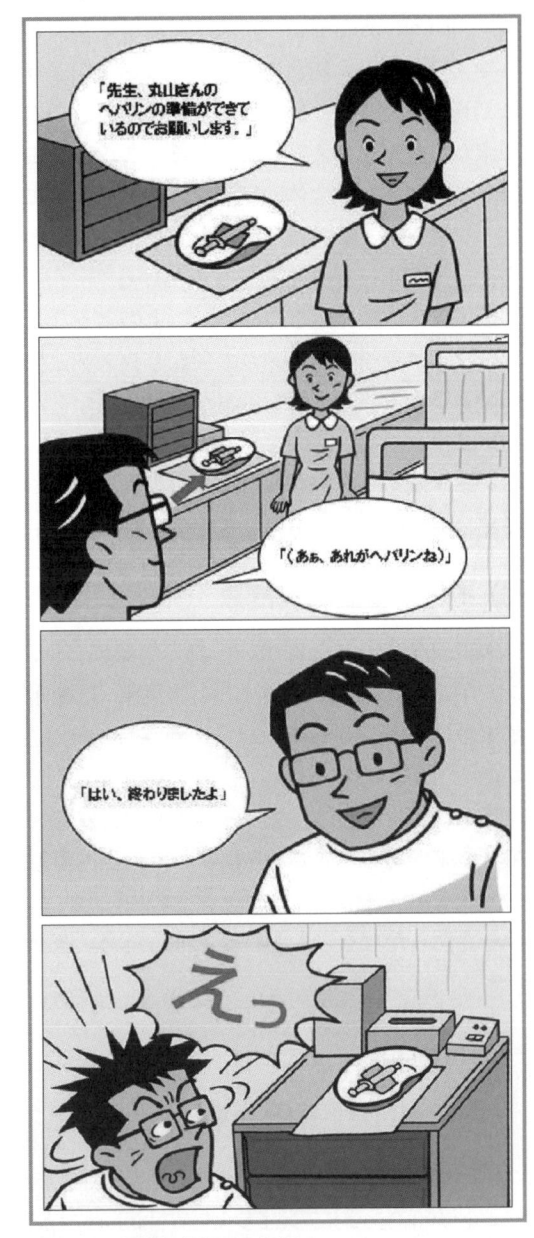

図3.4.1 確証バイアスの例

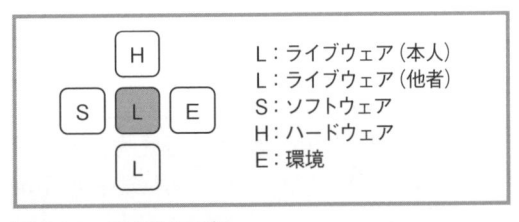

L：ライブウェア（本人）
L：ライブウェア（他者）
S：ソフトウェア
H：ハードウェア
E：環境

図3.4.2 SHELモデル

素，「E（environment）」は作業環境にかかわる要素である．人間がエラーを起こさないように業務を遂行するためには，ここにある5つの要素から対策を考える必要がある．さらに，この5つの要素から全体のバランスをとるためには，マネジメント（m）が不可欠であることから，m-SHELモデルも提唱されている[23]．

　医療安全に取り組む際には，以上のようなヒューマンエラーの発生メカニズムとシステム指向の対策の本質を理解しておかなければならない．エラーへの表面的なパッチあては，システムをますます不安定なものにし，事故が起こりやすい潜在的な状況を生じさせる恐れがある．

（3）インシデントと有害事象

　医療安全でしばしば用いられる用語に，「インシデント（Incident）」と「有害事象（医療事故と呼ばれることも多い）（Adverse Event）」がある（**図3.4.3**）．

　インシデントとは，患者の診療やケアにおいて，本来のあるべき姿からはずれた行為や事態の発生を意味する．インシデントの中には，エラーが明らかなものもあれば，不可抗力，医薬

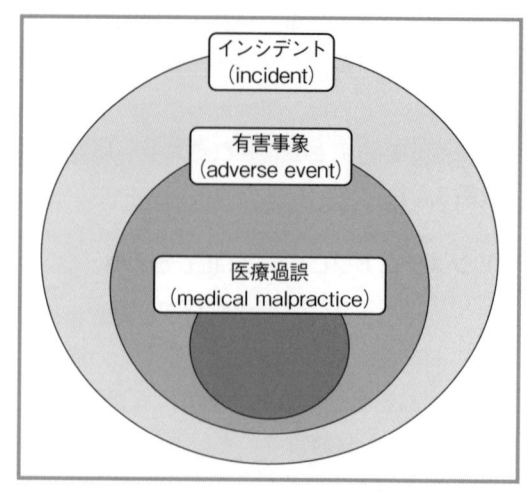

図3.4.3　インシデント，有害事象，医療過誤の関係

品の副作用，医療機器の不具合などによるものもある．

　わが国では「インシデント」の他に，「アクシデント」という用語が用いられている．インシデントは患者への影響度が比較的軽微なものを指し，アクシデントは重篤なものを意味するものとして使われている．しかし，WHO（国際保健機関）の用語集では，患者への影響如何にかかわらず，インシデントと表現されている[24]．

COLUMN

有害事象とは

　有害事象とは，患者の疾患そのものではなく，医療行為を通じて発生した傷害（Injury）と定義されている．有害事象には，予防可能なもの（Preventable）と予防不可能なもの（Nonpreventable）とがある．

予防可能な例

　ピリン系解熱鎮痛剤に対してアレルギー歴のあることが問診で確認され，診療記録にもそのことが記載されていた患者に対して，主治医はこの薬剤をうっかり処方オーダし，担当看護師もこれに気づかず点滴投与し，患者がアナフィラキシーショックに陥った．

予防不可能な例

　患者に薬剤や造影剤へのアレルギーの既往がないことを確認し，CT検査の際に慎重に造影剤を投与にもかかわらずアナフィラキシーショックが発生した．

　有害事象が「結果」を表す言葉に対し，インシデントは「結果」だけでなく「プロセス」上の問題も含んでいる．

また，医療過誤（Medical Malpractice）とは，法律上の用語であり，患者に傷害が発生し，医療行為や管理上に過失（エラーの存在や臨床的反省点とは異なる法的判断）が認められ，さらにその両者の間に因果関係があるものを意味する．

医療安全で重要なことは，法律上の過失が認められるか否かという判断ではなく，予防可能性の観点からインシデントや有害事象を分析し，安全な対策を事前に講じていくという姿勢である．

(4) インシデントレポートによる情報収集

医療機関における医療安全の推進のためには，「失敗から学び共に解決するシステム」，すなわちシュワルツの PDCA（Plan-Do-Check-Act，計画−実行−評価−改善）サイクルを実践できるような院内横断的な体制の構築が必要である（**図 3.4.4**）．PDCA は，最近では国際的に PDSA（S は study）サイクルと呼ばれるようになっている．

インシデントレポートは，医療現場に内在するハザード（危険要素，安全に対する脅威）を把握するための情報収集ツールである．医療安全に必要な情報は，「誰が（who）」ではなく「なぜ（why）」であることから，インシデントレポートは，通常，匿名報告である．医療安全は責任追及を目的とした懲罰モデルではなく，原因追究と事例から学ぶ学習モデルが必要である（**図 3.4.5**）．

ただし，医療現場においては，「誰が」「どの患者に」ということを避けて通ることはできないため，患者の診療に必要な情報について当事者は医療チームに報告を行い，患者や家族への説明を含め適切な対応がなされることが前提である．

インシデントレポートは医療安全を目的とした自主的な報告であるため，職員の能力評価は，インシデントレポート以外の公正な方法でなさ

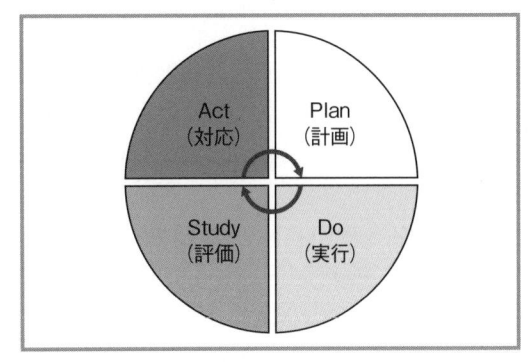

図3.4.4 医療安全・質向上のためのPDSAサイクル

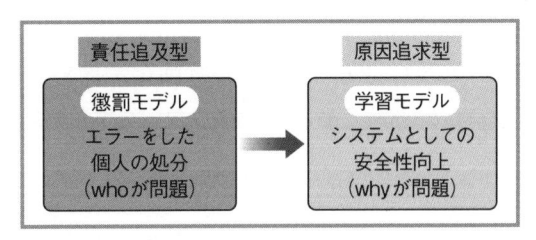

図3.4.5 医療安全のための基本的アプローチ

表3.4.2 電子インシデントレポートの優れた点

① 病院情報システム端末からいつでも入力可能
② テンプレートにより短時間で入力可能
③ 文字の判読が容易
④ 構造化されたデータの自動蓄積
⑤ 情報の一元化と関係者での容易な情報共有

れるべきである．さらに，インシデントレポートの件数はあくまでも報告件数であり，発生件数ではないことから，定量的分析を行う際にはこのことを十分認識しておかなければならない．

大阪大学医学部附属病院では，わが国初の病院情報システム・イントラネットを用いたインシデントレポーティングシステムを開発し，2000 年 7 月 1 日から使用している．紙の報告書に比べ優れている点が多いことから，現在では，このような電子システムを用いてインシデントレポートを収集・分析している病院は多い（**表 3.4.2**，**図 3.4.6**）．

(5) 根本的原因分析とそのツール

「エラーは原因ではなく結果である」と言わ

れる．したがって，インシデントや重大な有害事象の再発防止策を検討するためには，根本的な原因を追究することが必要である．これを，根本原因分析（RCA：Root Cause Analysis）と呼ぶ．

根本原因分析の具体的な分析方法には，「（m-）SHEL モデル分析」や「4M4E 分析」などがある．4M4E 分析とは，4M（Man（人），Machine（機器），Media（環境），Management（管理））の視点から原因分析を行うとともに，4E（Education（教育・訓練），Engineering（技術・工学），Enforcement（強化・徹底），Example（規範・事例））の視点から対策を検討するものである（**図 3.4.7**）．これらはすでに，航空安全，鉄道安全，原子力安全などの領域で使用されている．

また，このような原因分析を行う前に，複雑な事実関係を明らかにしておくことが必要になる場合もある．その際には「時系列事象関連図」と呼ばれる，縦軸に時間，横軸に関係者を配置した図を作成し，時系列で誰が，何を，どうしたということを明確にしておくと，分析が行いやすい（**図 3.4.8**）．このとき，「事実」と「推測や判断」は明確に区別しておくことが大切である．他にも機能共鳴解析手法などさまざまな分析ツールがある．

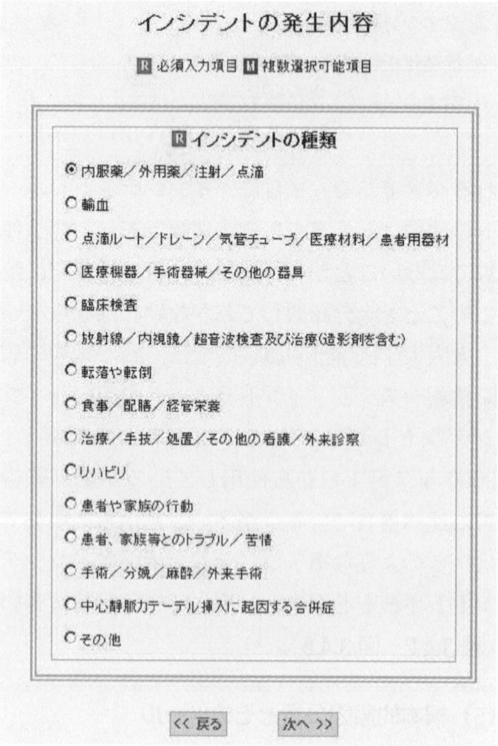

（6）情報技術による医療安全の支援

医療安全を飛躍的に向上させるためのシステムアプローチとして期待されているのが，情報技術による支援である．IOM の報告書「人は誰でも間違える」によると，医薬品に関する有害事象の根本的原因として，**表 3.4.3**のようなものが挙げられており，これらは情報技術の活用により改善することが可能であると考えられる．

オーダエントリシステムを導入することにより，手書きの処方や他職種による医師の処方の転写をなくし，薬剤相互作用やアレルギー薬剤

図3.4.6 電子インシデントレポート入力画面

要因分析　　　対策	Man（人間）	Machine（機器）	Media（環境）	Man-agement（管理）
Education（教育・訓練）				
Engineering（技術・工学）				
Enforcement（強化・徹底）				
Example（規範・事例）				

図3.4.7 4M4E分析のマトリクス

時刻（時分）	関係者			
	A医師	B看護師	C看護師	D薬剤師

図3.4.8 時系列事象関連図のイメージ

の入力に対して警告を出すことにより，1,000
人の入院患者当たり「事前に検出・修正できな
い」タイプの重大な有害事象が，10.7件から
4.86件に半減したという報告がある.

　また，患者の基本情報（年齢，性別など）や
臨床検査データを容易に参照できるようにし，
医師のオーダーリングとアルゴリズムを設ける
ことにより，有害事象の89％を検出すること
ができたという研究結果もある.

　薬剤による予防可能な有害事象が発生した場
合，米国では1事例あたり4,000ドル以上の付
加的な経費がかかる.　したがって，このような
有害事象を予防できれば，1つの病院で年間
500,000ドルの節約ができることになると試算
されている.

　わが国では，すでに多くの病院にオーダエン
トリシステムや電子カルテが導入されている.
従来のモノの搬送や医事請求ということを目的
としたオーダエントリシステムや，紙の書類を
単に電子的に保管するという概念から脱却する
時期にきている.　徐々にではあるが，患者中心
の質の高い医療を提供するという観点から，医
療安全や医師の意思決定支援などのために，さ
まざまな取り組みや試みがなされるようになっ
ている.　以下にその一例を紹介するが，これら
の取り組み状況や運用方法などについては，医
療機関の特性や優先課題などによってさまざま
である.

1）患者，医療行為，情報の照合

　患者のリストバンドのバーコードと輸血や注
射薬に付けたバーコードとを，実施直前に照合
することにより，患者自身の同定とその患者に
行うべき医療行為や内容の確認を行っている.
また，医師の指示情報は，患者の病態に応じて
しばしば変更されることがあるが，コンピュー
タにより実施直前の最新の指示情報を確認する
ことが可能になっているシステムもある（**図
3.4.9**）.

表3.4.3　医薬品による有害事象の根本的原因

① 医薬品に関する情報が必要時に参照できない（紙の添付文書は薬剤部にある）
② 患者の診療情報（薬剤アレルギーや腎機能等）が必要な時に参照できない（紙カルテのどこかに記載されている）
③ アレルギー医薬品の処方や投与を防止するシステムがない（人の記憶と確認に頼っている）
④ 使用する医薬品やその投与量が適切であることを確実にチェックするシステムがない（人の確認だけに頼っている）
⑤ 医師の処方を他職種スタッフが転写している
⑥ 医薬品の処方歴や他の診療科の処方を確認するシステムがない
⑦ 異なる職種や部門間での情報伝達や患者情報の共有が困難である

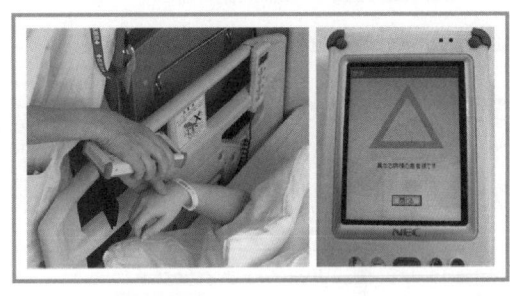

図3.4.9　携帯情報端末（PDA）を用いた注射の実施直前確認

2）情報共有・アラート・リマインダー

　電子カルテの「患者基本情報」で，禁忌医薬
品や食事アレルギーなどを登録し，患者の診療
に関係する者すべてがこれを参照できるように
なっている（**図3.4.10**）.　これに該当する医薬
品や食品などがオーダされた場合には，オーダ
画面にアラート（警告）が表示され，入力者に
注意が喚起される（**図3.4.11**）.　なお，禁忌情
報がない場合にも，そのことを確認できる仕組
みも必要である.　また，長期にわたって禁忌情
報が更新されていない場合には，リマインダー
（思い出させ）が表示される（**図3.4.12**）.

　さらに，診療科や疾病によってより重要な情

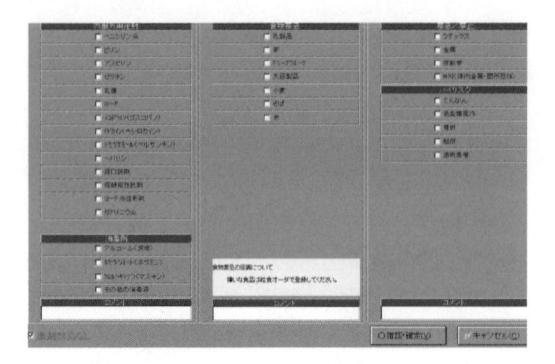

図3.4.10 禁忌情報の入力画面

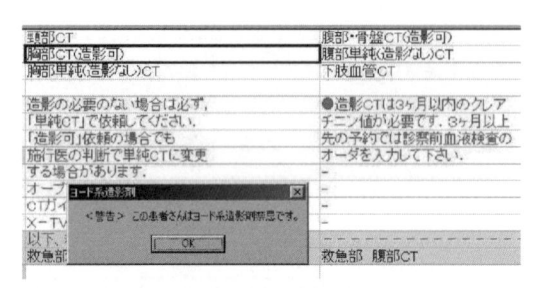

図3.4.11 禁忌薬剤投与時のアラート（警告）

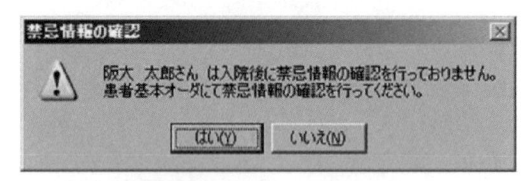

図3.4.12 禁忌情報更新のリマインダー

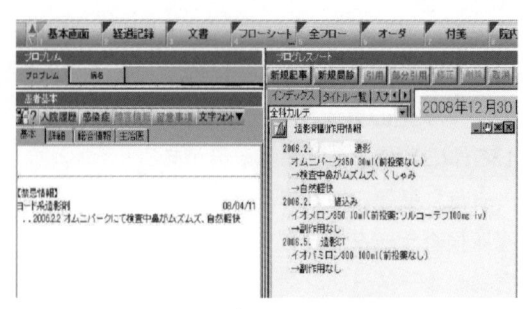

図3.4.13 重要情報のポップアップ画面

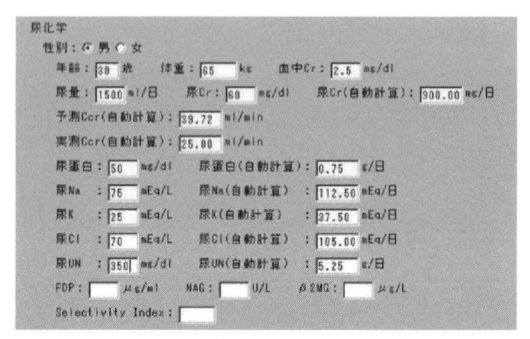

図3.4.14 自動計算により算出されたデータ

報と考えられるものについては，わざわざ「患者基本情報」画面に入らなくても，その患者の電子カルテの最初の画面に，ポップアップとして表示させ注意喚起を行うことが可能である（**図3.4.13**）．

3）自動計算機能

　クレアチニンクリアランス値など，患者の治療方針を決定する際に重要な指標で，複雑な計算式を用いて算出しなければならないデータは少なくない．このような場合に，電子カルテの自動計算機能は威力を発揮し，医師の意思決定を支援するものである（**図3.4.14**）．

4）その他

　検査オーダを出した医師が長期間，検査結果を確認していない場合に警告を出したり，重要所見があるときは，放射線読影医師が検査オーダを出した医師に，選択的に警告を出したりするような仕組みが，単純な警告システムではなく，実臨床に適した形で実装され，運用されるようになっている．今後，医療安全における情報技術の活用のますますの発展が期待される．同時に，電子カルテ化に伴う医療安全上の新たなリスクに関する分析と対策も不可欠である[24]．

（中島和江）

3.4.2 医療安全に関する事例の収集と活用

(1) 医療機関における情報の収集と活用

医療機関でインシデントレポートなどによる医療安全に関する事例の収集と共有，そして安全と質の向上に向けた活用が行われている．全国レベルでの報告システムも構築され，医療機関の垣根を越えた事例の収集と共有，そして活用についてもさまざまな取り組みが進んできた．

医療事故，医療過誤に至る前の事故につながりかねないような，医療現場でひやりとしたり，はっとさせられたりした出来事（インシデント，ヒヤリハット）を報告することは，原因や関連するリスクについて検討し事前に対策を立てることが目的とされている．1つの重大事故の背後には29の軽微な事故があり，その背景に300の異常が存在するというハインリッヒの法則がいわれており，重大事故の予防のためには，ヒヤリハットの段階で対処することが必要とされ，病院ではインシデントレポート，オカレンス報告などの事例の収集が行われている．

さらに一歩進めて，全国レベルで事例を収集することによって，施設単位では発生頻度がきわめて低い事例でも数が集まり，思いがけない知見や課題が浮かび上がる可能性がある．また，発生頻度は低いが，医療安全の観点から重要な事例，いわゆる警鐘事例を共有することによって，事例から学び，未然に防止することができる．収集された事例は，報告書や医療安全情報など，さまざまなかたちで発信され，現場の再発防止・未然防止の情報として現場にフィードバックすることが可能である．国としてヒヤリハット事例を収集する事業として医療事故情報収集等事業や日本医薬品医療機器総合機構安全情報が開始された（**図3.4.15**，**図3.4.16**）．公開された事例については，データベースが提供

されており，事例の検索・閲覧が可能になっている．

また，医療安全調査機構が「安全情報『継承事例』」，「医療事故の再発防止に向けた提言」，「医療事故・支援センター事業報告」を公開している．

(2) 医療事故情報収集等事業

日本医療機能評価機構が運営している本事業は，平成16年9月21日医療法施行規則の一部を改正する省令に基づき，わが国初の医療事故情報等の有害事象を，恒常的に収集し分析する事業として始まった[26]．現在，事業の対象となっている医療機関は国立高度専門医療センターおよび国立ハンセン病療養所，独立行政法人国立病院機構の開設する病院，学校教育法に基

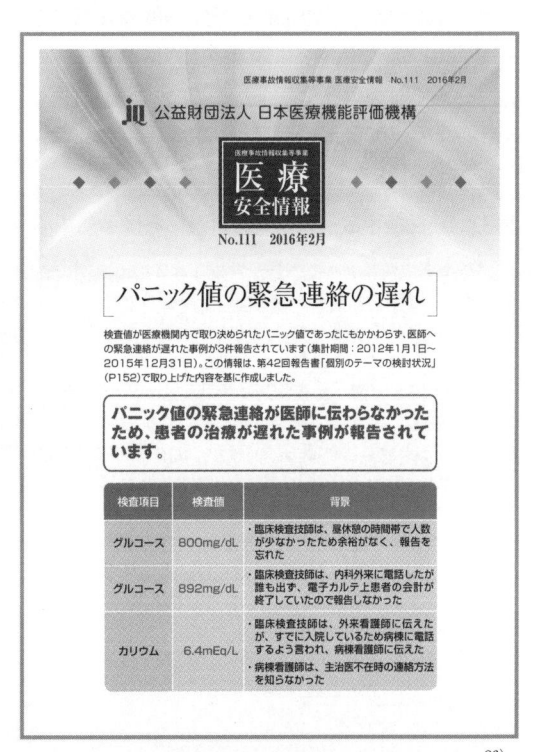

図3.4.15 日本医療機能評価機構の医療安全情報[26]

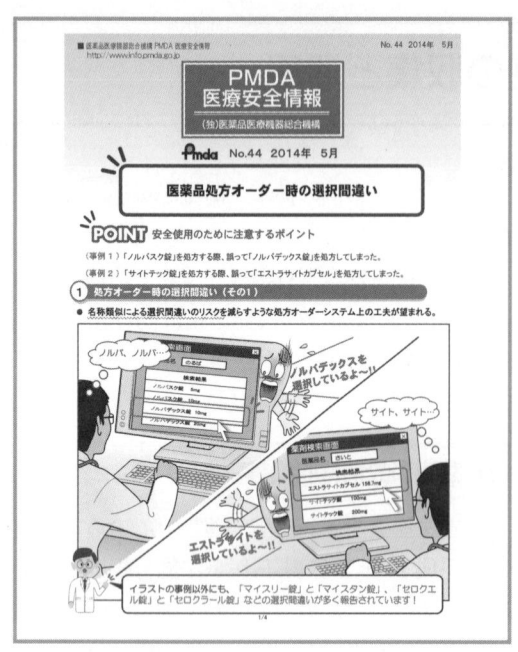

図3.4.16 日本医薬品医療機器総合機構の医療安全
情報[27]

づく大学の附属施設である病院（病院分院を除
く），特定機能病院が報告義務対象医療機関で
あり，事業参加を希望する医療機関も事業の対
象となっている．「医療事故情報」と「ヒヤリ・
ハット事例」それぞれの報告対象事例は**表
3.4.4**のとおりである．ホームページからは「公

開データ検索」，「医療安全情報」，「報告書・年
報」，「分析テーマ」，「再発・類似事例の発生状
況」などにアクセスすることができる．

その他，同じく日本医療機能評価機構が運営
している「薬局ヒヤリ・ハット事例収集・分析
事業」，「産科医療補償制度運営事業」において
も，報告システムにより情報が収集され，そこ
からフィードバックされるさまざまな情報を活
用することができるようになっている．

(3) 医療事故調査制度

医療安全の確保，充実のため平成27年医療
法が改正され，医療事故調査制度が定められた．
日本医療安全調査機構が医療事故・調査センタ
ーとなり，平成27年10月1日から開始された
本制度は，わが国初の医療事故に関わる調査制
度である[28]．事故調査を通して医療事故の再
発防止を目的とし，医療の安全と質の向上に資
する制度として期待される本制度については，
次節で詳述する．本事業についてもホームペー
ジで，制度や調査報告の現況など，さまざまな
情報を入手することができる．

（根本明宜）

表3.4.4 医療事故情報収集等事業における対象事例

（医療事故情報として報告が求められている事例の範囲）
① 誤った医療又は管理を行ったことが明らかであり，その行った医療又は管理に起因して，患者が死亡し，若しくは患者
に心身の障害が残った事例又は予期しなかった，若しくは予期していたものを上回る処置その他の治療を要した事例．
② 誤った医療又は管理を行ったことは明らかでないが，行った医療又は管理に起因して，患者が死亡し，若しくは患者に
心身の障害が残った事例又は予期しなかった，若しくは予期していたものを上回る処置その他の治療を要した事例（行
った医療又は管理に起因すると疑われるものを含み，当該事例の発生を予期しなかったものに限る）．
③ ① または ② に掲げるもののほか，医療機関内における事故の発生の予防及び再発の防止に資する事例．
（ヒヤリ・ハット事例として報告が求められている事例の範囲）
① 医療に誤りがあったが，患者に実施される前に発見された事例．
② 誤った医療が実施されたが，患者への影響が認められなかった事例または軽微な処置・治療を要した事例．ただし，軽
微な処置・治療とは，消毒，湿布，鎮痛剤投与等とする．
③ 誤った医療が実施されたが，患者への影響が不明な事例．

3.4.3 医療事故調査制度

(1) 医療事故調査制度とは

医療事故調査制度とは，医療事故が発生した医療機関において院内調査を行い，その調査報告を民間の第三者機関（医療事故調査・支援センター）が収集・分析することで再発防止につなげるための医療事故にかかわる調査の仕組みのことである．

本制度の背景として，医師法第 21 条では「医師は，死体又は妊娠 4 ヶ月以上の死産児を検案して異状があると認めたときは，24 時間以内に所轄警察署に届け出なければならない」と規定されている．一方，「異状死ガイドライン」（1994 年）や「国立病院リスクマネジメントマニュアル」（2000 年）で，この医師法第 21 条が拡大解釈され，診療関連死の警察への届け出が問題となった．これを受けて 2005 年から「診療行為に関連した死亡の調査分析モデル事業」が開始された．厚生労働省は「医療事故に係る調査の仕組み等に関する基本的なあり方」を報告し（2013 年 7 月），ここで医療事故調査に関する第三者機関設立を合意し，厚生労働省が同法に関する解釈を明確にした．

この結果，2014 年 6 月の第 6 次医療法改正に盛り込まれ（施行は 2015 年 10 月），医療法第 6 条の 10 では，病院や診療所の管理者は，医療事故が発生した場合には，遅滞なく，必要な事項を医療事故調査・支援センター（以下，センター）に報告するとともに，遺族等に説明しなければならないこと，同 11 では原因究明のために必要な調査（医療事故調査）を行わねばならないことが規定された．

(2) 医療事故調査の流れ（図3.4.17）

「医療事故とは，当該病院等に勤務する医療従事者が提供した医療に起因し，または起因すると疑われる死亡または死産であって，当該管理者が当該死亡また死産を予期しなかったものとして厚生労働省令が定めるものをいう．」と定義されている．すなわち，病院等の管理者が診療記録等から死亡が予期される（① 患者等へ事前に説明していたもの，② 診療録等に記録していたもの，③ 救急あるいは繰り返しの医療など）と判断される場合は対象外となる．なお，ここでいう「医療」とは，**表 3.4.5** に示す内容をいう．

本制度の対象症例と判断した場合には，遺族への説明の後，センターに報告して医療事故調査を開始する．調査結果について遺族に説明した後，センターに結果報告書を提出する．なお，医療機関あるいは遺族からの依頼があれば，センターも調査を行う．

医療事故調査は，以下の項目を必要な範囲で選択して行う．

・診療録その他の診療に関する記録の確認
・当該医療従事者からの事情の聴取
・その他の関係者からの事情の聴取
・解剖あるいは死亡時画像診断（Ai）
・使用医薬品，医療機器，設備等の確認
・血液又は尿等検査
　センター調査報告書の項目は，
・日時・場所・診療科
・医療機関名，所在地，連絡先
・医療機関の管理者
・患者情報（性別・年齢等）
・医療事故調査の項目，手法及び結果
　−調査の概要
　−臨床経過
　−原因を明らかにするための調査の結果
　−再発防止策

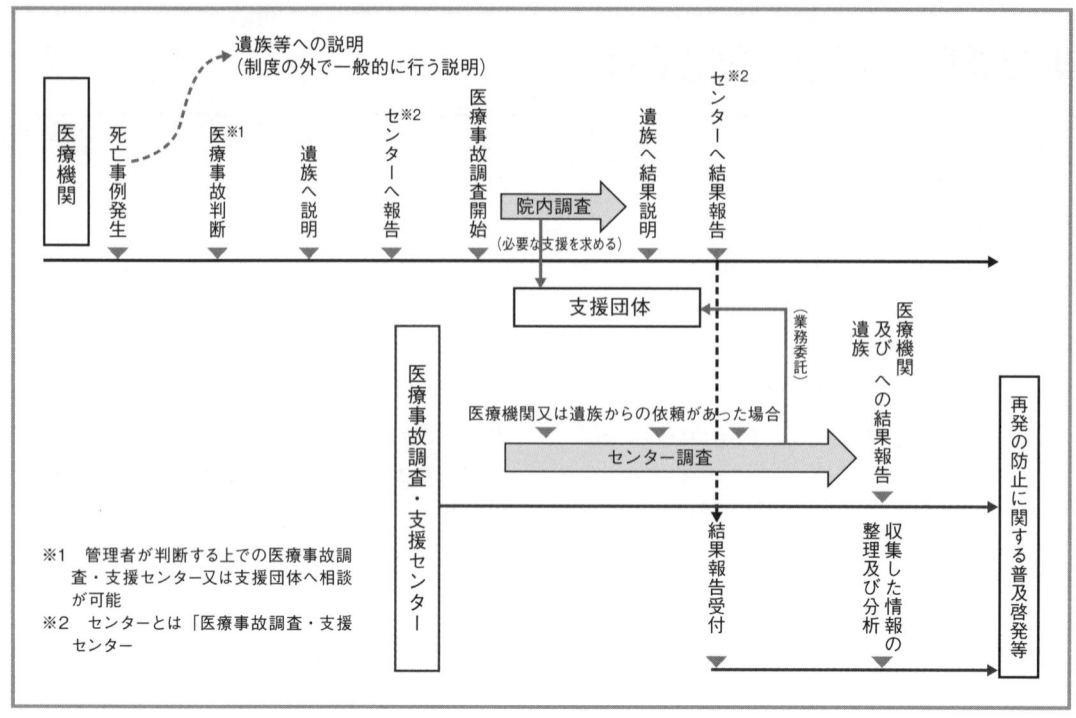

図3.4.17 医療事故にかかわる調査の流れ

表3.4.5 医療に起因する（疑いを含む）死亡または死産の考え方

「医療（下記に示したもの）に起因し，又はすると疑われる死亡又は死産（①）」	① に含まれない死亡又は死産（②）
（1）診察 ・徴候，症状に関連するもの （2）検査等（経過観察を含む） ・検体検査に関連するもの ・生体検査に関連するもの ・診断穿刺・検体採取に関連するもの ・画像検査に関連するもの （3）治療（経過観察を含む） ・投薬・注射（輸血含む）に関連するもの ・リハビリテーションに関連するもの ・処置に関連するもの ・手術（分娩含む）に関連するもの ・麻酔に関連するもの ・放射線治療に関連するもの ・医療機器の使用に関連するもの （4）その他（管理者が判断） ・療養に関連するもの ・転倒・転落に関連するもの ・誤嚥に関連するもの ・患者の隔離・身体的拘束／身体抑制に関連するもの	左記以外のもの 〈具体例〉 （1）施設管理に関するもの ・火災等に関連するもの ・地震や落雷等，天災によるもの ・その他 （2）併発症（提供した医療に関連のない，偶発的に生じた疾患） （3）原病の進行 （4）自殺（本人の意図によるもの） （5）その他 ・院内で発生した殺人・傷害致死，等

＊医療の項目には全ての医療従事者が提供する医療が含まれる．
＊①，② への該当性は，疾患や医療機関における医療提供体制の特性・専門性によって異なる．

である.

遺族に対しては，以下の事項をわかりやすく説明しなければならない.

・医療事故のセンターへの報告事項
・制度の概要
・院内事故調査の実施計画
・必要に応じて解剖または死亡時画像診断（Ai）の具体的実施内容など
・血液等の検体保存が必要な場合の説明

なお，医療事故調査を行う際の留意点として，以下のことが挙げられている.

・本制度の目的は医療安全の確保であり，個人の責任を追及するためのものではないこと
・調査の対象者については，当該医療従事者を除外しないこと
・医療事故調査は医療事故の原因を明らかにするために行うものであること
・調査の結果，必ずしも原因が明らかになるとは限らないこと
・再発防止は可能な限り調査のなかで検討することが望ましいが，必ずしも再発防止策が得られるとは限らないこと

(3) 医療事故調査・支援センター

日本医療安全調査機構は，医療事故調査・支援センターとして，医療事故調査の相談・支援，院内調査結果の整理・分析，医療事故の再発防止のための普及・啓発活動を行っている.

2017年の状況をみると，相談件数は，140～180件／月で，そのうち医療機関からの相談が約6割，残りが遺族からである．遺族からの相談内容で最も多かったのは「医療事故報告対象の判断」で，遺族の求めに応じて医療機関に伝達したのは21件であった．センターで合議が行われたのは74件で，うち報告を推奨すると助言したのは37件であった.

2017年の医療事故発生報告件数は370件であり，20～40件台／月で推移していた．院内調査結果報告は，院内で調査が終了した医療機関から順次報告され，321件の報告があった．このうち，解剖の実施は133件，Aiの実施は115件であり，解剖あるいはAi，または両方を実施した総件数は191件と約6割にのぼる.

医療事故の再発防止に向けた提言としてはこれまでに，

・中心静脈穿刺合併症に係る死亡の分析
・急性肺血栓塞栓症に係る死亡事例の分析
・注射剤によるアナフィラキシーに係る死亡事例の分析
・気管切開後早期の気管切開チューブ逸脱・迷入に係る死亡事例の分析
・腹腔鏡下胆嚢摘出術に係る死亡事例の分析
・栄養剤投与目的に行われた胃管挿入に係る死亡事例の分析

がまとめられている.

（仲野俊成）

3.4.4 薬剤投与の安全確保

医療機関においては，医薬品にかかわる安全管理のための体制の確保が必須となる．医薬品の使用にかかわる安全な管理のための責任者（医薬品安全管理責任者）の配置，医療スタッフに対する医薬品の安全使用のための研修の実施，医薬品の安全使用のための業務に関する手順書の作成および当該手順書に基づく業務の実施，そして，医薬品の安全使用のために必要となる情報の収集，その他の医薬品の安全使用を目的とした改善のための方策の実施が挙げられる.

(1) 医薬品安全管理責任者[29]

医薬品安全管理責任者は病院等の管理者の指示のもとに，医薬品の安全使用のための業務に関する手順書の作成，医療スタッフに対する医薬品の安全使用のための研修の実施，医薬品の業務手順書に基づく業務の実施，そして，医薬品の安全使用のために必要となる情報の収集，その他の医薬品の安全確保を目的とした改善のための方策を実施する．なお，病院および患者を入院させるための施設を有する診療所においては，安全管理委員会との連携のもと，実施体制を確保することとされている．

(2) 医薬品の安全使用のための研修

医療スタッフに対する医薬品の安全使用のための研修の実施としては，医薬品の有効性・安全性に関する情報，使用方法に関する事項，医薬品の安全使用のための業務に関する手順書に関する事項，そして医薬品による副作用等が発生した場合の対応（施設内での報告，行政機関への報告等）に関する事項が挙げられる．

(3) 医薬品の安全使用のための業務手順[30]

医薬品の安全使用のための業務に関する手順では，病院および患者を入院させるための施設を有する診療所における医薬品業務手順書の作成または変更は，安全管理委員会において協議した上で行うこととしている．さらに，病院等で用いる医薬品の採用・購入に関する事項，医薬品の管理に関する事項（例＝医薬品の保管場所，薬事法（昭和35年法律第145号：現薬機法）などの法令で適切な管理が求められている医薬品（麻薬・向精神薬，覚せい剤原料，毒薬・劇薬，特定生物由来製品等）の管理方法），患者に対する医薬品の投薬指示から調剤に関する事項（例＝患者情報（薬剤の服用歴，入院時に持参してきた薬剤等）の収集，処方箋の記載方法，調剤方法，処方箋や調剤薬の監査方法），患者に対する与薬や服薬指導に関する事項，医薬品の安全使用にかかわる情報の取扱い（収集，提供等）に関する事項，他施設（病院等，薬局等）との連携に関する事項を挙げることができる．また，医薬品業務手順書は，作成後も必要に応じて見直しを行う必要がある．

医薬品業務手順書に基づく業務では，医薬品安全管理責任者に対し，医療スタッフの業務が医薬品業務手順書に基づき行われているか定期的に確認し，確認内容を記録することとしている．

(4) 医薬品安全使用のための情報

医薬品の安全使用のために必要となる情報の収集，その他の医薬品の安全使用を目的とした改善のための方策では，医薬品安全管理責任者に対して，医薬品の添付文書の情報のほか，医薬品製造販売業者，行政機関，学術誌等からの情報を広く収集し，管理するとともに，得られた情報のうち必要なものは当該情報にかかわる医薬品を取り扱う医療スタッフに迅速かつ確実に周知徹底を図ることとしている．

(5) 薬剤投与の安全確保のためには[31]

医薬品の添付文書には，「用法・用量」が定められている．そこには，「経口」や「皮下注射」などの投与経路も規定されている．これは，医薬品の安全性・有効性を確保するために守らなければならない規定である．日本医療機能評価機構では，添付文書上に記載された用法とは異なる経路で薬剤を投与した事例が2010年1月から4例報告されていたことが分かった．

同機構では「医療安全情報」を発出するとともに，「薬剤の準備時・投与直前の6つのR」（フォローを含む）を確認するよう，注意を呼び掛けている．

① 正しい患者（Right Patient）
② 正しい薬剤（Right Drug）
③ 正しい目的（Right Purpose）

④ 正しい用量（Right Dose）

⑤ 正しい用法（Right Route）

⑥ 正しい時間（Right Time）

　医薬品の「物の安全」から「使用の安全」に対する取り組みの重要性が認識されている．医療事故防止に向け，人の目に頼ることから，バーコードを活用したチェックシステムへ移行するなど，本格的な取り組みが始まった．医療事故の多くがヒューマンエラー（人為的過失）に起因することは明らかである．医療事故の要因に関して，多くの医療機関は次の3点を挙げている．

① 医薬品の名称に起因するもの

② 医薬品の外観の類似性に起因するもの

③ 医薬品・医療機器の使用方法に起因するもの

　この中では医薬品の名称に起因する医療事故が大きな比率を占めており，名称が類似する製品の取り違えや，薬効が類似する製品の取り違えが多くなっている．医療事故を防止するためには，多面的な取り組みが必要である．処方オーダリングシステムでは医師の処方作成時に用量超過の警告，同一成分や同種・同効薬の重複処方の警告，薬物間相互作用による禁忌薬の警告，さらに注射抗がん剤のレジメンオーダシステム，処方した薬剤に対する検査依頼の有無などのチェックシステムが構築され稼働している[32]．

（折井孝男）

3.4.5　IT化・情報機器における安全確保

(1) 患者の健康被害を避けるために講ずるべき安全確保策

　医療のIT化の最たるものである電子カルテシステムにおける安全確保については，患者リストバンドにICタグやバーコードを用いた患者認証や各種オーダ内容と実施時点での突合チェックシステムなどにおいて，薬剤投与が最も患者の安全に関与する頻度が高いと考えられるが，これについては他の項で述べているので，ここでは割愛する．近年では，とくに抗がん剤の投与に関して医療スタッフに対する暴露防止の観点から，厳密なプロトコルに則った投与しか許されていないが，在宅医療における患者の家族に対する暴露防止については，十分整備されているとはいえない．また，研修医単独でのオーダを許さないなどの特異的なシステムが多く稼働している．

　輸液ポンプやシリンジポンプなどの医療機器を用いて注射薬を使用する場合，機器IDと混注された点滴バッグやシリンジに本体バーコードを貼付し，注射オーダと突合することで，患者誤認や誤薬防止に役立てることができるが，流量，予定量の設定ミスの防止については，目視確認に頼らざるを得ない状況にある．

　薬剤投与以外に，患者の安全に直接的に関与するシステムとしては，放射線治療計画装置と放射線治療装置がある．これらは設定の誤り，ソフトウェア動作確認の誤りにより，患者に計画を越えた照射もしくは計画に達しない照射を行う可能性がある．現在，多くの放射線治療関連のシステムは，電子カルテシステムと直接的に接続されていないので，電子カルテシステムの管理者サイドで，本システムの問題に対処することは少ないが，そのような運用上の危険性を認識しておく必要がある．

(2) ネットワークに接続された医療機器の安全確保策

現在，さまざまな医療機器がネットワークを介して接続されている．具体的には放射線機器・超音波機器・内視鏡機器・検体検査機器などが挙げられるが，機器自体がワークステーション（WS：Workstation）やゲートウェイ（GW：Gateway）と呼ばれるコンピュータ機器と接続されていることも多い．仮に機器自体がネットワークに接続されていても，当該機器はワークステーションやゲートウェイとのみ通信し，他の情報機器に影響を与えたり，与えられたりすることは少ないものの，海外ではウイルスに感染した事例も確認されている．

また，バイタルモニタや人工呼吸器に関する情報の送受信が行われているケースがある．たとえば，心電図モニタの波形を電子カルテの端末に表示するケースや，人工呼吸器のアラームを PDA などの端末に自動的に送信するケースなどがみられている．モニタ波形や人工呼吸器のアラームについては，医療機器自体が発するもので，医薬品医療機器等法（旧薬事法）※の元で承認・認証（以下，まとめて認可とする）を受けた医療機器自体の機能として解釈される．これを TCP ／ IP などのネットワーク上に送信する場合は，その送信機能自体が薬事認可対象に明確に含まれていない限り，医療機器の機能そのものとは解釈されない．

したがって，これらの通信機能は薬事の認可対象とはならないという見方が一般的である．仮にこれらの機能を認可対象と考えると，この機能を実現するための種々のシステムが薬事規制を受けることとなってしまい，スイッチングハブやネットワークケーブルなどが認可時の要件を満たしているか，厳しく対応を迫られてしまう．現実的には通常のネットワークシステムは複数の通信を同時に処理しており，たとえば薬事的に即時性を求められている機器であっても，十分な即時性を保証することは難しい．あらためて結論するに，ネットワーク機器自体を薬事規制対象に含めるという考え方は現実的ではない．

単体プログラムを医療機器の一部として扱うことは医薬品医療機器等法の大きな改正点の一つであるが，この施行により，システム全体を医療機器として認定する必要がなくなり，そのプログラム自体が目的とする機能を適正に実現していればよいという規制範囲の特定が可能となり，適正に薬事規制が行われることが期待される．

また，厚生労働省「医療情報システムの安全管理に関するガイドライン（第5版）」や総務省，経済産業省，IoT 推進コンソーシアムが策定した「IoT セキュリティガイドライン」において，近年，IoT 機器（センサなどで自動的に情報を取得し，若しくは他の機器が自動的に取得した情報を中継し，ネットワークを通じて他の医療情報システムに送信する機器）によるハッキングやセキュリティの甘さが指摘されており，導入前に安全を検証する必要がある．

(3) 医療機関のネットワーク自体の安全確保策

医薬品医療機器等法は基本的には医薬品や医療機器の製造・販売などを行う業者に対しての規制を目的とした法律である．この法律の主たる対象はこれらの業者であるが，医療機関・医

※「医薬品医療機器等法」は，薬事法を改正する形で，平成26年11月25日付で施行された法律で，正式名称は「医薬品，医療機器等の品質，有効性及び安全性の確保等に関する法律」である．従来の薬事法の規制が十分でなかった点への対処として，診断・治療用途を持つ単体プログラムを医療機器として扱うほか，医療機器の認証（規制当局による承認ではなく，基準をクリアしていることを第三者認証機関による認証のみで，製造販売等が可能となる）範囲の拡大，再生医療等製品の特性を踏まえた規制の構築など，とくに薬以外の規制方法について，大幅な改正が行われた．これにより薬事法という法律名称はなくなったが，これらの規制業務は依然として「薬事規制」と呼ばれている．

療従事者に関係がない訳ではない．では，医療機関のネットワーク自体の安全確保は誰の責任か，と問われれば，それは医療機関自身ということになる．「医薬品医療機器等法」は，薬事法を改正する形で，平成 26 年 11 月 25 日付で施行された法律で，正式名称は「医薬品，医療機器等の品質，有効性及び安全性の確保等に関する法律」である．従来の薬事法の規制が十分でなかった点への対処として，診断・治療用途を持つ単体プログラムを医療機器として扱うほか，医療機器の認証（規制当局による承認ではなく，基準をクリアしていることを第三者認証機関による認証のみで，製造販売等が可能となる）範囲の拡大，再生医療等製品の特性を踏まえた規制の構築など，とくに医薬品以外の規制方法について，大幅な改正が行われた．これにより薬事法という法律名称はなくなったが，これらの規制業務は依然として「薬事規制」と呼ばれている．

国際的には，医療機関のネットワークの安全性について，「医療機器を組み込んだ IT ネットワークへのためのリスクマネジメントの適用　第一部：役割・責任・活動」（IEC80001-1）という規格がある．

これは，これまでの医療機器製造業者側が行うリスクマネジメントとは異なり，ユーザーである医療機関側が主体となって，医療機器製造業者や IT プロバイダと連携して行うリスクマネジメント規格であり，これは，医療機関の責任部門に対して IT ネットワークの導入や変更

時にリスクマネジメントの実施を要求するものである．

前述したように，情報ネットワーク上に依存する形で，医療機器の機能が実現している可能性は少ないと考えられる．しかし，直接的または間接的に医療機器がネットワーク上に接続されていることは事実で，ある機器の不具合が何らかの形で他の機器に悪影響を及ぼす可能性を考慮しなくてはならない．この場合の不具合としてはネットワーク上の技術的な脅威（ウイルスや不正アクセス）などから，医療従事者などによる不適切な機器の操作まで，さまざまな状況を想定し，それによる影響の度合いを検討し，院内の医療スタッフが周知すべきである．これがリスクマネジメントである．この規格は規制のためのものではなく，医療機関の情報ネットワークシステムにおける安全性の向上を目的としたものである．したがって，医療機関は医療機器または電子カルテがその機能を安定して発揮できるように責任を負うという考え方が明確になったと理解するべきである．たとえば，前述の単体プログラム医療機器を院内で稼働する際，どのようなハードウェアを背景として稼働させるか，販売業者から提示される動作環境（いわゆるソフトの動作環境と同様）への対応の検討が必要となり，責任を負う必要がある．これは通常の医療機器に置き換えると，その医療機器の動作が保証される動作環境（室温や湿度など）を医療スタッフが使用してはじめて，医療機器が正常に動作するのと同様である．

3.4.6 医療安全と医薬品医療機器等法

(1) 薬事規制と医療安全

医薬品や医療機器を安全に使用することは，医療安全のなかで大きな部分を占める点である

と考えられる．

医薬品が患者に与えるリスクとしては，
・医薬品の供給者の業務に起因するリスク
　医薬品が供給された時点で，承認された規格

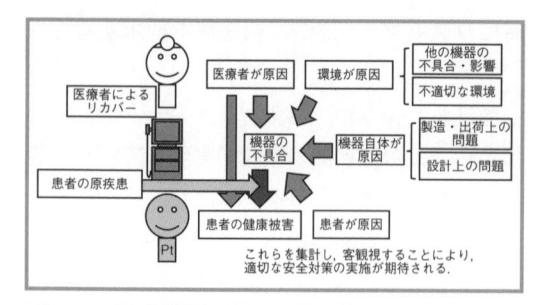

図3.4.18 医療機器で起きる不具合

を満たしていないことによって発生するリスク（製造・滅菌・運搬・保管・管理など）

・医療者の業務に起因するリスク

医療者が患者に医薬品を提供する時点のリスク（保管・管理方法・用法／用量・患者への手渡し）

・患者の使用状況に起因するリスク

患者が医薬品を使用する時点のリスク（保管・管理方法・用法／用量）

・医薬品自体のリスク

注意していても避けにくい副作用などのリスク

といったものが挙げられる．

次に，医療機器使用時のリスクについて検討する．医療機器使用時のリスクは医薬品よりも複雑である．医療機器の場合には，機器自体に起因する問題点（不具合や不適正使用と称する）があったかどうかと，患者や医療スタッフなど人に健康被害があったかどうかの2つの点で事象を記載する．

① 医療機器の不具合・不適正使用の原因
- 環境（他の機器の影響・不適切な環境での使用）
- 機器自体の問題（製造／出荷上の問題・設計上の問題）
- 医療者（不適切な使用の影響）
- 患者（体型・体質など）

② 患者や医療スタッフの健康被害の原因
- 機器の不具合
- 医療者の不適切な使用
- 患者の不適切な使用・行為
- 患者の原疾患

これらの原因の一つもしくは複数により，機器の不具合や患者の健康被害が発生する．仮に同じ不具合に対しても，患者の病態によって，発生する健康被害の度合いは違う可能性がある．時には，医療機器に不具合がなくても，患者が死亡など重大な転帰をたどることがある．これらの複数の原因により患者に被害が発生する点は，医薬品でも同様であるが，医療機器の場合にはそれぞれの関与の度合いが客観的に表現しにくく，また後から同様の不具合が再現しにくいことが分析を難しくする（**図3.4.18**）．

以上のように，とくに医療機器では個々の症例を詳しく分析しても，当該医療機器の安全性を客観的に評価することが難しいが，多数の症例を蓄積して比較を行うことによって原因究明に繋がる可能性がある．たとえば，ある医療機器使用時の患者死亡例が多いか少ないかの判定は，仮に重症例に使う医療機器であれば，そうでない医療機器より重篤になることが予想されるが，当該医療機器自体の問題より，元々死亡率の高い患者を対象にしているのか判断しにくい．しかし，同種同効の医療機器を比較すれば，データ収集のポリシーが同一である限り，死亡率の比較が可能となり，各医療機器の改善の必要性について検討しやすくなる．

(2) 医療機関の安全性報告

薬事規制において，医療機関の義務とされているものの一つに副作用・不具合などの報告がある．「医薬品医療機器等法（平成25年に旧薬事法の改正により施行開始）」の第六十八条の十の2では「薬局開設者，病院，診療所若しくは飼育動物診療施設の開設者又は医師，歯科医師，薬剤師，登録販売者，獣医師その他の医薬関係者は，医薬品，医療機器又は再生医療等製品について，当該品目の副作用その他の事由によるものと疑われる疾病，障害若しくは死亡の

発生又は当該品目の使用によるものと疑われる感染症の発生に関する事項を知った場合において、保健衛生上の危害の発生又は拡大を防止するため必要があると認めるときは、その旨を厚生労働大臣に報告しなければならない」とある。これは旧薬事法の時期から10年程度施行されている条項であるが、医療機関からの報告件数は顕著には増えていない。製造販売業者は副作用・不具合の報告義務を果たすべく、医療機関で発生した副作用等について、業者を介して厚生労働省に報告が行われているものの、医療機関、製造販売業者とも報告されていない事象があるとすれば、国民の医薬品などの安全使用に関して重大な隠蔽行為であることを認識する必要がある。前項で述べたように、医薬品や医療機器は、市販後の安全情報収集が、それらの安全使用に関する知見を得る重要な手段であるからである。

(3) 医薬品の安全対策に資する疫学的手法

厚生労働省と医薬品医療機器総合機構（PMDA）は、複数の医療機関の電子カルテのデータをSS-MIX標準ストレージを介して、データの統一的な検索を可能とするシステムを開発した。対象となるデータは、各病院の電子カルテなどにある、
・傷病情報（傷病名等）
・処方・注射情報
・検体検査情報
・放射線検査情報、生理検査情報、食事情報
DPC・レセプトデータとしての、
・傷病情報（主傷病名など）
・入退院情報
・診療行為情報
・初診日、投薬内容の時系列
といったデータである。これらをSS-MIX形式でデータ表現形式を整え、またICD-10、HOTコード、JLAC10コードなどにより、標準コードでの検索ができるようにした。これに統一した検索エンジンを用いて検索することにより、同一の検索式を複数の医療機関に同時に適用し、短期間に大量の情報抽出・集計を行うことが期待できる。

平成27年の時点では、7つの病院、3つの病院グループを接続し、その運用テスト中である。最終的には医療機関の数を増やし、1,000万人規模の患者情報の集計をすることを目標としている。

（横井英人、酒井順哉）

3.4.7 医療機器・設備の安全管理

(1) 医療機器の内訳と管理部門

近年、医療機関において医療機器の的確な選択と使用は、良質な治療・手術・検査を遂行する上で不可欠なものとなってきた。さらに、長期間にわたって使用される医療機器は、いつでも必要な時に正常に動作するよう、適正な保守管理が行わなければならない。このような観点から、医療機関において医療機器の保守管理を効果的・計画的に実践するME管理部門が設置されるようになった。

厚生労働省は、薬事法において医療機器を「医療用具」と平成17年3月31日まで呼称していたが、同年4月1日施行の薬事法（現在の医薬品医療機器等法）改正により、「医療機器」の名称に改めた。これにより医療機器は、その機器の人体などに及ぼす危険度に応じ、国際基準GHTFルールに基づき国際的な分類に準拠

した．厚生労働省は，医薬品医療機器等法において医療機器を「高度管理医療機器」，「管理医療機器」，「一般医療機器」に分類するとともに，これらの医療機器を縦断するように「特定保守管理医療機器」，「生物由来製品（特定生物由来製品を含む）」に分類した．

「高度管理医療機器」には，人工透析器，人工呼吸器，輸液ポンプ，ペースメーカー，バルーンカテーテル，人工心臓弁，心血管用ステントなどが該当する．

「管理医療機器」には，MRI，X線撮影装置，超音波診断装置，心電計，電子式血圧計，電子内視鏡，消化器用カテーテル，補聴器などが該当する．

「一般医療機器」には，X線フィルム，体外診断機器，手術用鋼製小物，手術用ガーゼ，ネブライザー，手術用照明器，歯科技工用機器などが該当する．

「特定保守管理医療機器」とは，医療機器のうち，保守点検，修理その他の管理に専門的な知識および技能を必要とすることから，その適正な管理が行われなければ疾病の診断，治療または予防に重大な影響を与えるおそれがあるものとして，厚生労働大臣が薬事・食品衛生審議会の意見を聴いて指定するものをいう．

「生物由来製品」とは，人その他の生物に由来するものを原料または材料として製造をされる医薬品，医薬部外品，化粧品または医療機器のうち，保健衛生上特別の注意を要するものとして，厚生労働大臣が薬事・食品衛生審議会の意見を聴いて指定するものをいう．また，「特定生物由来製品」とは，生物由来製品のうち，販売し，賃貸し，または授与した後において当該生物由来製品による保健衛生上の危害の発生または拡大を防止するための措置を講ずることが必要なものであって，厚生労働大臣が薬事・食品衛生審議会の意見を聴いて指定するものをいう．

以上の医療機器分類は，医薬品医療機器等法

による分類であるが，従来から医療機関では医療機器，医療材料，医療器械に大別しており，保守管理はそれぞれの部門で実施してきた．一般に，放射線装置は放射線部門で，ME機器は臨床工学部門で，検査機器は臨床検査部門で，医療材料は材料部門やSPD部門で，医療器械は手術部門や材料部門で管理されている．

さらに，医療機器には該当しないが，医療機器の駆動源となる「医用電気設備」や，医療ガスの供給源となる「医療ガス設備」についても併せて保守管理が必要となる．

(2) 医療機器の安全管理と所在管理

医療機器は医薬品とは異なり，使用方法が複雑であるだけでなく，複数の患者に何度も使用するため，医療スタッフの適正使用とともに老朽化に伴う保守点検が不可欠となる（**表3.4.6**）．

したがって，医療機器は規定の点検間隔で保守点検が行われている必要がある．しかしながら，適切に保守点検が行われていてもなお，臨床使用において医療機器のトラブルや故障は発生する．そのような場合は，その都度，機能点検を実施し，安全を確保する必要がある．

医療機器のトラブル原因の約2/3が不適正使

表3.4.6 医療機器・医療材料使用上のリスク比較[33]

	医療機器	医療材料
使用方法	主にRe-Use	主にSingle Use
識別確認方法	目視で確認	目視やバーコード
保守点検の必要性	必要なものが多い	不要なものが多い
使用に伴う老朽化	発生あり	なし
不適正使用原因	複雑な操作操作手順の間違い	緻密な操作
不具合の再現性	可能な場合が多い	特定が難しい
主な医療事故原因	不適正使用，老朽化の放置	構造上の欠陥滅菌不良
不具合発生頻度	単体毎に散発的	ロット単位で連続

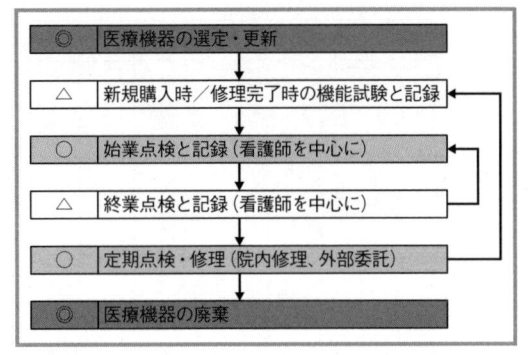

図3.4.19 医療機器安全使用のための運用[33]
注：図中の◎はすべての医療機関で実施の業務，
○はほとんどの医療機関で実施の業務，
△は一部の医療機関でのみ実施の業務を示す．

用であることは多くの研究報告で明確になっている．そのため，医療スタッフに対する安全教育が重要となる．

医療機器自体の安全性を確保するためには，
① 医療機器の選定・更新計画
② 新規購入時／修理完了時の機能試験
③ 始業点検
④ 終業点検
⑤ 定期点検・修理
⑥ 医療機器の破棄
が連動して機能することが必要となる（**図3.4.19**）．

医療機器の選定・更新計画においては，多くの機種を購入するのではなく，少ない機種に限定して購入することが有用である．

医療機器の更新から廃棄までのライフサイクルにおいて，医療機器を安全に使用するために必要な業務をまとめると**図3.4.19**のようになる．新規購入時および修理完了時の機能試験は，安全性確認のため，すべての医療機関で行われるべき業務と考える．

多くの医療機関では，臨床現場で使用する医師の好みにより機種が決定される場合が多いが，デモ機器を使用した臨床面での評価に加え，医療機器の電気的安全性や構造・原理などの製品仕様などの評価を含めて，検討する必要がある．

この際，選定委員会には，使用する医師だけでなく，使用・管理に関わる看護師，臨床工学技士を参加させることが重要である．

また，医療機器を院内で効果的に利用するには，部門ごとに異なった機種を保有するのではなく，ME室に統一した機種を中央管理することが，保守点検の効率性および部品のストックを考慮すると望ましい．

次に，医療機器を使用する際には，始業点検，終業点検などの日常点検が必要であり，使用当事者となる医師・看護師によって行われることが重要である．

一方，医療機器の機能や性能を定期的に点検する保守点検は，臨床工学技士または外部の委託業者によって行い，安全性を定期的に確認する必要がある．保守点検の期間間隔は，取扱説明書の保守点検の記載内容とともに，使用頻度や運転時間によって医療機器ごとに決定すべきである．

なお，保守点検においては，添付文書や取扱説明書に準拠して点検することが基本となる．この際，医療機器をID管理するため，従来，機器ごとにID識別ができるように備品番号や機番ラベルを貼付するとともに，医療機器カルテを作成し，保守点検・修理の履歴を保存していた．しかし，備品番号や機番ラベルでは，機器貸出や保守点検の作業が煩雑となるため，機器ごとにID識別ができるバーコードを貼付した機器管理システムが比較的大きな病院では一般化している．また，保守点検・修理履歴をデータベース化することによって，同一機種のトラブルの発生傾向の把握や点検時の重点項目の明確化を行うのに有効な手段となっている．

次に，医療機器を病棟や手術室などに貸し出しする際には，中央管理する上で，貸し出し依頼部門（部署名，部署コード，病室番号，貸し出し担当者名など）と使用患者属性（患者氏名，患者ID，男女，年齢，感染症など）と貸し出し種別（長期・短期貸し出し，緊急貸し出しな

ど）を明確にし，記録として残す必要がある．とくに，医療機器の貸し出し管理には，医療機器の返却を延滞することが発生しないよう，督促連絡を行う工夫が必要であろう．

厚生労働省は平成20年3月，「医療機器等へのバーコード表示について」（医政経発第0328001号）を通知し，製造販売業者および製造業者から医療機関までの流通管理を精緻化し，物流の効率化，高度化および医療事務の効率化並びにトレーサビリティの確保および医療事故の防止を推進するため，販売（包装）単位および個装（最小梱包）単位で商品コード，有効期限／使用期限，ロット番号／シリアル番号をGS1-128バーコードで医療機器に貼付することを推奨した．厚生労働省医政局経済課が2015年4月に発表した医療機器等における情報化進捗状況によると，バーコードの貼付率は特定保険医療材料で9割以上，高度管理医療機器などで7割程度となっているものの，特定保守管理医療機器では3割程度に留まっている[34, 35]．

しかし，米国FDAが2013年にUDI（Unique Device Identification）法制化に踏み切り，2020年までに米国で市販流通するほぼすべての医療機器本体にバーコードを貼付することが義務付けられたことから，米国製品を輸入しているわが国においても本体に直接バーコードが貼付された医療機器が急増することになる（**図3.4.20**）．

また，欧州連合（EU）においても医療機器（MD）・体外診断用医療機器（IVD）UDI規則が2017年4月5日に欧州議会で承認されたことを受け，EU各国では2020年からUDIの設定，EUDAMEDの登録後，2021年にクラスⅢ，2023年にクラスⅡ，2025年にクラスⅠのUDI表示が義務化されることになった．

このことから，わが国においても海外医療機器を中心にGS1-128バーコード本体表示が急増することが予想され，トレーサビリティ確保の観点から，院内医療機器管理にも使う有用性が見えてきた．

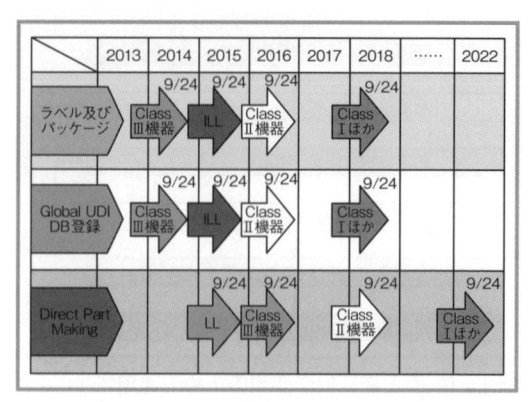

図3.4.20 FDAによる医療機器UDI規制施行スケジュール

注1：ILL：埋込機器，生命維持装置，延命装置，LL：生命維持装置，延命装置
注2：Class ⅠほかのDPMについては，2000年から2002年9月24日までと延期になった．

(3) 医用電気設備・医療ガス設備の安全管理

ME機器を使用する際，病院の医療関連設備（医用電気設備，医療ガス設備，空調設備）や使用環境が適正な条件であるかをME管理部門が中心になり確認し，問題があれば改善する必要がある．

とくに，医用電気設備については，供給電圧，医用接地抵抗，コンセントの保持力，非接地電源回路のアイソレーション・トランスおよび漏れ電流監視装置の動作確認，停電対策としての非常用電源のコンセント色の統一と通電時間の確認などを定期的に点検する必要がある．また，医療機器を通常使用した状態において，どの程度の電圧と電流が消費しているかを確認し，使用可能な電流値からコンセントに接続する医療機器はあらかじめ決めておく必要がある．

次に，医療ガス設備（酸素，笑気，圧縮空気など）については，昭和63年に医療ガス設備の安全管理を図り，患者の安全を確保することを目的として，厚生労働省が「診療の用に供するガス設備の保安管理について」（健政発第410号）を通知し，医療機関において医療ガス安全・管理委員会の設置とともに，保守点検業務

の監督責任者，実施責任者の配置を義務化した．

しかし，多くの病院では医療ガス安全・管理委員会が組織されているものの，十分に機能しておらず，外部医療ガス業者に設備点検を委託する傾向にある．このようななか，医療ガスによる爆発・火災，ガス途絶・圧力低下，ガス取り違い・誤接続，その他の事故が続いており，ME 管理部門による定期点検や医療スタッフへの安全教育の役割は増大している．

（酒井順哉）

3.4.8 　医療関連感染の予防と制御

(1) 医療関連感染とは

医療関連感染（HAI：Healthcare-associated Infection）とは，病院に限らず，外来，高齢者介護施設，在宅などのあらゆる医療現場において医療に関連して患者や医療従事者に起こり，医療サービスが開始されたときには，潜伏も発症もしていない感染症のことをいう．わが国では，主に行政やマスコミが現在も院内感染という用語を使用している．しかし，2004 年に米国疾病対策センター（CDC：Centers for Disease Control and Prevention）は，医療に関連して発生する感染症のリスクは，病院以外にも存在し，院内感染という言葉が医療の現状を反映していないという考えから，医療関連感染を用いることを提唱した．これを受けて，現在わが国の主要な学会は，院内感染に代わり医療関連感染を使用している．

(2) 医療関連感染予防と制御のための組織と機能

日本の医療機関における医療関連感染予防と制御（以下，感染対策という）の組織は，感染対策に関する審議を行う感染対策委員会（ICC：Infection Control Committee）と感染対策の実働を担う感染対策チーム（ICT：Infection Control Team）から構成されるのが一般的である．

ICT は，医師，看護師，薬剤師，臨床検査技師，事務職員など，さまざまな職種によって構成される．大規模病院では，ICT の中核となる専従者が 1 名以上配置されていることが多い．わが国では，職種別に感染対策担当者の資格認定制度があり，感染管理認定看護師，感染症看護専門看護師，感染制御認定薬剤師，感染制御専門薬剤師，感染制御認定臨床微生物検査技師，インフェクションコントロールドクターなどの制度がある．

医療機関において感染のリスクを低減するために，ICT はリスクアセスメントを行う必要がある．リスクアセスメントとは，医療関連感染リスクの種類や程度を数値化し，リスクを低減するための対策を導入したうえで，改善状況を確認する継続的な活動である．リスクアセスメントを行う上で重要なポイントは，① リスクを数値化するために，疫学的原則に基づいたサーベイランスを実施すること，② リスクの改善が期待できる科学的根拠に基づいた感染対策を選択し，導入すること，③ 導入した対策が該当するすべての部門で標準的に，また高い頻度で実施されていることを確認すること，の3 点である．このような活動を行うために，ICT の構成員には，感染対策の専門知識を習得，また維持し，組織横断的活動を行うことが求められる．また，そのような活動を行うために必要な業務時間も確保されなくてはならない．

（3）基本的な医療関連感染対策

ここでは，基本的な感染対策の概略のみを紹介する．詳細については，参考文献を参照されたい．

1）標準予防策

標準予防策（スタンダードプリコーション，Standard Precautions）とは，「すべての人の血液，体液，分泌物，汗以外の排泄物，創傷，および粘膜には感染性がある」という考え方に基づいて行う基本的な感染対策のことである．標準予防策には，以下のような具体策が含まれる[37]．

・手指衛生
・個人防護具の使用
・呼吸器衛生／咳エチケット
・腰椎処置の際の感染対策
・安全な注射処置
・患者の配置
・患者に使用した物品の安全な取扱い
・環境への対策
・リネン類などの洗濯
・職員の安全
・安全な蘇生処置

2）感染経路別予防策

標準予防策だけでは伝播を防ぐことが難しい微生物による保菌や感染が疑われる患者には，標準予防策に加えて，感染経路別予防策を実施する．感染経路別予防策には，薬剤耐性菌のように，汚染された手指や器具との接触で伝播する病原体を持つ患者に実施する「接触予防策」，インフルエンザのように，咳やくしゃみの際に生じる飛沫に含まれる病原体が粘膜に付着して伝播する感染症を持つ患者に実施する「飛沫予防策」，結核のように，空気中を浮遊する病原体を吸入することで伝播する感染症を持つ患者に実施する「空気予防策」の3種類がある[37]．

3）医療器具・手技関連感染対策

医療器具や手術などの手技に関連した医療関連感染には，血管内留置カテーテル関連血流感染，尿道留置カテーテル関連尿路感染，人工呼吸器関連肺炎や手術部位感染などがある[38]．これらの医療器具・手技関連感染の予防には，ガイドラインで実施が強く推奨される効果的な対策を導入すること，導入した対策の実施率をモニタリングして改善すること，これらの感染症の発生頻度を明らかにして改善することが必要である[39]．

4）洗浄・消毒・滅菌

洗浄とは，医療器具から汚れを物理的に除去することであり，消毒とは，医療器具や皮膚の表面から有害な微生物または目的とする対象微生物だけを殺すことを指す．また，滅菌とは，芽胞を含むすべての微生物を殺滅することを目指す処理工程のことである[40]．製造元が再生処理可能としている医療器材を使用後は，それぞれの器具を使用する部位や用途に基づいて，洗浄のみ，洗浄と消毒，洗浄と滅菌の中から適切な方法を選択する．

5）施設設備管理

感染対策に関連する施設設備管理には，清掃，廃棄物処理，空調管理，水質管理，建築・改築時の感染対策などが含まれる[41]．いずれも，安全な医療環境を患者，家族，職員に提供するために行われる．

（4）医療関連感染対策に関する制度

わが国では，平成18年の医療法の一部改正により，医療機関の管理者に対する医療安全の体制確保が義務化された．その実施事項の中で，
1）感染対策指針の策定
2）感染対策委員会の開催
3）職員全員を対象にした研修会の実施
4）感染症発生状況の報告と感染対策の推進
が掲げられた．

また医療保険制度の面では，それまでの医療安全対策加算の中に組み込まれていた感染防止対策加算が，平成24年度に独立した入院基本料加算項目として新設された．平成30年度診

療報酬改定では，

1）感染防止対策加算1　390点

2）感染防止対策加算2　90点

3）感染防止対策地域連携加算　100点

4）抗菌薬適正使用支援加算（新設）　100点
とされている[42]．詳細は参考資料を参照されたい．

（坂本史依，入江真行）

医療の外部評価—病院機能評価—

近年，体系的な評価項目を用いた外部評価を実施することにより，病院における医療の質の向上を図り，患者からの信頼を得るための取り組みが多くなされている．外部評価を受けることにより，第三者の目で，公平・公正かつ客観的に病院の問題点を抽出することができ，改善を行うことが可能となる．また一連の受審のプロセスを経て，職員の意識改革が図られるというメリットもある．

(1) 病院機能評価

病院機能評価は，公益財団法人日本医療機能評価機構が実施する，病院の第三者評価事業である．同財団は1995年に設立され，2年間の運用調査を経て，1997年より有料による評価事業を開始した．2019年3月現在，わが国の8,389病院中 2,181病院（26.0 %）が認定されている．審査は，書面審査と訪問審査により行われる．書面審査は，施設基本票，部門調査票，診療機能調査票，経営調査票の4種類の現況調査票からなり，また訪問審査時に使用される評価項目に沿って受審病院が自己評価した結果を提出する．訪問審査は，診療・看護・事務管理担当の評価調査者（サーベイヤ）が，病院の規模に応じて3～9名のチームで，2日間（一般病院3は3日間）現地を訪問し実施する（副機能の審査を同時に実施する場合は，サーベイヤ人数が増加する）．

評価項目 3rd Generation Ver.1.0（2013年4月から適用開始）は，それまでの1つの統合版評価項目をすべての病院に適用する考え方を転換し，病院の機能によって，一般病院1，一般病院2，慢性期病院，リハビリテーション病院，精神科病院，緩和ケア病院の6種類の機能種別を設けた．複合した機能を有する病院では，主たる機能種別の評価項目による審査を必須とし，その他の機能については副機能として扱い，その審査は病院希望により任意としている．2015年4月から Ver.1.1 が適用開始され，2018年4月からは 3rd Generation Ver.2.0 が適用されている．Ver2.0 では，特定機能病院や大学病院を対象とした一般病院3 という機能種別が新設された．

認定の有効期間は5年である．ただし，5年ではその間の改善活動が停滞するとの意見があり，現行の病院機能評価では，認定後3年目に「期中の確認」を実施する仕組みを導入している．

各機能種別の評価項目の構成は，1. 患者中心の医療の推進，2. 良質な医療の実践1，3. 良質な医療の実践2，4. 理念達成に向けた組織運営の4領域からなっている．

1) 第1領域　患者中心の医療の推進

患者の視点に立った良質な医療を実践するうえで求められる病院組織の基本的な姿勢を評価するとともに，患者の安全確保，医療関連感染制御や医療の質の確保に関する構造的側面やPDCA サイクルの評価を行う．

具体的には，患者の意思を尊重した医療の実践として，患者の権利の擁護，説明と同意の適切な実施，セカンドオピニオンへの対応，医療への患者参加の促進，患者支援体制の整備，患

者の個人情報およびプライバシーの保護，臨床倫理的課題への病院としての対応が評価される．また，地域への情報発信，地域の医療関連施設との連携状況ならびに地域における医療教育・啓発活動も評価する．

2) 第2領域　良質な医療の実践1

病院組織として決定された事項が，診療・ケアにおいて確実で安全に実践されていることを評価する領域である．本領域は，院内全体に共通する評価項目と，俗に「ケアプロセス」と称される特定の症例の診療の流れに沿って評価を行う評価項目に大別される．前者は，診療の責任体制とその明示，診療記録の適切な記載，患者安全手順の実践として，患者・部位・検体などの誤認防止，情報伝達エラー防止，薬剤の安全な使用，転倒・転落防止，医療機器の安全な使用，患者急変時の対応が評価対象である．

後者のケアプロセスは，対象とする症例の半数は病院が選択し，残る半数は審査側が選択する．該当患者が来院した経緯から，外来診療，診断的検査の確実・安全な実施，入院の決定，入院診療計画・看護計画の立案とその患者・家族への説明，必要に応じた同意の取得，医療相談への対応，日々の診療・ケアの実践とその記録，投薬・注射の安全な実施，輸血・血液製剤投与の確実・安全な実施，周術期の対応，重症度に応じた診療・ケア，褥瘡の予防と治療，栄養管理と食事指導，症状緩和，リハビリの確実・安全な実施，身体抑制の適切な実施，患者・家族への適切な退院支援と継続した診療・ケアの実施，ターミナルステージへの対応などが評価される．当該症例において該当がない評価項目については，適宜，他の症例で確認する．

3) 第3領域　良質な医療の実践2

確実で安全な診療・ケアを実践するうえで求められる機能が，院内の各部門で発揮されていることを評価する領域である．薬剤管理機能など，すべての病院に求められる部門機能と，放射線治療など，病院によっては保有していない

ことがある部門機能に大別されている．前者は，薬剤管理機能のほか，臨床検査機能，画像診断機能，栄養管理機能，リハビリテーション機能，診療情報管理機能，医療機器管理機能，洗浄・滅菌機能の評価である．後者は，病理診断機能，放射線治療機能，輸血・血液管理機能，手術・麻酔機能，集中治療機能，救急医療機能の評価となっている．

4) 第4領域　理念達成に向けた組織運営

良質な医療を実践するうえで基盤となる，病院組織の運営・管理状況について評価する領域である．大項目としては，病院組織の運営と管理者・幹部のリーダーシップ，人事・労務管理，教育・研修，経営管理，施設・設備管理，病院の危機管理の6項目が用意されている．

組織運営に関しては，組織の理念・基本方針に関する評価があり，管理者・幹部のリーダーシップ，効果的・計画的な組織運営，情報管理および文書管理に関する方針の明確化と有効活用が評価される．情報管理に関しては，医療の質・安全・効率の向上に寄与するシステムの構築が目指され，システム化が計画的に推進されていることが評価される．患者の診療情報が統合的・一元的に管理されていることが原則で，データの真正性，保存性が確保されていることも評価の対象である．なお，情報システムについては，医療安全を確保するための機能や医療の質評価の機能など，他の評価項目に関連して評価される事柄が多く存在する．

また，働き方改革関連法の施行に伴う，人事・労務管理の実態が評価される．

教育・研修に関しては，医療安全，感染制御はもちろん，個人情報保護，患者の権利や臨床倫理，接遇にいたるまで，必要な教育・研修が定期的に実施されているか，また，その参加率や教育・研修効果を高める工夫などが評価される．また，職員個別の能力を把握し，これを高める能力開発の仕組みが機能しているかも評価対象である．医師・歯科医師の臨床研修の状況

や，その他の職種の学生実習の受入れについても評価される．

経営管理については，経営状況の把握と分析，必要な改善策の実施など，財務・経営管理の状況や医事業務，業務委託などが評価される．施設・設備管理では，必要な施設・設備の整備，保守・点検，医療廃棄物の適切な処理などが評価対象である．

病院の危機管理では，災害発生時の具体的な対応がマニュアル化されているか，水・食料・薬品などの備蓄の状況などが評価対象である．日常的な保安業務の実施とその記録，緊急時の連絡や応援体制も評価される．

(2) 合同機構国際認定（JCI）

合同機構国際認定（JCI：Joint Commission International）は，1994年，アメリカで医療施設の医療の質を評価・認証している非営利団体の医療施設認定合同機構（Joint Commission）が国際部門として設立した．

JCIは病院，診療所，在宅ケアなどの介護施設，プライマリケアセンターなどに対して第三者評価を行うだけでなく，職員への教育やアドバイザリーサービスなどを提供している．

JCI認証の基準として，「国際患者安全目標」，「ケアへのアクセスとケアの継続性」，「患者と家族の権利」など1,000以上の調査項目をクリアすることが求められている．2019年1月現在，1,065施設（日本では26施設）が認定を受けている．訪問審査は一般的に医師・看護師・事務担当の評価審査者が数日間かけて行う．認定の有効期間は3年である．

(3) ISO9001（品質マネジメントシステム）

ISO 9001とは，国際標準化機構（ISO）が策定している，組織に関する品質マネジメントシステム（QMS：Quality Management System）に関する規格である．品質マネジメントシステムとは，サービスを提供する品質に関して，あ

る基準以上にあることを管理（マネジメント）するシステムのことである．マネジメントシステムに関する規格としては，他にも環境マネジメントに関するISO14001や情報セキュリティマネジメントに関するISO27001などがある．

ISOマネジメントシステム規格には，基準として規定要求事項が定められており，組織がそれを満たしているかどうかを，第三者機関である認証機関が判断する．日本では，認証は病院機能評価機構やJCIのように1つの団体が行うのではなく，日本適合性認定協会（JAB：Japan Accreditation Board）と情報マネジメントシステム認定センター（ISMS-AC：ISMS Accreditation Center）が認定している約50社の認証機関によって行われる．

要求事項は定期的に見直しが図られ，認証される際には，何年度のバージョンで認定されているかが記載される．2019年1月現在はISO9001:2015規格が使われている．認定の有効期間は3年である．

(4) プライバシーマーク制度

プライバシーマーク制度は，事業者が個人情報について適切な保護措置を講ずる体制を整備しているかどうかを評価し，認定された場合にプライバシーマークの使用を認める制度である．日本工業規格「JIS Q 15001 個人情報保護マネジメントシステム—要求事項」に適合しているかどうかで判断される．

保健医療福祉分野のプライバシーマーク制度は，日本では「JIS Q 15001」に準じて策定した保健医療福祉分野のプライバシーマーク認定指針を適用範囲とする保健・医療に関する事業を行う事業者を対象とし，MEDIS-DCのみが審査を行っている．認定の有効期間は2年である．

(5) ISO15189

医療施設で行われる臨床検査の品質評価の指標として，「ISO 15189」（臨床検査室−品質と

能力に関する特定要求事項）規格がある．ISO 15189 は組織体制や品質マネジメントに関する「品質マネジメントシステムの要求事項」と，検査手順や施設要件などに関する「臨床検査室が請け負う臨床検査の種類に応じた技術能力に 関する要求事項」の２つから構成されており，日本では JAB が認定審査を行う．認定の有効期間は４年である．

（梅里良正，真鍋史朗）

● 参考文献

［3.1.1］
1）厚生労働省．病院経営管理指標.
https://www.mhlw.go.jp/stf/seisakunitsuite/bunya/kenkou_iryou/iryou/igyou/igyoukeiei/kannri.html
2）厚生労働省．介護医療院について.
http://www.mhlw.go.jp/stf/seisakunitsuite/bunya/0000196478.html

［3.1.3］
3）自治体 CIO 育成研修サイト.
http://cio01.applic.or.jp/
4）岩崎尚子．CIO の新しい役割．かんき出版，2008.
5）日経情報ストラテジー．2;59．2004.
6）LS 研 IT 白書 2003 年版．p.11.
7）宇田　淳，宇都由美子，中川　肇，白鳥義宗，梅里良正，宮本正喜，筧　淳夫，岡田美保子．医療における CIO（Chief Information Officer）．医療情報学 2014;34（supp）:54-57.
8）宮本正喜，鈴木淳夫，白鳥義宗，中川　肇，宇都由美子，合地　明，蜂谷明雄，山下芳範，山本和子，岡田美保子．医療における CIO の今後．医療情報学 2015;35（supp）:82-83.

［3.1.6］
9）五十嵐邦彦，太田英子．医療従事者のための病院会計入門．経営書院，2006.
10）久道　茂．病院経営ことはじめ．医学書院．2004.
11）新日本監査法人医療福祉部（編集）．病院原価計算ハンドブック．医学書院，2001.
12）今中雄一．患者別・診断群分類別原価計算方法．標準マニュアル（Ver.1.02）.
http://med-econ.umin.ac.jp/costing/data/The_Costing_Manual_Ver_1_02.pdf

［3.2.1-3.2.2］
13）厚生労働省　中央社会保険医療協議会（中央社会保険医療協議会診療報酬調査専門組織（DPC 評価分科会））．http://www.mhlw.go.jp/stf/shingi/shingi-chuo.html?tid=128164（参照 2018-02-27）.
14）病院情報局．http://hospia.jp（参照 2018-02-27）.
15）一般社団法人日本医療情報学会 医療情報技師育成部会．病院情報システムの利用者心得解説書．南江堂，2014.

［3.2.3］
16）診療情報管理テキスト 診療情報管理Ⅲ 第 6 版．日本病院会，2014:391-393.
17）がん登録等の推進に関する法律.
http://www.mhlw.go.jp/stf/seisakunitsuite/bunya/kenkou_iryou/kenkou/gan/gan_toroku.html（参照 2018-5-1）
18）NCD.
http://www.ncd.or.jp/（参照 2018-5-1）
19）日本外傷データバンク.
https://www.jtcr-jatec.org/traumabank/index.htm（参照 2018-5-1）
20）日本病院会．http://www.jha-e.com/

［3.4.1］
21）Institute of Medicine．To err is human：building a safer health system．Washington DC：National Academy Press，2000.
22）小松原明哲．ヒューマンエラー．丸善，2003.
23）河野龍太郎．医療におけるヒューマンエラー：なぜ間違える どう防ぐ．医学書院，2004.
24）一般社団法人日本救急医学会及び中島和江監訳．WHO 患者安全のための世界同盟 有害事象の報告・学習システムのため WHO ドラフトガイドライン—情報分析から実のある行動へ—．ヘルス出版，

2011.

25）楠岡英雄. 平成 23 年度国公私立大学附属病院医療安全セミナー「病院情報システムと患者安全」,
2011.
http://www.hosp.med.osaka-u.ac.jp/home/
hp-cqm/ingai/seminar/pdf/2011/008_kusuoka_osakairiyousenta.pdf

［3.4.2］
26）公益財団法人日本医療機能評価機構.
http://jcqhc.or.jp/
27）独立行政法人日本医薬品医療機器総合機構.
https://www.pmda.go.jp/
28）一般社団法人日本医療安全調査機構.
https://www.medsafe.or.jp/

［3.4.4］
29）医療法施行規則（昭和二十三年十一月五日厚生省令第五十号）.
30）厚生労働省.「医薬品の安全使用のための業務手順書」作成マニュアルについて（医政総発第 0330001
号, 薬食総発第 0330001）, 2007.
31）日本医療機能評価機構. 医療事故収集等事業　第 47 回報告書. 2016 年 7 月〜 9 月.
32）佐田宏子, 他. 処方オーダリングシステムの入力方法と操作性における問題点. 医療薬学 2006；32,
7：679-685.

［3.4.7］
33）酒井順哉. 院内で目にする医療機器の基礎知識（医療現場における医療機器の位置づけ）. 月刊薬事
2008;50,9.
34）厚生労働省.「医療機器等への標準コード付与（バーコード表示）の実施要項」（医政経発 0328004 号）,
2008.
http://www.jacet.or.jp/00osirase/pdf/080401barcode2.pdf
35）酒井順哉. 医療スタッフ, 製造販売業者等のための医療機器安全実践必須ガイド・医療情報編（第 2
版）. 一般社団法人日本医療機器学会監修, エム・イー振興会出版, pp.186-196, 2018.
36）Food and Drug Administration. Unique Device Identification System Final Rule, 2011.
http://www.gpo.gov/fdsys/pkg/FR-2013-09-24/pdf/2013-23059.pdf.

［3.4.8］
37）Centers for Disease Control and Prevention. Guideline for Isolation Precautions：Preventing
Transmission of Infectious Agents in Healthcare Settings.　2007.
http://www.cdc.gov/infectioncontrol/guidelines/isolation/index.html（参照 2018-12-27）.
38）坂本史衣. 基礎から学ぶ医療関連感染対策（改訂第 3 版）. 南江堂, 2019.
39）坂本史衣. 感染予防のためのサーベイランス Q&A（改訂第 2 版）. 日本看護協会出版会, 2015.
40）Centers for Disease Control and Prevention. Guideline for Disinfection and Sterilization in
Healthcare Facilities,2008.
http://www.cdc.gov/infectioncontrol/guidelines/disinfection/index.html（参照 2018-12-27）.
41）Centers for Disease Control and Prevention. Guidelines for Environmental Infection Control in
Health-Care Facilities.
http://www.cdc.gov/infectioncontrol/guidelines/environmental/index.html（参照 2018-12-27）.
42）厚生労働省／中央社会保険医療協議会 総会（第 389 回）資料 別紙 1-1, 平成 30 年 2 月 7 日
http://www.mhlw.go.jp/stf/shingi2/0000193003.html

医療プロセス

　この章では，医療現場で実際に行われている診断や治療と関連して，医療情報がどのように流れるかと，EBM（Evidence-Based Medicine）の考え方を普及させるために作られる診療ガイドラインの背景について学んでいただきたい．

　これらは，病院情報システムを構築するにあたって，ぜひ理解しておかなければならない内容であると同時に，医療の質向上のために医療界が何に取り組んできたかを学ぶ良い機会でもあり，一歩進んだシステム構築を検討する時に，考え方の拠り所が得られるに違いない．

　診療プロセスの節では，診断や治療の過程で使われる用語についてシステム構築の視点を通して書かれており，それらがお互いどのように連携しているのかを，外来と入院，あるいは初診と再診のように状況をわけてわかりやすく述べられている．さらに，いわゆるクリティカルパスも，関連する用語とその使われ方が丁寧に書かれており，医療現場での実装が増えつつある電子パスに関する記載もある．

　一方，これまで経験の学問とされていた医療は，20世紀後半からエビデンス（証拠）に基づく医療提供の重要性が提唱されて，EBM（Evidence-Based Medicine）として整理され，実際の医療現場でも広まりつつある．

　この章では，そもそもエビデンスとは何かから説き起こし，より深い理解が求められるエビデンスレベルについても，順を追って理解できるよう書かれている．さらに，公益財団法人日本医療機能評価機構が，2002年度に開始したEBM普及推進事業（Minds）にもふれ，診療ガイドライン作成にあたって，どのような配慮がなされているかや，EBMで使われる推奨度について，考え方も含め詳しく述べている．

　この章は，医療情報を電子的に蓄積し再配布するするために，どのような考え方が必要かを理解するのに適しているであろう．

（玉川裕夫）

診療プロセス

4.1.1 / 診断過程の概要

診断は診察，検査に基づいてなされ，治療を導く医療現場での重要な行為の一つである．

患者は身体的，心理的不調（主訴）を持って病院を受診するのであるが，医師は医療面接（問診）および視診，触診，打診，聴診のいわゆる理学的診察を行い，鑑別診断（症状を引き起こす疾患を絞り込むために行う診断）や除外診断（可能性は高くないと考えられるが，診断や治療の遅れが問題となる疾患を否定するために行う診断）を同時に行うことを進め，それらの中からより適切な診断を下すために各種の検査を行い，最終診断を下し，治療を行う．

J. Bauer は『問診のみで 55 ％，身体所見（理学的診察）で 20 ％，臨床検査で初めて診断がつくのは 20 ％，残り 5 ％は診断がつかないまで治癒したり，死亡したりする．』と報告し，問診の重要性を説いている．

現在は，臨床検査技術の進歩がめざましいが，この比率に大きな変化はないものと考えられる．これらの医療面接，理学的所見の記録は，医療スタッフが共有できるように診療録の参照しやすい場所に要領よくまとめて記載する必要がある．

一般には**図 4.1.1** のような様式（内容）に従い，記載していくことが多い．

(1) 医療面接

既往歴，家族歴，職業（職歴）などの聴取

医療面接とは，診察の最初に行われるものであり，診断，治療に向けての第一段階である．

診断，治療に必要な情報を患者から聴き取る手法である．患者は新生児から高齢者まで幅広い年齢にわたっていること，また，患者にはさまざまな生活環境，個々人の人生観，心理・社会的背景があることを理解し，全人的コミュニケーション技術をもってあたらなければならない．患者の訴えることに傾聴し，標準的用語に置き換えカルテに記録していくことが必要となる．患者の一方的説明に耳を傾けるのみでなく，ある程度の疾患を念頭において時には鑑別に必要な状況を聞き出す必要がある．病院によっては**図 4.1.2** のような問診票を利用し，看護師や医師事務作業補助者などが一般的情報を取得した上で医師はこれを参考に質問を深めていく方法をとっているところもある．

主訴：受診のきっかけになった症状や，それがいつから始まったか，など現病歴の一部や身体所見の一部を含むことがある，主要なものである．

現病歴：現在の病状に対して正確な診断を下すために，時系列かつ症状の詳細を聴き取った，きわめて重要な情報である．

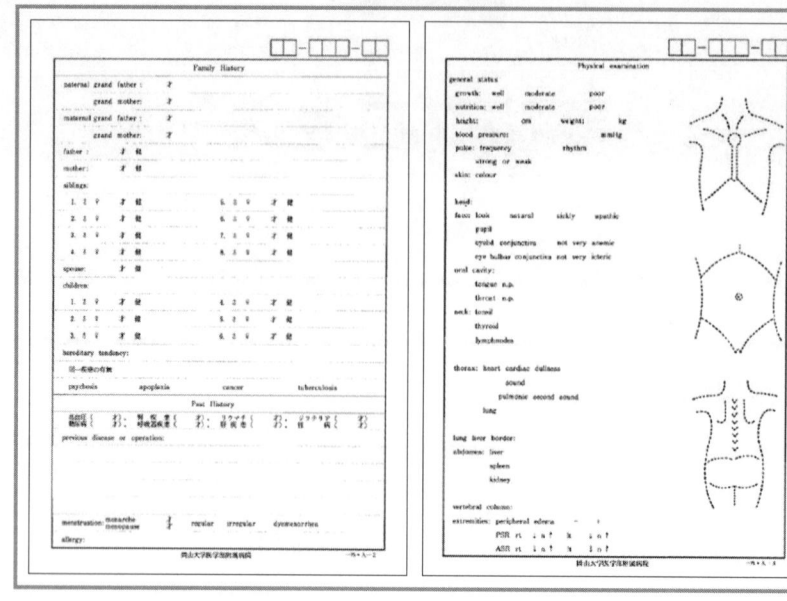

図4.1.1　カルテ2号紙の一例

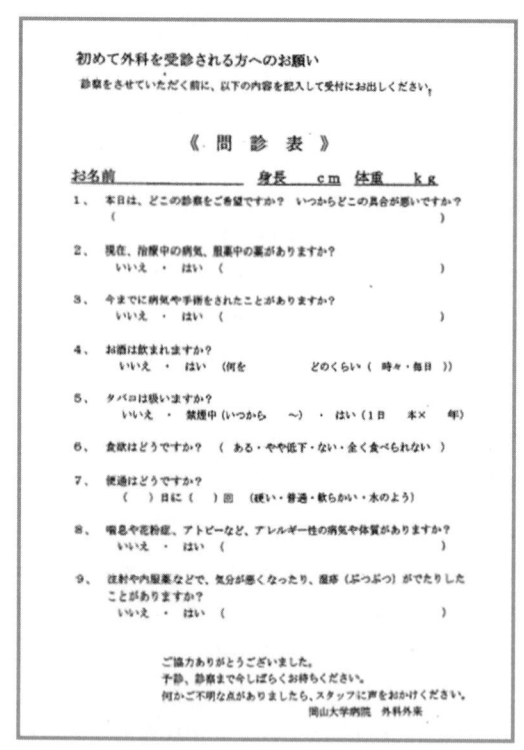

図4.1.2　問診票

　既往歴：患者が過去にどのような疾患に罹患し，治療を受けてきたかに関する情報である．たとえば，腹痛，嘔吐を愁訴に来院した患者が

過去に開腹術を受けたことがあれば，癒着性腸閉塞などの疾患の可能性が考えられることとなる．

　生活歴：喫煙や飲酒などの生活状況を確認するものである．たとえば，喫煙歴には，喫煙指数が40以上，すなわちタバコを一日2箱，20年間以上吸った人は，慢性閉塞性肺疾患（COPD）のリスクが高くなる．

　家族歴：多くは2親等以内（本人から考えて祖父母，兄弟の範囲）で家族の健康状態（既往疾患）を確認するものである．疾患の中には遺伝的素因が関与するもの（例：家族性腺腫性ポリポージス；常染色体優性遺伝）や家族内感染が考えられるもの（ウイルス性肝炎）などがあり，診断に重要な情報を与える場合がある．

　いずれの項目についても，いかにポイントを押さえた形で患者から聞き出すかが医療面接の鍵となる．具体的には受診のきっかけになった主訴に関して，その前後における情報を5W＋1Hの方式で聴き取りを行う（**図4.1.3**）．

　医療面接とは，前述のように，患者から聴き取ることである．患者の中には新生児，乳児，小児や救急外来などの意識障害の患者も含まれ

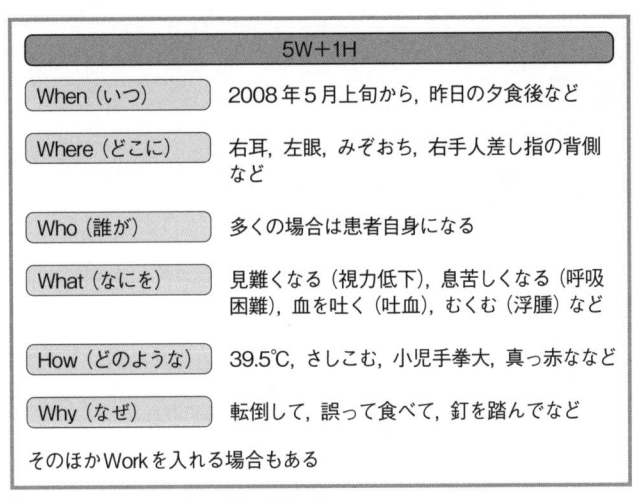

図4.1.3　5W＋1H方式の聞き取り

る．これらに対しては，家族や知人などの第三者からの聴取が行われる．

　医師は，この医療面接を通じて考えられる疾患を念頭に置き，より正しい診断に近づけるために診察，検査の項目の絞り込みを行っていく．この行為は経験と知識に基づくことが多く，この過程が正しく行われなければ，正しい診断に到達することは困難である．

(2) 理学的診察

視診，触診，打診，聴診

　理学的診察とは，五感を活かして身体所見を収集する手技である．いわゆる，視診，触診，打診，聴診などである．

　医療面接である程度の絞り込みが行われているが，一般に短時間で効率的に情報収集を行うため，全身，頭部，目，耳，鼻，口腔，頸部，胸部，背部，四肢，筋・骨格系，神経系と系統的に行われる．救急患者などの場合は部位を絞っての診察が行われる．

　視診：患者が診察室に入る時点から視診は始まる．すなわち，歩行状態，意識状態，栄養状態，呼吸状態，皮膚の色などの全身的状況の観察が行われる．これらのことは通常は医療面接を行っているうちに取得されることが多い．体格や栄養状態からはホルモン異常の有無や食事の摂取状況など，歩行の状態，姿勢や動作からは神経障害の有無など，また，顔貌や皮膚の色からは貧血や黄疸の有無なども読み取れる．それぞれの臓器部位も視診によりいろいろな情報が得られる．

　触診：知覚の中でも，比較的鋭敏な手指を使って行う診察である．たとえば，腫瘤（しこり）についても触診により大きさ，硬さや形状まで知ることが可能であるとともに，腹水が貯留した腹部では波動感，心臓の拍動のみならず，弁膜症患者などでのスリル（thrill：振戦）と呼ばれる低周波の振動を左胸部に触れることも可能である．また，よく行われる触診手技の応用として，感染や腫瘍などで腫脹するリンパ節触診ならびに直腸がんや前立腺の検診目的で行われる直腸診なども触診検査法である．

　打診：通常，左手の中指を対象に当て，末節骨基部を右手中指で叩く方法がとられる．このときの打診音を共鳴音，濁音，鼓音として捉え，体内の状況を把握する．たとえば胸部打診では，空気で満たされた肺領域では共鳴音と濁音により，心臓ならびに肝臓の位置，大きさを知ることができる．また，腹部で腸閉塞を生じ，腸管内にガスがたまった状態では，いわゆる鼓音を呈してくる．

　聴診：聴診器を用いての診断方法であるが，

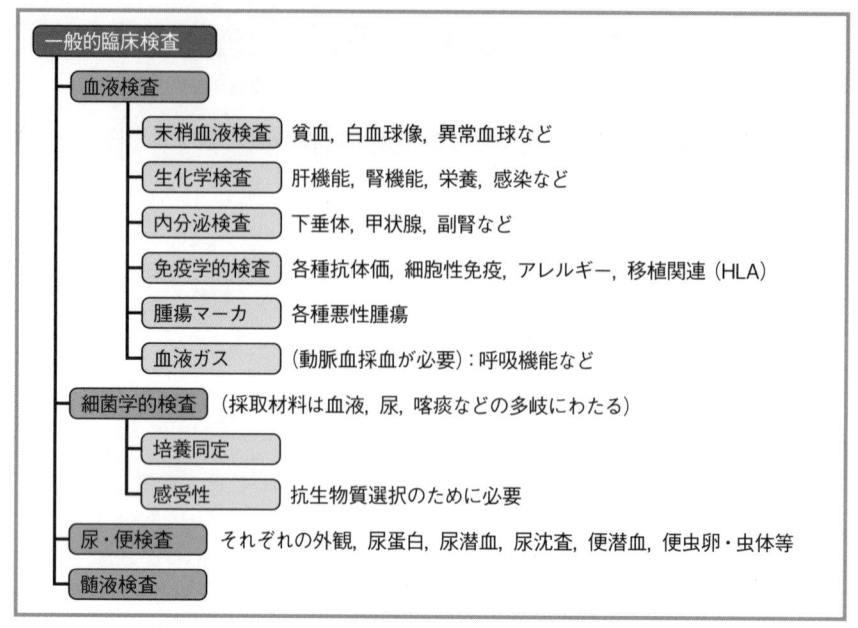

図4.1.4 検体検査

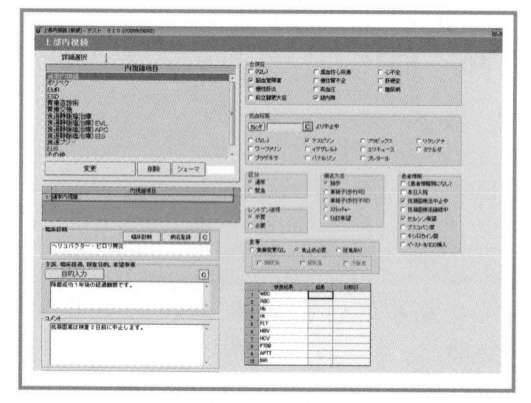

図4.1.5 内視鏡検査オーダ画面

体内で発するさまざまな音を聞き分け診断に応用していく方法であり，心臓，肺疾患の診断に重要な情報取得の手段でもある．たとえば，喘息発作などで気管支粘膜が浮腫を生じて狭窄傾向にあるとき，吸気時に連続性の高音の笛吹音（ヒューヒュー）が聞こえる．また，心臓弁膜症では障害弁膜固有の場所に雑音が聴取される．腸閉塞症などでは，金属製の雑音が聴取される．

以上のさまざまな手技が近年，検査機器に置き換えられつつあるが，必ずしも検査機器が備わった病院施設ばかりでなく，これらの手技は診断の過程において必要不可欠なものであることも忘れてはならない．

(3) 各種検査方法

一般的検査種類，臓器固有検査法

医療面接ならびに身体的所見から得られた情報から，医師は考えられる疾患をより細かく絞り込みを行い，正確な診断に近づけるため種々の検査を駆使する（**図4.1.4**）．

一般的な検査法としては，血液検査などの検体検査とCT・MRI検査，内視鏡検査などの画像診断検査が行われる．また，眼科，耳鼻咽喉科などでは診療科特有の検査（臓器固有検査）が行われる．

これらの検査は，多くの場合はオーダエントリシステムでの依頼がなされており（**図4.1.5**），患者の主訴，検査の依頼項目，検査の内容によっては，検査目的とともに簡単な臨床経過（現病歴）を記載し，各部門に依頼が行われる．

具体的な検査法などについては臨床検査の項を参照していただきたい．

治療過程の概要

医療面接，理学的診察ならびに各種の検査のデータをもとに診断が下された後に，それぞれの診断に適した治療行為が行われることになる．

治療に関しては，医師が単独で行えるものは限られており，実際の治療の場面では処置，投薬・注射などが行われる．

これらの治療行為を行うに当たって，医療スタッフ間あるいは部門に対しての情報伝達手段として，伝票による指示（オーダ）が発生する．処置に関しては，処置依頼伝票，薬物療法に関しては処方箋，注射箋，手術に関しては手術・麻酔依頼伝票，時には輸血依頼伝票などが作成される．

医事会計部門では，これらの伝票をもとにレセプト作成のための診療報酬の算定を行うこととなる．広義の治療には処置と呼ばれるものから，内科的治療である薬物療法，あるいは外科的治療である手術まで含まれる．

(1) 治療法の種類

診療報酬点数表への収載の有無にかかわらず，処置，内科的治療ならびに外科的治療と称せられる医療行為がそれぞれ単独で行われることは，きわめてまれである．

ここでは，それぞれの代表的な内容に言及しておく．詳細は別章を参照していただきたい．**図 4.1.6** に電子化された処置伝票画面を示す．

1) 処置

① 安静度指示

病気になったときに安静にしておくということは，病院でなくても行われていて，ことさら処置と考えない場合が多いが，きわめて重要な処置の一つである．たとえば，心不全状態で来院した患者を健常人と同様に扱い，レントゲン検査や心電図検査のために自立歩行で検査室に行かせることは心機能にますます負荷をかけ，状態を悪化させる要因となる．

このような場合，患者をベッド上安静にしておき，逆に検査担当者がベッドサイドに出向き，必要な検査を行うことが一般的である．

また，患者は精神的に不安な状態にあり，上述のような身体的安静のみならず，精神的安静

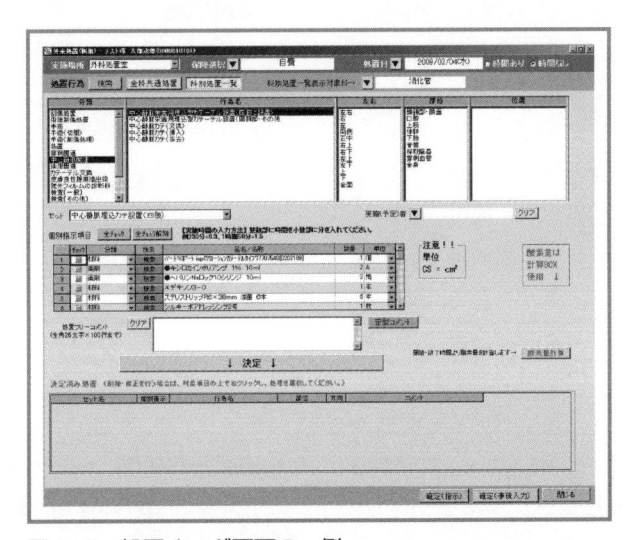

図4.1.6 処置オーダ画面の一例

② 体位

体位も忘れてはならない, 重要な処置の一つである.

血管性ショック患者の場合, 末梢血管の虚脱による拡張が起こっている. このような患者の場合は, 仰向けにして足の方を挙上し, 頭を低くする体位（トレンデンベルグ体位）がとられる. 逆に喘息患者で心不全を併発している場合などは, 患者自ら半座位でテーブルにもたれかかる姿勢が楽なことを知っており, 心機能が改善するまではこの体位をとることが必要である. また, 術後などで気道粘液分泌（喀痰）過多の呼吸不全患者はうつぶせで腰を高くし, 頭を低くした体位で重力により喀痰の排出をはかる, 体位ドレナージ法がとられる.

③ 食事療法（栄養管理）

食事療法も病気の治療に欠かせない処置の一つである.

心疾患においては, 心血管系の負担軽減のために塩分制限, 水分制限などの食事療法がとられる. また, 腎疾患に対しては, 急性腎不全時, 慢性腎不全の保存的治療期, 血液浄化療法患者およびネフローゼ患者それぞれに応じた食事療法が推奨されている.

その他, 糖尿病や高脂血症などのいわゆるメタボリックシンドロームにかかわる疾患においては, 食事療法が治療の基本であることはいうまでもない.

入院時の給食は一般食と特別治療食に分けられており, このような観点から, 医師が患者の病態に応じて食事箋を発行し, これを受けて特別食が提供された場合, 加算がとれる仕組みになっている. また近年, 入院診療計画書に『特別な栄養管理の必要性』についても記載することが必須となっている. 外来においても同様な形で管理栄養士が医師の指示に従い, 数日間の具体的献立を示した栄養指導食事箋を交付し, 指導を行った場合は, 外来栄養食事指導料の算定が可能となる.

その他, 以下の項目は医科点数表にも挙げられている処置項目である.

【注：浣腸, 注腸, 吸入, 100平方センチメートル未満の第一度熱傷の処置, 100平方センチメートル未満の皮膚科軟膏処置, 洗顔, 点眼, 点耳, 簡単な耳垢除去, 鼻洗浄, 狭い範囲の湿布処置などは簡単な処置と定義され, 処置料の算定は行えない.】

④ 一般処置

創傷処置（手術後の創部処置も含まれる）, 熱傷処置（電撃傷, 薬傷, 凍傷も含まれる）, あるいは褥瘡処置などは, その面積に応じて診療報酬が定められている.

体腔, 臓器あるいは組織に貯留した液体や気体を除去する目的や組織採取目的で行われる穿刺処置（胸腔穿刺, 腹腔穿刺, 骨髄穿刺など）, これらに引き続き行われることが多い, 貯留液を持続的に排除するドレナージ術などがある.

高圧浣腸, 洗腸や摘便などや消化管ストーマ（人工肛門など）や尿路ストーマなどの排泄管理にかかわる処置から酸素吸入, 体外式人工呼吸器による呼吸管理, さらには, 人工腎臓や血漿交換などの体外循環装置を使ったものまで実に広範囲の処置がある.

⑤ 救急処置

気管内挿管, 人工呼吸やカウンターショックなどの医療行為が処置として含まれている.

これらの処置に関しては, 依頼伝票を起票してから処置を行うというわけにはいかない. また, 事後起票となることが多く, 記録係としてのスタッフが必要となる場合もある.

⑥ 皮膚科処置

皮膚科領域で行われる軟膏処置や光線療法, レーザー照射療法などが処置に位置付けられている.

⑦ 泌尿器科処置

泌尿器科領域の穿刺, 留置カテーテル設置や導尿などが含まれる.

⑧ **産婦人科処置**

腟洗浄，子宮腔洗浄や子宮出血止血法などが含まれている．

⑨ **眼科処置**

前房穿刺や結膜異物除去などが含まれる．

⑩ **耳鼻咽喉科処置**

鼻出血止血法や複雑な耳垢栓塞除去法などが含まれる．

⑪ **整形外科処置**

整形外科領域で多い骨折に対する直達ならびに介達牽引，マッサージや湿布処置などの消炎鎮痛などの処置が含まれている．

ギプスに関しては別に項立てされているが，やはり処置として扱われている．

2）内科的治療（薬物療法など）

一般に，疾患の治療に際して薬剤が用いられることが多く，薬剤の管理は薬剤部門で行われていることが多い．そのため治療に必要となる薬剤を診療現場に取り寄せるために処方箋，注射箋を起票する必要が生じる．もちろんこれらの内容は，診療録にも記録しておく必要がある．

また，薬物療法にあたっては医療面接で得られたアレルギー情報を念頭におき，処方計画を立てなければならない．

薬物療法に関しても別項で詳述されているので，そちらを参照していただきたい．

外来処方箋は，病院内で処方を受ける院内処方箋と，院外薬局での処方を受ける院外処方箋とがある．

外来処方においては，麻薬および向精神薬取締法で定められている麻薬ならびに向精神薬，発売後1年未満の新医薬品に関しては，原則最大14日分と定められており，その他30日，90日限度の薬剤も決められている．

入院処方においては，投与日数やタイミングに応じて，定期処方，臨時処方ならびに緊急処方の大別が設けられているところが多い．

一方，注射に関しては，一般病棟では1日量でオーダされることが多く，事前にオーダしておく場合が多いが，集中治療室（ICU）などでは時間投与量を設定し継続点滴が行われる場合もあり，かつ，状況により点滴内容が変化することが多く，使用後の注射薬を起票する施設もある．

また，注射の中には特殊なものとして，特定生物由来製剤などが使われることもあり，これらに関しては20年間の使用記録の保存が義務付けられているとともに，使用にあたっては患者に十分な説明（必要性と副作用など）を行い，同意書の取得が必要となる【注：輸血も注射の一つと考えがちであるが，診療報酬上は手術行為の一つとして取り扱われている】．

注射に関しては，投与経路（皮下，筋肉内，静脈内，動脈内），投与速度，投与量などを明確にしておく必要がある．これらを医療スタッフ間で共有しておかなければ，致命的な医療事故に繋がることになる．

ここでも処方，注射の伝票を元に診療報酬の算定を行う．

3）外科的治療（手術療法など）

外科的治療は，外来診察室で行えるものから手術室で行うものまで幅広い．

手術に関しても患者に対して下された診断から手術の必要性，手術を行わない場合の他治療法として考えられるもの，それらを行ったときの期待される効果，手術を行った場合に考えられる副作用などについて十分に説明し，理解して同意を得ること（インフォームドコンセント）が必要となる．

手術に関しても担当医が一人で行える場合はきわめてまれであり，とくに手術部門で行う場合には麻酔医，手術室看護師，場合によっては診療放射線技師，臨床工学技士など，さまざまな職種のスタッフの協力が必要となる．したがって，一般的には手術・麻酔申込書などの伝票を作成し，期日までに提出すると，手術予定表が作成され，上述の各種職員が情報を共有し，それぞれの準備を行い手術が行われる．手術で

行われた手術手技（診療報酬点数表のKコードと紐付けられた手技），麻酔行為や使用された薬剤，注射などは伝票として医事会計部門へ送られるとともに，使用物品の補充・供給のために調達部門やSPDにも情報が伝えられる．

処置，手術に用いられる材料の中には特定保険医療材料と呼ばれるものがある．これらの材料に関しては，使用目的に応じて使われた場合は，診療報酬点数表で規定された償還金額を材料費として請求することが可能となっている．

4.1.3 診療プロセスの例

ここでは診療現場での人，物，情報（患者，カルテ診療情報，医事会計）の流れについて外来と入院，さらに手術などの部門連携における概要を説明する（**図4.1.7**）．

(1) 外来診療の流れ

外来診療には，その病院を初めて受診する初診と，再度受診する再診とがある．また，診療時間による区分として時間内診療と時間外診療（急患）に分類される（**図4.1.8**）．

1) 初診患者の受付業務

初診時には受付で診療の手続きが行われる．医療機関固有のID番号がついた診察券の発行，ならびにカルテの1号紙の作成が行われる．

保険診療が行われる場合は，保険証の種別，番号などもカルテ情報として登録される．

複数の診療科を有する病院では受診科を指定し，患者はそれぞれの診療科待合いに移動することとなる．

2) 再診患者の受付業務

再診の場合，患者は再来受付で来院処理を行い，診療科の待合いで診察を待つことになる．最近では予約再診（時にオンライン予約なども）が行われることが多くなっている．

診察前の検査（血液検査，放射線検査など）が前回診察時に予約されている場合，診察前にすませておく場合もある．

来院処理が完了すると，電子カルテ運用時は，再診患者として電子カルテへの記録や，各種のオーダが可能になる．紙カルテ運用の場合はカルテが診療現場に搬送されることとなる．

3) 初診患者の診療（問診，検査）

初診患者の場合，診察室では前述の医療面接が行われる．すなわち，今回受診の主訴，それらの経緯（現病歴）や既往歴，生活歴，家族歴などを聴取，記録していく．この情報をもとに医師は鑑別診断が必要な疾患を列挙して，それらの診断をより確実にするための検査（検体検査，生理機能検査など）を想起して，各検査部

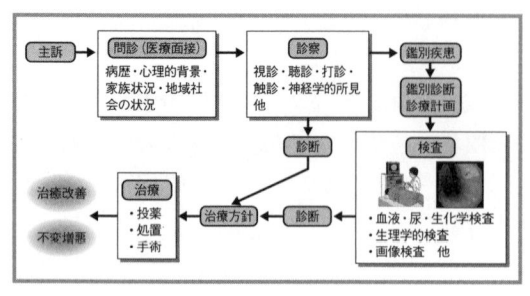

図4.1.7 診療プロセス（全体の流れ）

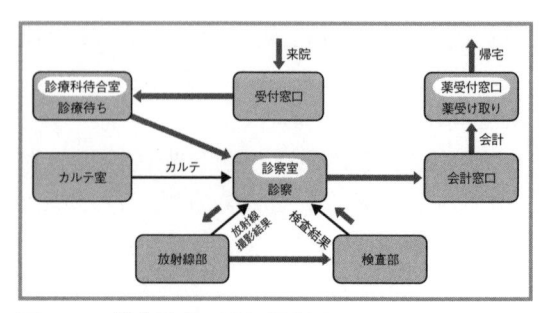

図4.1.8 外来診療の流れ概念図

門に対して依頼伝票を起票（部門検査オーダ）する．

眼科，耳鼻咽喉科や産婦人科などでは，診療科固有の検査が診察室で行われることが多く，これらの検査は科内検査として伝票が取り扱われることが多い．

血液検査などの検体検査の場合は，これまで患者自身が検査部門まで移動することはなかったが，最近では多くの施設で中央採血室が設けられており，患者自身が中央採血室まで移動して血液採取が行われている．それぞれの部門においては，伝票に基づき依頼された検査を行っていくこととなる．検査結果は，さまざまな手段により依頼した医師のもとに届けられるとともに，実施情報は，医事会計部門に伝えられることとなる．

医師は，検査結果を基に鑑別診断に挙げられた疾患群から絞り込みを行って，確定診断をしていくことになる．検査結果は直ちに得られるものばかりではなく，時間を要するものもある．そのため，診断が確定しなくとも症状を改善するための治療が行われていくこともある．すなわち，入院治療が必要となれば入院手続きが行われ，外来通院治療が行われる場合も前述の診療内容につき伝票が起票されていくことになる．各種の処置箋，注射箋や処方箋（院内，院外）などがそれらである．これらの情報も各部門に依頼伝票として通知されるとともに，部門では実施が行われたのち実施情報が医事会計部門に伝えられ，診療報酬請求がなされる．

医師は，紹介患者については，紹介医に対して診断結果などについての紹介返書を作成することが多い．

4) 再診患者の診療

再診患者の場合は，すでに診断が下され，治療が開始されているため経過観察が主体となる．計画的な定期再診が行われる場合も多く，受診時に次回の検査項目が予定されている場合が多い．患者は，診察前検査が可能なものについて

は各部門で検査を終え，それらの結果を基に診察を受けることになる．医師は検査結果のみでなく，治療経過中の変調の有無などを聴取し，状況によっては治療方針の変更が必要になる場合もある．悪性腫瘍患者などでは，定期的な経過観察を行う場合，診療情報提供書を作成して病病，病診連携を進めることもある．治療に伴う注射箋や，処方箋などについては初診の流れと同じである．

(2) 入院診療の流れ

外来診療において入院治療が必要になった場合，入院手続きが病棟担当部署と調整（病床の確保など）の上，進められる．入院手続きは医事会計部門で行われることが多いが，最近では入退院支援部門が設置され，行われることが増えている．この時点から入院患者としての取り扱いが行われ，紙カルテについても外来カルテと別の入院カルテが作成されることが多い．そして，病棟では患者が入院する前にカンファレンスが行われ，患者の主治医が決定される．

1) 入院での診療

患者が入院すると主治医により改めて医療面接が行われ，身体所見（現症）が取り直されることが多い．また，入院での診療は多くの場合，治療行為が主体を占める．なかにはより診断を深めていくために高度な検査が行われる場合もある（**図 4.1.9**）．

入院患者には，医療安全の観点から，入院とともに患者IDや名前などが記入されたリストバンドが装着されることがある．このリストバンドは入院中，さまざまな場面で個人認証の補助手段として利用されることとなる．

① 入院診療計画書の作成

入院に際して医師，看護師，その他必要に応じて関係職員が総合的な診療計画（入院診療計画書）を作成し，患者に対して，文書で病名，症状，治療計画，検査内容および日程，手術内容および日程，推定される入院期間等について，

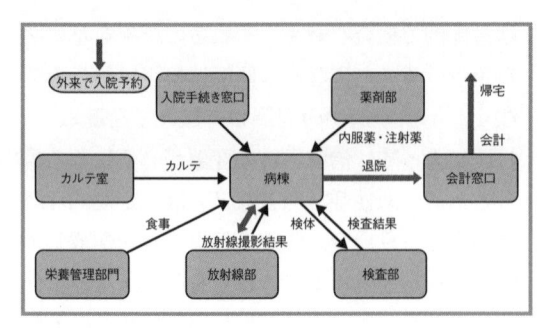

図4.1.9 入院診療の流れ

入院後7日以内に説明を行い，カルテに記録を残すことが，入院基本料算定の施設基準でうたわれている．ここでいう関係職員とは，薬物療法に関わる薬剤師，理学療法に関わる理学療法士，放射線治療に関わる診療放射線技師や，栄養療法に関わる管理栄養士などのいわゆるチーム医療のスタッフである．

近年，代表的な疾患に対してクリニカルパスを作成して，治療の流れをより理解しやすいように患者に提供している病院も増えている．

② 検査

入院における検査の流れは，おおむね外来診療時におけるものと同じであるが，血液検査などの検体検査は，患者が部門に移動することはなく，病棟ないしは病室で済まされることが多い．

③ 治療—食事

外来診療と大きく異なる点は，入院患者には治療の一環として食事が提供されることである．

糖尿病，高コレステロール血症などの代謝疾患においては，栄養管理が治療に直結するため，きわめて重要な治療法の一つである．患者の病状に応じて医師が発行する食事箋に基づき特別食が提供された場合は，一般治療食と異なり特別食の加算が認められている．いずれにしても伝票が病棟で発行され，栄養管理部門で集計が行われ，食事が提供されるとともに，医事会計部門でも食事療養費として算定されることになる．

④ 治療—薬物

患者が肺炎などの感染症で入院した場合，抗菌，抗生剤により治療が行われるのが一般的である．抗生剤の投与にあたっては，効果的な抗生剤の選択が必要となる．そのために喀痰などから菌種の同定，感受性試験などの検体検査が行われる．しかし，これらの検査結果は直ちに得られるものばかりでなく（臨床検査の項参照），結果を待っての治療とはいかない．そこで感染部位や画像検査所見などを総合的に判断して，まず比較的広い抗菌スペクトラムを有する薬剤を選択する．そして，ここで注射，薬剤などの処方が薬剤部門にオーダされるとともに，注射指示として看護師にも伝えられる．菌の種類や感受性などの情報が検査部門より報告されると，それに基づき抗生剤の種類，投与法などについて改めて指示がなされることになる．

なお，抗生剤投与などの薬物療法においては，アレルギー情報の取得が重要なポイントとなる．医療面接の時点ですでに確認されているが，投与前にもあらためて確認することが医療事故防止につながる．

(3) 手術の流れ

治療行為の手術は，前述の侵襲的治療行為に当たるものである．基本的には，患部の摘除，修復，再建が間欠的に行われる．周術期の管理には医師（主治医，麻酔科医）や看護師のみならず歯科医師，歯科衛生士，管理栄養士，理学療法士や薬剤師などの多くの医療スタッフが関わっていることもあり，近年では周術期管理センターを設けている施設もある．

在院日数の短縮が叫ばれている今日，術前在院日数の削減が行われ，術前準備が不完全なままで手術当日を迎えることが起こり，術後合併症の頻度の増加につながっているとの報告もある．したがって，周術期管理チームの活動は患者が入院する前の段階から行われることとなる．

ここでは，患者が胃がんで胃全摘手術を目的

に入院してきた場合を想定して流れを記述する.

主治医は,患者の術前データの整理を行う.具体的には,画像診断所見(上部消化管造影検査,内視鏡検査,腹部 CT 検査など)や循環機能,呼吸機能データなどをもとに,カンファレンスで手術術式が検討される.この検討結果をもとに手術部門に対して手術オーダ,ならびに麻酔部門に対しては麻酔オーダが行われる.術前に循環器あるいは呼吸器の評価にて問題のある症例は麻酔科に受診,予定手術に対する麻酔管理が可能か否か耐術評価を受ける場合がある.また,術前貧血が著明な症例や出血が予想される症例では,輸血部門に対して輸血オーダがなされる.

手術オーダをもとに手術部門では看護師の配置を含めたスケジューリングを行うとともに,手術器材の準備を行う.手術前日には病棟では除毛や排便コントロールが行われるとともに,手術部門からの麻酔医や担当看護師の訪室による簡単な医療面接が行われる.場合によっては,不安を取り除くための安定剤などの前投薬が処方されることもある.また,部位が問題となる疾患の場合は,病巣側にマーキングが行われることもある.

当日には胃管挿入などが行われる.これらの準備が終了し,看護師,担当医ともに手術室に入室する.この時点で手術部門看護師との間で,いわゆる申し送りが行われる.患者確認はもちろんのこと,患側確認,持参物やその他アレルギー情報などの必要項目が申し送られる.手術室では,麻酔科医による患者確認ならびに患側確認を担当医,担当看護師とともに行う.

手術開始時にはタイムアウトと称して主治医による患者名,年齢,予定手術術式のさらなる確認が行われる.術中輸血などの処置が必要となったときは,輸血部門から払い出された輸血製剤を患者 ID,血液型,クロスマッチ結果などと照合の上,使用する.手術中に使われる薬剤,医療材料などは伝票に記載され,最終的に

集計が行われ,医事会計部門に伝えられるようになる.

手術の終了に伴い,遺残ガーゼなどの異物の有無,カテーテル類の位置,術中の無気肺の有無などの確認のために,放射線撮影が行われる.実施された術式,麻酔管理方法などが出血量,手術時間などとともに麻酔記録や手術室看護記録などに記載され,患者とともに入室時の逆順にて,看護師による申し送りとともに病棟に引き継がれる.

以上のように,手術室においてもさまざまな部門が関与していることを認識しておく必要がある.手術後に,患部の消毒などの簡単な治療行為が行われることがある.これらは一般に処置と呼ばれる行為である.処置についても診療報酬点数表では細かな分類が行われ,それぞれにコードが決められている.診療現場では,医師あるいは看護師により処置が行われ,その後にいかなる処置行為を行い,どのような薬剤をどのくらい使い,また特定保険医療材料をどの程度使用したかを診療録に記録するとともに起票し,伝票は医事会計部門に回されることになる.

処置,手術に用いられる材料は,それぞれの診療報酬の中に含まれるものと,別途償還材料として請求できるものとがある.

(4) その他の診療の流れ

その他の診療としては,診療報酬点数表上の分類からは放射線治療,リハビリテーション,精神科専門療法などがある.これらに関しての治療内容の詳細は,それぞれの項を参照していただきたい.

肺がんで体外照射治療を受ける場合,放射線部門に紹介することとなる.放射線部門では,病巣部位などから線量分布図を作成,照射計画を立てる.患者はこの計画に基づき,決められた日に放射線治療室に通い,治療を受ける.このときに,短時間であるが拘束されることにな

る．甲状腺がんなどの放射性同位元素の内用療法は非密封放射線源治療であり，患者は放射性同位元素管理室で薬剤の内服を行う．また，前立腺がん，子宮がんや舌がんなどでは密封小線源治療すなわち密封されたヨード，イリジウムやコバルトなどの線源を腔内あるいは組織内に挿入し，より効率的に照射を行うものであるが，線源を留置することから微量の放射線が体外に出てくるため，治療法によっては一定の期間放射線管理治療室での入院生活が必要となる場合もある．いずれの治療法においても，定期的に放射線科医の診察を受けながら治療を継続する．

リハビリテーションも病気のために喪失あるいは低下した諸機能を理学療法，作業療法や言語聴覚療法などの治療により，実用的な日常生活における諸活動の実現を目的として行われる．通常対象となる患者は，リハビリテーション部門に診察依頼（紹介）が行われる．医師はリハビリテーション実施計画書を作成し，これに基づいてリハビリテーションが行われることになる．患者はリハビリテーション部門に直接出向く場合と，状態に応じて病室で受ける場合があ

る．

精神科専門療法に関しては，精神科固有の治療法であるが，一般の疾患と同様に精神科を担当する医師が治療計画書を作成し，患者ならびに家族に説明が行われ，治療が行われる．

以上の診療行為については，医科診療報酬点数表に細かに行為コードとともに診療報酬請求のための点数が決められており，各々の場面で発生した診療行為が医事会計部門に集められて点数化され，レセプトがまとめ上げられる．なお入院治療においては，専門職がそれぞれの能力を持ち寄り，総合的に患者を診ていこうというチーム医療の考えがさまざまな領域で持ち込まれ，診療報酬として算定できるなどの評価を得ている．

NST（栄養サポートチーム），褥創管理チーム，周術期管理チーム，緩和医療チームなどがあり，それぞれの観点から患者の状態，問題点を把握し，共有することにより，病気からのより早期の回復につながるための努力がなされている．

（下川忠弘）

4.1.4 クリニカルパス

(1) クリニカルパスの歴史とその概念

1) クリニカルパス開発・導入の契機

クリティカルパスという概念は，1950 年代に米国の産業界で発展した，オペレーションズ・リサーチの中の工程管理技法から派生した概念である．多数の工程に分割された作業を管理し，効率的に進めていくための手法として考案されたパス法（Critical Path Method）がその原型と考えられる．十分な品質の製品を，最小資源の投入でできる限り短期間のうちに生産しようという産業界の目標を，医療界では一定

水準以上の医療サービスを，最小の医療資源の投入で短期間のうちに治療を終了しようとする医療の目的に置き換えて考えられている．

医療現場においては，米国において医療費適正化政策として 1983 年に DRG/PPS（Diagnosis Related Groups/Prospective Payment System）が導入され，より効率的な医療を求められる状況になった際，マサチューセッツ州ボストンにあるニューイングランド・メディカルセンターに所属していた看護師 Zander は，DRG/PPS に対する病院の経済的効率性の追求のみならず，他の医療関係者と共同して使用で

きる記録がなかったこと，看護者として看護の決断や看護管理の知識の駆使に限界を感じていたことから，今日のクリニカルパスの原型となる「ケアマップ（Care Map）」を開発したと述べている．

日本への導入は 1990 年代に一部の先進的な医療機関において始まったが，本格的に多くの施設に導入されたのは 2000 年代に入ってからである．

2) クリニカルパスの名称

ケアマップは，提唱者によりその呼称自体が商標登録されたために，自由に利用することができなくなった．日本ではクリティカルパス，クリニカルパスの名称を使用することが多く，両者は医療の現場ではほぼ同義語として使用されている．厚生労働省の通知文書ではクリティカルパス，クリニカルパスが併記され，日本医学教育学会用語集や医師国家試験出題基準では，クリニカルパスの名称で統一されることとなっているので，ここではクリニカルパス（以下，パス）の名称を使用することとする．世界的には，Care Pathway, Integrated Care Pathway, Clinical Pathway, Critical Pathway, Care Map などさまざまな名称が使われ，統一した名称は使われておらず，それぞれの施設で独自の呼称を利用しているのが現状である（Royal College of Nursing, 2012）．

3) クリニカルパスの定義

名称と同じく定義に関しても多数のものが存在する．「治療過程における重要項目の連鎖の同定のための体系的なプロセス」（Metcalf, 1991），「特定の診断名を有する患者が達成すべき成果のための医療チームの資源投入の集積であり，事前に定められた時間枠を持つ」（Goodwin, 1992），「診断名分類に対応するケア管理を的確に運用するための方法と形式であり，入院期間や介入結果を明確に把握することを可能にする一連の治療看護体系のことである」（Graybeal, Gheen & McKenna, 1993），「医

療チームが共同で作成した，患者の最良のマネジメントと信じた仮説」（Spath, 1994）などがある．

日本では「1 つの疾患（群）（等）の入院（等）について，医療介入計画を医療内容（職種）ごとに，介入内容と期待される成果（アウトカム）を時系列で，一覧表または日めくり帳形式などで記載した総合医療計画書，およびその介入計画についての医療内容と質の管理と至適化，医療経営の効率化を目的とした，評価，改善のシステム」（松島，2003），「治療経過中のアウトカム，タスクをあらかじめ設定し，リスク対応，個別性対応（バリアンス対応）を可能とし，臨床データ，コストなどを効率的に収集できる総合医療管理ツール」（副島，2004）などの定義が知られていた．パス関連の学会の一つである日本クリニカルパス学会は，2014 年にパスの公式定義を「患者状態と診療行為の目標，および評価・記録を含む標準診療計画であり，標準からの偏位を分析することで医療の質を改善する手法」と定めた．

これらの定義の中に出てくるキーワードとしては，アウトカムやプロセス管理のための評価や改善の仕組みということが挙げられる．パスはセットオーダの側面から大きく発展し，その枠ではとても収まりきらない仕組みとなっている．日本で初期にパスを電子化する際に誤解があったと思われるのは，これらのキーワードが抜けていたことによる可能性が高い．パス表のイメージからセットオーダなどへの開発に力が入れられ，パスの本質であるアウトカムやプロセス管理のための評価や改善の仕組みとなっていなかったことが，開発者と現場との意見の食い違いを増大させたものと推測される．

(2) クリニカルパスの基本原理と用語の整理

1) パスの基本

① アウトカム（成果，目標，ゴール）

臨床上望ましい成果のことである．単なる結

果ではなく，なんらかの介入を行って得られることが期待される結果，達成すべき状態をいう．

最終的には，患者主語で表現する「患者アウトカム」が最も重要になるが，個々の医療者が関与・作業するタスクに基づく「介入アウトカム」を区別して考えると，少し理解しやすくなる．パスに表記されるのは，介入アウトカムに基づく個々の成果と，患者の状態改善などの患者アウトカムを合わせたものとなる．

② アセスメント

アウトカムが達成されたかどうかの，評価項目や判断基準のことをいう．この判断基準をもとにバリアンスの有無を判定する．したがって，具体的な数字，定量的評価が望ましい．

③ クリティカル・インディケーター

治療経過に重大な影響を与える可能性のあるアウトカムのことである．したがって，このアウトカムを達成できないと，治療成績や在院日数に影響する．少なくとも関連職種は，共有しておくべき重要な情報である．このアウトカムを明確にすることが臨床上重要となる．

④ バリアンス

アウトカムが達成されない状態のことをいう．つまり目標通りいかないときは，バリアンス発生となる．逆に，アウトカムがあらかじめ設定されていなければバリアンスは存在しない．アウトカムとバリアンスは裏表の関係にある．したがって，単なるセットオーダでアウトカムのないものは，アウトカム評価もバリアンス分析もできず，パスとしての役割を果たせないので，パスの定義からは外れた存在となる．

バリアンスは，その程度により3つに分類される．

a）変動：アウトカムに影響がなく，入院期間にも影響しないもの．

b）逸脱：アウトカムに変化を及ぼすが，パスを短縮・延長することにより使用できるもの．

c）脱落：重大な合併症などで，パスを継続できないもの．

⑤ アウトカムマネジメント

このようにアウトカムが達成されない状態は，バリアンスと認識され，何らかの評価と対策が立てられるべきである．すなわち，バリアンスの原因を追及し，何らかの対策を講じることにより，アウトカムを達成するまで作業が継続する．それによりアウトカムが達成されれば，次の目標に向かって進むという手順が繰り返される．これをアウトカムマネジメントという．バリアンスの発生をいかに減らすかではなく，発生した異常に対し的確に対応することが重要であり，それこそが個々の医療者の「腕の見せどころ」であり，バリアンスを集積・分析し，パスを改定していくことがEBM（Evidence Based Medicine）の実践につながる．したがって，このアウトカムマネジメントをいかに漏れなく，効率良く行えるかが本質的な問題である．

2) パスを適用しにくい疾患への対応の工夫

疾患によりパスを適用しやすいもの，しにくいもの，またはしやすい状態，しにくい状態が存在する．数多くパスを使用可能にするために，さまざまな工夫がなされてきた．その代表的なものとして，「ユニットパス」もしくは「フェーズパス」と呼ばれる類のものがある．たとえば，「入院から手術前日までのパス」である．当初パスは入院から退院までの全工程を管理することを想定して作成されていたが，バリエーションの大きな疾患，または先の予想が困難なケース（たとえば不明熱）などは，入院時に退院までの全工程の予定を立てることは不可能であるし，意味がない．そのようなケースでは，その時点その時点で予定が決められるところまでをパス化し，適宜分割したパスを足して組み合わせていくことにより，全体の工程管理を行おうというものである．この概念の導入によりフェーズごとの質管理が可能となり，パスにより管理できる幅が広がった．「フェーズ」は工業における「工程」の概念に近く，フェーズが終了

するためには，そのフェーズにあらかじめ設定されているアウトカムが達成されることが必要である．パスを電子化する上では，現場に即したシステムを作りやすく，この概念を採用するところが増えてきている．

このパスの組み合わせやパス適用のルールのことを「アルゴリズム」と呼ぶことがある．コンピュータプログラムの分野では，計算処理の具体的な手順のことを指すが，それに比べるとはるかに曖昧な部分も含み，根拠となりうる患者情報を統合し診断や治療の決定を行う手順（decision tree）のことをいう．また，該当疾患についてあらゆるケースを想定し，あらかじめそのアルゴリズム（移行ロジック）を決定しておき，それぞれの患者，それぞれの状態で最適なユニットパスを実施していけるようにした「患者状態適応型パス（PCAPS）」という考え方も提唱されている．

3）パスの表示形式

パスの表示形式には，大きく分けてオーバービュー形式と日めくり形式の2つがある．オーバービュー形式は経過の一覧性を重視したもので，縦軸に介入項目などをとり，横軸に時間軸をとり，治療プログラムを時系列的に表現したものをいう．日めくり形式は原則1日1枚の形式で，その日に行うべき項目の予定や結果などが詳細に記載された，または記載が可能なものをいう．それぞれの特徴があり，オーバービューは治療経過全体を概観できるが，詳細な医療行為の記録は難しい．日めくり形式は，原則1日1枚の形式で，タスク，アウトカムをも盛り込んでいるので，形式を工夫することにより，バリアンスの記載を含むすべての医療記録をそこに書き込むことが可能である．しかし，全入院期間を俯瞰するには適さない．

なお，「オールインワンパス」という用語は，「絶対に二重記載業務をしないこと」，「パス患者とそうでない患者の業務差を発生させない」という2つのコンセプトのもと作られたパスで，

「パスと指示箋，看護記録，医師記録を統合したもの」と定義され，必ずしも形式を表す言葉ではないとしている．したがって，このコンセプトに基づいた定義に沿うものであれば，「オーバービュー形式のオールインワンパス」も「日めくり形式のオールインワンパス」も存在しうるとされる．

4）パスの多様化

当初パスは入院から退院までの計画を立てるものであったが，その応用型として，「汎用パス」，「外来パス」，「地域連携パス」などさまざまな局面で使用されるようになってきている．

① 汎用パスとは，何らかの理由によりパスが適用できない患者に対しても，基本的に行うべき最低限のアウトカムやタスクが収載されたパスである．これは，入院日，手術前日，退院日など特定の日に多くの患者で共通して達成すべきアウトカムや行うべきタスクの施行漏れを防ぐために，その部分のみをパス化して多くの患者に適用しようとするものである．

② 外来パスとは，外来通院患者に対するパスであるが，大きく分けると，外来化学療法パスのように一定期間，一連のシリーズとして行うパスと，慢性疾患患者に対して一定のサイクルで繰り返し行うパスの2種類がある．

③ 地域連携パスは，平成18年度の診療報酬改定でその点数が認められてから急速に広がっている．パスが一つの医療機関内でとどまらず，地域の複数の医療機関や関係職種にかかわるものであるため，地域全体でのチーム医療が必要となり，地域全体で患者のケアを考えるというものである．なお，地域連携パスのタイプには，大腿骨頸部骨折や脳卒中でよくみられる「一方向型」のパスと，慢性疾患で使われる「循環型」のパスなどがある．

(3) クリニカルパスの作成

まず作成しようとする疾患を決定する．難しいものから始めようとせずに，シンプルで合意

の取りやすいものから始めると作りやすい．段々慣れてきたところで複雑なもの，バリエーションの多いものに挑戦する方が回り道をせずにすむ．アウトカムを意識して，現在行っているワークフローに基づき，必要な介入項目と時期を決定していく．退院アウトカムやクリティカル・インディケーターをしっかり押さえることができるように意識して訓練していくとよい．この際，できるだけ多くの人で議論する．さらにはできるだけ多職種で議論をすると，いろいろな角度・見方での意見が出て，多角的な検討をすることができる．過去の患者データを参考にし，エビデンスを調べてパスを修正することができると，より早くに理想的なパスに近づくことができる．ただ，できる限り質の高いものであることが望まれるが，事故のないように配慮されていれば，必ずしも最初から完璧なものを目指す必要はない．パイロット的な取り組みから改良を重ねて，次第に完成度を高めていくこともできる．また，医療スタッフ用のみならず，患者用も作り，患者の理解を助けることが望ましい．

次に，標準化のステップがある．思い思いの考え方で作ったものを，皆で標準化しようというものである．2つの診療科で同じ疾患に対して別々のパスを使用していた場合などでは，前述の患者データや，エビデンスを参考に標準化を行い，院内で意見を統一していくことが望ましい．

第三に標準化されたパスを使用した際のバリアンス分析などから，データに基づき最適な医療（パス）を検討していくステップがある．このようにパスの作成の上でも PDCA サイクルの考え方が応用できる．

また，このように初期のパス作成やパスの改訂を円滑に行うことや，モチベーションを高めるために有効な方法として，① パス委員会を院内に設置すること，② パス関係の学会や研修会に職員を派遣すること，③ 院内でパス大

会を行うこと，④ 職員でパス合宿を行うことなどが挙げられる．

（4）今後の課題

ここまで，紙で運用しているいわゆる紙パスと，電子カルテシステムの中に組み込まれている電子パスの話を述べてきたが，現在多くの病院が電子カルテシステムを導入する際に，電子パスも導入することが多くなってきている．電子パス導入に伴い，よく聞かれる問題点を下記に整理する．

1) 現在の電子パスの問題点

① 標準化への不安

電子パスの導入により，より一層医療の標準化を意識せざるを得なくなる．それに対しての職員の不安や考え方に誤解が生じる場合がある．また，標準化の過程で少なからず労力や作業が必要となり，それに対する負担感も生まれやすいので，パスの考え方，標準化の目的などを院内で十分説明する必要がある．

② 運用の変更に対するストレス

標準化・効率化によるものだけではなく，システム上の制約から不本意ながら運用の変更を余儀なくされることも少なくない．診療現場においては，この運用変更が大きなストレスとなりうるため，操作説明や運用フローの説明などに力を入れる必要がある．

③ システム上の不備や能力不足

医療現場で期待されているほど現在のシステムの能力は高くなく，現場から 100 点満点の評価が得られることはまずない．ただそれは，必ずしもシステムだけに責任があるとは限らないので，現場との意識合わせの中から最善の方法を選択していく必要がある．

④ 病院情報システムの診療や患者ケアに対する分析能力の低さ

これに関しては，次の 2) にて解説する．

⑤ 職員の能力低下への危惧

紙運用の場合でもパス上の表面的な業務しか

せず，それぞれの業務の意義などを考えること
を怠った場合には，職員の診療や患者ケアに対
する能力低下への危惧がいわれていた．電子化
により，支援する仕組みが装備され，より便利
になることにより，その傾向はより顕著になる．
放置すると，システムを使いこなしてより高度
な医療を行う者と，システムの手助けがないと
医療ができない者の二極分化が進むことになる．
職員のために，単なる操作訓練ではなく，診療
や患者ケアの内容に踏み込んだ教育や啓発を考
えていく必要がある．

2) 現在のいわゆる電子カルテに内在する問題

多くのいわゆる電子カルテと呼ばれているシ
ステムは，POMR の形式をとっている．しか
しながら，多くのベンダが電子カルテを開発す
る際に POMR の形式として重視したのは，
SOAP に分けて記録を残すということのみであ
ったように思える．しかし，POMR の本質は，
記載したことに対してオーディット（監査）を
行うことにある．それをやりやすくするために，
Weed は SOAP に分けることを提唱したので
ある．この観点から考えてみると，多くの電子
カルテシステムにおいて POMR の形式と呼べ
るだけのオーディット機能を有しているかとい
うことが問題となる．

同じように，電子パスをみてみると，多くの
ベンダが重視したのは，セットオーダ機能であ
り，パスの本質のバリアンス分析に基づき医療
を改善するという機能ではない．電子パスの本
質は，オーダ機能のオプションではなく，この
分析・改善機能である．そのため，医療の進歩
に直結し，病院情報システムの根幹のものとし
て考えないと，医療現場のニーズに応える真の
意味での電子パスは開発できないと思える．そ
のような観点から，バリアンス分析や，行って
いる医療や患者ケアを評価・分析して改善をす
る機能は，どのパッケージをとってみても，ま
だまだ診療現場が満足するにはほど遠い存在と
いえる．この分析・改善機能をシステムとして
どう実現するかという課題に対して，各社が知
恵を絞っている現状であり，医療ビッグデータ
や人工知能プログラムなどが，これに対する解
答を与えてくれるのかもしれない．

この 2 つの問題は，従来の主治医制の医療か
らチーム医療への流れの中でより顕著となって
きている．チーム医療では，情報の共有化がよ
り重要となり，伝承の医療から EBM へと変容
しつつある．その中で，従来紙で運用されてき
た診療録とクリニカルパスを電子化することに
より，次のフェーズに入ってきているともいえ
る．その考え方の根幹は，いかに監査し正しい
記録を残すか．そして，行った診療行為・患者
ケアを評価・分析し改善していくか，というこ
とと考えられる．POMR の考え方を提唱した
Weed 博士は生涯それを実現するための電子的
なシステムを追い求めていた．その考えは今な
お生きている．

（白鳥義宗）

EBMと診療ガイドライン

4.2.1 EBM

(1) EBMとは

　EBM は，Evidence Based Medicine の略であり，「科学的根拠（エビデンス）に基づく医療」などと訳され，近年，急速に普及し，実際の診療活動においても重要視されてきている．科学的根拠となるエビデンスを「つくる，さがす，つかう」には情報技術が大いに活用されている．

　EBM は，提唱者の David Sackett らの定義によると「個々の患者の医療方針の決定において，そのときに臨床研究の成果から得られる最善のエビデンスを，良心的に，明確にかつ思慮深く，適用して医療を進めていくこと」となる．

　Evidence Based Medicine という言葉をはじめて医学雑誌で用いたのはカナダのマクマスター大学の Guyatt で，1991 年のことである．従来の診断の進め方と，感度，特異度という数値化されたデータに基づいた診断の進め方とを比べ，後者の科学的なエビデンスに基づいた客観的かつ効率的な診療こそ今後の医療のあり方であると述べた．

　これまでの診療行為は，臨床経験のなかで似たような患者を思い出して，それに準じた診断・治療を行うもので，専門家や臨床経験の多い医師の助言が大きく影響していた．EBM は，そのような過程をとらず，体系的に観察・収集されたエビデンスに基づく医療を目指したものである．

　忙しい日常診療の合間に，自分自身の専門領域の最新の知識，科学的な根拠になり得ると思われる情報すべてを把握することは困難であったが，情報技術の普及により，臨床医が科学的な根拠に関する情報を求め，短時間でエビデンスを検索し，大量の情報に目を通して情報を把握することが可能となってきている．

(2) EBMの手順

　EBM の実際の手順は，次の 5 段階に分けられる．

① Step1：目の前の患者に関して臨床上の疑問点を抽出する（問題の定式化）

　目の前の患者から生じる疑問をわかりやすい形に整理する過程であり，これにより，これから扱う問題を明確にすることができる．問題を定式化する手法としては，PICO が用いられる．PICO は，問題を P（patients, problem, population：対象患者等），I（interventions：介入），C（comparisons, controls, comparators：対照群等），O（outcomes：望ましい効果，望ましくない効果）の 4 要素で表現するものである．

② Step2：疑問点に関する文献を検索し，情報収集を行う（情報検索）

　情報源としては，教科書，研究論文，二次資料などさまざまなものが挙げられ，検索の際に

は，それぞれの疑問に最も適した研究デザインの研究論文を探す必要がある．優れた論文を集めて利用しやすいように加工した二次資料（コクラン・ライブラリーなど）を検索するのが，日常診療での情報収集の有力な方法となっている．

③ Step3：手に入れた情報を批判的に吟味する（批判的吟味）

得られた情報の妥当性を自分自身で評価する必要がある．Step2 で得られた情報が，本当に正しいものか，信ずるに足るものかを評価する．研究論文の結論で「Ａが有効である（統計学的有意差がある）」とされていても，そのＡという結果をすぐに信用することはできない．臨床研究が正しい手法で行われていないと，誤った結論を導くことがあるからである．情報の批判的吟味を行う際は，その情報の元となった臨床研究の手法がそもそも正しかったかどうかを検討しなければならない．これを内的妥当性（研究内部の妥当性）の評価という．

④ Step4：情報の患者への適用（判断の適用）

Step2，Step3 で得られた文献の情報を目の前の患者にどのように適用していくか考える．診断や治療のエビデンスがあれば，すべてそれを患者に使わなくてはいけないというわけではない．研究論文のエビデンスに組み入れられた患者が，目の前の患者と似た背景を持つとは限らないからである．Step2，Step3 で得られた情報の元となった患者集団と，目の前の患者の背景がどれだけ似ているかを検討することを，外的妥当性の評価という．

⑤ Step5：一連の作業を振り返る（自己評価）

上記の Step1 ～ Step4 を再度評価する．適用した結果から，上記の判断が正しかったかどうかを評価し，その後のプロセスの改善に役立てる．

(3) エビデンスレベル

エビデンスには，いろいろなレベル（質）が

ある．ここでは，後述する Minds のエビデンスレベルの分類（質の高いもの順）を示す（**表4.2.1**）．この分類では，「複数のランダム化比較試験（RCT：Randomized Controlled Trial）を統合したメタアナリシス」を最も上位のエビデンス研究として位置づけている．複数の研究論文があっても，いずれも同じ効果指標を示すとは限らない．そこで，これらの結果を統合するために，メタアナリシスが行われる．これは，複数の研究結果について統計的方法を用いることで，効果指標の統合値と信頼区間を算出する手法である．

他方，この表では最も下位に位置付けられている「患者データに基づかない，専門委員会や専門家個人の意見」も，エビデンスの一つであり，一考には値するものである．

(4) エビデンスを探す

医学中央雑誌は，医学中央雑誌刊行会が提供しているわが国最大規模の医学文献データベースである．診断，治療，副作用などの目的に応じた，あるいはランダム化比較試験など研究デザイン別に，邦文の文献を検索できる有償サービスである．

MEDLINE は，米国医学図書館（NLM：National Library of Medicine）が作成し維持している世界最大規模の医学文献データベースである．無

表4.2.1 Minds による治療に関する論文のエビデンスレベルの分類（質の高いもの順）

レベル	内　　容
I	システマティック・レビュー／ランダム化比較試験（RCT）のメタアナリシス
II	1つ以上のランダム化比較試験による
III	非ランダム化比較試験による
IVa	分析疫学的研究（コホート研究）
IVb	分析疫学的研究（症例対照研究，横断研究）
V	記述研究（症例報告やケースシリーズ）
VI	患者データに基づかない，専門委員会や専門家個人の意見

料で利用できる PubMed は，MEDLINE にアクセスするための Web サイトである．PubMed では，臨床に関する文献のみを対象に検索でき，治療，診断，病因，予後などの目的に応じた検索式が自動的に提供される．コクラン・ライブラリー（The Cochrane Library）は，MEDLINE よりも効率的にエビデンスを探すデータベースを備えており，EBM の手法で情報収集を行い，批判的に吟味し，一定の基準を満たした論文をベースにした良質なシステマティック・レビューの全文を読むことができる．

4.2.2 診療ガイドライン

(1) 診療ガイドラインとは

　診療ガイドライン（Clinical Practice Guideline）は，科学的根拠に基づき，系統的な手法により作成された推奨を含む文書である．患者と医療者を支援する目的で作成されており，臨床現場における意思決定の際に，判断材料の一つとして利用することができる．

　日本で公開された診療ガイドラインを収集し，評価・選定の上，Web サイト上に順次掲載している医療情報サービス事業 Minds（マインズ）では，Minds 診療ガイドラインの定義を「診療上の重要度の高い医療行為について，エビデンスのシステマティック・レビューとその総体評価，益と害のバランスなどを考量して，患者と医療者の意思決定を支援するために最適と考えられる推奨を提示する文書」としている（「Minds 診療ガイドライン作成の手引き 2014」福井次矢，山口直人監修，医学書院）．

　診療ガイドラインは以前からあったが，現在主流となっているのは，「エビデンスに基づいた診療ガイドライン」である．過去の診療ガイドラインの多くが著名な専門家の意見交換や経験によって作成されていたのに比べ，薬効を確認するなどの臨床試験（とくにランダム化比較試験）の結果などから得られるエビデンスを吟味・評価し，その結果に基づいてどのような治療をすべきか，すべきでないかなどを勧告する

エビデンスに基づいた診療ガイドラインは，信頼性が高くなってきている．また，医療者向けに加え，患者向けの診療ガイドラインを作成する学会も増えており，Minds でも患者向け Web サイトを構築している．

(2) 診療ガイドラインの目的

　診療ガイドラインの目的としては，以下のようなものが挙げられる．

1) エビデンスの提供

　患者の診療における判断を支援し，適切な医療を提供する．

2) 施設間格差の解消

　専門医の間でも一定のコンセンサスが得られない疾患の治療に，エビデンスに基づく指針を示す．

3) 医療の質の向上と標準化の推進

　一定の診療レベルを確保し，質の高い効率的な医療を提供する．

4) 患者への情報提供

　基本的な治療法を社会に公表する．

　また，診療ガイドラインは，目的別に，疾患別ガイドライン，治療ガイドライン，診断ガイドライン，疾病予防ガイドラインなどに分けられる．

(3) EBMに基づいた診療ガイドライン

　1990 年前後から欧米では EBM の手順に基

づいた診療ガイドラインが多数作成され，診療現場において利用されることにより，医療はより安全かつ効果的になることが実証されてきた．日本でも，2000年前後から専門学会などが診療ガイドラインを作成しはじめ，順次公表してきた．

EBMは，個々の患者での疑問点を解決するための手順として提唱されたものであり，臨床上頻度の高い重要な疑問点については，あらかじめEBMの手順により作成された診療ガイドラインを作成していれば，文献を検索して批判的に吟味するという，煩雑な過程を省いて診療現場で効果的に活用できる．

(4) 診療ガイドラインの推奨度

診療ガイドラインでの推奨の強さは，決してエビデンスレベルによって自動的に決まるものではない．推奨の決定にあたっては，エビデンスのレベルに加え，臨床的有効性や確実性といった利益，また，害・負担・費用などの不利益を総合的に判断する．よって，推奨表示には，推奨度（1：強く推奨する，2：弱く推奨する（提案する））と，エビデンスレベルを併記する．

たとえば「患者Aに対して治療Bを行うことを提案する（2B）」と記載されている場合は，「中程度の根拠に基づいて，弱く推奨する」ことを示している．

> Mindsによる推奨作成のためのエビデンス総体の総括（アウトカム全般のエビデンスの強さ）
>
> A（強）：効果の推定値に強く確信がある
> B（中）：効果の推定値に中程度の確信がある
> C（弱）：効果の推定値に対する確信は限定的である
> D（とても弱い）：効果の推定値がほとんど確信できない

(5) 診療ガイドラインの集積と公開

日本医療機能評価機構は，Minds（Medical Information Network Distribution Service）（**図4.2.1**）という名称の医療情報サービスを提供している．Mindsでは，厚生労働省の委託によるEBM（根拠に基づく医療）普及推進事業として，診療ガイドラインの一般公開を行っている．その目標は，各種の医療情報の提供を通じて，国民全員が質の高い医療を享受できる環境を実現することである．具体的には，医療者と患者が充分に科学的合理性が高いと考えられる診療方法の選択肢について情報を共有し，患者の希望・信条や，医療者としての倫理性，社会的な制約条件なども考慮して，医療者と患者が合意の上で，最善の診療方法を選択できるように，情報面からの支援をするものである．

また，医学中央雑誌刊行会でも，東邦大学の協力のもと，診療ガイドライン情報データベースを無償で提供している（http://guideline.jamas.or.jp/）．医学中央雑誌がわが国最大の邦文の医学文献データベースである点を活かし，医療倫理や動物実験などのガイドラインを含めた，網羅性の高い情報サービスである点が特徴である．

(6) 患者の視点

患者・家族と医療者の対話の際に，診療ガイドラインが機能し，インフォームドコンセントやよりよい関係の構築に活用されてきている．また，患者向けの診療ガイドラインの作成が増えてきているとともに，患者の代表が診療ガイドラインの作成に関与することの意義も主張されてきており，いくつかの例で実現してきている．

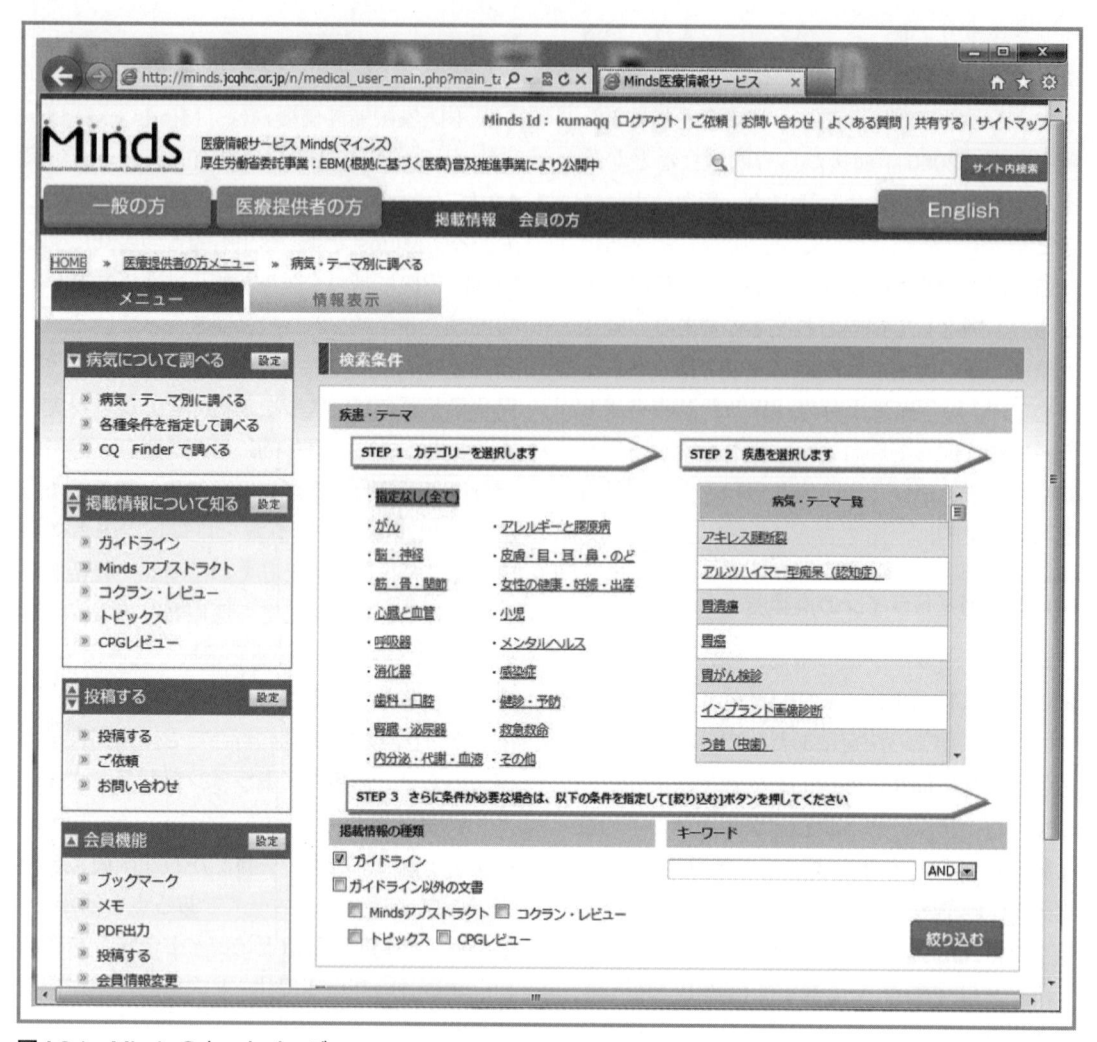

図4.2.1 Minds のホームページ

（熊本一朗，瀬戸僚馬）

● 参考文献

［4.2.1-4.2.2］

1）PubMed

　　http://www.ncbi.nlm.nih.gov/PubMed/

2）中山健夫．EBM を用いた診療ガイドライン作成・活用ガイド．金原出版．2004.

3）日本医療機能評価機構．Minds.

　　http://minds.jcqhc.or.jp

4）Minds 診療ガイドライン作成マニュアル．

　　http://minds4.jcqhc.or.jp/minds/guideline/manual.html

医学・薬学・看護学

　この章は，病院あるいは診療所で実際に行われている医療について，病気の仕組みの捉え方あるいは治療法などのサマリが書かれている．臨床医学・看護学の基本的である解剖学的な知識に始まり，重要な事項について必要最小限の内容を記載したものである．

　病院情報システムや地域連携システムなどの導入・構築にあたって，仕様書の検討作業にはじまり，現場での導入作業や保守作業を通じて絶えず必要となる知識である．そもそもある医療行為が他の医療行為とどのように関連しているのかや，どのような医療情報がどのようなタイミングで発生するかなど，医療機関の運用体制を理解するための基礎知識でもある．さらに，一旦蓄積された診療情報を，どのように活用するかを考える場合にも欠かすことができない内容である．医療行為には，それぞれ他の領域と共通する部分と異なる部分とがあることから，それを念頭に置いて学習するのが効率的である．

　具体的には，基礎医学と考えられる細胞や組織に関する知識，疾病分類にはじまり，臓器別の解剖学的特徴や生理機能あるいは薬物に関する知識が，身体の構成単位別に整理されている．すなわち脳・神経系，循環器系，消化器系，代謝・内分泌系などがそれにあたる．このほか，新生児の疾患や小児の疾患にも解説領域を広げて記載している．さらに，救急・災害医療の基本的な知識も含まれており，看護学では，看護の目標，日常看護の過程やその必要度・重症度評価など，看護業務の基本ならびに用語についてコンパクトに記載されている．さらに，先進医療の領域としてロボット手術，遺伝子医療，再生医療，オミックス医療も取り上げるなど多岐にわたる知識が整理されている．

　この章の内容は，業務のさまざまな場面で事前に予習・あるいは復習しておくことで，現場のスタッフとのコミュニケーションが間違いなく向上するであろう．

（玉川裕夫）

5.1

臨床医学

5.1.1 / 臨床医学に必要な人体の構造

(1) 細胞と組織

人間の身体は細胞と細胞から作り出したものからなる．すなわち，細胞自身とその周囲の細胞外の物質（液体，基質，繊維など）であり，これらが有機的に統合され，機能的な構造（組織，器官）を形成する．

細胞とは，生命の基本単位で，細胞膜により内外が区切られることにより，化学反応が効率よく起き，細胞内外のイオン等の濃度差が生命活動のエネルギーになっている．個体はすべて同じ遺伝子を持ち，環境に応じてその情報を使い分け，種々の細胞が分化する．進化的には上皮組織が出現したことにより，水分を体内に保持することができ，いろいろな分業が可能になった．

組織は，上皮系と非上皮系に大別され，上皮系には表皮（皮膚の上皮），粘膜上皮（消化管等の上皮），各種外分泌腺（肝臓・膵臓・唾液腺など），一部を除く内分泌腺，そして神経や感覚器が含まれる．また，非上皮系には支持組織や筋組織が含まれる．古典的な分類では，組織は上皮組織，支持組織（結合組織・軟骨・骨・血液），筋組織，神経組織の4つに分けられる．これは便宜的なものであって，発生学的には神経は上皮に由来するが，性質が大きく異なるので別に分けられている．ちなみに，がん

（Cancer）には上皮由来のがん腫（Carcinoma）と非上皮由来の肉腫（Sarcoma）がある．ただし，通常は神経系のがんは性質が異なるものとして，がん腫とは呼ばれない．

(2) 臓器と器官

臓器とは何種類かの組織が組み合わされ，特定の機能，構造を持つようになったものである（**表5.1.1**）．また，それらが機能的な関連をもった集まりを器官系という．ただし，1つの臓器がいくつかの機能をあわせ持つこともあるので，器官系は便宜的な分類となっている．たとえば，骨格系は骨と軟骨，関節等によって構成され，これに筋（骨格筋）が付いて身体の運動が行われるので，骨格系と筋系をあわせて運動器系と呼ばれる．また，循環器系や消化器系，内分泌系，泌尿器系，生殖器系などはいわゆる内臓と総称される．

(3) 生体内における情報伝達

各細胞・組織・臓器は，情報伝達系により制御され，一つの生命体として機能する．生体はあらゆる変化を察知し，それが刺激，信号，情報となり細胞に伝わることにより，効率よく生体内部の環境を一定に保っている（恒常性維持：ホメオスタシス）．そのために生体は現状を常に把握し，その情報に基づいて現状を改善

表5.1.1 器官系と構成する主な臓器

器官系	主な臓器
運動器系	骨，軟骨，関節，筋肉
循環器系	心臓，血管，リンパ管
消化器系	中腔臓器：口腔，食道，胃，十二指腸，小腸〔空腸，回腸〕，大腸〔盲腸，虫垂，上行・横行・下行・S状結腸，直腸〕，肛門 実質臓器：肝臓，膵臓
呼吸器系	気道と肺：鼻腔，気管，気管支，細気管支，肺胞
内分泌系	下垂体，松果体，甲状腺，上皮小体，ランゲルハンス島，副腎，性腺〔精巣，卵巣〕
泌尿器系	腎臓，尿管，膀胱，尿道
生殖器系	卵巣，卵管，子宮，精巣，精巣上体，前立腺
神経系	中枢神経系：脳〔大脳，間脳，脳幹（中脳，橋，延髄），小脳〕，脊髄 末梢神経系：脳神経〔嗅神経，視神経，動眼神経，滑車神経，三叉神経，外転神経，顔面神経，内耳神経，舌咽神経，迷走神経，副神経，舌下神経〕，脊髄神経
感覚器系	眼，耳，鼻，舌，皮膚
免疫系	扁桃腺，リンパ腺，脾臓，胸腺

表5.1.2 骨系

部位	主な骨
頭蓋骨	頭頂骨，側頭骨，前頭骨，後頭骨，蝶形骨，篩骨，鼻骨，涙骨，下鼻甲介，上顎骨，頬骨，口蓋骨，下顎骨，鋤骨，舌骨
脊柱椎骨	頸椎（C1-C7），胸椎（T1-T12），腰椎（L1-L5），仙椎（S1-S5），尾骨
胸郭	肋骨（1-12），胸骨
骨盤	寛骨（腸骨，坐骨，恥骨），仙骨
上肢骨	上肢帯（鎖骨，肩甲骨），上腕骨，橈骨，尺骨，手根骨，中手骨，指骨
下肢骨	寛骨，大腿骨，膝蓋骨，脛骨，腓骨，足根骨，中足骨，趾骨

しようと判断すれば，改善するためのシグナルを出し，改善されたらシグナルを低下させる．また，もしシグナルが効き過ぎた場合には，拮抗するシグナルを放出し，元に戻すように働く．このように各臓器がそれぞれの役割分担をして，生体内部の環境を一定の快適な状態に保っている．

細胞間情報伝達系には，神経系，内分泌系，免疫系があり，これらが受容体（レセプター）に結合することにより情報が伝わる．

(4) 人体の構造

人体の構造は，外観から，頭部と体幹，そして1対の上肢と下肢からなる四肢が区別される．体幹を構成する胴はさらに，胸部，腹部に区別され，下腹部の下端にある骨盤は，下肢帯として下肢の一部を構成する．

頭部は頭蓋骨で囲まれ，その中に脳が入っているために外的な力から守られるが，頭蓋内で出血が起こると限られたスペースのために頭蓋内の圧力が上昇し，直ちに減圧しないと生命に危険を及ぼす．

体幹は胸壁と横隔膜で囲まれた胸腔と，横隔膜の下で腹壁と骨盤によって囲まれた腹腔によって構成される．胸腔には左右の肺が，縦隔には心臓，気管，気管支，大血管がある．

(5) 人体の骨系と筋系（表5.1.2，表5.1.3）

骨と筋の重要な働きは，骨は骨組みとして身体を支持し，そして筋によって運動を行い，重要な臓器を保護する．また，骨はカルシウムの貯蔵庫としても働き（体内のカルシウムの97％を貯蔵），骨髄には造血組織がある．骨は全身で200個余りある．

(6) 人体の血管系

血管には動脈と静脈，毛細血管があり，血液の循環は体循環と肺循環に大別される（表5.1.4）．体循環は，心臓から体内の各器官をめぐって心臓に戻る経路であり，全身に酸素や栄養素を運び届け，代わりに二酸化炭素や老廃物を受け取る．また，肺循環は心臓から肺を経由して再び心臓に戻る経路であり，全身から集められた二酸化炭素や老廃物を含む血液を，肺でガス交換を行い，

表5.1.3 筋系

部位	主な筋肉
頭部	顔面筋，咀嚼筋
頸部	広頸筋，胸鎖乳突筋，顎二腹筋，顎舌骨筋，肩甲舌骨筋，胸骨舌骨筋，胸骨甲状筋，斜角筋
胸部	大胸筋，小胸筋，前鋸筋，肋間筋，横隔膜
腹部	腹直筋，外腹斜筋，内腹斜筋，腹横筋，腰方形筋
背部	僧帽筋，広背筋，菱形筋，肩甲挙筋，板状筋，脊柱起立筋，横突棘筋，後頭下筋
上肢	肩甲部：三角筋，棘上筋など 上腕：上腕二頭筋，上腕三頭筋など 前腕：長掌筋，腕橈骨筋など 手：母子対立筋，中様筋など
下肢	骨盤部：大殿筋，腸骨筋など 大腿部：大腿四頭筋，縫工筋など 下腿部：腓腹筋，ヒラメ筋など 足部：母子外転筋，長母指屈筋など

表5.1.4 血管系

種別	主な動脈・静脈
体循環の主な動脈	上行大動脈，左・右冠動脈，大動脈弓，下行大動脈，胸部大動脈，腹部大動脈，総腸骨動脈，総頸動脈，外頸動脈，内頸動脈，鎖骨下動脈，椎骨動脈，腕頭動脈，腹腔動脈，上腸間膜動脈，下腸間膜動脈，左胃動脈，右胃動脈，内腸骨動脈，外腸骨動脈
体循環の主な静脈	上大静脈，下大静脈，冠状静脈洞，腕頭静脈，鎖骨下静脈，内頸静脈，外頸静脈，奇静脈，総腸骨静脈，外腸骨静脈，内腸骨静脈，上腸間膜静脈，下腸間膜静脈，大腿静脈，肝静脈，脾静脈，腎静脈，精巣静脈，卵巣静脈

酸素や栄養素に富む血液に変えて心臓に戻す．さらに，腹腔の消化管と脾臓から静脈血を集めて肝臓に運ぶ静脈を門脈という．血液は動脈→毛細血管→静脈の順に流れるが，門脈は肝臓で再び毛細血管となり肝静脈として下大静脈に注ぐ．

（7）人体の部位を表す用語

　人体の解剖学的な位置や方向を指し示すため，上下方向や前後方向の決められた表現がある（**表5.1.5**）．たとえば，X線写真の撮影において，

表5.1.5 身体の位置と方向の表現

体幹	
頭側（とうそく）・上（Superior）	頭の方
尾側（びそく）・下（Inferior）	殿部の方
腹側（ふくそく）・前（Anterior）	前側（腹の側）
背側（はいそく）・後（Posterior）	後側（背中側）
正中面（せいちゅうめん）	左右対称を示す場合の中心をなす面
内側（ないそく）	正中面に近い方
外側（がいそく）	正中面から遠い方
四肢	
近位（きんい）	体幹に近い方
遠位（えんい）	体幹から遠い方

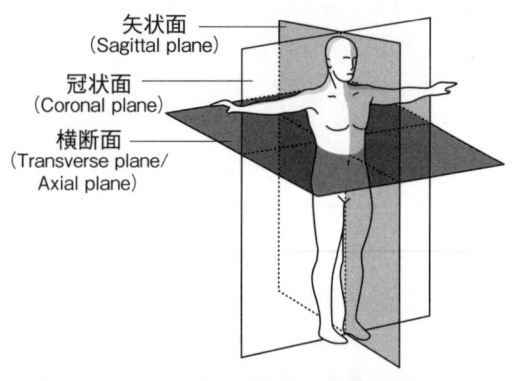

矢状面（Sagittal plane）
冠状面（Coronal plane）
横断面（Transverse plane / Axial plane）

横断面（Transverse/Axial）	人体の頭尾方向に対して垂直になる断面で，上側から見ると輪切りに見える．
冠状断面（Coronal）	冠状面は，頭蓋骨の関節である冠状縫合の方向にほぼ平行な縦断面であることから命名され，横断面，矢状面とも直交し，前頭断，前額断とも呼ばれる．
矢状断面（Sagittal）	矢状面は，人体の腹側から背側に矢が刺さった方向と平行な縦断面で，冠状面とも横断面とも直交する．

図5.1.1 身体の断面の表現

背中側（後方；Posterior）から腹側（前方；Anterior）へ入射する場合は「P → A」または「PA」と記述する（**図5.1.1**）．

（辰巳治之，谷川琢海）

5.1.2 疾病の原因と分類

人の病気（疾病）は非常に数多く存在し，一つの病気でも人によって異なる様子を示す．このような疾病に対し科学的に対処するためにはさまざまな角度から疾病を分類し，共通点や相違点を分析しなくてはならない．疾病の分類の最も現実に即したものは主に障害を受ける臓器または系による分類で，同じ分類に属する疾病は症状に共通点が多く，患者側から見てもわかりやすい．医療機関の専門科や外来の専門なども，たとえば消化器科や循環器科などのように，この観点から分けられることが普通である．本書でもこのような分類で比較的詳細に疾病の解説が行われている．

しかし疾病の分類はこればかりではない．疾病は正常ではない状態であり，何らかの原因で起こる．原因を除去することが一般的に疾病の回復には有効である．したがって可能であれば原因によって分類することも有用であろう．疾病の原因を病因と呼んでいる．また，疾患も顕微鏡的に見れば原因に対する生体の反応の積み重ねであり，反応のパターンによって分類することも可能である．組織の反応のパターンを病変と呼ぶ．反応といっても原因が明らかでない場合もある．

(1) 病因

病因は伝統的に大きく内因と外因に分類される．内因とは人体に内在する原因で一般的素因と個人的素因に分かれる．しかし，医学，とくに遺伝子に関わる科学の進歩によって，多くの疾患が内因，外因にまたがる多くの因子に関係することが次第に明らかになっている．ここで述べる分類は，病因の要素の整理と考えるべきで，実際には複数の病因が疾病状態に関係している可能性を常に考慮しなければならない．

1) 内因

内因と素因はほぼ同じ言葉と考えてよい．一般的素因は多くのヒトに共通の素因で生理的な素因と考えてよい．加齢が典型的な一般的素因である．個人的素因は病的であり，生まれつき持っている先天性素因と生後に生じる後天的素因に分けられる．先天性の個人的素因は染色体異常や遺伝子異常で，たとえば，C21トリソミー（C21と呼ばれている染色体が通常は2本（1対）であるのに3本ある状態）で白血病になりやすいなどである．体質という曖昧な言葉も先天性素因を指す場合があり，一部は遺伝子型（特定の遺伝子配列を持つこと）として明確に定義されているが，風邪を引きやすい体質などは曖昧なままで，安易に先天性素因と考えることはできない．

後天的素因は後天的な疾患，または栄養障害などで引き起こされる抵抗減弱を指す．たとえば，糖尿病患者が感染性疾患に抵抗力が弱いことなどである．リウマチ性心内膜炎（溶血連鎖球菌による感染症で心臓の弁に瘢痕を残す）で生じた心臓の弁の瘢痕に細菌性心内膜炎（心臓の弁や内側の壁に細菌による化膿性炎症が起こる病気）が起こりやすいのも後天的素因の例と考えてよい．

2) 外因

外因は栄養性外因，物理的外因，化学的外因，および病原生物体に分けられる．

① 栄養性外因

さまざまな栄養素（栄養源を分類したもの，たとえば，タンパク質や脂肪，ビタミンなど）の不足や過剰で疾患が生じる．タンパク質の不足は栄養不良症を起こし，多くのビタミンでは不足すると特徴的な欠乏症を来たし，一部のビタミンには過剰摂取による疾患も知られている．

② 物理的外因

機械的外因，温度，気圧，電気，光線，放射線などが物理的外因になる．機械的外因は外傷，つまり創傷（きりきず，すりきず），挫傷（機械的作用により組織が押しつぶされること），骨折などの原因になる．温度は高ければ火傷，低ければ凍傷の原因になる．また日射病や熱射病も温度が主な原因と考えられる．高山病は気圧が原因の疾患の代表である．電気は 2,000 V では数秒以内に，200 ～ 400 V でも 30 秒前後で死亡するといわれている．さらに低電圧でも電流の通過場所によっては致命的である．紫外線は火傷を引き起こすし，それ以外の皮膚疾患の原因となることもある．またレーザ光線も組織の壊死を起こすことができる．放射線は β 線（電子線）や α 線，中性子線などの粒子放射線と，X 線，γ 線などの電磁波放射線に分かれるが，いずれも組織障害を引き起こす．最もしばしば見られる放射線による疾患は放射線皮膚障害で，脳や脊髄といった中枢神経の機能が障害される放射線脳脊髄症，胃や腸が障害される放射線消化管症，さらに造血機能が低下する放射線骨髄障害も見られる．これらの多くは悪性腫瘍に対する放射線療法の副作用として見られるが，事故でも生じる．事故の場合，外部から放射線自体を浴びる外部被曝と，放射性物質を吸引や摂食により体内に取り込むことによって起こる内部被曝がある．内部被曝の場合，放射線の影響が減少する指標として半減期が用いられるが，環境の評価に用いられる物質の性質としての半減期と，物質が体外に排泄されることを考慮した医学的に重要な生物学的半減期に分けられる．

③ 化学的外因

いわゆる毒物であるが，体内で発生する有毒化学物質が疾病の原因となることもある．よく知られた毒物として，一酸化炭素，青酸，メチルアルコール，ベンゾール，ヒ素，水銀，カドミウム，クロム，鉛などがある．また，体内で発生する有毒化学物質は一般には少量では問題を起こさないが，異常に蓄積すると疾病になる．ビリルビン，アンモニア，アセトンなどがある．また毒性はないが，量の異常によって疾病の原因となるものもある．血液中のブドウ糖はきわめて高濃度になると浸透圧の異常を起こし，高度な場合は昏睡を引き起こす．

④ 医原病

医原病は，本来疾患を治癒させるために行われる医療行為が疾患を引き起こすことで，医療行為が病因といえる．分析すればその多くは栄養性外因，物理的外因，化学的外因のどれかに属し，病因論としては項を分ける必要はないが，医療としては大きな問題であり，独立して述べる．治療というのは多かれ少なかれ生理的状態とは異なる行為であり，生体にとっては諸刃の剣である．その典型的な例は抗がん剤であり，腫瘍細胞を死滅させようとするが，正常細胞にも多少とも影響を与える．またステロイド剤は炎症を抑制するが，炎症が防御していた感染症に対する抵抗力を低下させ，重症化させる．治療には副作用が必ずあるといっても過言ではないので，副作用を十分理解して治療にあたらなければならない．原疾患より重篤な医原病を起こしては本末転倒である．

⑤ 病原生物体

感染の原因となる生物で，通常は微細な生物であり，病原微生物とも呼ばれる．ウイルスや細菌，真菌などがあり，主におかす臓器や系によってさまざまな疾患の原因となる．臓器別，系別の疾患論を参照して欲しい．

(2) 病変

病変は，退行性病変，進行性病変，循環障害，炎症，腫瘍，奇形などに分類される．

1) 退行性病変

退行性病変とは何らかの異常に対して組織や個体が対抗せずに変化していく状態で，代謝異常，萎縮，壊死，死が含まれる．代謝異常の代

表は糖尿病であり，ブドウ糖の代謝異常が基本である．タンパクの変性も退行性病変であり，さまざまな原因で起こる．萎縮は機能と大きさが減少することで，老人になると手足が細くなるのは，老人性の筋萎縮である．

2) 進行性病変

進行性病変とは，何らかの刺激に対して生体が対抗する反応で，機能増大と再生に分けることができる．機能増大の例としては高血圧における心肥大を挙げることができる．また，再生は一般に見られる創傷治癒（切り傷などが治ること）がその代表である．

3) 循環障害

人体の循環は血液循環とリンパ液循環の2つに分けることができる．それぞれの障害でさまざまな疾患が起こる．血液の流れのバランスが崩れることによって，うっ血（流れが悪く量が多い）や充血（流れが良く量が多い），虚血が起こり，血管壁の障害や極端なバランスのくずれなどさまざまな理由で出血が起こる．また，血管にものが詰まり，血流が途絶えると多くの場合，その先の組織は酸素不足に陥り壊死にいたる．これを梗塞と呼ぶ．血管が詰まること自体は塞栓と呼び，血液が凝固した血栓や，空気塞栓，脂肪塞栓，腫瘍塞栓などがある．また，さまざまな理由で流圧が持続的に高くなる高血圧症は長年持続することによって，血管壁や心臓に障害を引き起こす．リンパの流れはもともと緩やかで，強い変化はきたさないが，流れが悪くなることにより水腫（組織に水が多い状態）をきたす．水腫が長く続くと水腫の状態で組織が硬くなることもあり，その典型が象皮症である．

4) 炎症

炎症は組織の障害に対して起こる局所性の反応で，基本的には防衛的・修復的な局所の現象である．多くの場合は収束（治癒）する．炎症はさまざまな細胞や組織の協調により起こる．最初の組織の障害によりいくつかの化学因子が放出され，その後，白血球や神経系，血管系，繊維成分を作る繊維芽細胞などが，お互いに刺激し，役割を交代することで進む．また基本的には局所の反応であるが，全身にさまざまな影響を与える．その代表は発熱であり，また長時間続くと栄養状態にも影響がある．炎症は刺激（組織障害）とそれに対する反応であるために，刺激の種類や反応の時期や持続期間によってさまざまな状態を示し，そのいくつかは特別な名前がつけられている．臓器別・系別の疾患解説を参照されたい．

炎症は組織障害に対する防衛的反応であるが，時に反応が強すぎたり，異常な反応を起こしたりすることによって結果的に組織障害を強くすることもある．外来性の原因（外因）があるが，反応（炎症）が強く，それによって組織障害を起こすことをアレルギーと呼ぶ．喘息や花粉症，接触性皮膚炎など多数の疾患が知られている．また最初の刺激（組織障害）の原因がはっきりせず，炎症だけがあたかも自律的に起こっている疾患もある．炎症に関与する成分の中でとくにリンパ球を主体とする自分自身と外来物を区別する機能を担う系を免疫系と呼ぶが，この免疫系の異常に起因する場合もある．代表的なものは膠原病と呼ばれている疾患群で，慢性関節リウマチや全身性紅斑性ループス（SLE）などがある．

5) 腫瘍

腫瘍は新生物と同義語で，体細胞の自立的で無限の非合目的増殖と考えられている．関節炎で関節が腫れたり，打ち身の部位が腫れたりすることがある．この場合，多くは血流やリンパ流の一時的な変化による水腫が主体であるが，白血球や繊維芽細胞の増殖もある．しかしこのような細胞は隣接する細胞との接触により増殖が止まり，一定の限度を超えることはない．これに比べて腫瘍で増殖している細胞は，他の腫瘍細胞や正常細胞と接触しても増殖は止まらない．腫瘍にもさまざまな分類がある．発生する

場所による分類が最も頻繁に用いられるが，それについては臓器別，系別の疾患解説を参照されたい．その他によく用いられるのが，生物学的性質による分類で，良性腫瘍と悪性腫瘍に分かれる．良性腫瘍は正常の組織に近い高度の機能的，形態的分化を示す腫瘍で，増殖は遅い．増殖が遅いために，腫瘍自体が生体に大きな影響を与えることは一般に少ない．しかし形態や機能的には良性であっても，頭蓋骨のような狭く閉じられた空間に発生した場合は正常組織を強く圧迫して，強い影響を与えることがあり，また機能的に分化しているために，たとえば内分泌機能を持つ細胞が腫瘍化した場合は，増殖自体は緩やかで問題を起こさなくても，分泌するホルモンが生体に大きな影響を与える場合もあり，「良性」という意味に注意しなければならない．

悪性腫瘍は一般に癌（がん）と呼ばれ，増殖が速く，増殖自体によって，また増殖によって強く正常部分を障害することによって生体に強い影響を与え，放置すれば生体の死に至る．多くは転移を起こす．転移は良性腫瘍では見られない．良性・悪性の差は基本的には増殖の早さであり，かならずしも明確に区別できるものではない．境界領域の腫瘍も多く存在することに注意する必要がある．

6）奇形

奇形は生まれつき存在するもので，構成成分の比率の異常である．個体の成長に見合う増大はするが，自立的な増殖はない．

（山本隆一）

5.1.3 ／ 脳・神経系の機能と疾患

(1) 中枢神経系

神経系は，中枢神経系，末梢神経系に分けられる．中枢神経系は脳と脊髄からなり，脳は大脳半球・脳幹・小脳に分けられる（**図 5.1.2**）．末梢神経系は脳・脊髄神経と自律神経からなる．

1）大脳半球

大脳半球は脳溝により前頭葉，頭頂葉，後頭葉，側頭葉に大きく分けられる．

前頭葉は中心溝より前方の部分であり，運動を司る運動野，情動・自律神経の総合作用と精神機能などに関係する連合野，優位半球の運動性言語中枢（ブローカ中枢）などの重要な部位と機能が存在する．頭頂葉は中心溝と頭頂後頭溝に囲まれた部分であり，温・痛覚や触覚などの体性感覚の中枢である．優位半球が障害されると失書・失読・失計算・観念失行をきたすゲルストマン症候群が，劣位半球が障害されると

半側空間無視・錯乱状態などの病態をきたす．側頭葉の上側にはウェルニッケ中枢と呼ばれる感覚性言語野がある．後頭葉は大脳の後極に位置し，視覚野がある．側頭葉は，前方部の背側が外側溝により前頭葉から分けられている．側

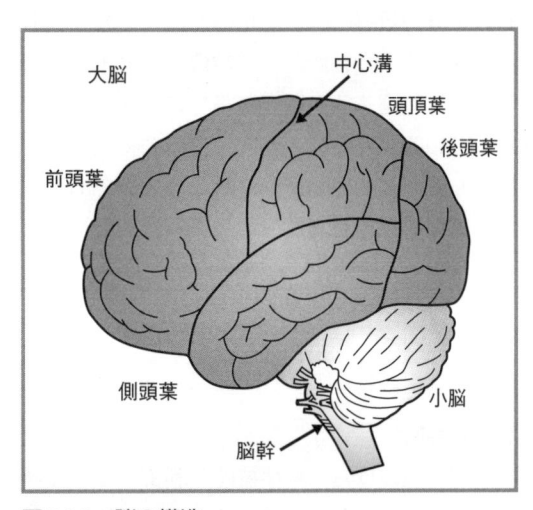

図5.1.2　脳の構造

頭葉は聴覚性知覚および認知，視覚性認知のほかに言語理解，大脳辺縁系との関連から記憶の形成および記憶の貯蔵，さらに情動に関する機能を有している．

2）脳幹

脳幹は中脳，橋，延髄からなり，生命の維持に最も重要な呼吸・循環の中枢が存在している．意識のレベルに関係が深い網様体があり，また自律神経活動とも深い関係を有している．延髄は脳幹の最尾側部にあたり，さらに尾側で脊髄に移行する．

3）小脳

小脳は大きく中央部の虫部と左右の半球部とに分けられる．小脳の重要な機能は運動の調節であり，運動に際して種々の筋群の適正な協調を保ち，筋緊張を制御して運動過程を円滑にし，運動方向のズレや振れをできるだけ小さくするように調整している．

4）脊髄

脊髄は頸髄（8節），胸髄（12節），腰髄（5節），仙髄（5節），尾髄（1節）からなる．脊髄の長さは成人では 40 〜 45 cm であり，形状は円筒状であり，脊椎骨の内部を走行している．脊髄は，脳と直接つながった神経組織であり，脊髄からは脊髄神経（神経根）が出て，さまざまな身体の各部位の組織につながっている．それぞれの神経の伝導路は，手足の筋肉まで脳の指令を伝達する下行脊髄路（運動機能）と末梢の情報を脳に伝達する上行脊髄路（知覚機能）に分かれている．脊髄は，筋肉・腱への特別な刺激に対して筋肉の収縮運動が起こる現象である脊髄反射の中枢でもある．

（2）末梢神経系

中枢神経と身体末梢部を連絡する神経の伝導路を末梢神経系という．

1）自律神経

末梢神経のうち，自律機能を制御している神経系を自律神経と呼んでいる．自律機能とは各内臓器の活動（心拍数，腸管運動など）を制御し，内部環境（体温，血圧，体液の pH，水分量など）を一定に保つために不随意的に作用する機能である．自律神経系は交感神経系と副交感神経系とにさらに大別され，両者は内臓諸器官を二重支配して，機能的には多くが拮抗的に作用する．たとえば心臓の活動（心拍数，心拍出量など）は交感神経により亢進し，副交感神経により抑制される．一方，消化管，尿管，膀胱などの活動（収縮，蠕動，分泌など）は副交感神経により亢進し，交感神経により低下する．

2）体性神経

体性神経は，脳神経（12 対）と脊髄神経（31 対）からなる．また，大脳皮質と直結した感覚神経や運動神経からなり，指への刺激を大脳皮質へ届け，感覚を生じさせたり，意思により随意的に肩の骨格筋を収縮させて手を挙げる，などが体性神経系の機能である．

（3）脳血管障害

脳の血管自体の閉塞や狭窄などの病理学的な変化，血圧・血球成分の変化などにより，一時的ないし持続的に血流低下が生じ，脳に不可逆性変化が生じたもの，また梗塞には至らなくても一過性に神経症状が生じたり，あるいは血管の破綻により出血をきたしたものを総称して脳血管障害と呼ぶ（**図 5.1.3**）．

わが国では古くから「脳卒中」，「中風」という言葉が脳血管障害に対して使われてきた．わが国の脳血管障害による死亡者数は長い間第 1 位を占めてきていたが，死亡率は 1965 〜 1970 年から低下し始め，現在では，がん，心臓病，肺炎についで第 4 位である．その最も大きな要因は，1960 年頃より始まる脳出血による死亡率の低下である．高血圧治療の普及や食生活の改善により，脳出血死亡率は劇的な低下をきたし，1975 年には脳出血死亡率が脳梗塞死亡率よりも低くなった．脳出血死亡率の低下は 1980 年代まで続いたが，その後は大きな変化

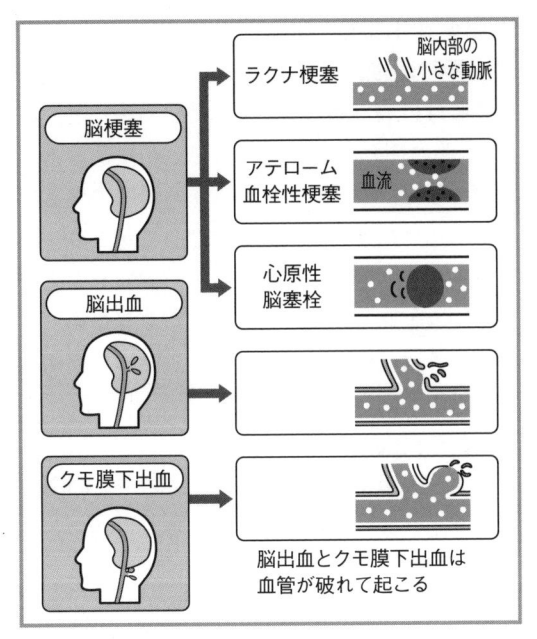

図5.1.3　脳卒中のいろいろなタイプ

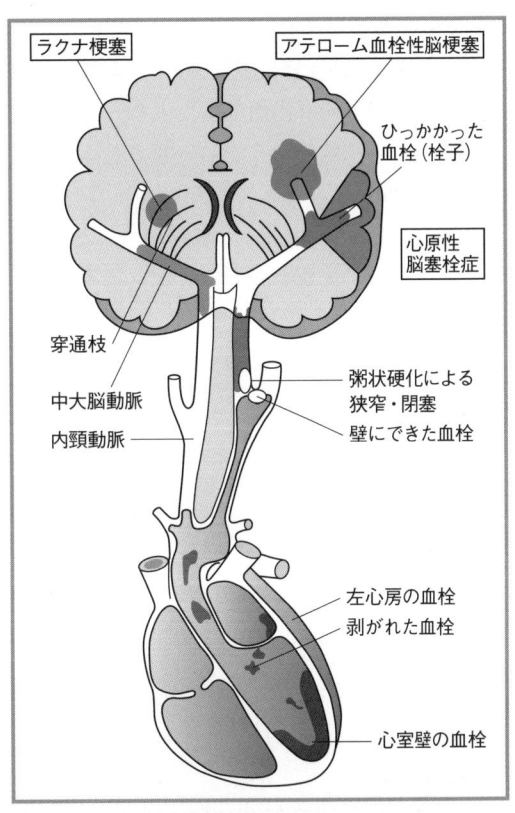

図5.1.4　脳梗塞の種類とその起こり方

なく横ばいの状態で現在に至っている.

1）脳梗塞

脳梗塞はその血管閉塞のメカニズムによって，① 脳血栓症，② 脳塞栓症，③ 血行力学的脳梗塞に分類されている．また近年では，その発症の原因により，アテローム血栓性脳梗塞（太い脳血管の動脈硬化による閉塞およびその病変からの動脈原性脳塞栓症），ラクナ梗塞，心原性脳塞栓症と分類することも多くなってきている（**図5.1.4**）．この新しい分類のほうが，危険因子，急性期治療，再発予防を考えるうえで合理的だからである．

① アテローム血栓性脳梗塞

内頸動脈，椎骨動脈，脳底動脈，中大脳動脈の主幹部ないしその分枝のアテローム血栓は，その領域の広範な梗塞を起こす場合と，その末梢に血栓塞栓症（動脈原性塞栓）を起こす場合がある．

② ラクナ梗塞

ラクナはラテン語の lacuna（小さな穴の意味）を語源とし，被殻，橋，視床，尾状核，内包，放線冠など脳の深部に生じる小さな（直径

15mm まで）穿通枝梗塞で，病理学的には空洞を形成している．危険因子としては高血圧が最も重要である．ラクナはその2/3は無症状（いわゆる無症候性脳梗塞）といわれる．

③ 心原性脳塞栓症

脳塞栓症を起こす栓子は，ほとんどは心臓内や頸部動脈，大動脈弓の血栓が剥離したものである．心原性脳塞栓症による症候は，脳血管障害のうちでもその発現が最も急速で，数秒ないし数分以内に完成し，ゆっくり進展することはほとんどない．

2）頭蓋内出血

頭蓋内出血は，その部位によって脳出血，クモ膜下出血，硬膜下出血，硬膜外出血の4つに大別される．脳出血の大半は高血圧性脳出血が占めている．

① 脳出血

脳内出血は脳実質内に出血を認める病態であ

る．CTの普及により出血の存在，部位，広がりなどの確定診断が容易となり，発症時の初期診断に重要である．出血部位により，被殻，視床，脳葉，小脳脳幹の5つに分類できる．

a）被殻出血

血腫が大きいと対側の片麻痺が生じるほか，失語症，失行・失認を認めることもある．

b）視床出血

麻痺よりも感覚障害が強く発現し，痛みを強く感じる．

c）皮質下出血（脳葉出血）

大脳皮質下の出血であり，高血圧を伴う高齢者に多く，意識障害や麻痺が出現する．

d）小脳出血

突発する頭痛，嘔気，嘔吐，めまい，小脳症状で発症し，片麻痺，言語障害，脳神経麻痺などの神経症状を示さない例が多い．意識障害がない例は，血腫は限局性で予後も良好である．

e）脳幹出血

橋を中心とする脳幹部の出血であり，致死的なものから軽症まで病態は多様である．

② クモ膜下出血

脳の表面は薄い透明の膜（クモ膜）で覆われており，この膜と脳との間のすき間をクモ膜下腔といい，このすき間に出血したものがクモ膜下出血である．クモ膜下出血は脳血管障害の約10％を占め，脳動脈瘤破綻は40歳から60歳に多い．わが国のクモ膜下出血による死亡総数は，年間ほぼ5,000人ないしそれ以上である．

脳を養う主要な動脈は脳表のクモ膜下腔を走っており，この動脈の一部が風船状に膨らんでこぶ（瘤）のようになることがあり，これを脳動脈瘤と呼ぶ．クモ膜下出血は動脈瘤の破綻で起こることが多い．脳動脈瘤は内部の血圧により徐々に膨らみ，壁が薄くなって突然破裂するのが脳動脈瘤破裂である．破裂による出血はクモ膜下腔に拡がりクモ膜下出血となる．クモ膜下出血の典型的症状は，経験したことのないような突然の激しい頭痛である．

③ 脳実質外に起こる出血

a）硬膜外出血

硬膜は外層（頭蓋骨に面している層）と内層（クモ膜に面している層）がしっかりと癒着した硬い膜で，頭蓋骨の内面を被う骨膜の働きをしている．ほとんどは外傷に伴って起こり，出血が硬膜と頭蓋骨の間に起こる．硬膜を栄養する中硬膜動脈は硬膜の外層に位置するため，外傷による頭蓋骨の骨折線がこの動脈溝を横切ると動脈性の出血が起こる．

b）硬膜下出血

出血が硬膜とクモ膜の間に起こる．この出血もほとんどは外傷に伴って起こる．急性のものと慢性のものがある．急性硬膜下出血はほとんどが外傷に伴って起こる．脳は脳表の架橋静脈によって吊り下げられたようになっているため，外傷に伴う頭蓋骨と脳のズレによって架橋静脈が傷つくと，そこから出血して硬膜下腔に血腫を形成する．慢性硬膜下出血の多くも外傷性の機序で起こる．しかし，急性硬膜下出血と異なり，外傷の既往が明瞭でない場合もある．とくに高齢者の場合，脳萎縮のために硬膜下腔が広くなっており，若年者よりも外傷の影響を受けやすく，明らかな外傷の既往や麻痺などがなくても，慢性硬膜下血腫が発見されることがある．

3）脳血管障害の危険因子

脳血管障害発症の危険因子（リスク・ファクター）として最も重要なのは高血圧である．収縮期・拡張期血圧，いずれの上昇も，脳出血，脳梗塞両方の発症頻度を増加させる．高度の高血圧に対する降圧療法は，脳血管障害の発症率を低下させる．そのほかに危険因子として，心房細動，糖尿病，高脂血症，多血症，飲酒，喫煙，肥満などが挙げられる．

（朴　勤植）

5.1.4 循環器系の機能と疾患

(1) 心臓および血管の構造と機能

1) 心臓の構造と機能

心臓は，全身に血液を循環させるためのポンプの機能を持つ．右心房，右心室，左心房，左心室の4つの部屋で構成されている（**図5.1.5**）．静脈血が右心房に集まり，右心室，肺動脈を経て肺に送り込まれ，肺で酸素化された血液が，肺静脈から左心房，左心室に流れこみ，全身に送り出される．右心房と右心室の間には三尖弁が，右心室と肺動脈の間には肺動脈弁が，左心房と左心室の間には僧帽弁が，左心室と大動脈の間には大動脈弁がある．

右心房内に洞房結節と呼ばれる特殊な細胞群があり，ここが刺激の源となる．洞房結節の刺激が心房に伝えられ，房室結節に伝わり心室中隔から右室，左室に刺激が伝わる．これにより，心房が収縮し，続いて心室が収縮するリズムが形成される．この刺激が伝わる経路を刺激伝導系と呼ぶ．

心臓自体を栄養する動脈を冠動脈と呼び，大動脈弁のすぐ上の大動脈から分岐している（**図5.1.6**）．右冠動脈と左冠動脈の2本があり，左冠動脈は左前下行枝，左回旋枝の2本に分岐する．右冠動脈は心臓の下壁を，左前下行枝は前壁と心室中隔を，左回旋枝は側壁を灌流している．

2) 血管の走行と機能

血管は，酸素化された血液を各臓器に運ぶ動脈系と，臓器から排出され二酸化炭素を多く含む血液を心臓にもどすための静脈系の2系統がある．

心臓から大動脈が上行し（上行大動脈），アーチを描いて頭部，上肢へ分枝し（大動脈弓），下行し（下行大動脈）腹部で腸，腎へ分枝する．その後，骨盤内で左右に分かれ（総腸骨動脈），下肢への血管となる．動脈は，さらに細く分枝して最終的に毛細血管となり各臓器を養う．臓器を還流した後，血液は静脈系に乗って，徐々に太い静脈に合流し，最終的には上大静脈，下大静脈を経て右心房に集められる．大動脈から出て右心房に帰るまでの血流を体循環，肺動脈

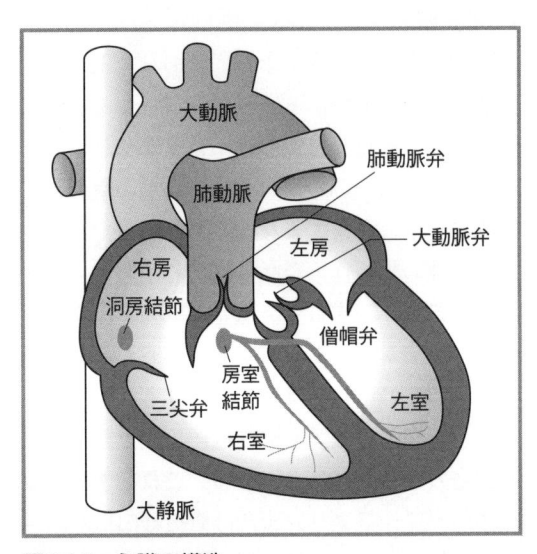

図5.1.5 心臓の構造

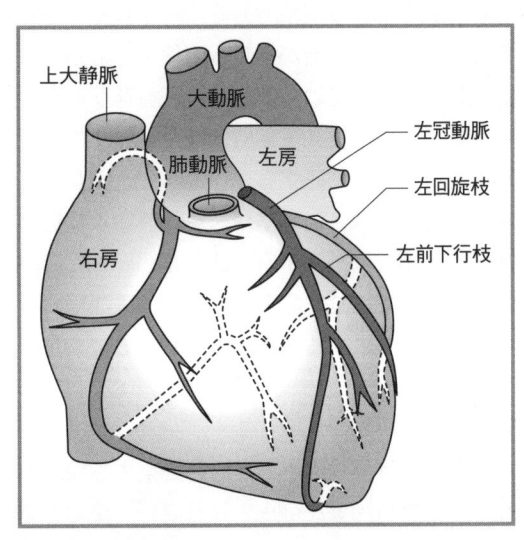

図5.1.6 冠動脈

から左心房までの循環を肺循環と呼ぶ.

（2）循環器系の疾患

循環器系の代表的な疾患には，以下のものがある.

1）心筋梗塞

冠動脈の閉塞により心筋が壊死する疾患である．典型的には，突然の激しい胸痛で発症する．急性期に不整脈，心不全，心破裂などで死亡することがある．発症後数時間内に閉塞を開通させる治療（血行再建）で，壊死範囲を小さくできる．発症初期の状態を急性心筋梗塞，慢性期の状態を陳旧性心筋梗塞と呼ぶ.

2）狭心症

冠動脈の狭窄により，心筋の酸素が不足（虚血）し，胸痛が生じる疾患である．運動時などの心筋の酸素消費量が増加し，相対的に酸素不足が生じる労作性狭心症と，冠血管が痙攣し，血流が一過性に低下する冠攣縮性狭心症がある．不安定な状態の狭心症は心筋梗塞に移行することがあり，注意を要する．カテーテルを使って狭窄部を拡張する経皮的冠動脈形成術か，狭窄部を迂回する血管を植え込む大動脈冠動脈バイパス手術により治療できる.

3）弁膜症

弁の異常による疾患である．弁が狭窄する狭窄症，閉じずに逆流が生じる閉鎖不全症がある．大動脈弁狭窄症では，左心室に圧負荷がかかり心筋を肥大させる．重症型では，胸痛，失神発作を起こし，突然死することがある．大動脈弁閉鎖不全症では，左心室が容量負荷により拡大する．僧帽弁閉鎖不全症では，左心房，左心室の容量負荷により左心房が拡大し，重症化すると左心室が拡大する．僧帽弁狭窄症では，左心房の拡大，肺のうっ血を起こす．重症例では，運動時の心拍出が低下する.

軽症例では薬物治療で経過を観察するが，重症例では外科治療を行う．弁形成術，交連切開術，人工弁への置換術などの方法がある.

4）拡張型心筋症

特定の原因がなく心筋の機能が弱まり，心臓が拡張する疾患である．経過は症例により異なる．心機能の低下に伴い左心室が拡大し，心不全症状が出現する．基本的には投薬により治療するが，重症で心不全が著しい場合は心移植の適応となる.

5）肥大型心筋症

心筋肥大をきたす圧負荷等の原因がなく，心筋が異常肥大する疾患である．若年で発症し，進行して心不全を発症し，若くして死に至るもの，壮年期に発見されるが，進行が緩徐で，天寿を全うするものまでさまざまである．肥大により左室流出路が狭窄するケースを，閉塞性肥大型心筋症と呼ぶ．左室の圧負荷により心不全，不整脈を発症しやすく，失神発作を起こすこともある.

6）先天性心疾患

心臓の奇形による疾患である．重症のものは，乳幼児期に発見され，手術による治療が必要となる．心房中隔欠損症，心室中隔欠損症は成人して新たに発見されることがある．それぞれ心房中隔，心室中隔に穴が開いており，左心系から右心系に血液が逆流し，肺血管に負担をかける.

7）不整脈

刺激伝導系の異常により，脈のリズムが正常でなくなる状態である．リズムが早くなる頻脈性不整脈，遅くなる徐脈性不整脈があり，また，心房性のもの，心室性のもの，心房心室間の伝導障害など，さまざまなタイプがある.

心室性の頻脈性不整脈には，心室頻拍，心室細動があり，いずれも突然死の原因となり，速やかに電気ショック治療を施す必要がある．一方，心房性の不整脈は致死的となることはないが，心房細動では，心房内に血栓ができやすく，脳梗塞の大きなリスクとなる．これを予防するために，ワーファリンまたは直接経口抗凝固薬（DOAC）による抗凝固剤が投与される．ワー

ファリンは量の調整を厳密にする必要があり，プロトロンビン時間検査を定期的に計測して薬の量を調整する.

徐脈性不整脈には，房室ブロック，洞機能不全症候群，心房細動の徐脈型などが含まれる. 重症のものは欠神発作を起こし，この場合はペースメーカー治療を行う.

8）感染性心内膜炎

弁膜症や心室中隔欠損症など，心臓内に乱流が生じている状態を土壌とし，歯科治療などをきっかけに細菌感染を起こし，心臓内に細菌集落を含む疣贅を形成し，菌が増殖して菌血症を起こす疾患である. 心臓超音波検査で心臓内の疣贅の確認が診断に重要である. 抗生物質の大量投与により治療するが，手術が必要となる場合もある.

9）心不全

心臓の疾患により心臓のポンプ機能が弱まった状態である. 左心室の機能不全が主な場合を左心不全と呼ぶ. 大動脈弁疾患，僧帽弁疾患，心筋梗塞，拡張型心筋症などが左心不全の原因となる. 軽症時では，労作時息切れが主症状であるが，重症化するにつれ，軽労作でも息切れが生じ，さらに重症化すると安静時でも呼吸困難を訴える. 肺血管抵抗が増加するなど右心系の負荷が大きくなった状態を右心不全と呼ぶ. 静脈怒脹，肝脾腫，浮腫，腹水などの症状が出現する. 肺梗塞などでは純粋な右心不全状態となるが，左心不全の重症型で両心不全の形をとることも多い.

10）高血圧症

安静時においても血圧が高値となる疾患である. 何らかの原因疾患があって高血圧になる場合を二次性高血圧症，明らかな原因がない場合を本態性高血圧症という. 後者が圧倒的に多い. 二次性高血圧症には，内分泌疾患，腎疾患などがある. 高血圧状態に対して，降圧剤により治療される.

11）大動脈瘤

大動脈が拡張する疾患である. 瘤が大きくなると破裂するリスクが高くなる. 造影CTで動脈瘤の径を計測し，破裂する前に手術で治療する. 最近では，ステントグラフトを留置する治療も行われている. 解離性大動脈瘤は，血管壁が裂ける疾患で，急性発症で強い痛みを伴う. 破裂するリスクが高く，緊急手術が必要となる場合が多い.

12）閉塞性動脈硬化症

動脈硬化により血管が閉塞し，循環が悪くなった状態である. 下肢に起こることが多く，長時間歩行すると痛みが出現する. 重症化すると，安静時でも疼痛が出現し，潰瘍，壊疽が生じる.

（3）循環器系の検査

循環器系の主な検査には，以下のものがある.

1）心電図

心臓からの電位の変化を計測する検査で，心臓の何らかの障害で波形に変化が現れ，スクリーニング検査として適している. 心筋梗塞では特有の波形変化があらわれ，診断に有用である. 運動して心電図をとることにより，労作性狭心症を診断できる. 運動負荷方法には，階段の昇り降り（マスタ），自転車エルゴメータ，トレッドミルがある.

2）ホルター心電図

24時間心電図をモニタする検査である. 電極を貼り，小さな記録装置に2誘導分の心電図を24時間継続して記録する. この装置を携帯させ，日常生活中での不整脈の発生状況を調べる.

3）胸部単純X線検査

心房や心室，肺動脈，大動脈が拡大している場合に判定できる. また，肺野の陰影から，心不全状態で生じる肺うっ血の程度がわかる.

4）心臓超音波検査

非侵襲検査であるが，心臓の各部屋の大きさ，動き，血流の流れがわかり，また，狭窄部の流

速から圧格差を推定することもできる．多くの心臓疾患について診断，重症度の評価ができる．

5）心筋シンチグラム

T1^{201}などの核種を投与し，心筋への血流状態を見ることができ，虚血性心疾患の診断に有効である．通常，運動直後の核種の取り込み像と，運動3時間後の安静時像を比較して判定する．

6）心臓CT

造影剤投与後の心臓の断層像を心電図同期で高速で撮り，3D画像処理で冠動脈を再構成する．冠動脈の狭窄の有無がわかる．

7）心臓カテーテル検査

循環器系疾患の確定診断で実施する検査である．冠動脈の狭窄・閉塞部位を同定するために，冠動脈造影検査を行う．心室の動き，血流の逆流の程度を調べるために，左室造影や大動脈造影検査等が行われる．心臓内の各部位での圧を計測することで，さまざまな疾患の重症度がわかる．心筋生検で組織診断をすることもある．動脈からカテーテルを挿入して行う検査であり，侵襲度が高く，入院が必要となる．

虚血性心疾患では，同様の手技でカテーテルを使って冠動脈の狭窄・閉塞部位にバルーンを挿入して拡張し，ステントを留置する治療（経皮的冠動脈形成術：PCI）が行われる．

8）電気生理学的検査

血管から多くの電極を挿入し，心臓内の複数部位で同時に心臓の電気信号を計測することにより，不整脈の病態を調べる．同様の方法で，不整脈の原因となる伝導路を焼く治療（アブレーション）が行われる．

(4) 循環器系疾患の治療

急性心筋梗塞の治療は，発症後できるだけ早期に閉塞部位を開ける血行再建術が効果的である．また，急性期は重症の不整脈や心不全を起こしやすく，厳密な管理が必要となる．急性心筋梗塞の患者は，激しい胸痛発作のため，通常は救急車で搬送され，救急外来で対応する．心電図などの検査で急性心筋梗塞が強く疑われる場合は，直ちに心臓カテーテル検査を行い，閉塞部位を同定し，血行再建治療を行う．その後，CCU（Coronary Care Unit：急性心筋梗塞などの冠疾患患者を対象とした集中治療室）に収容し，厳密な血行動態の管理，心電図のモニタを行う．心不全状態の場合には強心薬の持続投与を，不整脈が頻発する場合には抗不整脈薬の持続投与を行う．体内の水バランスのコントロールが重要であり，輸液量，尿量を時間ごとに計測し，値を見ながら輸液量の調整，利尿剤の投与を行う．肺にうっ血があり動脈血酸素飽和度が低い場合には，酸素吸入をし，それでも不十分の場合には人工呼吸を行う．急性期を乗り切れて病状が安定すれば一般病棟に移す．

急性心筋梗塞以外でも，急性心不全や慢性心不全の急性増悪で緊急入院となる場合がある．この場合もCCUに収容して厳密な血行動態の管理を行う．慢性心不全が徐々に悪化し，心不全のコントロールを目的に一般病棟に入院する場合もある．

比較的安定している循環器系疾患の入院は，心臓カテーテル検査，PCIやアブレーション治療，ペースメーカー植え込み治療等を目的としている場合が多い．術前の準備と術後管理が中心であり，クリニカルパスを適用させやすい．

心血管系の開胸手術では，バイパス手術，弁膜症，先天性心疾患，人工血管置換術など，人工心肺装置を回して行う大きな手術が多い．術後の管理も重要であり，CCUやICUに入室して集中治療体制をとることが多い．最近では，バイパス手術に対して人工心肺を回さないオフポンプ手術，大動脈瘤に対するステント留置術，大動脈弁狭窄症に対してカテーテル的に弁置換を行うTAVIなど，低侵襲の手術法が開発されてきている．

（松村泰志）

5.1.5 呼吸器系の機能と疾患

呼吸器は，全身で必要な酸素を供給し，不要となった二酸化炭素を排出するための器官である．解剖学的には，上気道と下気道に分かれ，上気道は鼻腔，咽頭，喉頭よりなり，急性炎症性疾患の罹患部位として重要である．多くのウイルス（インフルエンザ，アデノなど）によるカゼ症候群に代表される．下気道は気管，気管支（左右），肺胞で形成され，体内に酸素を取り込みながら炭酸ガスを体外に排出する重要な役割をもつ．肺は肋骨に囲まれた胸郭に位置し，胸膜と呼ばれる漿膜で覆われ，左右対称ではなく中央には心臓が位置している．右葉は上・中・下の3葉で，左葉は上・下の2葉で形成されている（**図5.1.7**）．静脈として心臓に戻った血液が肺動脈より気管支の枝分かれに沿うように肺胞を覆い，酸素に富む肺静脈として心臓に戻り各臓器に送られる．

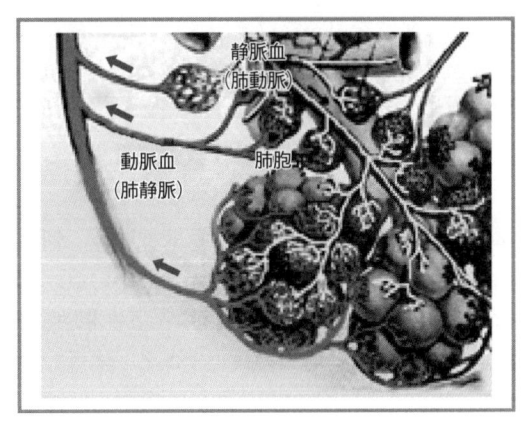

図5.1.8　肺胞と血管

液に排出するガス交換が行われている（内呼吸）．利用される酸素をまかなうために，肺は，気管支から続くぶどうの房のような肺胞という外界の空気を取り込んでいる小部屋を持つ．薄い壁を通して血管が網の目状に取り囲み，外呼吸といわれる肺胞での炭酸ガスの排出と血液の酸素化が行われている（**図5.1.8**）．

吸気と呼気を円滑にかつ十分に行うために，胸部と腹部を分ける筋肉である横隔膜と肋骨についているさまざまな呼吸筋が有効な役割を果たしている．吸気に際し，外肋間筋が収縮し胸郭を外側に広げると同時に，横隔膜が収縮することで下方に胸腔が広がり，肺胞内に外気が吸い込まれる．呼気に際しては，横隔膜が弛緩し内肋間筋が収縮して胸腔が縮小され，肺胞内の空気が排出される．

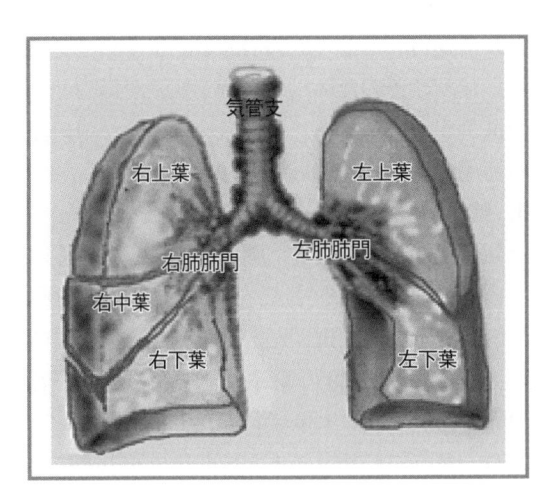

図5.1.7　肺の構造

(1) 呼吸器の機能

身体中の組織では，血液の酸素を取り込みエネルギーが産生されて，生まれる炭酸ガスを血

(2) 呼吸器の検査

空気を介し外界に接していることから，感染症に対する検査と呼吸を維持するための肺機能検査が特殊な検査種となる．胸部X線（レントゲン）写真，CT，MRIの画像関連と炎症を評価する末梢血液検査も重要である．悪性腫瘍に

は，病理検査が行われる．

感染症に対する検査は，インフルエンザ感染の有無を調べる．鼻咽頭拭液検査，肺結核症に代表される喀痰より起因菌を染色培養し同定する検査，血清を用いたウイルス抗体価の検査などがある．これらの検査の多くは結果までに時間を要する（数分から8週）．

肺機能検査は，被験者の呼吸を定量するもので，肺活量，1秒量，残気量等を測定する．また血液中の酸素分圧の測定も重要である．動脈血ガス分析とパルスオキシメータを用いる．気管支喘息，肺線維症，慢性閉塞性肺疾患（COPD）などに不可欠の検査である．最近では，睡眠時無呼吸症候群に対して，一晩中の睡眠検査であるポリソムノグラフィが行われている．筋電図と換気測定装置と動脈血酸素飽和度（SpO$_2$%）と心拍数を睡眠中に測定し，診断と治療を決定する検査である．

肺の悪性腫瘍などに対しては，胸部X線，CT，MRIなどの検査に加えて気管支鏡検査を行う．内視鏡下にて，細胞を採取して病理診断を行う．悪性であるとの確定診断は，細胞の悪性度をもって決定する．

（3）呼吸器の主な疾患と治療

1）呼吸器感染症

カゼ症候群に代表されるウイルス性の呼吸器感染症は，最も多い疾患の一つである．インフルエンザウイルスは低温，乾燥で毒性の増加があり，冬季の流行を引き起こす．上気道炎症状（くしゃみ，鼻水，鼻づまり，咽頭痛など）と，全身症状として発熱と節々の痛みと消化器症状も呈する．進行する場合は嗄声を起こす喉頭炎，気管支炎と進み，免疫機能の低下している小児，老人は肺炎にいたる．強い全身症状を示す場合は生命の危険もある．早期に抗ウイルス剤と進行する場合，抗生物質などの正しい選択が望まれる．

細菌性の感染症は膿性の喀痰に代表される．

喀痰の培養検査で起因菌を同定し，適切に速やかな抗生物質の治療が必要である．特殊な感染症としてかつて高い致死率を誇った肺結核症は，BCG接種，ツベルクリンテスト，胸部X線健康診断により著減していたが，老人だけでなく若年齢層にも拡大の兆しがあり，耐性菌の出現も多く十分に注意が必要である．

2）気管支喘息

咳，痰，喘鳴に特徴づけられる気道の慢性炎症と可逆的な気道閉塞と気道過敏性を特徴とし，好酸球増多とIgE産生過剰によるアレルギー疾患として位置づけられている．気管支拡張剤中心の治療から，アレルギー疾患としての副腎皮質ホルモン吸入を中心とする治療に変わってきている．呼吸機能検査は診断の有用な手段であり，1秒率（%FEV1.0）の低下を特徴とする．

3）慢性閉塞性肺疾患（COPD）

症状は気管支喘息と重なることもあるが，慢性の気流閉塞を伴う肺胞の破壊と拡大を示す慢性気管支炎と肺気腫の診断と類似する．喫煙が大きな原因となるが，ある種の職業的粉塵とヒュームが強く関連している．中高年に増加しており，進行性であり原因の除去がまず必要である．症状改善のためには気管支拡張を目的とした薬剤が用いられる．吸入ステロイドが用いられる場合もある．

4）肺がん

気管支から細気管支，肺胞領域までの多くは上皮性の悪性腫瘍を指す．発生原因の第1は喫煙であり，扁平上皮がんと小細胞がんの発生に関与する．図5.1.9の胸部X線写真は珪肺患者（粉塵作業者：喫煙30年）に発生した肺がんであり，肺野に粒状影が著明であり，左上葉に胸膜に接して腫瘍が認められる．咳痰よりも呼吸困難が強く，血痰の喀痰細胞診で肺がんと診断した．治療については，非小細胞がんと小細胞がんでは異なる治療チャートが用いられる．前者は外科切除と放射線療法が中心で，進行したものには抗がん剤を用いる化学療法を加える．

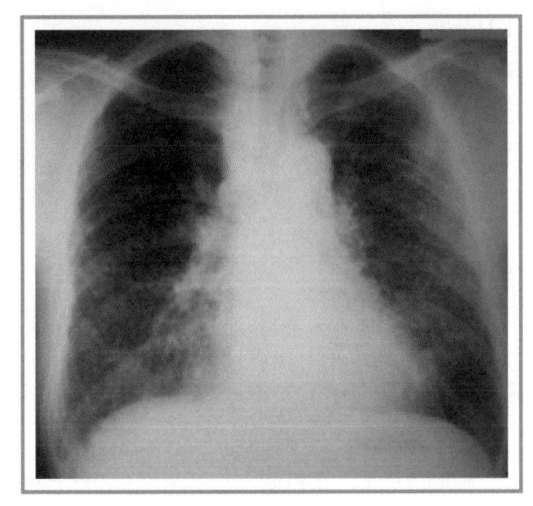

図5.1.9　珪肺と肺がんの合併例

後者は多剤を組み合わせる化学療法が主流であ

る.

5) その他の疾患

肺の間質を中心に起こる病態もある. 一つは間質性肺炎であるが, 内視鏡などにより病理学的に診断する. 薬剤性の間質性肺炎もあり, 治療は多岐にわたる. ついで血管炎で特徴づけられる膠原病肺と肉芽腫性疾患であるサルコイドーシスが挙げられるが, 自己免疫疾患として位置づけられる.

肺を包む胸膜の病変としては, 気胸と胸水が挙げられる. 安静と外科的処置を要することが多い. さらに, アスベストーシスによる悪性中皮腫はアスベスト吸引による悪性腫瘍の代表である.

（加藤　清）

5.1.6　／　**消化器系の機能と疾患**

われわれは食物や水など体に必要な物質を口から取り入れ, それを活動するときのエネルギーや, 体を作る原料としている. 消化器は, この体外から体内への食物の取り込み（摂取→消化→吸収）と加工・再合成（代謝）を行い, 最終的に不要物を排泄する器官である（**図5.1.10**）.

消化器系疾患の診断や治療には, 各種画像診断が用いられる. 詳細は第6章6.2項「医用画像診断」を参照のこと.

(1) 上部消化管

1) 上部消化管の構造と機能

上部消化管とは, 一般に口腔から食道, 胃, 十二指腸までをいう.

① 口腔

口腔内に入った食物は顎運動により歯でかみ砕かれ, 分泌される唾液とも混ぜ合わされて消化吸収を助ける. 舌は微妙な運動により食物の摂取, 咀嚼, 嚥下を行うほか, 味覚や構音にも関係する.

② 咽頭・食道

ここでは嚥下運動が行われ, 食物が咽頭から食道に送り出される. まず, 舌で食物を咽頭へ送り（第1相：口腔・咽頭期）, 軟口蓋と喉頭蓋は食物が鼻腔や喉頭（気管の上方）に入らないように閉じる. 反射的に食物は食道に送り込まれる（第2相：咽頭・食道期）. 第3相は食道期で, 食道から胃に食物を運ぶが, これには重力だけではなく蠕動運動が重要となる.

③ 胃

胃は「J」のような形をしており, その容積は空腹時50 ml程度であるが, 食物が入ると1.8 L程度になる. 各部位は図に示すように区分される（**図5.1.11**）. 胃壁の筋運動と胃液により, 食物は粥状になる. 胃液には塩酸, ペプシノーゲン, 内因子や粘液などが含まれている. 塩酸には殺菌効果があり, 多くの細菌はこれに

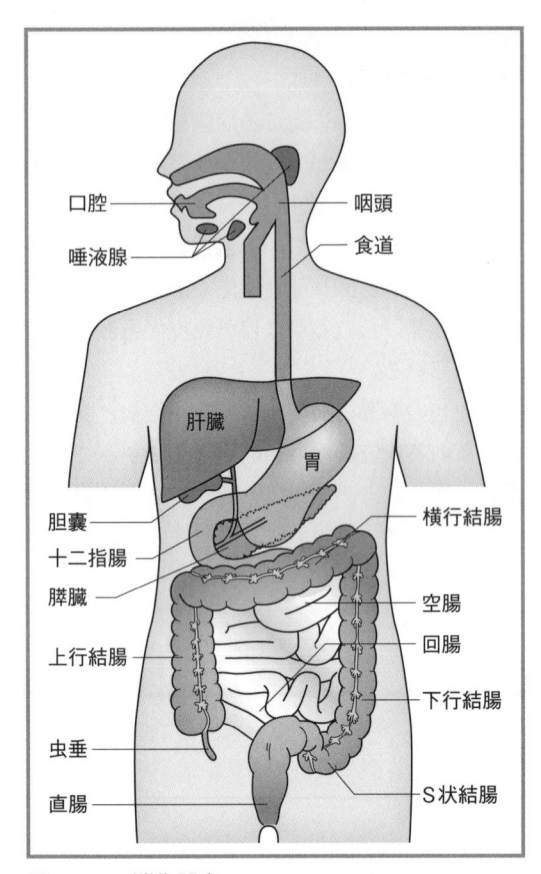

図5.1.10　消化器官

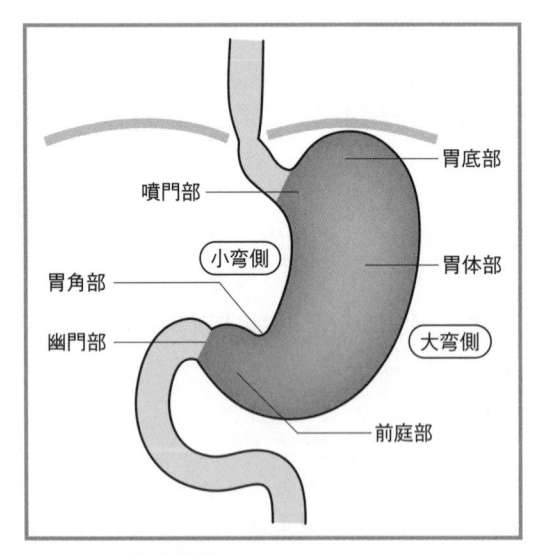

図5.1.11　胃の構造

より死滅する．また塩酸によりペプシノーゲンは蛋白分解酵素であるペプシンに活性化される．内因子はビタミン B_{12} の小腸での吸収に必要な因子である．胃自体にはほとんど吸収作用はない．なお，胃粘膜には胃液による消化を防ぐために粘膜防御機構がある．

④ **十二指腸**

小腸は十二指腸・空腸・回腸と続く細長い管状臓器であり，十二指腸はその最初の部分で「C」の形をしており，指を12本並べた程度の長さ（約25 cm）で，膵頭部を包みこんでいる．十二指腸は球部，下行部，水平部，上行部と続き，空腸に移行する．下行部には Vater 乳頭があり，総胆管（肝臓・胆嚢から）と主膵管（膵臓から）が開口しており，胆汁や膵液が流出する．

2) 上部消化管疾患とその治療

① **胃食道逆流症・逆流性食道炎**

食道に胃液が逆流して粘膜傷害を受けることで，胸やけや呑酸症状を起こす．多くの場合，プロトンポンプ阻害薬（PPI）などの酸分泌抑制薬により症状は改善し治癒するが，再発しやすく長期投与が必要となる場合も多い．難治例では手術も考慮される．

② **食道がん**

食道に発生する悪性新生物で，高齢（60歳代以上）の男性に多い．初期は無症状であるが，進行に伴いしみる感じや痛み，通過障害，嚥下困難がみられ，背部痛，嗄声がみられることもある．各種画像診断により進行度を見極め，治療方針を決定する．粘膜に留まる早期がんは内視鏡治療が行われるが，粘膜以深では手術治療の適応となる．放射線および抗がん剤の感受性が高いため，手術不能例や術前・術後治療としても用いられる．

③ **食道・胃静脈瘤**

多くは肝硬変症に由来する門脈圧亢進により側副血行路が形成され，食道や胃の粘膜下で増大・蛇行し，静脈瘤を形成する．これだけでは

無症状であるが，破裂により大出血をきたす．緊急止血にはバルーンのついたチューブを鼻から挿入し，破裂部位を圧迫する．内視鏡治療には静脈瘤の結紮術や硬化術，粘膜凝固法などがある．また，IVR により門脈塞栓，胃静脈瘤塞栓などが行われることもある．

④ ヘリコバクター・ピロリ（Hp）胃炎

Hp は主に小児期に経口感染し，わが国の感染率は高齢者で高い．感染により胃粘膜は障害を受けて胃粘膜萎縮（萎縮性胃炎）をきたし，消化性潰瘍の発症や再発，胃がんの発生とも深い関わりがある．このほか，胃 MALT リンパ腫，胃ポリープ，血小板減少性紫斑病の発生とも関連している．感染診断には内視鏡生検材料による培養や鏡検のほか，血中・尿中 IgG 抗体や尿素呼気試験，便中抗原などがある．内視鏡的に Hp 胃炎であることが診断されれば除菌治療の適応となり，治療には PPI と抗生物質 2剤が用いられる．

⑤ 急性胃炎・急性胃粘膜病変（AGML）

急激に始まる胃粘膜の急性炎症であり，突然の上腹部痛や悪心・嘔吐，吐血などで発症する．内視鏡では出血，発赤，浮腫，びらん，浅い潰瘍などがみられる．ストレスや薬剤（非ステロイド性抗炎症薬など）が原因になることが多い．治療としては，原因の除去とともに消化性潰瘍に準じた治療を行う．

⑥ 機能性ディスペプシア（胃症）

従来，器質的疾患がなく慢性に経過する上腹部不定愁訴は「慢性胃炎」と呼ばれていたが，その多くは胃の運動機能異常によるもので，「機能性ディスペプシア」とされている．食後のもたれ感や早期満腹感を主体とするもの（食後愁訴症候群）と，みぞおちの痛みや灼熱感を主体とするもの（心窩部痛症候群）に分けられる．治療は症状に応じて運動機能調整薬，酸分泌抑制薬，粘膜防御薬などが用いられる．心理的要因が関与する場合には抗うつ薬や抗不安薬を併用する．

⑦ 消化性潰瘍：胃・十二指腸潰瘍

胃酸などの「攻撃因子」と，粘液などの「防御因子」とのバランスが崩れて粘膜が消化されて潰瘍になることから，消化性潰瘍とも呼ばれる．

Hp 感染により傷害を受けた胃粘膜は防御機能が低下しており，そこに胃酸が作用することで潰瘍をきたす．また，非ステロイド性抗炎症薬は防御機能を低下させて潰瘍を発症させる．症状は上腹部痛，悪心・嘔吐，食欲不振が多い．合併症には出血（吐血など），穿孔，狭窄がある．診断は悪性疾患の除外も含めて内視鏡検査により行われることが多い．治療には酸分泌抑制薬や粘膜防御薬に加え，Hp 感染があれば除菌治療を行う．Hp 感染がない場合や除菌治療ができない場合には，酸分泌抑制薬による継続治療が必要となることが多い．

⑧ 胃がん

胃に発生したがん腫をいう．日本での罹患率は高く（第 1 位），死亡率も高い（第 2 位）．しかし治療成績の向上により，死亡率は低下傾向にある．食物などをはじめとする環境因子のほか，Hp も重要な発がん物質である．特有の症状はないが，進行すると出血や通過障害を起こし，転移による症状が出現する．診断には胃透視や内視鏡検査が用いられるが，確定診断には内視鏡検査が不可欠である．治療の原則は病変の切除であり，大きさや深さ，組織型により治療法が選択される．内視鏡的切除（粘膜切除，粘膜剥離）から開腹手術により胃切除（部分切除，全摘）とリンパ節郭清を行う方法まで多岐に亘る切除法がある．切除不能例には，抗がん剤や免疫療法が用いられる．

(2) 下部消化管

1) 下部消化管の構造と機能

下部消化管は小腸と大腸を指し，小腸には十二指腸も含まれるが，臨床的には上部消化管として取り扱われる．

① 小腸

小腸は，空腸（近位 2/5）と回腸（遠位 3/5）からなる全長 6 ～ 7 m の管腔臓器で，消化・吸収の約 90 ％は小腸で行われる．粘膜には輪状の襞が多数あり，その粘膜面には絨毛と呼ばれる小突起が，さらにその表面には微絨毛が密生している．この多段階の突起構造により，表面積を何百倍にも増やし吸収効率を高めている．

小腸粘膜からは大量の腸液が分泌され，分節運動や振子運動により，粥状の食物は大腸へ移動しながら消化・吸収される．また，ビタミンの吸収も行われている．

② 大腸

大腸は，小腸を取り囲むように腹腔内に納まっている管腔臓器で，盲腸，結腸（上行，横行，下行および S 状結腸に分けられる），直腸からなる．小腸（回腸）との連結部には，回盲弁がみられるが，この弁の上唇から下の盲端部分が盲腸であり，その下端に虫垂がある．

摂取された食物の消化と吸収のほとんどは小腸で行われ，大腸では，粥状となった内容物から水分と電解質を吸収して糞便を形成する．

2) 下部消化管の疾患とその治療

① 腸炎

腸炎は，2 週間以内に炎症がおさまる急性腸炎と，炎症が 3 週間以上続く慢性腸炎に大別される．

急性腸炎は，腹痛，下痢，発熱といった共通した臨床症状により診断される仮診断名である．急性腸炎の発症時には脱水に対する補液と腸管の安静を保つための絶食が重要で，これだけで治癒する症例は少なくない．

急性腸炎の多くは，経口感染により発症する感染性腸炎で，原因菌としては，病原性大腸菌，サルモネラ，赤痢菌，キャンピロバクター等がある．原因菌の確定は便培養などにより行われ，原因菌が確定すれば感受性のある抗菌剤が投与される．なお，抗生物質の投与中または投与後に発症する腸炎には，菌交代現象に伴う偽膜性

腸炎と急性出血性腸炎がある．

慢性腸炎の多くは非感染性非特異性腸炎であり，次に述べるクローン病，潰瘍性大腸炎のほか，腸管ベーチェット病，非特異性腸管潰瘍などがある．

② クローン病

厚労省指定難病で，好発部位は回盲部であるが，口から肛門までの全消化管で発症しうる疾患である．下痢，腹痛，体重減少，発熱が主症状であるが，病変の発症部位，程度によりさまざまな消化管症状が認められる．病因は不明で根治的な治療法がなく，治療の目的は活動性をコントロールして寛解を維持することである．栄養療法のほか，薬物療法では 5-アミノサリチル酸（ASA）製剤や副腎皮質ステロイド，抗 TNF 製剤などが用いられる．腸閉塞や穿孔，大量出血例などでは外科治療が行われる．

③ 潰瘍性大腸炎

厚労省指定難病で，主として粘膜を侵し，直腸から連続するびらんや潰瘍を形成する原因不明の大腸のびまん性非特異性炎症である．粘血便を主徴として再燃と寛解を繰り返しながら慢性に経過することが多い．5-ASA 製剤，副腎皮質ステロイド，免疫抑制剤，血球成分除去療法などが用いられる．長期経過例では炎症を母地とがん発生を合併することがあり，サーベイランスが重要である．

④ 大腸ポリープ

大腸ポリープとは，大腸の内腔に向かって突出する隆起性病変の総称で，多くは腺腫か過形成性ポリープである．通常無症状（時に便潜血検査陽性）であるが，下血や血便をきたすこともある．内視鏡検査を行い，形状や大きさから治療方針を判断するが，腺腫やがんが疑われるものは内視鏡的に治療されることが多い．

⑤ 大腸がん

食事の欧米化に伴い大腸がんの発生頻度は増加しており，好発部位は S 状結腸や直腸である．浸潤が粘膜下層までにとどまる早期がんと，固

有筋層以上に浸潤した進行がんに分類される。早期がんは自覚症状に乏しいが、進行とともに生じる症状は部位により異なる。左側大腸は腸内容が固形で肛門に近いため、血便、便柱狭小化や通過障害が比較的早期からみられる。右側大腸では腸内容が液状なので、これらの症状には乏しく、貧血、体重減少、腫瘤触知などが特徴的である。診断は、内視鏡検査時に施行する生検組織の病理所見により行われ、他の各種画像診断も合わせて治療方針が決定される。治療は内視鏡的切除（ポリープ切除、粘膜切除、粘膜剥離）から開腹による腸管切除およびリンパ節郭清まで多岐に亘る。切除不能例では化学療法も行われる。

⑥ 過敏性腸症候群（IBS）

便秘や下痢などの便通異常があり、排便によって軽快する腹痛や腹部不快感をほぼ慢性的に認められるにもかかわらず、各種検査で原因となる器質的疾患を認めない機能性消化管障害である。患者の不安を取り除くことが重要で、生活習慣やストレス・心理的異常も影響する。薬物療法には消化管運動調整薬やプロバイオティクス、高分子重合体のほか、症状に応じた薬物が用いられる。

（3）肝臓・胆道（胆嚢）・膵臓

消化器系臓器のうち消化管以外のものとして肝臓、胆道、膵臓がある（**図5.1.12**）。

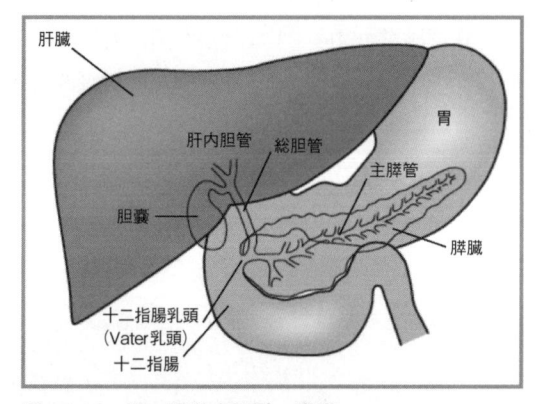

図5.1.12　肝・胆道（胆嚢）・膵臓

1）肝臓
① 肝臓の構造と機能

肝臓は腹腔の右上方の横隔膜下に存在する人体最大の実質臓器である。重量は1,000～1,500gで右葉と左葉に区分される。肝臓への流入血管には、肝動脈と消化管から吸収された栄養成分（脂肪、アミノ酸、糖質など）を豊富に含んだ静脈血が流れる門脈の2つがある。

これらの血液は右・中・左肝静脈から下大静脈に流出される。肝臓は生体の化学工場にもたとえられ、栄養成分の代謝（生成や貯蔵）を行うとともに、老廃物や体内に取り込まれたさまざまな有害物質の無毒化（解毒）、食物の消化吸収に関与する胆汁や体内に侵入した微生物による感染防御の免疫グロブリン、血液凝固に重要なプロトロンビンやフィブリノーゲンの産生を行っている。また、肝臓はきわめて予備能力が高く、再生能力も高い。

② 肝臓の疾患

良性の肝疾患としては肝炎（急性、慢性、劇症）のほか、自己免疫性肝疾患（自己免疫性肝炎、原発性胆汁性胆管炎など）、肝硬変、脂肪肝・非アルコール性脂肪肝炎（NASH）、アルコール性肝障害、薬剤性肝障害、肝血管腫、肝のう胞、肝膿瘍などがある。

ウイルス性肝炎は原因ウイルスによりA、B、C、D、E型など7種に分類される。A型とE型は食物や水などの経口感染で、B、C、D型は血液を介して感染する。ことにB、C型肝炎ウイルスに感染すると慢性の肝炎から肝硬変、肝臓がんへの進展が知られている（**表5.1.6**）。

表5.1.6　代表的なウイルス肝炎

	A型	B型	C型
感染経路	経口	血液, 体液, 母子	血液
慢性化, 悪性化	なし	あり	あり
治療		インターフェロン, 核酸アナログ製剤	インターフェロン, 直接作用型抗ウイルス剤

悪性のものとしては，原発性のものと転移性のものがある．原発性のものとしては，肝細胞がん（約95％），胆管細胞がんなどがある．また転移性のものとしては，消化器系臓器由来のものが多い．肝細胞がんの血清診断としてAFP（アルファフェトプロテイン），PIVKA-Ⅱ（異常プロトロンビン）が腫瘍マーカーとして用いられる．実質臓器の腫瘤形成がみられるため，腹部超音波検査，CT，MRIなどの画像検査が有用である．治療法としては動脈塞栓術，抗がん剤の動脈注射，エタノールの局所注入，ラジオ波凝固術，肝切除術，肝移植術などが行われる．

2）胆道
① 胆道の構造と機能
胆道は，肝臓で作られた胆汁を十二指腸に排出する経路の胆管と胆汁を蓄積する胆嚢からなる．胆汁の組成は大半が水分（約90％）で，そのほか胆汁酸，ビリルビン，コレステロールからなる．胆汁中には消化酵素は含まれないが，胆汁酸は膵液を活性化し，脂肪の消化吸収に重要な役割を果たしている．1日約0.5～1L分泌されている．

② 胆道の疾患
胆道系の疾患で最も多いのは胆嚢ポリープであるが，無症状のことが多く，健診の腹部超音波検査などで発見される例が多い．次いで結石症であるが，発生部位別では胆のう結石が最も多く（80～90％），次いで総胆管結石，肝内結石の順である．

悪性腫瘍では胆嚢がん，胆管がんおよび乳頭部がんなどがある．いずれの疾患も進行すると黄疸，右季肋部の腫瘤触知などがみられる．診断には超音波検査，CT，MRIのほかにX線透視下に内視鏡を用いて行うERCP（内視鏡的逆行性胆膵管造影）検査なども用いられる．

3）膵臓
① 膵臓の構造と機能
膵臓は胃のほぼ背側に位置する後腹膜臓器であり，腰椎の前面に位置する約15cmの黄色調の横長の臓器である．十二指腸側を膵頭部，脾臓側を膵尾部と呼ぶ．膵臓のほぼ中心を十二指腸への膵液排出導管となる膵管が走っている．1本の膵管は，十二指腸の手前で主膵管と副膵管に分岐し，十二指腸に流入する．膵臓は消化液の分泌を行う各種の消化酵素（炭水化物分解のアミラーゼ，脂肪分解のリパーゼ，蛋白質分解のトリプシン，キモトリプシン）を含む外分泌腺と，糖代謝調節を行うインスリンやグルカゴンなどのホルモン分泌を行うランゲルハンス島と呼ばれる内分泌腺からなる．

② 膵臓の疾患
膵臓の疾患としては，上腹部痛，背部痛，発熱などの急性症状を認める急性膵炎，膵外分泌機能障害による下痢，脂肪便や内分泌機能障害による糖尿病などを認める慢性膵炎と，悪性疾患としての膵がんなどがある．まれなものとしてインスリンの過分泌により低血糖発作を起こすインスリノーマや，グルカゴンの過分泌による糖新生亢進から糖尿病を併発するグルカゴノーマなどがある．急性膵炎の診断には，アミラーゼなどの血液検査に加え，超音波検査やCTなどの画像検査が用いられる．膵がんのスクリーニングによる診断は難しく，予後がきわめて不良な疾患である．血液検査では腫瘍マーカー（CA19-9，CEA，DUPAN2など）の上昇がみられる．画像診断としては，超音波検査やCTのほかに超音波内視鏡やERCP，MRIによる胆管膵管撮影（MRCP）などが有用である．

（仲野俊成）

代謝・内分泌系の機能と疾患

(1) 全体像

　人間の生命を維持し，生体の恒常性（ホメオスターシス）や正常な代謝機能を保つのに必要な体の機構が内分泌代謝系である．内分泌代謝作用を示す物質をホルモンと呼び，現在100種類以上のホルモンまたはホルモン様のものが見い出されている．

　ホルモンを分泌する臓器を内分泌臓器と呼び，たとえば，脳下垂体から成長ホルモンや副腎皮質刺激ホルモン（ACTH）など9種類，甲状腺から甲状腺ホルモン，副甲状腺から副甲状腺ホルモン，副腎から副腎皮質ホルモンや副腎髄質ホルモン，卵巣から性ホルモン，膵臓からインスリンが分泌される（**図5.1.13**）．作用としては，成長ホルモンは骨の成長に，甲状腺ホルモンは細胞のエネルギー代謝に，副甲状腺ホルモンは骨のカルシウム代謝に，女性ホルモンは正常な妊娠の成立に関与する．

　これらのホルモンはきわめて微量で作用し，

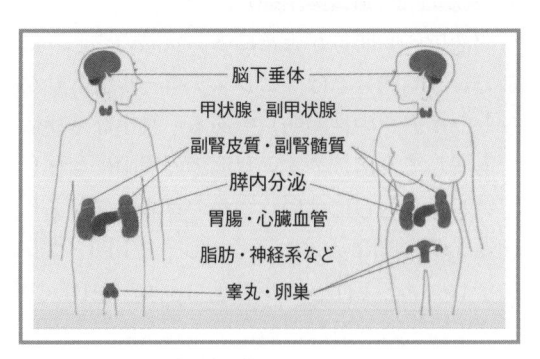

図5.1.13　主な内分泌臓器
胃や腸には消化管ホルモンと呼ばれる多数のホルモンがつくられ，消化吸収や消化管の運動調節や血糖調節をしている．腎臓からは，赤血球を増やすエリスロポイエチン，血圧関連のレニンというホルモンが出ている．心臓や血液を流す管である血管からも，ナトリウム利尿ペプチドや血管収縮作用をもつエンドセリンなどのホルモンが出ている．また，体のエネルギー貯蔵倉庫である脂肪においても，数々のホルモンが見つかっている．

正常な体では，効果が大きすぎるとその分泌量が減り，効果が少なすぎると分泌量が増えるという調節（ネガティブフィードバック）を受けて，体の代謝を一定状態に保っている．

　代謝・内分泌系の疾患では，ホルモンを分泌する臓器の異常や，その効果を受ける臓器の異常により，ホルモンの過剰な分泌や不足が起こり，そのホルモン異常に特有の症状を起こす．たとえば甲状腺ホルモンは，成長期に不足すると身体の成長が止まり，知能の発達を遅らせてクレチン症を起こすが，成人期に不足する（甲状腺機能低下症）と精神・身体活動を鈍くする．一方，甲状腺ホルモンが過剰に分泌される（バセドウ病など）と汗をかき，脈が速くなり，血圧が高くなり，痩せる．ホルモンが不足する場合にはホルモンそのものを補充し，過剰であればホルモンの分泌を抑えたり働きにくくする治療を行う．例に挙げた甲状腺ホルモンの不足では，甲状腺粉末などホルモン薬を治療に使い，分泌過剰では甲状腺の機能を低下させる薬物治療を行う．いずれも量の調節を細かに行わなければならない．

(2) 代謝に関する代表的な疾患

1) 糖尿病

　生体内では血糖の細胞内への取り込みにはインスリンが必須である．インスリンの絶対的もしくは相対的な不足によって高血糖状態が引き起こされ，最終的に糖尿病になる．膵臓に障害が起こって全くインスリンが出ない場合を1型糖尿病，インスリンの量が不十分で，生活習慣や遺伝素因が関係する2型糖尿病の2つのタイプに分類される．1型は小児に発症しやすく，2型は成人以降に発症することが多い．2型は食事や運動の不適切な習慣と遺伝が関与してい

る．いずれの糖尿病であっても糖代謝の異常が長期間続くと，動脈硬化が進み，眼底出血，腎臓障害，末梢循環障害や神経障害が起こる．

糖尿病の型や病態を診断するには，75 g 経口ブドウ糖試験（75 gOGTT）が用いられることがある．早朝空腹時に検査を始める．第 1 回目の採血後，75 g ブドウ糖液を飲んでもらい，30 分後，60 分後，120 分後にそれぞれ採血をする．血糖値を測定し，その時間経過のパターンから正常，あるいは境界型糖尿病，糖尿病の診断をする（**図 5.1.14**）．同時にインスリンの分泌状態を測定する詳細な検査も行われる．また糖尿病の治療中には，早朝空腹時血糖や食後血糖，グリコヘモグロビン（HbA1c：ヘモグロビンエーワンシー）を測定して薬の効果などを判断する検査方法が多用される．

治療には，食事療法，運動療法，薬物療法がある．1 型糖尿病の治療では，インスリンを毎朝あるいは毎食後に注射する必要がある．インスリン注射を中断すると，極端な高血糖を起こして数日で危篤となる．一方，過量のインスリン注射は低血糖を起こして急激にショック状態になることもある．

なお，インスリン注射薬の名称は製剤間で似かよっている（先頭の三文字一致検索ではインスリン製剤の型を区別できない）ことや，量をmL ではなく「単位」で表す（1 mL は 100 単位に相当し致死量を超える）ので，紛らわしく危

険であり，常にリスクマネジメントの重要な課題である．とくに，測定した血糖値に呼応してインスリン注射量を決定するスライディングスケール法では注意を要する．2 型糖尿病の治療は，食事と運動の改善を基本に，インスリンの分泌を増やす薬や，筋肉への糖の取り込みを促進する薬を用いる．過量の服用で低血糖が起こり，危険な状態となることもある．2 型糖尿病でも，進行して経口薬では血糖値をコントロールできなくなれば，治療にインスリン注射を必要とする．

2）痛風

プリン体（細胞核の構成物質）の代謝産物である尿酸が原因物質であり，高尿酸血症と寒冷刺激などで血中の尿酸が針状結晶として関節腔内に析出し，突然の痛み（痛風発作）を起こす．患者の 90 ％以上が男性である．ぜいたくな食事のみが原因ではない．疫学調査では，酒，肉や魚，糖類の多い清涼飲料水やフルーツジュースなどの食習慣が痛風のリスクを高めることが判明している．また，精神的ストレスや水分摂取の不足は痛風発症の引きがねとなる．

痛風発作は足趾（母趾）に好発する．放置すると腎臓の機能が低下することもある．

3）高脂血症（脂質異常症）

血液中に脂肪分が異常に多い状態のこと．ここでいう脂肪分とは，コレステロールとトリグリセライド（中性脂肪）である．微小な球状体を形成して，溶けやすい状態で血液中に存在している．これらにはいくつかのグループがあり，比重の低い順にカイロミクロン，VLDL-コレステロール，LDL-コレステロール，HDL-コレステロールと分類されている．含まれる中性脂肪の量が多いほど比重が低い．これらが増えすぎると脂質代謝のバランスが崩れて，動脈硬化を進行させる原因になる．疫学的調査でも，LDL コレステロール値が多い人ほど，あるいは HDL コレステロール値が少ない人ほど心筋梗塞になるリスクが大きいことが確認されてい

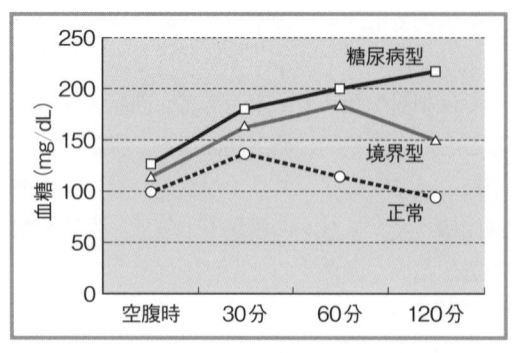

図5.1.14　75 gOGTT の正常，境界型，糖尿病型のパターン

る.

脂質異常症の治療には，食生活の改善と積極的な運動が有効である．なお動脈硬化の予防としては，これに禁煙を加えたライフスタイルの改善が求められる．効果がない場合は薬物療法が行われる．

(3) メタボリック・シンドロームの概要と国の予防施策

肥満が基準以上であり，糖・血圧・脂質の中から2つ以上の異常（いずれも軽度の異常値から問題視する）に該当する場合をメタボリック・シンドロームと称する．国によって若干基準が異なるが，日本成人における基準を**表5.1.7**に示す．なおメタボリックとは代謝という意味である．

この診断基準で必須項目は肥満，とくに腹囲であり，これは腹腔内に蓄積した内臓脂肪が重要なリスクファクターであることを示している．さらに上記のような軽い異常を複数合わせ持つ人は，年齢とともに糖尿病，高血圧症，高脂血症など薬物治療が必要な病的状態に発展し，放置すれば動脈硬化の進展から脳梗塞や脳出血，狭心症や心筋梗塞になる恐れが高まる．また糖尿病の末期には，眼底出血，腎不全，下肢の壊疽など重篤な合併症がある．

厚生労働省の報告では，メタボリック・シン

表5.1.7 メタボリック・シンドロームの診断基準
（2005年4月，内科学会等8学会策定基準）

肥満		腹囲：85 cm 以上（男），90 cm 以上（女）
肥満があり，右の3項目のうち2項目以上に該当すれば，メタボリック・シンドロームと判定する	糖	空腹時血糖：110 mg/dL 以上
	血圧	収縮期血圧：130 mmHg 以上 拡張期血圧：85 mmHg 以上 （両方または一方）
	脂質	中性脂肪：150 mg/dL 以上 HDL コレステロール： 40 mg/dL 未満 （両方または一方）

ドロームが強く疑われる者と予備群と考えられる者を合わせた割合は，男女とも40歳以上では高く，男性では2人に1人，女性では5人に1人の割合に達している．糖尿病などの生活習慣病については，若いときからの生活習慣を改善することによって，その予防，重症化や合併症を避けることが可能であり，生活習慣を見直すための手段として，特定健康診査の実施や，その結果，メタボリック・シンドローム該当者およびその予備群となった者に対して，生活習慣の改善に向けたサポート（特定保健指導）を実施する方策を平成20年4月から開始している．

(4) 代謝・内分泌系の検査と情報処理

血中のホルモンはきわめて微量で，マイクログラム（10^{-6} g）やナノグラム（10^{-9} g），さらにはピコグラム（10^{-12} g）というきわめて小さい単位の濃度（それぞれ μg/mL，ng/mL，pg/mL）で表記される．

ホルモンは年齢や時間，代謝の状態で著しく変化するので，患者の属性および採血時の状態を知らなければ異常の判定ができない．検査依頼に必要な患者情報は，年齢，性，月経の時期，あるいは妊娠の有無，検体採取の時刻，飲食の時間，負荷試験の種類と負荷後の時間，服用中のホルモン薬の種類と量など多彩で，一般検査より詳しい情報が必要である．たとえばエストロゲンは，思春期以降の女性では月経周期により 50 pg/mL 程度から 400 pg/mL 台へと10倍近い変動を繰り返し，妊娠すればその1,000倍の血液濃度になるが，閉経後は 30 pg/mL 以下になるので，年齢，月経の時期，妊娠の有無が正常か異常かの判断に重要な意味を持つ．男性ではエストロゲンを測定する必要はほとんどないが，閉経後の女性より低い値が正常である．

ホルモンによっては，成長ホルモンや副腎皮質ホルモンのように夜間や早朝に多く分泌されるものがあり，判定には採血した時間が重要な情報となる．

負荷試験が多用されるのも代謝・内分泌系の検査の特徴である．たとえば，すでに述べた 75 gOGTT などでは負荷後何分の検体であるかが必要な付帯情報である．

血液・造血組織の機能と疾患

血液は，体重の約 8 ％を占めており，白血球，赤血球，血小板からなる細胞成分（血球）と，血漿と呼ばれる液体成分からなる．その主な働きは白血球による生体防御，赤血球による酸素の運搬，血小板と凝固因子による止血機能であり，そのほかに栄養素の運搬，体温・浸透圧の調整，pH の保持などがある．

(1) 白血球, 赤血球, 血小板

白血球は顆粒球（好酸球，好中球，好塩基球），リンパ球（T 細胞，B 細胞等），単球からなる．好中球，単球の主な作用は貪食作用（細菌や微小な異物の細胞内取り込み），好酸球，好塩基球はアレルギー反応に関与しており，リンパ球と単球は免疫作用に重要な役割を果たしている．

血液が赤いのは，赤血球中の鉄分子と結合したヘモグロビン蛋白（Hb）によるもので，Hbに酸素が結合することによって体中に酸素が運搬され，二酸化炭素との交換が行われる．

血小板は，身体の表面や内部で傷ができて出血すると血管の損傷部位に粘着・凝集して，凝固因子とともに血栓を作り，止血する．

(2) 造血組織

生後の主な造血の場は骨髄であり，通常，造血組織といえば骨髄とその内部に存在する種々の血球に分化する能力を持った多機能幹細胞，それらから増殖・分化しつつあるさまざまなステージの血球，完成したばかりの血球および間質細胞をいう（**図 5.1.15**）．

造血幹細胞から種々の血球に増殖・分化するためには，細胞が産生するサイトカインと呼ば

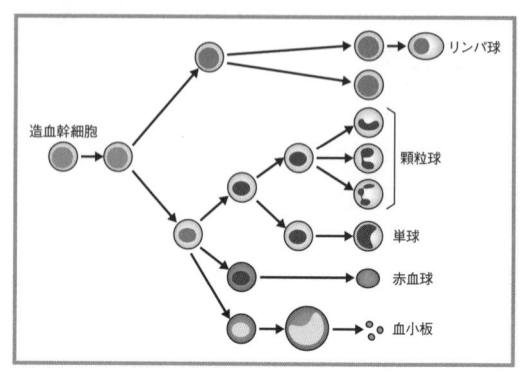

図5.1.15　幹細胞から血液細胞の分化

れる蛋白質が必要である．前駆細胞から顆粒球への分化には顆粒球コロニー刺激因子（G-CSF）が，赤芽球への分化にはエリスロポエチンが，血小板にはトロンボポエチンなどが必要になる．これらサイトカインは遺伝子組換え技術により医薬品化され，治療に使用されている．

(3) 血漿と血清

血漿の約 90 ％は水分，残り約 10 ％が固形成分で，その主なものは，アルブミン，免疫グロブリン，血液凝固因子などの蛋白質である．

採血された血液は抗凝固剤を含まないと凝固因子が活性化され，血球を巻き込み血餅と呼ばれる塊と血清の液体部分に分離される．通常，血液中の酵素活性などを測定するときは血清が使用される．血漿蛋白中に最も多く含まれるアルブミンは，血管内における浸透圧の維持と全身への物質運搬を担っており，アルブミンが不足すると血管外へ水分が移り浮腫をきたす．

(4) 血液の疾患

血液の疾患は，赤血球の質的，量的異常による貧血や，白血球の減少や機能不全に伴う易感染性，血小板の異常による出血傾向，さらには血栓症をきたす．

貧血は多くの血液疾患で生じる症状であり，代表的なものに，鉄欠乏性貧血，巨赤芽球性貧血（悪性貧血），溶血性貧血，再生不良性貧血がある．再生不良性貧血は，名称に貧血が冠されているが，汎血球減少，すなわち，3種類の血球すべての減少をきたす疾患である．最近，高齢者の増加により汎血球減少や白血病化する疾患で幹細胞の異常が原因と考えられている骨髄異形成症候群が増えつつある．

白血病は白血球の質的，量的異常による感染症（およびそれに伴う発熱），貧血，血小板減少による出血傾向を症状とする疾患である．多くのタイプの白血病は，骨髄で芽球と呼ばれる白血病細胞が著増し，末梢血でも白血病細胞が数万/mm^{3}という値になる．急性白血病は入院させ，強力な化学療法を行う．一度寛解状態（治癒でなく血液学的に正常に戻る状態）にした後，骨髄移植を行うことによって完全な治癒も期待ができる．慢性白血病は外来での化学療法により，数年にわたり寛解状態を維持することはできるが，急性転化することがあり，注意が必要であった．近年，慢性骨髄性白血病に非常に有効な治療として分子標的療法の薬剤が開発され，長期間の生存が可能となってきた．

リンパ球系の疾患として，悪性リンパ腫と多発性骨髄腫と呼ばれる一群の疾患がある．悪性リンパ腫は，全身のリンパ組織から発生することができる悪性の血液腫瘍である．多発性骨髄腫は血液蛋白のγグロブリンが異常に増加して発見されることが多く，形質細胞と呼ばれる骨髄細胞が悪性化したものである．骨折や貧血を生じやすく，両者ともに放射線治療や抗がん剤治療が必要で，さらに骨髄移植や末梢血幹細胞移植も行われている．

出血症状を呈する代表的な疾患には，免疫学的な機序により血小板が減少する特発性血小板減少性紫斑病や凝固因子が先天的に減少する血友病などがある．血栓症をきたす病態としては，DIC（播種性血管内凝固症候群）がある．これは，がん患者の末期などに血液凝固異常が起こり，全身の血管で血栓が生じて，その結果，線溶系という血栓を溶かす機構が異常に亢進して出血をきたす病態である．また，遺伝的原因や免疫学的原因により凝固因子の異常が生じ，血栓症を起こすまれな疾患もある．

(5) 血液疾患の検査

血液の検査には血球成分の検査，血清・血漿に含まれる成分を分析する化学検査・免疫血清検査，血液の凝固能を分析する凝固・線溶系検査や止血検査がある．血液疾患の場合，白血球数，赤血球数，血小板数などの定量的検査に加えて血球成分の形態的検査が行われる．

貧血症は，赤血球を合成する材料の不足により異常をきたす疾患が多く，血清鉄，ビタミンB12，葉酸などの定量的検査が必要である．さらに，造血機能の把握のために骨髄検査は欠かせない．具体的には，患者の胸骨や腸骨より局所麻酔下で穿刺（骨髄穿刺検査）や生検（骨髄生検）を行い，骨髄液の採取，顕微鏡標本を作製したり，遺伝子検査の検体とする．また，リンパ球の表面にある抗原を特異的な抗体で標識して，量的，質的異常を検査するフローサイトメトリー法がある．

白血病の治療効果の判定，微量残存病変の確認など治療経過を評価する手段として染色体・遺伝子検査が利用される．

化学検査は，栄養状態を把握するとともに，個々の疾患を評価する指標が得られる検査である．多発性骨髄腫・マクログロブリン血症など，血清中蛋白質の異常を伴う疾患の診断には，電気泳動法と抗原抗体反応を利用した免疫蛋白電

気泳動が用いられる.

凝固・線溶系および止血検査は,止血に関わる血小板,血管,凝固因子の状態をなるべく定量評価することを目的とした検査である.した

がって,止血過程のどの部位で障害が発生しているのか推定しなければ,適正な検査を選択することは困難である.

（朴　勤植）

免疫系の機能と疾患

(1) 免疫の機能と異常

　免疫は生体の防御機構であり,免疫担当細胞と呼ばれるリンパ球,好酸球,好中球,マクロファージ,肥満細胞などと,これらの細胞から分泌され細胞間相互の情報伝達をするサイトカイン（IL-2,IL-6,TNF,インターフェロンなど）,最終的に外来の異物を攻撃する抗体（免疫グロブリン）や補体などから構成される生体のシステムである.これら免疫反応が過剰になると生体自身を傷害することになり,これを広義のアレルギーと呼ぶ.

　このうちI型アレルギーと呼ばれるものが狭義のアレルギー性疾患である.肥満細胞の表面にIgEと呼ばれる抗体が結合しており,生体内にこの抗体と特異的に反応する抗原が入ってきたときに肥満細胞からヒスタミンなどの炎症物質が放出されることによって,アレルギー性鼻炎,尋麻疹（じんましん）,気管支喘息などの症状が起こる.この反応が急激に起こると,血圧などが下がるショック状態になる.これはアナフィラキシーショックと呼ばれる.関節リウマチや膠原病はII型,III型,あるいはIV型アレルギーと呼ばれる反応で,自分の体の成分に反応する自己抗体と呼ばれるものを持っている疾患が多く,自己免疫病ともいわれる炎症性疾患である.これらの疾患は,関節痛,発熱といった症状を伴い,さまざまな臓器が障害を受けることが特徴である.免疫抑制剤による治療,とくに最近はさまざまな生物学的製剤が開発さ

れ,免疫関連のサイトカインや担当細胞をピンポイントで抑制することが可能になってきた.最近の新しい概念として,これら獲得免疫ではなく,自然免疫の異常によって発熱などを起こす疾患群を自己炎症性疾患と呼んでいる.

　一方,生体の防御機構が低下する状態を免疫不全と呼び,先天的な遺伝子異常によるものと,後天的な免疫不全とがある.後者は,たとえばヘルパー T 細胞が傷害を受ける AIDS やがんの患者,あるいは抗がん剤,免疫抑制剤の治療を受けた場合にみられる.

(2) 免疫に関係する疾患

1) アレルギー疾患

　気管支喘息,アトピー性皮膚炎,花粉症,アレルギー性鼻炎,アナフィラキシーショック

2) リウマチ・膠原病疾患

　関節リウマチ,全身性エリテマトーデス（SLE）,全身性硬化症（SSc）,シェーグレン症候群,皮膚筋炎・多発性筋炎,大脳動脈炎症候群,結節性多発動脈炎,ベーチェット病,自己炎症性疾患,家族性周期性地中海熱（FMF）

(3) 代表的疾患とその特徴

1) 気管支喘息

　気管支喘息は,気管支の収縮による閉塞性の発作性の呼吸困難で喘鳴を伴う.全人口の1～3％で都会でより高い有病率を示す.ハウスダスト（主成分はイエダニ）に対する IgE 抗体（RAST）が最も多くみられ,好酸球の増多も

みられる．吸入ステロイド，気管支拡張薬（テオフィリン製剤，吸入β刺激薬）などが用いられる．最近は吸入ステロイドの定期使用で，喘息発作は著しく減少した．発作時には交感神経刺激薬のネブライザー吸入，テオフィリン製剤の点滴が行われ，重症例にはステロイド，アドレナリンが使用される．

2）関節リウマチ（RA）

複数の関節の腫脹と抗CCP抗体，リウマチ因子（RF），CRP，赤沈などから診断する．リウマチ因子の特異度，感度は高くなく，リウマチ因子が陽性であっても関節リウマチとは診断できない．最近は早期からメトトレキサートおよび生物学的製剤を使用することにより，その予後は著しく改善された．

3）全身性エリテマトーデス（SLE）

全身性に症状を起こすが，とくに腎炎と中枢神経病変が重要である．抗DNA抗体などのさまざまの自己抗体が血液中に認められ，血中で免疫複合体を形成して障害を起こすと考えられている．日光等の紫外線で増悪する．診断の進歩とステロイドをはじめとした免疫抑制療法により予後は著明に改善した．

（高林克日己）

5.1.10 筋骨格系（運動器）の機能と疾患

（1）筋骨格系（運動器）の構成要素

筋骨格系は骨，軟骨，関節，靭帯，筋，腱等で構成される．運動を司り，感覚器からの入力で運動が調整され，神経系が運動に関与する．

1）骨

人間には200以上の骨があり，長骨，短骨，扁平骨，不規則骨，含気骨，種子骨に分類される．骨は外側から骨膜，骨質，骨髄で構成される．

骨質が骨の主要な部分で，コラーゲンと多糖類の有機質の周囲にリン酸カルシウム等の無機質が沈着し，骨塩結晶となり硬さを得る．鉄筋コンクリートの鉄筋が有機質で，骨塩がセメントに当たる構造である．骨質には，骨芽細胞と破骨細胞があり，骨吸収と骨形成を繰り返して骨塩量を調整している．骨髄は造血細胞を含み，造血器でもある．

2）軟骨

軟骨は骨の成長の場であったり，関節でのクッション，滑りに働いたり，耳介や喉頭蓋などで形状を保つ働きをしている．軟骨はプロテオグリカンやコンドロネクチンという糖蛋白でできた，ゲル状の基質に細胞と線維が埋まった結合組織である．

3）関節

2つ以上の骨が繋がる構造が関節（**図5.1.16**）で，可動性関節と不動性関節がある．可動性関節は関節腔をもち，関節包に覆われている．関節面は硝子軟骨である関節軟骨で覆われ，すべりが良く，弾力性がある．関節腔は滑液で満たされ，潤滑油の役割と関節軟骨への栄養補給を担っている．

4）靭帯

靭帯は紐状あるいは帯状の結合組織の束で，骨と骨を繋ぎ関節を形成する．靭帯は関節が伸びすぎたり曲がりすぎたりしないよう，可動域を制限し，動揺を防ぐ働きもある．

5）筋

筋は収縮して力を発生する組織で，化学エネルギーから物理エネルギーへの変換器で，人間の動きの源である．筋肉には横紋筋と平滑筋がある．横紋筋は手足や体などにある赤っぽい筋

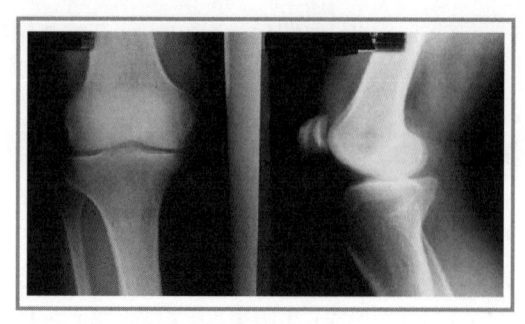

図5.1.16　膝関節のX線写真

肉で，顕微鏡で見ると筋節が見え，縞状の模様が見える．横紋筋には，自分の意志で動かせる随意筋である骨格筋と，心臓にある不随意筋である心筋がある．平滑筋は横紋筋のような模様は見えず，腸管の周囲などにあり，消化管の蠕動運動などを起こす不随意筋である．

6）腱

腱は筋と骨を繋ぎ力を伝える組織で，結合組織だけで構成され，伸縮性はほとんどない．また，筋の力を遠方に伝える役目もしている．

（2）筋骨格系の主な疾患

1）外傷（救急・災害）

転倒や交通事故，スポーツなどで急に外力が加わることで，運動器に障害を生じる状況である．骨が損傷されると骨折，関節の構造が壊れると脱臼，軟部組織の損傷が靱帯の断裂や損傷，腱断裂，半月板損傷であり，靱帯の不全損傷が捻挫となる．筋の損傷は筋断裂で，軽度なものは肉離れである．

外傷の場合，急性期には安静，冷却が基本で，シーネやギプスによる固定で治療する．骨折の部位，年齢などで，保存的加療で治癒が望めない場合や軟部組織の断裂などでは手術が行われる．

外傷のうち，スポーツによるものは慢性的に繰り返す外力による障害も含めてスポーツ外傷・障害として扱われ，野球少年における野球肘，サッカーなどのオスグッド病などが代表的である．

2）小児整形疾患

先天性の奇形，発達異常に伴う異常で成長の影響が加わる．先天性とされる疾患では，女児に多い先天性股関節脱臼や先天性内反足がある．成長期に顕在化する疾患として，脊柱側弯症もある．種々の理由による先天性の四肢欠損もある．

装具療法や矯正ギプスで治療され，重症例では手術療法も行われる．

3）脊椎・脊髄疾患

脊椎の中の脊髄が，脳からの運動の命令を四肢に伝えている．脊髄，神経根の損傷があると四肢や半身の運動麻痺，感覚障害が生じる．脊椎の障害を伴うことが多く整形外科で扱われることが多い．

脊髄損傷は交通外傷や転落による脊椎骨折や脱臼に伴うことが多いが，単純な転倒でも脊柱管狭窄，ヘルニアなどにより局所の外力が加わり損傷されることもある．以前は交通外傷などで若年者が多かったが，近年高齢者の転倒による脊髄損傷が増えている．脊髄損傷では排尿障害を残すことが多く，尿路管理は重要で泌尿器科が関わる．

4）腫瘍性疾患

筋骨格系の悪性腫瘍は，筋，軟骨，骨などで発症する．いずれも上皮組織ではないので，悪性の場合はがんでなく肉腫と呼ぶ．軟部組織の肉腫は化学療法が効きにくく，広範切除が第一選択となる．

骨が原発の悪性腫瘍が骨肉腫で，骨肉腫が最も多く，骨髄腫，軟骨肉腫，Ewing肉腫，悪性繊維性組織球腫が続く．良性骨腫瘍は，骨軟骨腫，内軟骨腫などが多い．一般に原発性骨腫瘍は，若い男性に多い．骨肉腫は，以前は切断術が行われたが，化学療法や人工関節で患肢温存が可能になっている．

中高年では，骨以外のがんによる転移性骨腫瘍がある．脊椎，肋骨，骨盤，体幹に近い四肢に好発し，原発巣は男性では肺がん，前立腺が

ん，腎がん，女性では乳がん，肺がん，子宮がんが多い．原発巣不明で多発骨転移，病的骨折で発見されることも多い．腫瘍の切除以外に，疼痛や神経症状の改善目的の手術も行われる．

5）感染症，炎症性疾患，その他

筋骨格系の炎症として，骨髄炎，関節炎がある．骨髄炎は血行性の感染で，関節炎は血行性感染や処置の後に起こることがある．骨の結核もあり椎体が好発部位で，脊椎カリエスといわれる．

物理的なストレスで，関節軟骨の摩耗や骨硬化などの退行性変化と骨棘などの骨増殖性変化により，関節変形を生じる変形性関節症がある．中高年の比較的肥満の女性に好発する．初期は，消炎鎮痛剤，装具，理学療法などで保存的に加療する．症状が進行すると臼蓋形成術や脛骨骨切り術，人工関節置換術などの手術療法の適応となる．

原因不明の関節炎を呈する自己免疫疾患として，関節リウマチがある．内科的治療が優先されるが，症状が進行すると，関節破壊が進み，変形を伴い人工関節置換術などの観血的治療を要することもある．早期から積極的治療が行われ，免疫抑制剤や生物学的製剤など薬物療法の進歩で治療成績は改善している．

高齢女性では骨粗鬆症が多い．骨量の減少と構造異常により骨強度が低下し，骨折の危険性が増す．高齢化で問題になっている疾患である．

(3) 筋骨格系の検査

骨格系の検査では，X線撮影が第一選択になる．脊椎の椎間孔を確認するための斜位や，大腿膝蓋関節を評価するスカイビュー，関節の動きを評価する動態撮影など，目的に合わせて撮影する．

関節造影，脊髄造影，神経根造影や椎間板造影などの造影検査，血管造影で四肢の血行評価も行うが，MRIの解像度が上がり，特殊な造影検査の頻度は少なくなっている．

X線を用いた検査では断層撮影が行われ，骨癒合の確認などを行っていたが，CTに変わられている．マルチCTで3次元構築をして，患部の評価を行うことが通常の検査になっている．

骨粗鬆症の評価のため骨塩量測定が行われ，骨代謝マーカーの検査結果と合わせて評価される．

これまで軟骨や滑膜の状態について評価が困難であったが，MRIやPETで炎症の評価が可能になり，関節炎の評価に活用されている．手部専用の小さなMRIなども開発されている．

悪性腫瘍の評価や骨髄炎の評価にはシンチグラフィが行われるが，最近ではPETによる診断も行われる．

関節に対する侵襲的な検査では，関節穿刺による関節液の採取は化膿性関節炎や結晶性関節炎の確定診断などで必要である．関節鏡は直接関節の状態を観察でき，治療も可能で，関節病変には有効な検査である．

また，超音波検査が筋骨格系の検査としても重要性を増している．軟部組織の損傷や関節炎の状況を観察でき，骨密度の評価も行われている．また，筋や神経への治療を行う際のガイドとして超音波が用いられる．

その他，筋の評価のためには筋電図が行われ，末梢神経の圧迫部位の評価などには神経伝導速度検査が行われる．筋病変を確定するためには生検も行われる．四肢の循環障害の評価にサーモグラフィを行ったり，筋力評価に等速度運動器を用いて関節モーメントを計測することもある．運動については歩行速度，歩幅などの計測，ビデオ撮影による評価も行われ，3次元動作解析によるバイオメカニクス的検討も行われる．

(4) 筋骨格系疾患の治療

一般的な治療として，薬物療法，リハビリテーションがあるが，特徴的な治療を列挙する．

局所の治療として，関節穿刺がある．過剰な関節液の廃液による減圧，関節内への局所注射

を行う．骨折や捻挫には，ギプスや副子による固定が行われる．固定の前に整復が必要で，それぞれの部位に応じた整復術がある．骨折時に牽引療法を行うことがある．

外傷に対しては，一般的な創処置が行われるが四肢の外傷を扱うことが多く，汚染された創に対する破傷風対策なども含めて治療が行われる．また，コンパートメント症候群の予防のため減張切開を行うこともある．

手術療法は重要な治療手段で，骨折には観血的整復固定術，創外固定などを行う．人工関節置換術は疼痛を改善し QOL の高い治療である．

脊椎に対しての手術も行われ，固定術，椎弓形成術などが行われる．最近は術前に CT から3次元モデルを用意し，手術中にノミや鋸の位置や向きをモデルと合わせて正確な骨切りや固定を行うナビゲーション手術も行われている．手術の侵襲を少なくするために関節鏡下の手術も増えている．

悪性腫瘍や外傷などで切断術も行われることもある．切断後に義肢の処方が行われる．

最近の新しい治療としては，骨折部に超音波を用いて骨癒合を促進する治療が先進医療から保険診療として認められている．創外固定器を用いて，人為的に作成した骨折部を毎日少しずつ離すことで，骨の延長，変形の修正を図る骨延長術なども特殊な手術である．

（根本明宜）

5.1.11

皮膚機能と疾患

(1) 皮膚の構造と組織

皮膚は体の全表面を覆う被膜で，面積は成人で約 $1.5\,\mathrm{m}^2$，重さは肝臓の約3倍である．皮膚は，表皮，真皮，皮下組織の3層に分けられ，さらに，付属器官として皮脂腺（脂腺，汗腺）と角質器（毛・爪）がある．以上を総称して外皮という（**図5.1.17**）．皮膚や粘膜は外界に接していろいろな刺激に触れ，皮膚感覚（表面感覚）を感受する重要な感覚器の一種である．痛覚・触覚・圧覚・温度覚（温覚，冷覚）があり，それぞれの刺激は点状に分布する感覚点（痛点・触点・圧点・温点・冷点）という部位が感受する．部位によって感覚点の多いところと少ないところがある．種別では痛点が最も多く，温点が最も少ない．また皮膚は感覚器官だけでなく，全身の保護，体温調節をはじめ，汗や皮脂の分泌，排泄，呼吸，栄養貯蔵，免疫といった生体防御上のさまざまな役割を担っている．

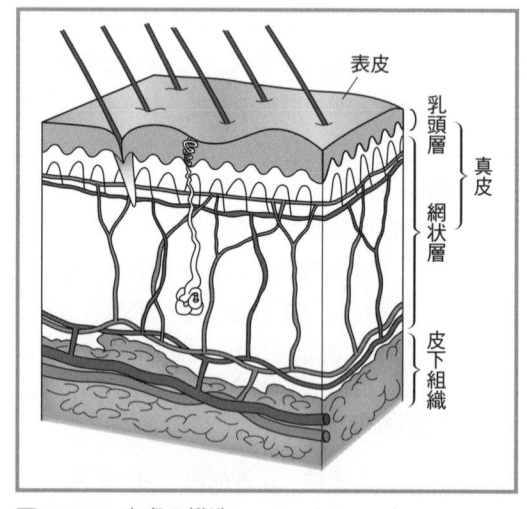

図5.1.17　皮膚の構造

(2) 皮膚の付属器官

1) 皮脂腺

皮脂腺は，手掌と足底以外の全身にあり，毛根の毛包上部に開口する毛脂腺と，皮膚の表面に直接開口（乳房，口唇，肛門周囲など）する

独立脂腺がある．脂腺からは皮脂が分泌され，皮膚や毛の表面を覆い，外部からの液体の侵入を阻止する．汗腺は，真皮の深層から皮下組織にあり，小汗腺（エクリン腺）と大汗腺（アポクリン腺）がある．小汗腺は手掌や足底に多く，体温調節に関与している．大汗腺は腋窩や外陰部など特定の部位にだけ存在し，毛包上部に開口する．この汗は特有な臭気を持つものもあり，とくに体温調節には関与しない（**図5.1.18**）．

2）角質器

表皮が角化，変形したもので，具体的には毛と爪である．毛は真皮・表皮を斜めに貫いており，皮膚表面から外に出ている部分を毛幹，表皮・真皮内にある部分を毛根，さらに下端部を毛球と呼ぶ．毛の栄養・新生・成長はこの毛球の増殖による．一方，爪にはいくつかの構造的特徴があり，その機能もそれぞれに異なる．爪母（マトリクス）は，新しい爪を作る母体となる大切な部分である．健康状態，強さに関係している．甘皮（キューティクル）は，爪甲とマトリクスの中間段階を保護する働きをしている．絶えず新陳代謝をしており，爪の成長によって引っ張られるのでささくれができる．爪半月（ハーフムーン）は，爪の根元にみられる半月形の白い部分である．目で確認できるマトリクスの一部で，白く見えるのは，細胞が角質化されていないためであり，水分を多く含んでいる．爪甲は爪本体を指す．数カ月前にマトリクスが作り出した古い細胞の残骸で，血液も神経も存在しない．指先を保護する働きがあり，水分と脂肪で結合された3枚の薄い層からなっている．爪元または爪根は，爪の根元の部分，爪郭は爪のフレームを作っているところ，爪床はマトリクスを延長したもので爪甲を支える働きをしていて，毛細血管が集中する．表面には多くの平行した筋がある．爪先は爪甲が爪床から離れている部分である．ここは爪の一番古い部分で何ら支えがないので，適切な長さに保つのが望ましい．

(3) 皮膚の疾患

1）あせも（汗疹）

汗で角質層がふやけ，その結果，汗腺の出口に汗が溜ったり，汗腺を破って汗が皮下に溜ったりするとこれが刺激となり，炎症を起こす．

2）水虫

カビの一種である白癬菌による皮膚病である．この菌は角質層に寄生し，ケラチンを栄養源にしている．白癬菌は温かく湿ったところを好むため，足や手の指の間，足底などに病変を起こしやすい．

3）アトピー性皮膚炎

痒みを伴い，慢性的に経過する皮膚炎（湿疹）である．そのいくつかの疾患は，IgE抗体を産生しやすい素因が挙げられている．乳幼児期から発症することが多く，小学生の約10％が罹患している報告もある．多くは軽症で治癒するが，一生続く場合もある．

4）黒色腫

皮膚に発生する皮膚がん（皮膚悪性腫瘍）にはいろいろな種類があるが，悪性黒色腫はその中の一つで，最も悪性度が高いとされている．

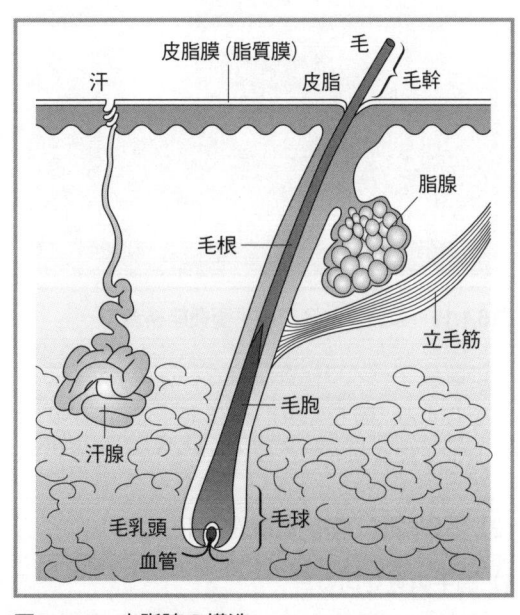

図5.1.18　皮脂腺の構造

皮膚の色と関係するメラニン色素を産生する皮膚の細胞をメラノサイトと呼び，悪性黒色腫はこのメラノサイト，あるいは母斑細胞（ほくろの細胞）が悪性化した腫瘍と考えられ，単に黒色腫またはメラノーマと呼ばれる．悪性黒色腫の発生原因は不明であるが，白色人種の発生率が有色人種よりも数倍高く，紫外線の強い地域に住む白色人種の発生率がさらに高いという報告もあり，紫外線が関係している可能性がある．

(4) 検査

局所麻酔を行って皮膚の一部分を小さくメスで切り取り顕微鏡検査を行う病理組織検査や，真菌疾患，虫による疾患やウイルス性疾患に対する直接検鏡検査がある．また，金属アレルギーなどに対するパッチテストなどの検査もある．

(5) 治療

ホルモンのバランスを整える薬などの内服薬治療や，内服薬と同じような作用を持つ塗り薬が使われる．ニキビ，シミやほくろの治療にレーザーが用いられることもある．

乾癬や白斑に対してナローバンド UVB（紫外線 B 波）による光線療法，また，PUVA による光化学療法は掌せき膿疱症，乾癬や白斑などに対して行われる．また，悪性黒色腫などの皮膚がんに対しては，抗がん剤による化学療法や放射線治療があるが，その他，身体の免疫力を強化する免疫療法もある．基本的には早期発見し，広範囲に切除手術が行われる．

（宮本正喜）

5.1.12 耳鼻咽喉系の機能と疾患

(1) 耳鼻咽喉科で扱う疾患と特徴

耳鼻咽喉科は，現在，欧米では頭頸部外科（Head and Neck Surgery）と呼称され，日本でも耳鼻咽喉科・頭頸部外科と呼称される傾向にある．すなわち，頭蓋内，眼窩内と歯牙以外の頭頸部のすべての臓器を扱うことを意味する．また，嗅覚，聴・平衡覚，味覚の感覚を取り扱う．さらに，鼻腔から喉頭は上気道として呼吸器系に属し，また，口腔から下咽頭までは消化器系の一部でもあり，複雑な呼吸機能，嚥下機能，発声機能を取り扱う．疾患としては，急性上気道炎に代表される粘膜の炎症性疾患，突発性難聴に代表される感覚器の疾患，喉頭がんや舌がんなどの悪性腫瘍など幅広く取り扱っている．したがって，診療の流れでは，耳鼻咽喉科に特有な生理学的検査機器および画像検査機器を多用して診断・治療を行う診療科であり，自

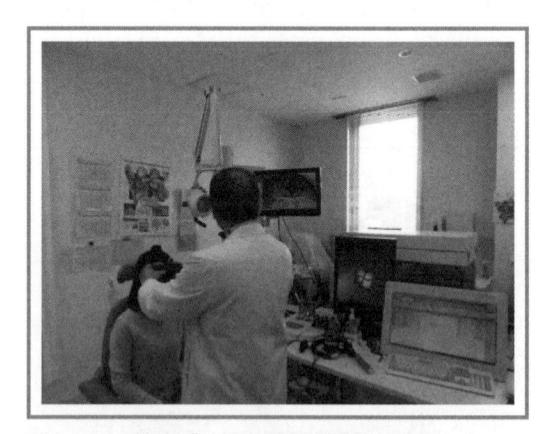

図5.1.19　診療ブースでの平衡機能検査

科の診療ブースで検査がなされることが多い特徴を有する（**図 5.1.19**）（6.1.5 項「各科固有の検査」(1)「耳鼻咽喉科の検査」も参照のこと）．

(2) 耳鼻咽喉の解剖と機能（図5.1.20）

1) 聴平衡覚を司る耳

聴覚の伝導路としては，外耳道から入った音

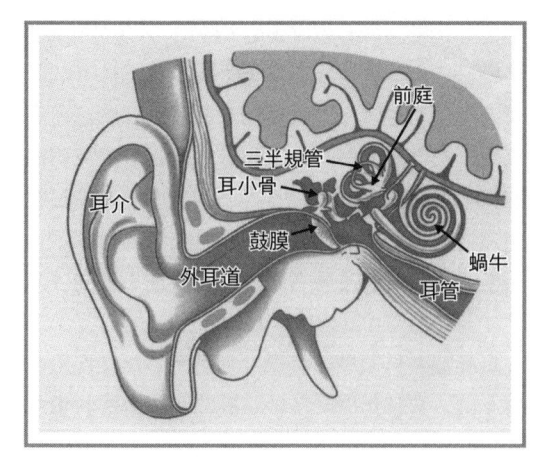

図5.1.20　耳鼻咽喉の構造

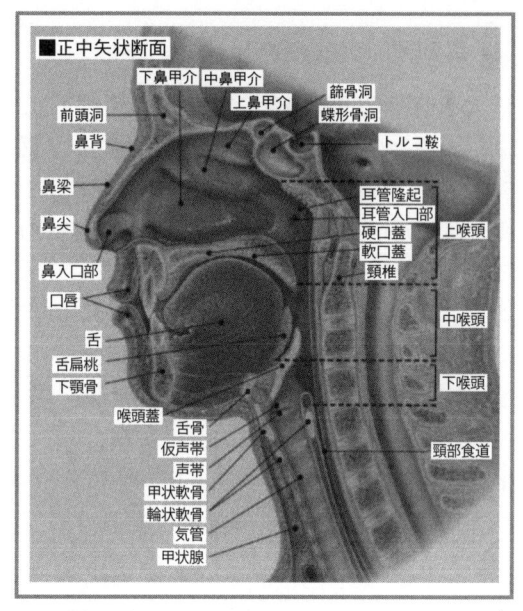

図5.1.21　鼻，咽頭，喉頭

は鼓膜を振動させて，中耳のつち骨，きぬた骨，あぶみ骨の耳小骨を振動させる．あぶみ骨は内耳の前庭窓に付着しており，蝸牛のリンパ液に振動を与える．その振動を有毛細胞が電気信号に変換して，蝸牛神経を経由して中枢に伝える．

　平衡覚は加速度センサーであるといえる．回転加速度が三半規管内のリンパ液を振動をさせ，有毛細胞が電気信号に変換して前庭神経を経由して中枢に伝わり，ヒトの姿勢を制御している．直線加速度（上下方向と水平方向）は耳石器がセンサーであり，球型嚢（水平）と卵形嚢（上下）が司っている．

2）空気・食塊の通路としての鼻，咽頭，喉頭

　吸気は鼻腔，上・中・下咽頭，喉頭，気管，気管支を経て肺に到達する．鼻腔は骨の中の空洞である副鼻腔（上顎洞，篩骨洞，前頭洞，蝶形洞）と連絡しており，これらは共鳴腔として機能しているとされる．また，鼻の最上部には臭裂と呼ばれる嗅上皮があり，その中の嗅神経が臭いを感知する．一方，食塊は，口腔，中咽頭，下咽頭を経て，嚥下運動により，上咽頭と喉頭が閉塞されて食道に到達する（**図5.1.21**）．すなわち，ヒトが直立してからの宿命ともいえるが，咽頭は空気と食塊との共通路であり，嚥下は複雑なメカニズムで制御されていることに注意したい．この破綻が「誤嚥」である．

(3) 耳鼻咽喉の検査方法

1）機能検査

　聴力検査，平衡機能検査がある．これらはそれぞれ，中耳伝音系・蝸牛から聴覚伝導路，半規管，耳石から脳幹，小脳の平衡機能を検査する．検査の詳細については，システム系を参照されたい．その他，顔面神経検査，電気味覚検査は第Ⅶ脳神経である顔面神経の機能検査である．平衡機能検査として，眼球の異常な動き（眼振）を観察することがルーチンに行われている．2012年4月からは赤外線CCDカメラ（**図5.1.19**）による検査が診療報酬上，認められている．

2）画像検査

　内視鏡の発達により，ほとんどの施設では内視鏡で観察を行っている．CCDカメラ搭載によるデジタルファイバースコープが主流であり，多くの施設では画像ファイリングシステムが導入されている．電子カルテとの連携が行われ，カルテ端末上で参照可能となっていることが多い．この検査も内視鏡室ではなく，自科のブースで行うことがほとんどである．

(4) 耳鼻咽喉の代表的疾患

1) めまい・平衡障害を起こす疾患

ここではメニエール病を解説する（**図5.1.22**）. メニエール病は国の難病対策の中で臨床調査研究分野の対象疾患の一つに指定されており，研究班が組織されている．ここから2011年にメニエール病診療ガイドラインが発行された．メニエール病は回転性めまい，耳鳴り，難聴を三徴候とする疾患で，中年かつ知的労働者に好発し，ストレスが発症に関連すると推定されている．診断基準で，中枢性疾患を除外することが示されているため，頭部MRIを撮影する場合が多い．メニエール病の本態は，内耳の内リンパ嚢水腫とされており，治療には水腫を改善する利尿剤などが用いられる．

2) 鼻・副鼻腔の疾患

アレルギー性鼻炎に関してもガイドラインが作成されている（2016年度版が最新）.

アレルギー性鼻炎は，原因となる抗原を吸入した際に，体内で生成された抗体が，免疫担当細胞である肥満細胞に作用し，肥満細胞から放出されたヒスタミンやロイコトリエンが鼻粘膜に作用し，くしゃみ，鼻汁，鼻閉を起こすものである（**図5.1.23**）．季節性に生じるものはスギ・ヒノキ，カモガヤ（イネ科），ブタクサ（キク科）による花粉症であり，通年性ではダニおよびハウスダストが代表的である．スギ花粉症は国民病ともいわれ，インターネットで花粉飛散情報が発信されている．アレルギーの正しい知識情報の普及のために公益財団法人日本アレルギー協会による患者向け，医療従事者向けのサイトがある（http://www.jaanet.org/）.

耳鼻咽喉科領域の疾患は，例示した2疾患のように，青壮年層に多い，機能が障害されるために生活の質の低下をきたす，ストレスと関連あるなどの特徴がある．

3) 発声・嚥下機能障害を起こす疾患

発声は左右の声帯が振動してなされるが，声が嗄れた状態を嗄声という．嗄声を生じる疾患で重篤なものは喉頭がんであり，進行がんには喉頭全摘が施行され完全に失声の状態となり，社会復帰のために術後の声の再獲得（リハビリ）が問題となる．良性で最も多い疾患は声帯ポリープである．一方，複雑な嚥下機能が障害されると誤嚥が生じる．加齢変化，脳梗塞後遺症などで起こり，誤嚥性肺炎を起こす．嚥下機能は，内視鏡下で着色水を嚥下させ，その状態を観察する（内視鏡下嚥下機能検査）．高齢化社会の進行とともに増加した誤嚥性肺炎は，その対応方法について大きな医学的・倫理的・社

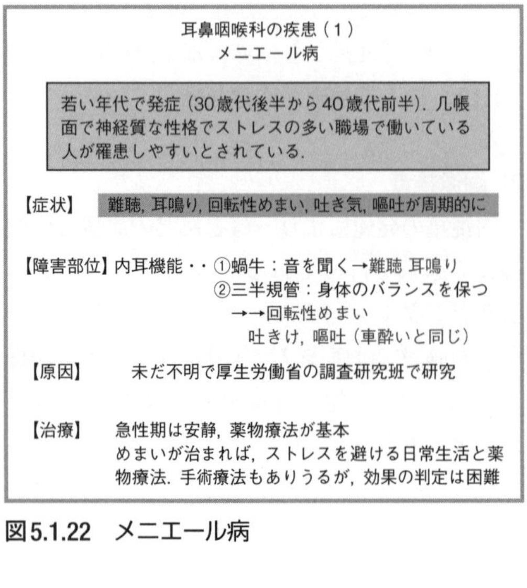

耳鼻咽喉科の疾患（1）
メニエール病
若い年代で発症（30歳代後半から40歳代前半）．几帳面で神経質な性格でストレスの多い職場で働いている人が罹患しやすいとされている．
【症状】 難聴，耳鳴り，回転性めまい，吐き気，嘔吐が周期的に
【障害部位】内耳機能・・①蝸牛：音を聞く→難聴 耳鳴り
②三半規管：身体のバランスを保つ
→→回転性めまい
吐きけ，嘔吐（車酔いと同じ）
【原因】 未だ不明で厚生労働省の調査研究班で研究
【治療】 急性期は安静，薬物療法が基本
めまいが治まれば，ストレスを避ける日常生活と薬物療法．手術療法もありうるが，効果の判定は困難

図5.1.22 メニエール病

耳鼻咽喉科の疾患（2）
アレルギー性鼻炎
【症状】 くしゃみ，鼻閉，水性鼻汁
【原因物質】
アレルゲンという
通年性
ダニ
ハウスダスト
ペット
職業性
季節性
春 スギ・ヒノキ
初夏 カモガヤ（イネ科）
秋 ブタクサ（キク科）
今や，スギ花粉症は国民病とまで言われている
【所見】
水性鼻汁
粘膜の浮腫
富山大学附属病院提供
【検査】
血液検査で原因物質を特定する
＝RAST
【治療】
①アレルゲンを回避すること
②薬物療法

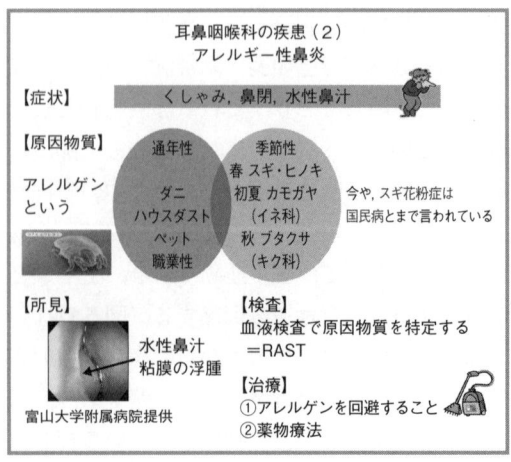

図5.1.23 アレルギー性鼻炎

会的な問題となっている.

(中川　肇)

5.1.13　眼および付属器の機能と疾患

(1) 眼の構造と機能

眼科は視覚を扱う領域で，眼球および付属器だけでなく視覚全般を扱う．視覚は直接 QOL に関連するため，診断・治療にあたっては十分なインフォームドコンセントが必要であり，治療後の見え方・生活指導など丁寧な説明が必要となる．

眼の付属器としては，眼瞼（まぶた），涙器（涙腺や涙の排出路である涙点・涙小管・涙嚢鼻涙管），眼窩（骸骨で眼が入っている部分），眼筋（眼球を動かす筋肉で6本ある），視神経などがある．視覚，すなわち，ものを見るという機能は，単純に眼だけで行っているのではない．眼に入った光情報を網膜・視神経・視交叉・後頭葉という順で情報処理をしながら脳に伝達してゆき，脳のさまざまな部分を使って視覚情報処理を行うことで初めてものが見えるのである．

1) 眼球の構造

眼は，しばしばカメラと比較される（**図 5.1.24**）．眼はカメラのレンズ系とは違って，水晶体を厚くしたり薄くしたりすることで焦点を合わせる．光の量は，カメラの絞りのように瞳孔（ひとみ）の大きさを虹彩の働きによって変えることで調整している．眼球の後部は，カメラの光センサー（フィルム・CCD・CMOS等）にあたる部分で，網膜と，網膜に酸素や栄養を供給する色素上皮や脈絡膜などで構成されている（**図 5.1.25**）．眼の受光部である網膜は，眼球の内側にはりついているため球形である．また，網膜に写っている像は上下逆さまである．網膜に投影された画像は，網膜と脳で補正されるので，まっすぐなものが丸くゆがんで見えたり，上下がひっくりかえって見えることはない．カメラの光センサーと違い，人間の眼は真ん中がよく見えて，周辺は大まかにしか見えない．解像度の高い真ん中の部分を黄斑部という．網

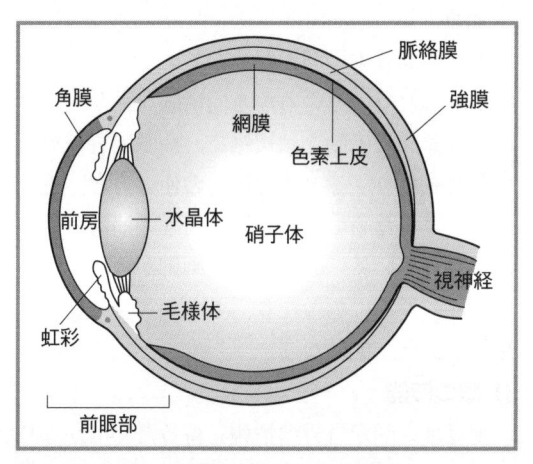

図 5.1.24　眼球の構造：眼球の矢状断面

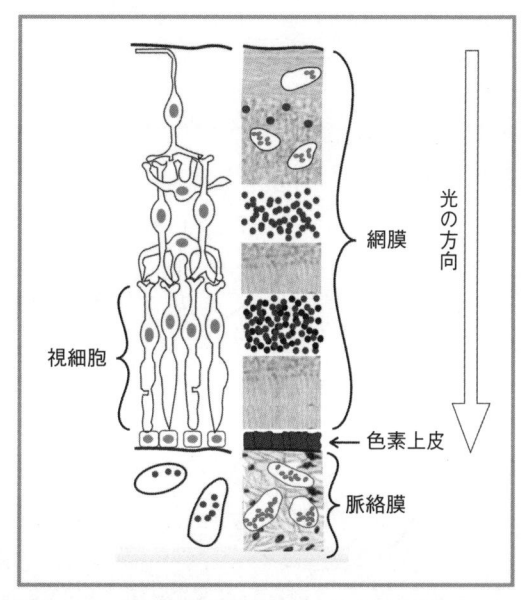

図 5.1.25　網膜の構造と光が入ってくる方向

膜には色を感じる RGB3 種類の錐体視細胞と，明るさだけを感じる桿体視細胞がある．黄斑部には色を感じる細胞が集中しており，明るさを感じる細胞は周辺に多い．夜空を眺めるときに，真ん中よりまわりの方がたくさんの星を感じられるのはこのためである．

　眼は左右２つある．左眼の網膜に投影された像と，右眼の網膜に投影された像は同じものではなくずれが生じているが，脳による情報処理のおかげでものが二重に見えることはない．この映像のずれを使うことで，立体視が可能となり，距離感を感じることができる．

2）眼の付属器の構造

① 眼窩

　骸骨の眼の部分を眼窩（がんか）という（**図5.1.26**）．眼はこの骨の入れものの中に脂肪につつまれて浮かんでいる．

② 視神経

　網膜で光は電気信号に変換され，視神経を通って脳に伝達される．網膜のあちこちから集まった視神経は，視神経乳頭というところから眼の外に出て眼窩の奥にある視束管（**図5.1.26**）を通って脳の方へとつながってゆく．頭に外傷を受けた場合，視束管が変形して視神経を圧迫し失明することがある．

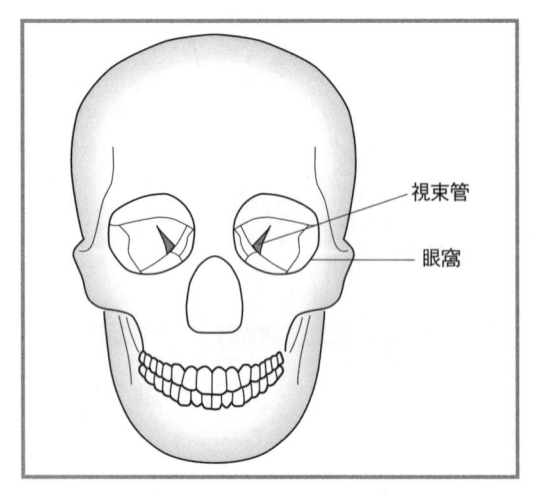

図5.1.26　頭蓋骨の正面図：眼窩と視束管

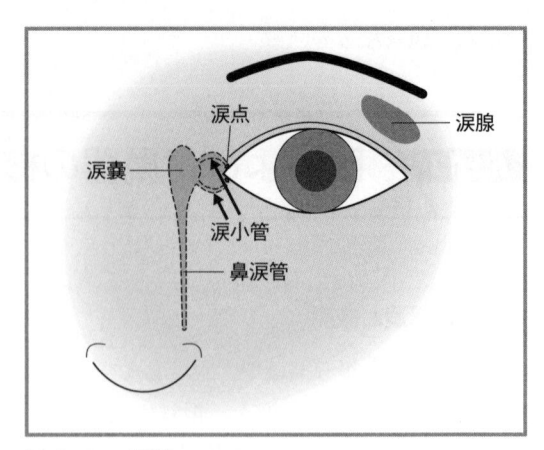

図5.1.27　涙器

③ 眼瞼

　眼瞼（まぶた）は上瞼・下瞼があり，眼輪筋と眼瞼挙筋により開いたり閉じたりすることができる．目を閉じると，眼球は少し上方向を向く．

④ 涙器

　涙は，涙腺から分泌された水分・ムチンと瞼にある腺から分泌された油が層になってできている．油の層は，涙の蒸発を防いでいる．水分とムチンは混ざっており，角膜に近いほどムチンの濃度が高い．涙は，上下の瞼にある涙点から，まばたきするたびに吸収され，上下の涙小管を通って鼻の付け根にある涙嚢に少したまり，そのあと骨の中にある鼻涙管を通って鼻の奥に流れてゆく（**図5.1.27**）

⑤ 眼筋

　眼球には６本の筋肉がついていて，これらを働かすことでいろいろな方向に眼を動かすことができる．眼の動きは複雑で，両眼で右を見たり左を見たりするときの筋肉の使い方と，近くの物を見るために眼を寄せるときの筋肉の使い方が違っている．眼の筋肉の制御がうまくいかないと，斜視になったり，ものが二重に見える複視という状態になる．

3）眼の機能

　視覚は人間が外界の情報を得るためのかなりの部分を占めており，その最初の入力部分が眼

である．眼は全自動で働いている．自分で意識しなくても焦点を合わせ，自動で絞りを調節して光の量を適正に保ち，色補正を行い，左右の眼を別々に動かして立体感を得るように働く．こうした自動制御系は，眼の中にあるものと上位の脳から制御されているものとの複雑な組み合わせによって維持されている．こうした自動制御のどこかがおかしくなると，焦点が合わなくなったり，まぶしかったり，色が変に見えたり，ものが二重に見えたり，暗くなったり，見えなくなったりといった視覚障害が起こってくる．

(2) 眼の疾患

眼の病気は千差万別であるが，「見える」ことに関わるものが多く，炎症などの病気自体は治っても見るという機能は回復しない場合もある．近視や乱視といった屈折異常，水晶体が濁るために見えにくくなる白内障，眼内の房水の循環が妨げられて眼圧が上昇することなどで視神経が障害される緑内障，網膜が本来の位置からはがれて機能を失う網膜剥離など，眼に固有の疾患と，糖尿病性網膜症など他の疾患によって引き起こされるものとがある．このほか，眼を構成する多くの器官それぞれに炎症が起こったり，細菌やウイルス，外傷（けがや事故）で器官が障害されたりする場合がある．さらに遺伝的な疾患や膠原病など原因が明確にならないものなど，多くのパターンが存在する．眼の疾患の勉強では，疾患自体の所見や治療とともに，その後の視機能に関する見通しと対応を常に学んでおく必要がある．

(3) 眼の診察と検査

6.1.5 項「各科固有の検査」(2)「眼科の検査」を参照されたい

(4) 眼の治療

眼科の治療は，炎症や出血などに対して内服薬や注射の処方をするといった内科的なものもあるが，特徴的な治療が多い．薬の処方でも，点眼薬（目薬）の処方が多く，細菌性の結膜炎に対する抗生物質や，虹彩炎などの炎症を抑えるステロイド系，アレルギー性結膜炎用の抗アレルギー薬など，さまざまな点眼薬を使用する．点眼薬で重要なのは緑内障に対する点眼薬で，点眼する時間や回数を正確に行う必要があり，作用する場所や効き方が違う薬を複数点眼する場合も多い．このため処方システムでは，点眼する眼（右・左・両眼）や時間（朝10時など）複数点眼する場合の順番といった情報が必要となる．手術治療は，手術室で行う外科的手術治療と外来や処置室で行うレーザー治療など，多様な治療が行われる．外科的手術治療は，手術顕微鏡で見ながらさまざまな精密手術器具を使って行う．眼の大きさとやわらかさを考えればわかると思うが，きわめて細かく繊細な手術操作が必要となる．麻酔は局所麻酔で行う場合が多く，手術時間も年々短くなっているが，内容は高度化しており，手術自体が簡単になっているわけではない．外科的手術中にレーザー関係の器具を使うこともあり，眼科専用の設備を必要とする．外来や処置室で行うレーザー治療は，緑内障に対する虹彩切除手術や糖尿病性網膜症に対する網膜レーザー光凝固，特定のレーザー周波数に反応しやすい色素を注射して行う高度な網膜レーザー手術などがある．

眼科は最初の診察から検査・治療・フォローアップにいたるまで，眼に関する一貫した診察を行う．治療に関しても，患者と相談しながら，内科的治療を行うのか，それとも外科的治療を行うのかを決定し，術後の経過からその後の経年変化に至るまで，一連の情報として取り扱うことが多い．斜視などでは，子供の時に手術を行い，その後成長に従ってどのように変化してゆくかを経過観察し，初老期になって再手術が必要となってくるケースもあり，長年のデータ蓄積が必要である．経過観察は1年とか2年に

一度の場合もあり，システムでのデータの持ち方に対する考慮が必要である．また，「眼の疾患」の項目でも述べたが，病気自体は治っても，視力や視覚が回復しない場合や，人工水晶体のように手術前後で見え方や色合いが変化することもあり，治療にあたっては，十分なインフォームドコンセントが必要となる．

(5) 眼科と医療情報

眼科では，手順や処置の点で他の診療科とは異なる部分があり，医療情報システムを考える場合には注意が必要である．たとえば眼疾患では診断確定のために，視力検査・視野検査・立体視検査・色覚検査などの検査を行うが，こうした検査は視能訓練士という医療資格保持者もしくは眼科医自身が担当する．診察はこれらの検査の後に行われるが，その際も細隙灯顕微鏡，眼底鏡などが用いられ，場所も暗室である．診察の途中で，眼圧などの検査も併せて医師が行

う．診察が終わると，疾患によって薬物治療・手術・レーザー治療などの適応となるが，ここでも内科や外科と違ってすぐに手術やレーザー治療が施行されることがある．医師は診察室・検査室・処置室・手術室などを患者と一緒に移動しながら，診断治療を行うのである．眼科は短時間に多くの患者を並行して診断・治療する．また独自の検査が多く，眼底写真やシェーマなど画像情報が多いこともその特徴の一つである．このため，電子カルテシステムと連携した眼科専用のシステムを使用する場合も多い．近年医師不足などに伴い，いかに短時間に効率よく情報を記録し伝達するか，といった課題が医療情報システムに求められるようになっている．眼科システムではこうした点を重要課題と考えて開発されているので，そのノウハウを電子カルテシステム全体に役立てる必要がある．

（永田　啓）

5.1.14　腎・泌尿器系の機能と疾患

---

(1) 腎臓の機能

腎臓は左右で約250 gの臓器で，腰背部の後腹膜腔に位置する．成人の腎血流量は心拍出量の約2割にあたる毎分800 ～ 1,000 mLであり，毎分約100 mLの原尿を糸球体という毛細血管構造でいったん濾過するが，そのほとんどをナトリウムやブドウ糖，アミノ酸とともに尿細管で再吸収し，排泄物を濃縮し尿として尿管へ送り出す．尿細管は体液の酸・塩基平衡を肺とともに調整している．また腎は，血圧を上昇させるレニンや赤芽球系の造血を促すエリスロポエチンを産生し，ビタミンDの活性化を行うなど，内分泌臓器としての役割も有する．

(2) 尿管・膀胱・尿道の機能

尿管は蠕動運動により尿を腎から膀胱に運ぶ．生理的狭窄部位が3カ所（腎盂尿管移行部，総腸骨動脈交叉部，尿管膀胱移行部）ある．

膀胱は下腹部中央に位置し，左右の腎臓から尿管でつながる．尿を一時的に溜める器官で，排尿は自律神経による膀胱平滑筋の弛緩・収縮により調整される．

尿道は膀胱出口（内尿道口）から外尿道口までをいい，男性では16 ～ 20 cmの長さがあるが，女性では3 ～ 4 cmと短く尿路感染症が起こりやすい．男性では前立腺部尿道に射精管が開口し，精液の通路ともなる．

(3) 前立腺・精巣の機能

前立腺は膀胱の真下にあり，尿道を取り囲む男性特有の臓器である．主な働きは前立腺液（精液の一部）の分泌である．射精時には収縮し精液が尿道に射出される．

精巣（睾丸）は長径約4cmの回転楕円体状の生殖腺で，左右1つずつある．精子の造成と男性ホルモン（テストステロン）の産生が主な機能である．

(4) 陰嚢・陰茎の機能

陰嚢は精巣などを包む袋で，収縮性に富む皮膚で覆われ，放熱作用を有する．

陰茎は左右2個の陰茎海綿体と，尿道周囲の尿道海綿体からなる．陰茎海綿体は白膜という強固な膜で包まれており，勃起時に硬くなる．尿道海綿体は勃起時に膨張するが硬くならない．

(5) 腎臓の主な疾患と治療

急性腎不全は数時間から数日の間に糸球体濾過量（GFR：Glomerular Filtration Rate）が急速に低下し，血清クレアチニン値が2mg/dL以上に上昇した状態を指すことが多いが，早期・軽症のものも含め急性腎障害（AKI：Acute Kidney Injury）と呼ぶことが多くなった．速やかに原因を特定し除去に努めることと，腎不全による各種病態の治療が必要である．著しい高カリウム血症（7mEq/L以上）や肺水腫を呈する場合，早急に透析療法を開始し腎機能が回復するまで継続する．

慢性腎臓病（CKD：Chronic Kidney Disease）は，腎障害を示唆する所見（検尿異常，画像異常，血液異常，病理所見など）が3カ月以上存在するか，GFR 60 mL/分/1.73m^2（体表面積）未満が3カ月以上持続すれば診断される．年齢・性別・血清クレアチニン値から導かれる推算GFR（eGFR：estimated GFR）値と，尿蛋白の程度によりステージ分類される．原因疾患

にかかわらず，生活習慣の改善（禁煙，節酒，適度な運動）と食事療法（減塩，蛋白制限），血圧の厳格な管理が重要である．

末期腎不全とは，GFR 15 mL/分/1.73 m^{2}未満（CKDステージG5に相当），かつ生命維持のために腎代替療法の継続を必要とする状態である．腎代替療法には大別して透析療法と移植治療がある．血液透析療法（HD：Hemodialysis）は血液をダイアライザーを介して浄化する治療で，一般的に週3回，1回4時間前後を要する．腹膜透析療法（PD：Peritoneal Dialysis）は腹腔内に留置されたカテーテルを介して治療液を貯留し，溶質の除去と除水を行う．PDは特別な設備はなく，在宅で治療継続可能である．腎移植は，1つの腎臓を健常者や死亡者から移植手術により譲り受ける．腎のすべての機能が代償され，長期的には医療費の抑制が期待できるが，拒絶反応の抑制のため免疫抑制薬の継続を要する．

糖尿病性腎症は糖尿病の合併症の一つで，末期腎不全の原疾患として最多である．進行すると高度の尿蛋白を伴って，数年以内に腎機能を喪失する．血糖・血圧・脂質の管理，生活習慣改善，食事療法などの集約的治療を必要とする．

急性糸球体腎炎は主に溶連菌感染に続発し，血尿，蛋白尿，浮腫，乏尿，高血圧といった症状が急激に出現するが，予後は良好であり通常は対症療法が中心となる．

慢性糸球体腎炎には，IgA腎症などの一次性のものと，血管炎や膠原病などによる二次性のものがある．可能な限り腎生検により確定診断する．治療は疾患ごとに異なるが，副腎皮質ステロイド薬や免疫抑制薬を投与する場合が多い．

腎硬化症は，高血圧を背景に動脈硬化により腎実質が硬化し腎不全をきたす疾患であり，わが国では人口の高齢化に伴って増加している．治療は適切な降圧療法による進行抑制である．

腎の悪性腫瘍の多くは腎細胞がんである．早期はほぼ無症状で進行するため，健診などで偶

然発見されることが多い．腎細胞がんには放射線療法や従来の抗がん剤治療が効きにくく，手術療法が基本となる．最近は開腹による腎摘除術より，腹腔鏡下腎摘出術が主流である．転移病変に対しては，切除術やインターフェロンによる免疫療法，分子標的薬や免疫チェックポイント阻害薬による治療が行われる．

腎の良性腫瘍には，囊胞性腎疾患や腎血管筋脂肪腫がある．後者では大きくなると出血することがあり，動脈塞栓術や切除術が行われる．

（6）尿路・性器の主な疾患と治療

急性膀胱炎は排尿痛，頻尿，残尿感，血尿を生じ，急性腎盂腎炎は上行性感染により高熱や背部痛をきたす．いずれも女性に多く，原因菌の多くは大腸菌である．慢性膀胱炎や慢性腎盂腎炎は通常無症状であるが，急性増悪すると血尿や発熱をきたす．抗菌薬による治療を行うが，尿路に基礎疾患がある場合，基礎疾患の除去や尿道カテーテル留置，尿管ステント留置，腎瘻造設などが必要となる．前立腺炎や精巣上体炎では，一般細菌による場合と性感染症の場合があり，急性では高熱をきたす．泌尿器科でよくみられる性器感染症には，クラミジア感染症や淋病のほか，梅毒，性器ヘルペス，尖圭コンジローマなどがあり，原因に適した治療が必要である．性行為によって伝播する性感染症には，上述の性器感染症のほかに，後天性免疫不全症候群（AIDS：Acquired Immunodeficiency Syndrome）などを含み，予防や治療にはセクシャルパートナーの協力も必要である．

排尿症状には，頻尿や尿失禁，尿意切迫感，尿勢低下，尿線途絶，残尿感などがある．前立腺肥大症や骨盤臓器脱では複数の症状を呈することが多い．過活動膀胱は尿意切迫感を必須とし，通常は頻尿を伴う．神経因性膀胱は，脳梗塞，脳出血，パーキンソン病などの神経疾患が原因となり排尿障害をきたす．前立腺肥大症の治療には薬物療法と手術療法があり，手術は主

に経尿道的に行われる．腹圧性尿失禁や骨盤臓器脱の重症例には尿失禁手術，後者には経腟的あるいは腹腔鏡下でのメッシュを用いた修復術が行われる．過活動膀胱・神経因性膀胱の治療は薬物療法が主体であるが，後者で残尿が多い場合には間欠自己導尿が行われる．

尿路結石は，腎臓から尿道までの尿路に結石が生じる疾患である．腎結石では無症状のことが多いが，尿管内に落下すると，結石による尿流閉塞と腎盂内圧の急上昇により，腰背部から側腹部の激痛や下腹部への放散痛を生じ，しばしば血尿をきたす．結石が大きく自排が困難な場合や急性腎盂腎炎などの原因になっている場合，激しい痛みを繰り返す場合などでは，体外衝撃波結石破砕術（ESWL：Extracorporeal Shock Wave Lithotripsy）や経尿道的腎尿管結石砕石術（TUL：Transurethral Lithotripsy）を行う．

男性不妊症の原因には精子の数が少ない・動きが悪い（精索静脈瘤など），精子がいない（無精子症）などがある．勃起障害の要因には，ストレスや心理的な理由による心因性と，勃起に関わる神経や血管の異常で生じる器質性とがある．

腎盂・尿管がんや膀胱がんは無症候性血尿で発見されることが多く，腫瘍によって尿の流れが障害されると水腎症となり，腰痛が出現することもある．腎盂・尿管がんは転移がない場合，基本的に手術療法（最近では腹腔鏡下腎尿管摘出術）が行われる．膀胱がんは早期では内視鏡手術（経尿道的膀胱腫瘍切除術）で治療可能であるが，局所進行がんでは膀胱全摘除術または抗がん剤治療，放射線治療が行われる．

前立腺がんは多くは60歳以降に発生し，初期にはほとんど症状がなく，前立腺腫瘍マーカーである前立腺特異抗原（PSA：Prostate Specific Antigen）検査で発見されることも多い．進行すると頻尿や排尿困難などのほか，骨転移による腰痛を訴えることもある．治療には

手術療法，内分泌療法，抗がん剤治療，放射線療法がある．手術は開腹で行う前立腺全摘除術以外に，最近では腹腔鏡下あるいはロボット支援腹腔鏡下前立腺全摘除術が行われる．また，放射線療法として外照射療法，組織内照射療法（密封小線源療法）がある．

精巣腫瘍は 20 〜 30 歳代に発症しやすく，無痛性の精巣腫大や硬結が主な症状である．高位精巣摘出術を行い，転移症例では，手術後に抗がん剤治療や放射線治療，転移部位の切除術が行われる．

（森永裕士，石井亜矢乃）

5.1.15 女性生殖器系および妊娠・分娩・産褥期の疾患

(1) 女性生殖器の解剖と生理

1) 子宮

子宮下部の筒状の部分を子宮頸部，子宮上部の袋状の部分を子宮体部と呼ぶ．子宮体部の内側は，子宮内膜と呼ばれる組織で覆われており，この場所に妊娠するのが正常である．

2) 卵巣・卵管

子宮の左右に一つずつあり，卵子を作り出す器官である．大きさは 3 cm 前後．子宮から卵巣の上部に伸びている管を卵管と呼ぶ．

3) 月経周期

月経周期は，黄体形成ホルモン（LH）および卵胞刺激ホルモン（FSH），卵胞ホルモン（エストロゲン），黄体ホルモン（プロゲステロン）が関与する．月経周期は，卵胞期，黄体期に分けられる．卵胞期と黄体期の間の排卵が起こる時期を排卵期と呼ぶ．基礎体温では，低温相と高温相，子宮内膜の組織からみると増殖期と分泌期に分けられる．妊娠が成立しない場合は子宮内膜が脱落し，月経が発来する．月経周期は，出血が始まった日を 1 日目として数える．

(2) 月経周期の異常

思春期を過ぎると月経周期が発現するが，周期的なホルモン分泌が起きない場合は，排卵が起こらず妊娠しにくい原因となる．正常な月経周期は 25 〜 38 日とされており，それより長い場合は希発月経，短い場合は頻発月経という．

(3) 良性疾患

1) 子宮筋腫

子宮筋腫は子宮筋層内にできる良性の腫瘍である．部位により，粘膜下筋腫，筋層内筋腫，漿膜下筋腫に分類される．症状としては月経量の増加，月経期間の延長，月経痛がある．これらの症状は粘膜下筋腫，筋層内筋腫，漿膜下筋腫の順に出現しやすい．月経量の増加と月経期間の延長により貧血が起こる．圧迫により頻尿，便秘，下腹部圧迫感が起きることがある．子宮筋腫が妊娠しにくい原因となることがある．

診断は内診により子宮の腫大を触知すること，超音波断層法，CT，MRI 等の画像診断による．

治療の適応となるのは，造血剤の使用によっても貧血が改善しないこと，鎮痛剤の使用によっても月経痛が緩和しないこと，悪性腫瘍との鑑別が困難であること，妊娠しにくい原因である可能性が高いことなどに当てはまる場合である．

薬物による治療としては，偽閉経療法，低用量ピルによる治療がある．手術的治療としては，子宮筋腫核出術，子宮全摘術を行う．開腹手術，腹腔鏡手術のいずれかの方法となるが，腹腔鏡手術の場合，妊娠後の子宮破裂のリスクが上昇するといわれている．粘膜下筋腫については，子宮鏡下子宮筋腫核出術を行う．

2) 子宮内膜症

子宮内膜あるいは類似の組織が，本来あるべき子宮内腔以外の場所に発生する疾患をいう．卵巣内あるいは子宮筋層内，子宮や卵巣の表面を含む小骨盤腔内の腹膜表面に発生することが多い．子宮内腔に正常に存在する子宮内膜と同様に女性ホルモンの影響を受けて増殖し，月経期間中には出血する．月経痛の原因となることが多い．子宮内膜症の部位を中心として周囲臓器と癒着して卵管閉塞をきたし，妊娠しにくい原因となることがある．卵巣の中に発生すると中に血液が貯留する卵巣嚢胞性腫瘍を形成し，チョコレート嚢腫と呼ばれる．薬物による治療としては，偽閉経療法，低用量ピルによる治療を行う．大きな嚢胞を形成する場合や悪性が疑われる場合は，嚢胞切除あるいは付属器（卵巣卵管）切除を行う．

3) 良性卵巣腫瘍

卵巣に発生する腫瘍病変で，小さい場合は無症状のことが多いが，大きくなると圧迫により腹部膨満感，頻尿，便秘などの症状が起こる．腹水を伴う場合がある．卵巣腫瘍の茎捻転を起こすと強い腹痛の原因となる．診断は内診の他，超音波検査，CT，MRI 等による．CA12-5，CA19-9 などの腫瘍マーカーが上昇することがある．茎捻転を起こした場合や，画像診断で悪性の可能性がある場合は手術の適応となる．治療としては腹腔鏡手術あるいは開腹手術により腫瘍のみを切除する治療が一般的であるが，健常部を残すことが難しい場合や，閉経後には卵巣切除あるいは付属器切除が行われる．

(4) 悪性疾患

1) 子宮

子宮頸部に発生する子宮頸がんと，子宮体部内腔あるいは筋層内の子宮内膜症病変に発生する子宮体がん，子宮平滑筋組織や結合組織などに発生する子宮肉腫がある．子宮頸がんと子宮体がんの特徴的な症状は子宮からの出血である．

子宮頸がんの診断は，内診，細胞診，コルポスコープ検査，組織診によって行われる．進行すると血液検査で腫瘍マーカーの上昇が起こる．画像診断として超音波検査，CT MRI，PET 等が行われる．子宮頸がんの原因はヒトパピローマウイルス（HPV）といわれており，予防には子宮頸がんワクチンが非常に有効である．婦人科悪性腫瘍の進行期分類は，日本産婦人科学会の分類と，FIGO（国際産婦人科連合）分類，UICC（国際対がん連合）の TNM 分類と pTNM 分類が並行して用いられる．日本産婦人科学会の進行期分類は，IA1 期，IA2 期，IB1 期，IB2 期，IIA1 期，IIA2 期，IIB 期，IIIA 期，IIIB 期，IVA 期，IVB 期である．治療としては手術療法，抗がん剤投与，放射線療法がある．0 期と IA1 期では，子宮頸部円錐切除術あるいは子宮全摘術が行われる．IA2 期から IIB 期までは広汎性子宮全摘という手術が行われるが，手術の後遺症として膀胱麻痺，直腸麻痺，リンパ浮腫等がある．

子宮体がんの診断は内診，血液検査で腫瘍マーカーの上昇，細胞診，組織診，子宮鏡検査，CT，MRI，PET 等の画像診断により行われる．進行期は IA 期，IB 期，II 期，IIIA 期，IIIB 期，IIIC1 期，IIIC2 期，IVA 期，IVB 期に分類される．

治療としては早期がんに限りホルモン療法が行われるほか，手術療法，化学療法，放射線療法が行われる．子宮肉腫の診断と治療は子宮体がんと同様であるが，一般的に進行が速い．

2) 卵巣・卵管

卵巣がんとは卵巣にできるがんである．大きくなるまで症状が現れないため，進行してから見つかることが多い．症状は腹痛，腹部膨満感などである．進行すると大量の腹水を伴うことが多い．診断は内診，血液検査による腫瘍マーカーの著しい上昇，画像診断では超音波，CT，MRI 等による．良性腫瘍との鑑別が困難な場合は PET 検査が有効である．日本産婦人科学

会の進行期分類は IA，IB，IC，IIA，IIB，IIIA1，IIIA2，IIIB，IIIC，IVA，IVB である．治療は手術あるいは抗がん剤による．化学療法が著効することが多いが，発見された時点で進行していることが多く，全体としての予後は不良である．境界悪性腫瘍は良性と悪性の中間に位置する．進行が遅く，浸潤傾向が乏しく転移も起こしにくいため，手術のみで完治することが多い．

3）腟・外陰

腟・外陰に発生するがんである．症状は出血および疼痛が多い．診断は内診，細胞診，組織診，血液検査により腫瘍マーカーの上昇が起こる．治療は手術，放射線，抗がん剤投与である．

（5）妊娠の生理

妊娠とは受精卵が子宮内膜表面に着床し，胎盤を形成し，胎盤を通して母体から必要な物質を供給されて成長し，分娩に至る過程をいう．

（6）妊娠の診断

予定される期日に月経が発来しないこと，妊娠悪阻といわれる食欲不振や吐き気の出現により妊娠に気付くことが多い．妊娠の診断は基礎体温の高温相が持続すること，尿中あるいは血液中の hCG（ヒト絨毛性ゴナドトロピン）が上昇すること，内診上，子宮が増大し，子宮頸部に特有の着色（リビド着色）を認めること，超音波検査により胎嚢や胎児を確認することによる．尿中 hCG の簡易検査を，妊娠反応検査と呼ぶことがある．

（7）妊娠中の疾患

1）流産

妊娠 22 週未満で妊娠が中絶することを流産という．妊娠の 15 ％が流産となるといわれており，そのうち妊娠 12 週未満の流産が 80 ％を閉める．

2）早産

妊娠 22 週から妊娠 37 週未満の間の分娩を早産という．胎児の肺成熟が未熟であると十分ガス交換が行えない．胎児の神経系が未熟であると無呼吸発作が出現する．体温を保てず低体温となる場合は，保育器による体温管理が必要である．消化器系臓器が未熟の場合は，輸液による栄養補給が必要となる．早産になりかかっている状態を切迫早産といい，子宮収縮を抑制する治療が必要となる．

3）前置胎盤

胎盤が内子宮口を覆っている状態を前置胎盤といい，子宮口の開大が起こると突然大量に出血することがある．全妊娠の 0.3 ～ 0.6 ％に起こるが，帝王切開による分娩が必須である．

4）妊娠高血圧症候群

妊娠 20 週以降，産後 12 週までに高血圧を発症した場合，または，高血圧に蛋白尿を伴う場合妊娠高血圧症候群という．収縮期血圧が140 mmHg 以上，あるいは拡張期血圧が90 mmHg 以上になった場合，高血圧が発症したと判断する．尿中に蛋白が 1 日当たり 0.3 g以上出ると蛋白尿を認めたとする．

（8）分娩の生理

分娩とは，胎児およびその付属物か産道を経て母体外へ娩出される一連の現象をいう．陣痛の発来とともに始まり，胎盤の娩出によって終わる．分娩の進行がスムーズに行かない場合や，高血圧などの母胎疾患のため母体や胎児に危険がある場合，胎児の状態が悪く早く娩出したほうが安全な場合は，帝王切開による分娩が行われる．

（9）分娩の疾患

1）子宮内感染

分娩開始前後に，胎児を包んでいる膜が破れて中の羊水が出てくることを破水という．破水が起こると子宮内感染を起こしやすくなる．子

宮内感染から胎児に感染を起こすと，胎児の状態が悪化することがある．まず子宮内感染が起こり，次いで子宮収縮や破水が起こる場合もある．

2) 胎児ジストレス

胎児が元気であるとはいえない状態を胎児ジストレス，胎児機能不全などという．胎児の状態を判定する方法は事実上，胎児心拍数陣痛図（CTG）しかないが，CTGによる検査では胎児低酸素血症などの子宮内で起きている疾患の推定はできるが確定できないため，このような表現となっている．胎児低酸素血症から低酸素脳症を発症すると胎児死亡，あるいは脳性まひなどの重篤な結果をもたらすため，帝王切開，鉗子分娩，吸引分娩などにより，時間をかけずに分娩を行い，新生児治療を行うべきとされている．

3) 弛緩性出血

分娩は胎盤の娩出により終了する．胎盤の剝離面からの出血は，子宮筋の収縮による血管の圧迫と血液の止血機能によって次第に少なくなるが，出血が止まらないことがあり，弛緩性出血と呼ばれる．用手圧迫や子宮収縮剤の使用で止血しない場合は，子宮内バールーン留置や子宮動脈塞栓術，子宮全摘術が必要となる．速やかな止血が行えない場合は，短時間で生命の危機が出現する場合がある．

4) 子癇

妊娠20週以降に初めて痙攣発作を起こし，てんかんや二次性痙攣が否定されるものと定義されている．脳血管の攣縮あるいは脳血流の自動調節機能が破綻し，高血圧性脳症と同様の痙攣発作を起こすことが原因といわれている．妊娠高血圧症の病態の一つであるが，けいれんや意識喪失といった子癇と類似の症状を示す脳出血では緊急手術が必要となることが多いため，脳出血との鑑別が重要である．

5) 羊水塞栓

羊水が母体血中へ流入することによって引き起こされる肺毛細管の閉塞を原因とする肺高血圧症と，それによる呼吸循環障害を病態とする疾患であり，DICと肺虚脱を引き起こす．短時間で心肺停止に至ることが多い．フィブリノゲンの補充や手術的に塞栓を除去する治療が存在するが，症状の進行が急速で治療が間に合わなかったり，奏効しない場合が多い．

（岡垣篤彦）

5.1.16　乳房の疾患

---

(1) 乳房の構造

乳房は，乳腺組織とそれを支える脂肪組織からなり，乳腺組織は，母乳を作る小葉と，それを乳首に向かって送り出す乳管という構造が基本となっている（**図5.1.28**）．

(2) 乳房疾患の診断

1) 問診

既往歴として，月経歴，妊娠出産歴，閉経状況，各種薬物療法，女性ホルモン補充療法の有無，乳がん・卵巣がんを含む悪性腫瘍の既往など．現病歴として症状，病悩期間，増大傾向の有無，月経との関係，乳頭分泌の有無や性状などについて聴取する．

2) 視診

坐位および上腕挙上位で，乳房の対称性，乳頭びらん，変位の有無，皮膚の発赤・陥凹・浮腫・潰瘍の有無などを観察する．

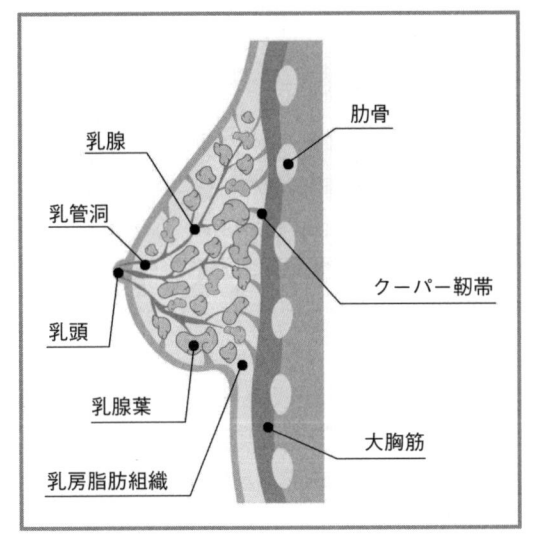

乳腺
肋骨
乳管洞
クーパー靱帯
乳頭
乳腺葉
大胸筋
乳房脂肪組織

図5.1.28　乳房の構造

3）触診

坐位および仰臥位で，乳房を圧迫しながら両側を診察する．腫瘤の部位，大きさ，数，乳頭からの距離，可動性，圧痛，凹みの有無など，また坐位にて腋窩および鎖骨上下のリンパ節腫大の有無を確認する．

4）画像診断

① マンモグラフィ

原則として左右2方向を撮影し，腫瘤の部位，大きさ，濃度，境界部の性状，石灰化の有無などについて読影する．診断精度を上げるため，デジタル画像をコンピュータ解析することもある．

② 超音波検査

腫瘤の部位，大きさ，形状，辺縁の性状，境界エコーの有無，内部エコーの性状，周囲組織との可動性，圧迫による変形などを観察する．そのほか，エラストグラフィによる組織の硬さ評価や，ドップラー法による内部血流の評価も有用である．

③ MRI

造影MRIは乳房内での病変の広がりや浸潤の診断に有用である．

5）病理診断

① 穿刺細胞診

超音波画像ガイド下に腫瘤を穿刺して，細胞診を行う．

② 針生検・吸引組織診

より確実な診断のために，局所麻酔下に超音波画像ガイドもしくはステレオマンモグラフィガイドによる針生検や吸引生検を施行して組織診断を行う．

③ 摘出生検

上記で診断できない，あるいは境界病変と診断された場合は，腫瘤の摘出生検を考慮することがある．

（3）乳房の疾患

1）急性乳腺炎

産褥期あるいは授乳期の女性に多く発症する．初産婦は乳汁がうっ滞しやすく，疼痛，腫脹，硬結がみられる（うっ滞性乳腺炎）が，乳汁の分泌排出により軽快する．細菌感染を伴うと，発熱，激痛を伴い（急性化膿性乳腺炎），さらに強い圧痛や波動を伴う膿瘍を形成することもある（乳腺膿瘍）．同側腋窩リンパ節はしばしば有痛性に腫大する．起炎菌は黄色ブドウ球菌が多く，治療には抗菌薬投与を行い，安静に保つ．膿瘍形成した場合には，穿刺または切開排膿を行う．

2）繊維腺腫

10～30歳代に好発し，表面平滑，弾性硬で境界明瞭，可動性のある類円形（一部分葉状）腫瘤で，組織学的には終末乳管小葉の過形成である．多くは3cm程度に留まるが，増大するものもある．超音波検査で境界明瞭，内部エコーが均一な腫瘤として描出されるが，乳がんや葉状腫瘍との鑑別は重要である．診断がつけば，形態変化がないことを確認して経過観察を行う．

3）乳がん

乳がんは，女性における悪性腫瘍の罹患数第1位であり，増加傾向にある．年代別では，40

表5.1.8 サブタイプによる薬物療法の選択

サブタイプ	ホルモン受容体	HER2	Ki67値（増殖能）	選択される薬物療法
ルミナルA	(+)	(-)	低	内分泌（ホルモン）療法，（化学療法）
ルミナルB・HER2陰性	(+)	(-)	高	内分泌（ホルモン）療法，化学療法
ルミナルB・HER2陽性	(+)	(+)	低〜高	内分泌（ホルモン）療法，分子標的治療，化学療法
HER2陽性	(-)	(+)		分子標的治療，化学療法
トリプルネガティブ	(-)	(-)		化学療法

〜50歳代の閉経期前後の女性に多く，次いで60歳代，70歳代である．発生には女性ホルモンのエストロゲンが深く関与しており，体内エストロゲンが多いこと，経口避妊薬や閉経後のホルモン補充療法はリスク因子とされている．また初経年齢が低い，閉経年齢が遅い，未産，高齢出産，授乳経験がないことも挙げられる．アルコールは確実なリスク要因に，授乳は確実な予防要因に位置づけられている．そのほか，成人期の高身長，肥満などもリスク要因とされている．遺伝性素因が関与しているものもある．

乳がんの多くは乳管から発生する「乳管がん」であり，そのほか，小葉から発生する「小葉がん」等がある．

乳がん検診の普及により，検診で疑いを指摘されることも多いが，自覚症状としては，自身で腫瘤を触れる「しこり」がある．皮膚の近くに腫瘍がある場合には，えくぼのようなひきつれや湿疹，ただれのような皮膚変化がみられることもある．また，皮膚の発赤や痛みのような炎症症状が先行することもあり，炎症性乳がんと呼ばれる．これはがん細胞が皮膚近くのリンパ節で増殖し，炎症をきたすことによる．乳房周囲の領域リンパ節（腋窩，内胸，鎖骨下）に転移すると，腋窩のしこりや，神経圧迫によるしびれがみられる．遠隔転移による症状はさまざまである．

乳がんの治療には，手術療法，放射線治療，薬物療法がある．それぞれの治療を単独で行う場合と，複数の治療を組み合わせる場合がある．がんの性質や病期（ステージ），全身状態，年齢，合併症，患者希望を考慮して治療法を決定する．

がん細胞が乳腺内にとどまるものは非浸潤がんで0期，乳腺の外に広がるものは浸潤がんで，腫瘍の大きさやリンパ節転移，遠隔転移の有無によりI期〜IV期に分けられる．非浸潤がんはきわめて早期のがんであり，手術療法のみで根治が可能であるが，浸潤がんではリンパ節転移や遠隔転移のリスクがあるため，術前・術後に薬物療法や放射線療法が行われる．

手術には，乳房を残す乳房部分切除術（がんを確実に切除して乳房を温存）と乳房切除術がある．術後に切除組織を検査してがんの広がりや性質（ホルモン受容体，HER2蛋白・遺伝子）を調べることで，再発の危険性を評価する．

原発巣から最初に流れを受けるリンパ節のことをセンチネル（見張り）リンパ節と呼び，これに転移がなければ，他のリンパ節にも転移していないと判断する．このため，センチネルリンパ節生検により，リンパ節郭清の必要性を判断する．術前にリンパ節転移が明らかな場合には，腋窩リンパ節郭清を行う．

薬物療法は，手術困難な進行がんのほか，再発例，術前，術後で行われる．薬物療法には内分泌（ホルモン療法），化学療法（抗がん剤），分子標的治療がある．内分泌療法は女性ホルモン分泌や働きを妨げることにより乳がんの増殖を抑える治療で，ホルモン受容体陽性の場合に効果が期待される．分子標的治療は，がん増殖に関わる分子を標的にして，その働きを阻害す

るもので，乳がんでは HER2 蛋白とされている．腫瘍の大きさやリンパ節転移有無に加え，がん細胞の特性に合わせた薬物療法が選択される（**表 5.1.8**）．

放射線療法は，乳房部分切除術後の温存乳房や，リンパ節での再発予防で用いられることが多い．

（仲野俊成）

5.1.17 新生児疾患，先天性奇形

(1) 新生児に関する用語

新生児期とは，出生後の 4 週間，すなわち日齢 0 から日齢 27 までである．この期間の乳児を新生児と呼ぶ．出生当日を日齢 0，出生翌日を日齢 1 と数える．

未熟児とは，胎外生活に適応するために必要な成熟度に達していない児という意味で使われる臨床的な用語であり，厳密な定義はない．未熟児の対義語は成熟児である．

1) 在胎週数

妊娠前の最終月経の開始日を起点（第 0 週 0 日）として数えた週数を在胎週数という．40 週 0 日にあたる日を分娩予定日と呼ぶ．在胎週数によって，**表 5.1.9** のように分類される．現在の医療水準では，概ね在胎 22 週以降で生存の可能性が出てくる．22 週未満の娩出を流産という．

2) 出生体重

出生体重の平均値は 3,000 g 前後である．生存の可能性があるのは，概ね 500 g 以上である．出生体重によって，**表 5.1.10** のように分類される．

3) 子宮内発育

在胎週数に応じた標準体重あるいは標準身長との比較により，**表 5.1.11** のように分類される．

Light-for-dates と small-for-dates は，いずれも子宮内における発育が障害された結果である．その原因が栄養不良であれば身長は比較的保たれて light-for-dates に，胎児自身に発育障害の原因がある場合には，身長と体重がともに小さい small-for-dates，small-for-gestational age となる傾向がある．

4) 新生児の状態を評価する指標

出生直後の児の状態を評価する指標として，アプガースコアが用いられる（**表 5.1.12**）．5 項目の合計点数で表し，生後 1 分および 5 分時点

表5.1.9 在胎週数による分類

在胎週数	
37 週未満	早（期）産児
37 週以上 42 週未満	正期産児
42 週以上	過期産児

表5.1.10 出生体重による分類

出生体重	
1,000g 未満	超低出生体重児
1,000g 以上 1,500g 未満	極低出生体重児
1,500g 以上 2,500g 未満	低出生体重児
4,000g 以上	巨大児

表5.1.11 在胎週数と体格の関係による分類

在胎週数と体格との関係	
在胎週数相応の体重（10 ～ 90 パーセンタイル）	appropriate-for-dates (AFD)
在胎週数に比して，出生体重が小さい児	light-for-dates (LFD)
在胎週数に比して，体重，身長ともに小さい児	small-for-dates (SFD)
在胎週数に比して，体重が大きい児	heavy-for-dates (HFD)

表5.1.12　アプガースコア

	0点	1点	2点
心拍数	ない	100未満	100以上
呼吸	ない	弱い泣き声 不規則な呼吸	強く泣く 規則的な呼吸
刺激	反応しない	顔をしかめる	泣く
筋緊張	だらんとし ている	いくらか四肢 を曲げる	四肢を活発に 動かす
皮膚色	全身蒼白ま たは暗紫色	体幹ピンク色 四肢チアノーゼ	全身ピンク色

の状態を記録する.

（2）新生児特有の疾患

　新生児期に特有な疾患を，その成因から分類する．以下，代表的な疾患について治療の基本的な考え方とともに述べる.

1）母体の基礎疾患の影響

　糖尿病母体児では，胎内の高血糖環境によって児のインスリン分泌が高まり，出生後に低血糖をきたす．出生後に血糖検査を行い，結果によりブドウ糖を静注あるいは持続点滴で投与する.

2）先天性ウイルス疾患

　妊娠初期に母体が風疹に感染すると，風疹ウイルスが胎児の器官形成に影響を及ぼして，難聴・白内障・心奇形を特徴とする先天性風疹症候群を引き起こす．有効な治療方法はなく，母体が風疹に感染しないための予防接種が重要である.

3）母体の妊娠合併症の影響

　妊娠高血圧症候群（旧：妊娠中毒症）では，胎盤血流が低下して，子宮内発育遅延あるいは胎児機能不全を起こす．胎児機能不全とは，低酸素とアシドーシスで胎児が苦しくなった状態で，以前は胎児仮死あるいは胎児ジストレスと呼ばれていた.

4）胎盤や臍帯の影響

　常位胎盤早期剥離や臍帯脱出は胎盤血流の急激な低下をきたし，胎児機能不全を引き起こす.

5）新生児仮死

　胎児機能不全の状態が解消されることなく分娩に至ると，新生児仮死を引き起こす．生後5分のアプガースコアは児の予後（生命予後および神経学的後障害の発生頻度）との相関が高いことが知られており，重要視される．治療には，足底を刺激して呼吸を促すほか，酸素投与，人工呼吸，強心剤の投与などの新生児仮死蘇生術を速やかに行う.

6）未熟性に起因するさまざまな疾患

　新生児疾患の多くは未熟性が関係している．
　栄養・代謝の面では，低体温や低血糖に陥りやすい．未熟児では皮下脂肪に乏しく，エネルギー蓄積も不足しているからである．保温を目的として保育器に収容する．十分量を経口哺乳できるようになるまでの期間，経管栄養（チューブで胃内に母乳やミルクを注入する）や補液を行う.

　呼吸機能では，呼吸窮迫症候群（RDS）が典型的な疾患である．出生後に肺がふくらんだ状態，すなわち肺胞が虚脱しない状態を保つために必要な肺サーファクタントが，肺胞上皮細胞の未熟性のために欠乏していることが原因である．治療として，サーファクタントを経気管的に投与する.

　循環機能では，胎児循環から肺循環への切換えが問題となる．肺呼吸を行っていない胎児期は動脈管を通して肺血流がバイパスされている（胎児循環）．出生後は速やかに動脈管が閉鎖して肺循環が確立するが，未熟児では閉鎖が遅れて動脈管開存症（PDA）を発症し，心不全をきたすことがある．薬物や外科的結紮術によって閉鎖をはかる.

　新生児黄疸は，赤血球中のヘモグロビンが壊れてできるビリルビンの血中濃度が上昇した状態である．ビリルビンが脳に沈着すると核黄疸を起こして神経障害を残す．新生児では赤血球の寿命が短いこと，多血であること，ビリルビンを処理する肝機能が未熟であることより，黄

疸を発症しやすい．体表から光を当てる光線療法を行う．

免疫機能の未熟性は易感染性をきたす．新生児の敗血症や髄膜炎は致命的となりうる．

脳出血を発症しやすい背景には，未熟な脳の血管は血流が豊富で出血しやすいことに加えて，肝臓の未熟性による止血機能の低下がある．未熟児網膜症の背景には，網膜の血管の未熟性がある．

以上のように，未熟性に起因するさまざまな疾患があり，それらは互いに合併しやすい．

(3) 先天性奇形

体表あるいは内臓の奇形が生まれつきである場合，先天性奇形という．多くは出生後間もなく気づかれるが，軽微な先天性内臓奇形の中には成人になって初めて発見されるものもある．

先天性疾患は必ずしも遺伝するとは限らない．実際，多くの先天性奇形は散発性に発生する．

生命に影響を及ぼす場合，手術を含む早期治療が必要となる．重篤な先天性心奇形や消化管の閉鎖（食道閉鎖症や鎖肛など）がこれにあた

る．

先天性奇形を発生機序によって3種類に分類すると次のようになる．

1) 遺伝子自体の異常によるもの（遺伝子病）

遺伝子解析の進歩によって，複数の奇形の特徴的な組み合わせによって診断されてきた奇形症候群の中に，特定の遺伝子の異常との関連性が明らかになったものがある．プラダー・ウィリー症候群，コルネリア・ド・ランゲ症候群，キャッチ22など，多数の疾患が知られている．

2) 染色体分離の異常によるもの（配偶子病）

精子や卵子を形成する減数分裂の過程におけるエラーが原因で，1細胞あたり2本ずつあるべき染色体が3本あるいは1本となることがある．21トリソミー（ダウン症）が例である．

3) 器官形成の異常によるもの（胎芽病）

胎児の遺伝子や染色体が正常であっても，胎内における器官形成が障害されると，奇形として現れる．先天性風疹症候群はここに分類される．

（岸　真司）

5.1.18　小児の疾患

小児科の担当範囲は法的に決められていない．医療機関の多くは中学3年生（15～16歳）までである．生後4週間は新生児期であり，1歳までを乳児（0歳児），幼児（1～6歳），学童（小学生7～12歳），思春期（中学生13～16歳）に通常区分している．小児期は，身体や運動能力，情緒などすべての面で成長期にあたり，肉体的・身体的・精神的変化が著しい時期である．小児期は自分で症状を適切に説明できないことが多い．言葉が理解できない幼児期までに感染性の疾患にかかることが多いため，診療が難しいということが言われる．成長・発達の途中に

は，身近に世話をする大人の存在（主として母親）が必要不可欠であり，保護者から情報を得ることは，診療上の情報源として重要である．

小児科は，内科同様専門分化傾向が進んでいるが，単に小児というだけで，外科的疾患を含むすべての分野にまたがる総合診療が求められるので，全身臓器・精神状況を対象とする総合診療科といえる．費用対効果の収益性が低いことや保護者の専門医診療の希望，「コンビニ受診」による24時間対応の常態化のため小児科を標榜しない病院の増加が問題となっている．近年は小児科医の過重労働抑制のため，小児科

医の集約や休日・夜間の小児科専門救急施設の整備等による対策がなされている．また，小児科は，乳幼児期の育児相談，幼児期の集団保育での問題，学童期～思春期の学習環境・クラブ活動・生活環境の問題など疾患だけではなく，それぞれの小児をとりまく生活環境を考慮した対応が必要であり，総合的な関わりが他の年齢層より必要とされる．

予防接種として水痘ワクチン・インフルエンザ菌b型（ヒブ），B型肝炎が定期接種化され，ロタウイルス・おたふくかぜの各ワクチン等が任意予防接種となっている．ポリオが不活化ワクチンへ切り替えられたが，思春期女子へのHPVワクチンは副作用の問題で現時点でも推奨されていない．出生後からの予防接種が多くなり，日本小児科学会から予防接種スケジュールが推奨されている[3]．現在では，予防接種時期の設定，実施時期をスマートフォン等で知らせるシステムも存在している．予防接種の時期にいわゆる「かぜ」などの感染症で，予定が順調にいかないことも多い．

表5.1.13　乳幼児期の精神・運動面の発達

	運動発達	言語発達
1カ月		声を出す
4カ月	首がすわる（頚定）	声を出して笑う
6カ月	寝返りができる	声の方に振り向く
8カ月	お座りができる	
10カ月	つかまり立ちができる	
12カ月	ひとりで歩ける（独歩）	発音をまねようとする
1歳2カ月		意味をもってママ，マー，パパなどを言う
1歳6カ月		
2歳3カ月		2語文を言う
3歳		指示に従う

※おおよその月数，言語発達は個人差が比較的大きい

(1) 小児の発達・発育

一般的には，身体が大きくなることを「発育」，精神・運動面の機能的の成熟を「発達」という．身体的にも，機能的にも，この発育・発達が急速に起こる時期のためであり，小児は成人を小さくしたものではない．小児科診療では，正常な発育・発達を判断するには年齢は重要な基準である．厚生労働省の「平成22年 乳幼児身体発育調査報告書[4]」に，日本の乳幼児の発育曲線が作成されており，母子健康手帳等で発育をみる基準に利用されている．小児科では，体温以外に身長や体重の測定が頻繁に行われるのは，疾患や生活環境が発育に影響を及ぼすからである．乳幼児期の精神・運動面の発達は，ほぼ一定の時期にできるようになる（**表5.1.13**）．とくに運動発達は，時期までにそれぞれ可能となる．免疫能は未発達であり，多くの感染症に罹患しやすく，成長による免疫の発達がみられ，ダイナミックに変動する時期である．

(2) 小児科の診療の特徴

小児科の診察では，本人からの訴えだけでなく，保護者等からの情報がより大きな意味を持つ．聴診や触診などの診察でも，協力的な対応ではなく回避（逃避）行動をとることが一般的であり，いかに不安や恐怖感を与えずに診察できるかが重要である．診察内容は，基本的に内科とほぼ同様であるが，年齢による「正常範囲」の成長・発達を常に考慮しなければならない．発達が正常より早いことも問題となる場合もある．

成人では容易に施行できる採血や放射線検査では，必要最小限の採血量（とくに新生児期や幼児期）とすることや放射線の被曝量を考慮し，かつ実施に際し抑制や鎮静の必要性があることが多い．小児科では，先天性の異常が発見されること，慢性疾患が少ないことがあり，小児期

の疾患の好発年齢があることが特徴的である．また小児期の適応障害にも注意が必要となる．薬用量は通常，年齢・体重・身長により調節される．新生児期〜幼児期・学童期頃までは，成人と異なり確実な服薬自体が問題となり，注射薬でも入れるルートの確保（血管確保）も容易ではない．使用する医療材料も，発育状況に合わせたサイズの準備が必要となる．

(3) 小児科での症状と疾患

小児期によくみられる症状には，発熱，咳嗽・喘鳴（呼吸器症状），腹痛・嘔吐・下痢（消化器症状），けいれん（神経・全身性症状）などである．その他にも，低身長，夜尿などの慢性的な症状や，鼻出血，頭部・四肢の打撲，脱水，異物誤飲などの外傷や緊急症状なども小児という理由で受診する場合が多い．

発熱は，最も多い症状の一つで，通常乳幼児期〜学童では，37.5℃以上を発熱としている．とくに上気道炎（いわゆる「かぜ症候群」）が多く，中耳炎，膀胱炎，胃腸炎なども多いが，他の症状と合わせれば比較的診断は容易である．ただし，3カ月未満の発熱では，髄膜炎などに重症化する場合もありうるので，とくに注意が必要である．肺炎や気管支炎などの感染症や気管支喘息発作も，上気道炎に続いて起こることも多く，咳嗽・喘鳴などの呼吸器症状が先行することも多く認められる．感染症のほとんどがウイルス感染であり，抗生剤が不要なことがほとんどであるが，日本においては保護者等の希望が多く，不必要な投薬が問題となる．麻疹（はしか）・風疹（三日はしか）・流行性耳下腺炎（おたふくかぜ）・水痘（水ぼうそう）など，予防接種で予防可能なものも多いが，近年は中学生から大学生にかけて感染症の集団発生が激減し，追加免疫を起こすブースター効果がなく，麻疹などの免疫能の低下による感染と発症が社会問題にもなっている．

小児期に発見される先天性心疾患には，ASD（心房中隔欠損症），VSD（心室中隔欠損症），PDA（動脈管開存症），TOF（ファロー四徴症）があり，適切な管理・治療が必要となる．川﨑病（MCLS）は，原因不明であり，後遺症としての冠動脈瘤の発生が問題となる．

髄膜炎（ほとんどがウイルス性）もみられ，けいれん・複視などの後遺症に注意が必要となる．てんかんによる全身性のけいれん発作もある．乳児期に起こる泣き入りひきつけや，6カ月〜4歳で初発する熱性けいれんは75％程度は2回までであり，多くは精神運動発達に影響を与えるものではない．

腹痛・下痢・嘔吐などの消化器症状も感染症が原因で発症することも多いが，まれに腸重積や虫垂炎などの早期に処置が必要な場合もあり見逃してはいけない．小児期の急性虫垂炎は，典型的な痛みの移動や腹膜炎の症状が認められにくい．乳児期の肥厚性幽門狭窄症，幼児期の周期性嘔吐症（またはアセトン血性嘔吐症）は，いずれも嘔吐が主要症状で，小児期に発症する特徴的な疾患である．

染色体異常や先天性の代謝異常や先天奇形等は，出生直後や乳児期早期に発達障害等で発見されることが多い．先天性代謝異常症の一部と甲状腺疾患については，生直後にスクリーニング検査が行われる．成長ホルモン（GH）の分泌低下が原因の低身長やインスリン依存型糖尿病（Ⅰ型糖尿病）は，ホルモン剤の注射で正常の発達ができる．

蛋白尿や血尿は，ネフローゼ症候群や尿路感染症で認められるが，生理的蛋白尿や無症候性血尿など治療不要の場合もある．亀頭包皮炎への注意が必要である．夜尿症は，学童期以前に多く認められるが，多くは自然に消失する．学童期以後では修学旅行など集団行動も多くなるため，治療を必要とすることもある．

学童期以後に通常二次性徴が始まり，いわゆる思春期での肉体的・精神的変化が顕著となる．社会生活に対応できないこころの問題の診療は，

小児科では重要なことである．近年，ADHD（注意欠如・多動症）に対する治療薬も開発が進み，いわゆる「落ち着きのない子」にも対応できるようになっている．学童から思春期には，自己判断で不要な心配を抱え込む場合もあるので配慮が必要である．

緊急なものでは，鼻出血があるが，10分以内の鼻前部の圧迫で止血されるものがほとんどである．頭部打撲は，落下・転倒が多く，意識がはっきりしていても48時間程度は，自宅等での観察は重要である．タバコや硬貨，ボタン型電池などの誤飲はよく認められるが，誤飲物と胃内まで到達しているかで，対応方法が異なる．ボタン型電池は，麻酔下で内視鏡的に取る場合もある．ピーナッツなどの誤嚥ではレントゲン写真にも写らず，診断や対応が遅れることも多い．乳児期初期には，周囲に飲み込めるものや水の中のタバコなどを置かないなどの注意が必要である．

小児期のがんは多くが白血病であり，貧血・出血傾向で来院することもある．固形腫瘍は，気づかれずに偶然発見されることが多く，神経芽細胞腫は1歳以降の発見では予後は不良な場合が多い．血液疾患では，特発性血小板減少性紫斑病（ITP）による紫斑や，思春期女子の鉄欠乏性貧血などが認められる．

重症度や意識障害の判断は，小児は自分で状況を説明することができないことが多いので，重症度の程度は，成長時期によって呼吸数・脈拍・血圧などが異なること，乳幼児の意識レベルの点数評価方法（乳幼児のJCS）があり成人と異なることなど，判断基準が異なるので注意が必要である．

小児の重症度を判断するポイントは，機嫌が悪いこと，なんとなく元気がない，笑わない，うとうとしている，泣き方が弱いなどがあり，このような場合にはとくに注意が必要である．日常対応している母親が，「なんとなくおかしい」という場合には，気をつけてみるべきである．

（佐藤　弥）

5.1.19　精神および行動の障害と疾患

(1) 精神の障害

1) 疾患の分類

米国精神医学会の『精神疾患の分類と診断の手引き Diagnostic and Statistical Manual of Mental Disorders, 2015年現在第5版，DSM-5』や，WHOが作成した『国際疾病分類 International Classification of Diseases, 2007年現在第10版改訂版，ICD-10』が世界的に共通して用いられている．

2) 個々の疾患について

① 統合失調症とその類縁疾患

統合失調症は，「幻覚」と「妄想」とを代表的な症状とする疾患である．

a）統合失調症（Schizophrenia）

i）好発年齢と頻度

過半数は20歳前後に発症するが，まれに小児期（10歳前後）や退行期（初老期）に発症する場合もある．男性の発症年齢は女性より3歳ほど若い．

一般人口の罹病危険率は0.7〜0.8％とされており，ほぼ100人に1人弱が発症する危険性がある．

ii）症状

代表的な症状を以下に示す．

●陽性症状

発症の急性期にみられることが多く，抗精神病薬が比較的効きやすい．

・幻覚：実際には存在しないものをまるで存在しているかのように知覚することで，知覚の障害とされる．統合失調症でよくみられる幻覚は幻聴である．

・思考障害：思考の進み方の障害を思路の障害といい，話のまとまりのなさで表現される．思考内容の異常の代表が妄想であり，明らかに間違った内容の考えを深く信じ込んでおり，被害妄想，関係妄想などがよくみられる．

●陰性症状

慢性期に目立つようになり，薬剤の効果が乏しいもので，感情の鈍麻（平板化），思考の貧困，社会的引きこもりなどがみられる．

●抑うつ・不安

統合失調症でもみられることがある．とくに急性期の症状が落ち着いた後にみられる抑うつ状態を精神病後抑うつといい，自殺への配慮が必要となる．

iii）病型

〇妄想型

妄想・幻覚を主体とし，意欲・感情の障害や，行動の乱れなどはなく，薬物療法が有効で，比較的予後が良いタイプである．

〇破瓜型

思春期に徐々に発症し，感情鈍麻・平板化や自発性減退などの陰性症状が中心をなすタイプである．

〇緊張型

急性発症し，精神運動興奮や緊張病性昏迷が症状の中心となるタイプである．

以下も頻度的には少なくない病状であるが紙面の都合で解説は割愛する．

b）非定型精神病（Atypical Psychosis）

c）妄想性障害（Delusional Disorder）

② 神経症（Neurosis）

心理的な，あるいは環境的な原因によって惹き起こされる心因性の精神障害である．近年の分類では「不安障害（Anxiety Disorders）」とされている．不安やそれに伴う種々の身体症状のために，日常生活に障害をきたすようになったものを「障害」としている．

a）不安障害に属するもの

i）パニック障害（Panic Disorder）

このままでは死んでしまうのではないか，という強い不安感に急に襲われるもので，はっきりした理由がないことが多い．身体症状として，動悸，頻脈，呼吸困難感，胸苦しさ，めまい（感），手足のふるえやしびれなどを伴い，精神科ではなく救急外来や循環器科を受診することが多い疾患である．何回か発作が起こると，また次も起こるのではないかという不安が生じるようになるが，これを「予期不安」という．

ii）全般性不安障害（GAD：Generalized Anxiety Disorder）

さほど強くはないが，漠然とした不安感が長期間にわたって続く状態を指し，従来の不安神経症にほぼ相当する．いらいらや落ち着きのなさ，注意集中困難が持続し，身体症状として易疲労感，発汗，動悸，不眠などを伴いやすい．

b）恐怖性不安障害に属するもの

i）広場恐怖（Agoraphobia）

多くの人が集まる百貨店や，大型スーパーなどの場所で強い不安感に襲われる状態を指す．これには従来の閉所恐怖も含まれる．

ii）社交恐怖（Social Phobia）

日本では以前から対人恐怖として記載されてきた，対人関係状況への恐怖であり，社交不安障害（SAD：Social Anxiety Disorder）ともいわれる．人の注目を浴びることを恐れ，人の視線が気になり，人前で話をしたり，食事をしたり，字を書いたりすることが困難となる．

iii）特定の恐怖症

高所恐怖，動物恐怖，尖鋭恐怖（尖ったものが怖い）などある限定された対象への恐怖症である．

c）強迫性障害に属するもの

ⅰ）強迫性障害（OCD：Obsessive-Compulsive Disorder）

　戸締まりが気になって何度も確かめたり，持っていたものをどこかに置き忘れたのではないかと何度も見に行ったり，というように，ある種の決まった考え（強迫観念）が繰り返して生じ，それを確認するためにさまざまな行為（強迫行為）をしてしまう状態である．不潔な状態が気になり，強迫的に手洗いを続けるのもこの障害の一つである．

d）身体症状症に属するもの

ⅰ）病気不安症（Illness Anxiety Disorder）

　かつては心気症と言われていたもので，自分の健康状態が絶えず気になり，わずかな身体の変調を重大な病気であると思い込み，すぐに医療機関を受診し，検査の結果異常がないと言われても安心できず，医療機関を転々とすることが多い．

ⅱ）身体症状症（Somatic Symptom Disorder）

　多彩な身体症状が繰り返し出現するが，症状の原因となる身体疾患が見い出せないものをいう．心気症のように病気に罹患しているという思い込みは少なく，身体症状の訴えに終始するという特徴がみられる．

e）ストレス関連障害

ⅰ）重度ストレス障害

　大きな災害や，戦争，犯罪などに遭遇し，自分または他人の生命に危険が及ぶような，急激で強烈な体験をした際に生じる心身の障害を指す．症状の持続時間で次の2つに分けられる．

・急性ストレス反応（Acute Stress Reaction）：症状の持続が短時間で治まり，一過性のもの

・心的外傷後ストレス反応（PTSD：Post-traumatic Stress Disorder）：症状が4週間以上続く場合

ⅱ）適応障害（Adjustment Disorder）

　職場環境の変化，解雇，退職，離婚，失恋など，生活上のさまざまな出来事が心理的ストレッサーとなって生じる心身の不適切な反応を指す．

③抑うつ症候群（Depressive Disorders）

a）好発年齢

　発症は思春期以降で，平均発症年齢は40歳代とされていたが，最近では若年化の傾向がある．

b）症状

【うつ病（Depression）の症状】

　うつは精神的・身体的エネルギーが低下している状態であり，それを反映した症状がみられるが，次のように中核症状と，二次症状とに分けることができる．

> ●中核症状
> 　身体症状と精神症状とがみられ，この身体症状のために，軽症から中等症まででは精神科でなく一般身体科を受診することが少なくない．
> 【身体症状】
> 　睡眠障害：入眠困難，中途覚醒，早朝覚醒のいずれか，あるいはいくつかがみられる．
> 　食欲障害：通常は減退
> 　身体のだるさ（全身倦怠感）
> 　症状の日内変動：朝調子が悪く，夕方以降に回復．
> 【精神症状】
> 　興味関心の低下，気力の低下，知的活動の低下：これらの精神症状はとくに身体科に受診した際は自ら語られることは少なく，医療者側から尋ねないと把握できないので注意が必要である．
> ●二次症状
> 　中核症状から派生した症状という意味であるが，これらの症状がみられた際には遅滞なく治療の対象にする必要がある．
> 　無力感，劣等感，自信喪失，自責感，罪悪感，不安焦燥感，悲哀感，寂寥感，自殺念慮（死にたいと考えること），自殺企図など

（2）行動の障害

　行動の障害としては，アルコールや薬物に対

する依存症や摂食障害が頻度として高いものであるが，これらについては成書を参照されたい．

(3) 心身症

心身症とは，「身体疾患の中でその発症や経過に心理・社会的因子が密接に関与し，器質的ないし機能的障害が認められる病態をいう．但し神経症やうつ病など他の精神障害に伴う身体症状は除外する」と定義されている．すなわち，何らかの身体疾患があることが原則で，ここが身体症状症と異なる点である．心身症患者は周囲に過剰適応し，生き生きした感情に欠ける「失感情症」がみられることをその特徴とする．

(4) 認知症

1) アルツハイマー型認知症

若年性認知症の代表的疾患である．その経過は，おおむね次の3期に分類されている．

① 前期

近い記憶の障害が目立つ時期である．時間的見当識障害や自発性の低下を伴い，新しく体験したことや情報の記憶が困難となる．

② 中期

遠隔記憶，すなわち，自己および社会における古い情報についての記憶が障害される時期である．場所に関する見当識障害もみられるようになり，外出して自分の家に帰れなくなったりする．日常生活上の基本的な事柄（着衣・摂食・排泄など）にも介護が必要になることがある．多動や徘徊がみられたり，常同行為があったりする．

③ 後期

記憶障害がさらに進行し，自分の配偶者や親兄弟の名前を忘れたりする時期である．人物に対する見当識障害も出現し，目の前の家族の識別ができなくなる．さらに，基本的行為に対して介護が常時必要になる．問題行動もみられるが，障害が高度になると，活動性も減少するため，問題行動はむしろ目立たなくなる．疎通性

が低下し，意味不明の言葉を発したり，しぐさを行ったりする．最終的には寝たきりの状態となる．

2) レビー小体型認知症

アルツハイマー型認知症に次いで多い認知症とされるが，まだ十分には認識されていない．
臨床像の特徴は，

① 進行性の皮質性認知症（注意や明晰さの著明な変化を伴う認知機能の変動）
② 生々しい具体性を帯びた幻視体験
③ パーキンソニズム，

とされる．したがって，その特徴は，繰り返す転倒，失神，一過性の意識障害，系統的な妄想，その他の幻覚となる．

3) 血管性認知症

種々の要因で大脳に虚血性変化が生じ，その結果として知的機能の低下をきたした状態である．大脳の多発脳梗塞などが進行性認知障害や記憶障害の原因となることが多いため，多発梗塞認知症（MID；Multi-Infarct Dementia）と称されることもある．高血圧や心臓病の有病率が高い男性に多いことが特徴とされる．

(5) その他の精神障害

ここでは項目の列挙に留め，詳しくは成書を参照されたい．

・てんかん
・老年期精神障害：退行期うつ病
・児童・青年期の精神障害：学習障害（LD：Learning Disability），小児自閉症（Children Autism），アスペルガー症候群（Asperger's Syndrome），注意欠陥・多動性障害（ADHD：Attention-Deficit Hyperactivity Disorder）
・パーソナリティ障害：境界性パーソナリティ障害など

(6) 治療

精神療法と薬物療法とを併用して行うが，前者は本書7.1.4項「精神専門療法」を参照された

い.

薬物療法で用いる薬剤を総称して向精神薬と呼び，次のような薬剤が用いられる.

・抗精神病薬：幻覚妄想や精神的な興奮に対して使われ，主として統合失調症に用いる.

・抗不安薬：文字通り不安や緊張の軽減を目的

として使われ，不安障害や心身症，および抑うつに伴う不安に対して用いられる.

・抗うつ薬：抑うつ気分の改善作用や，気分高揚作用を持ち，うつ病に対して用いられる.

（岡田宏基）

5.1.20 口腔領域の機能と疾患

口は，人や動物が生命・健康を維持し，よりよく生きていくために必要な各種の重要な生理的働きを遂行している．この項ではそれらを説明する.

(1) 口腔とその機能

1) 口腔と口

口腔（Oral Cavity）は，上下の歯が生えている歯槽堤と上下の顎骨，そして軟組織の舌とで囲まれた空間であり，口は口腔を構成する諸器官の集合で，口唇，頬，咽頭，顎関節までが含まれる.

一方，口には歯や顎骨などの硬組織だけでなく，口唇や頬など脂肪に富む軟組織とその表面の粘膜組織，舌や咀嚼筋といった筋肉組織，あるいは顎関節内には軟骨組織もあることから，口腔領域では新生物を含めてあらゆる種類の疾病が起こりうる.

2) 口の機能

口は，個体を維持するために必要な原始的機能から高次の神経制御を伴うヒト特有の機能まで持っている.

原始的な機能とは，口腔を消化器の入口と考え，「咀嚼する」，「嚥下する」，「味わう」，「分別する」などのことである．分別には，食物以外に物の温度や固さを知ることも含まれる．また，口腔を呼吸器の入口と考え，「吸う」，「吐く」，「発声する」などの機能も生命維持に重要

である.

高次機能とは，言語や表情などの感情表現に関する機能と，それらをさらに高めた声楽や器楽などに分けて考えられる．発音は，単に音を出すことだけを指しており，言語を表出するために咽頭や舌を含めた口腔の諸器官が統合的に運動する構音とは別と考えられている．歌を唄ったり，楽器を演奏したりする機能は，さらに高次の精神的な背景を伴った表現形式であり，古今東西を問わずさまざまな取り組みがなされて，芸術と呼ばれるほど洗練されたものもある．すなわち，口は，生命維持の原始的な機能から，個性表現の高次精神機能まで数多くの役割を担っているのである.

(2) 口腔の主な疾患とその治療

口腔領域の疾患は，う蝕（むし歯）や歯周病のように有病者率が高く，慢性の経過をたどる例が多い.

1) 硬組織疾患

口腔の硬組織とは，歯とその支持組織（歯槽骨），上下の顎骨そして顎関節のことである.

硬組織疾患として代表的なう蝕は感染症であり，適切なコントロールを行えば進行（拡大）を防ぐことができる．う蝕に関与する因子は大きく4つに分けられ，う蝕を作る能力のある口腔細菌（ミュータンスレンサ球菌）の存在，砂糖という食餌性因子，歯質の性質，そしてこれ

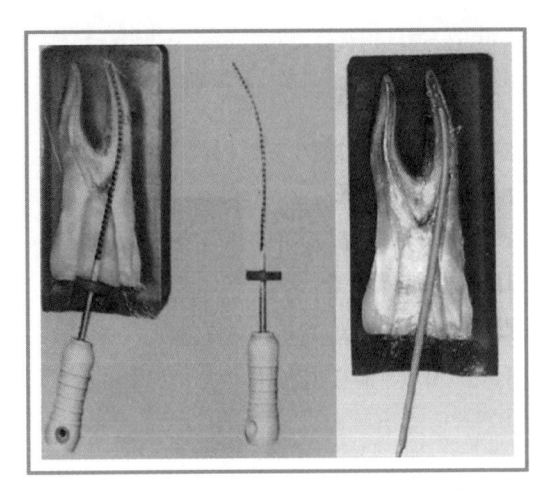

図5.1.29 歯髄の模型（左）とそれを整形する規格のリーマー（中），および密封するためのポイントを入れた模型（右）

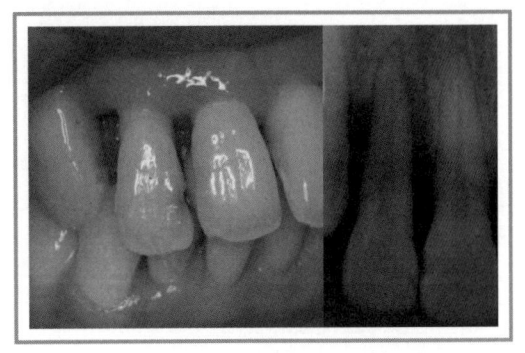

図5.1.30 例）進行した歯周炎で歯肉が退縮した状態（左）とそのレントゲン写真（右）

らの相互作用に関する時間の因子である．う蝕発生のメカニズムは1960年代から研究されており，4つの要因をコントロールする手段も次々と開発されて，今やう蝕は予防可能な疾患となっている．

医療情報としてう蝕を考えると，一般的な疾患ではイベントが個体単位で生じるが，う蝕は歯単位で発生し，進行し，終焉するという特徴がある．また，治療は感染した硬組織（歯質）を除去し，そこに樹脂や金属などの人工物を入れて，機能回復することが行われるため，材料の情報やそれらの二次的な影響も同時に扱う必要がある．

う蝕が進行すると反応性の炎症（歯髄炎）が生じ，冷水痛などの臨床症状があらわれる．歯髄炎は硬組織に囲まれた空間で生じる炎症であり，とくに歯髄に細菌感染が及んだ場合は非可逆性で強い臨床症状を伴うため，歯髄をとる処置（抜髄処置）が必要なこともある．抜髄後は，感染した歯質や変性した歯髄組織を除去し，細菌が再び侵入したりしないよう，定められた規格のリーマーとポイントを使い歯髄腔を密封する（**図5.1.29**）治療が行われる．

う蝕が拡がり硬組織が破壊されると，歯とし

ての機能が喪われるだけでなく周囲にも波及するので，疾患拡大予防のため抜歯することもある．

抜歯あるいは抜け落ちた歯（喪失歯）には，機能と審美性をともに回復する目的で治療が行われるので，歯科では歯がないのにその部位に病名をつけることが日常診療で頻繁に生じる．

その他の硬組織疾患として，炎症だけでなく新生物（良性，悪性）や外傷（骨折）が挙げられる．

2）歯周組織疾患

歯肉炎・歯周炎は，う蝕とともに歯科の代表的な疾患である．歯肉炎は歯肉に限定された炎症であり，可逆性で，原因が除去されると元の状態に戻る場合をいう．歯周炎は非可逆性で，硬組織（歯）と軟組織（歯肉）の結合部位（上皮付着）が炎症によって破壊された状態をいう．口腔は湿度が高く，さまざまな栄養素が外界からくるため，多様な細菌が共棲しているが，ある種の嫌気性菌（酸素がないところで育つ菌）と歯周炎進行との関連が解明されている．近年，歯周疾患と糖尿病との関係が分子レベルで明らかになりつつあり，歯周病をコントロールすることで糖尿病を軽症化できる可能性も示されている．

歯周炎は，う蝕と同様に成人が歯を喪う理由の上位を占める疾患である．進行した歯周炎では，歯槽骨の吸収が生じ，歯を支えている組織が減少するため（**図5.1.30**），歯がぐらぐらし

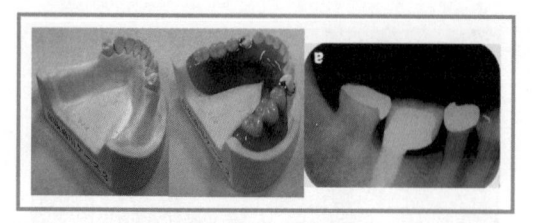

図5.1.31 多数歯が喪失した模型（左）と取り外し式の義歯（中），歯が一本喪失したところに植立されたインプラントのレントゲン写真（右の中央部）

てくる．咀嚼の妨げになることもしばしばある．

しかし，歯の付け根についている歯垢やそれらが石灰化した歯石を，歯ブラシや超音波スケーラーなどの器具で効果的に除去すると，炎症の進行を予防し，抜歯のリスクを減らすことができる．

歯科衛生士は歯科医師の指示で口腔衛生指導や歯石除去を行い，その結果を業務記録として残している．

3）軟組織疾患

口腔粘膜，舌，唾液腺の疾患が挙げられる．これらの組織は，筋肉や脂肪組織が多く，血管やリンパあるいは神経組織が豊富なため，さまざまな種類の疾患が起こりうるが，生物にとって重要な器官であるためか，消化管の他の部位と比較して口腔は組織再生能力が高いといわれている．

4）義歯とインプラント

喪われた歯の機能を補う手段として，古くから使われてきたのが義歯（入れ歯）である．これは顎骨を覆う粘膜の上に人工物をのせて使うので，不安定でありそもそもはずれやすい．一方，口腔インプラントは骨と親和性の高いチタンを顎の骨の中に埋めて結合させ，その上を人工物で補うものである（**図5.1.31**）．三次元CTの普及とともに手術シミュレーションの精度が向上し，治療の予知性も高まっている．

これらの人工物は，歯科医師の指示によって歯科技工士が作製しており，結果を歯科技工録に残している．歯科診療所と歯科技工所の診療

情報の伝達は現在ほとんどが紙伝票で行われている．

（3）在宅診療と口腔ケア

高齢者の多くが使用している義歯は，しばしば壊れる．そのままにしておかず，義歯を調整することによって，寝たきり状態が改善された例は枚挙に暇がない．口からものを食べることは，個体の状態を回復・維持するための重要なポイントである．

また，消化器系疾患などの手術前後に口腔内を清潔に保っておくと入院期間が短縮されたり，誤嚥性肺炎の発生が抑えられたりすることから，周術期の口腔ケアが重視されている．医療機関同士で高密度に医療情報を交換することによって保険請求できるようになった．

（玉川裕夫）

（4）歯式について

歯式とは，歯に関する傷病名を表記する場合に，必要な歯の部位もしくは歯の種類を示す記号である．歯式には，FDI（国際歯科連盟）が推奨しているFDI方式や米国で使われているUS方式などがあり，日本やアジア圏ではZsigmondy方式（**図5.1.32**）が使われている．

歯式記述の基本は，被観察者の口腔内を正面から診たイメージで，観察者とは左右が逆にな

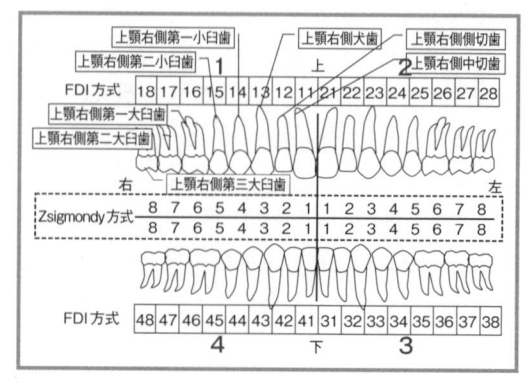

図5.1.32 歯の部位の記述方式（永久歯）（Zsigmondy, FDI, 日本語）

る．また，歯の正中部を中心に上下左右の4つの象限に分け，正中部から遠心（臼歯部）に向かって順番に記号をつける．FDI方式は2桁数字を使い，十の位は4象限を時計回りに，右上，左上，左下，右下の順とし，永久歯は，1，2，3，4，乳歯は5，6，7，8を使う．一の位は正中部から順に永久歯に1〜8，乳歯に1〜5を割り当てる．Zsigmondy方式は記号と数字を組み合わせ，4象限を十字もしくはL字型様の記号で表現し，その交点が口腔内の中心とイメージし，永久歯では1〜8の数字，乳歯ではA〜Eの英字を割り当てる．

さらに日本では保険制度に適応するようZsigmondy方式を拡張し，支台歯（文字に丸付き）や便宜抜髄の支台歯（文字に二重丸付き）や隙（三角）などの表記を使っている．

コンピュータで表記するために最低限必要な文字は，JIS X 0213:2000，Unicode 3.2の規格に含まれているが，データ処理のため歯式を取り扱う場合は，上記のように種々の情報が含まれるので内容を十分把握しておく必要がある．

また，保険請求の電算化に伴い，歯科傷病名と歯式を電文で送る必要が生じ，保険請求に必要な歯式情報の規格が必要である．厚生労働省の保健医療情報分野の標準規格として，標準歯科病名マスターが2011年春に認定され，標準歯式コードがまもなく認定される予定である．この規格をもった歯科レセコンでは保険上必要な意味情報を含めた歯式コード出力が可能である．

(5) 歯科での診療録の記載について

（医療情報システム編3.3節にも関連項目があるので参照されたい）

診療録には，医科，歯科の区別なく医療行為とそれを行う上での根拠を論理的に関連付けて記載していくことが重要である．それを踏まえた上で，歯科の記載で医科と異なる点を列挙する（図5.1.33）．

保険診療では，保険医療機関及び保険医療養

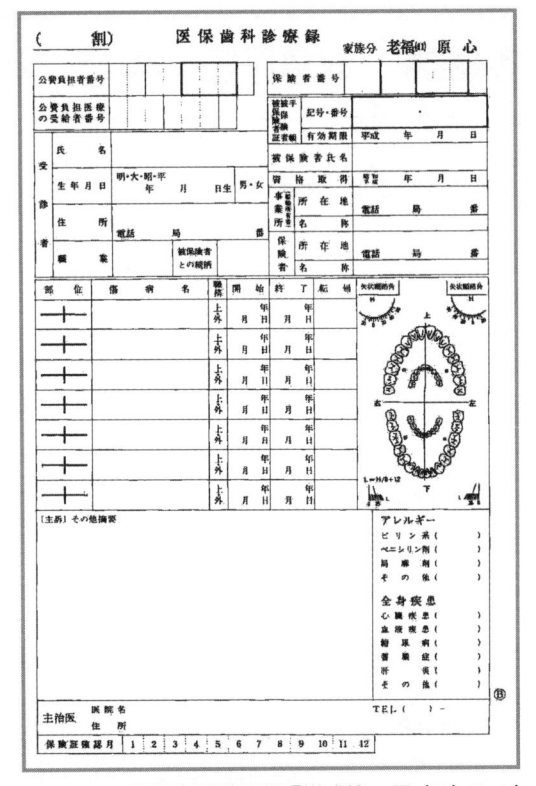

図5.1.33 医保歯科診療録「様式第一号（二）の1」（いわゆる一号用紙）

担当規則により保険診療録の記載の様式が決められている．

一号用紙には，患者の氏名，住所など医科共通内容のほか，歯および粘膜など口腔診察の所見を記録する．二号用紙には，患者の訴え，所見，治療計画，処置が診療単位で経時的に記録されるが，傷病名と同様に，各歯，顎骨あるいは粘膜疾患単位で部位の記述がまず行われる．図5.1.34に示すように部位に対する所見，処置内容のほか，処置・使用材料の算定点数，医療機関で徴収した負担金額が時系列で空行なく記載される．

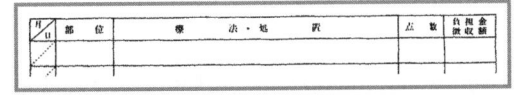

図5.1.34 医保歯科診療録「様式第一号（二）の2」（いわゆる二号用紙）

（森本徳明）

救急医療：中毒，熱傷，外傷，感染症

救急医学では，救命目的に救急車などで搬送されるような急性中毒，熱傷，外傷，重症感染症，急性呼吸不全，急性腎不全，心筋梗塞，脳卒中などを取り扱う．救急疾患は各臓器においてみられるが，ここでは救急部門が取り扱う代表的疾患（中毒，熱傷，外傷，感染症）を中心に解説する．

（1）急性中毒

急性中毒とは，短期間に毒性物質を吸収することにより，生体の生命維持に重大な影響を及ぼす状態である．薬物中毒，ガス中毒，食中毒などがある．

1）薬物中毒

薬物中毒は，医薬品の抗不安薬，眠剤，抗精神病薬や鎮痛解熱剤によるものや，農薬，麻薬などの大量摂取により発症する場合が多い．薬物中毒患者の多くは意識障害の状況で搬入されることが多く，薬物の特定が困難な場合が多い．薬剤の特定は治療の重要な要素である．服用した薬物により，特徴的な症状は異なる．

① 症状

抗不安薬のバルビツール酸系では意識レベルの低下，呼吸抑制や瞳孔の縮小化（縮瞳）がみられる．農薬の有機リン剤では縮瞳，分泌亢進や筋線維攣縮などが特徴的な症状といわれている．

② 治療

治療の原則は未吸収物質の排除と，すでに吸収された物質の排除にある．前者の目的として希釈，胃洗浄，吸着剤と下剤の投与などが行われる．また，後者の目的では血液透析，血液吸着や強制利尿などの処置がとられる．

2）急性ガス中毒

急性ガス中毒には，一酸化炭素中毒（CO），二酸化炭素中毒（CO_2）や硫化水素中毒などがある．一般に日常生活の中で遭遇することは少ないが，火災現場や自殺企図でみられることが多い．ここでは一酸化炭素中毒について解説する．

① 症状

一酸化炭素（CO）は血液中のヘモグロビン（Hb）との結合能が強く，組織への酸素運搬に対する障害を招く．低酸素血症が起こり脳浮腫の原因ともなり，意識障害が起こる．患者はHbとCOの結合により一見血色の良い顔色を呈す．同時に肺水腫も生じ，さまざまな全身的病態を呈してくる．

② 治療

全身管理と酸素療法が治療の原則となるが，3日以上意識障害が継続する症例は重症で，何らかの精神神経学的障害が残るといわれている．

3）急性アルコール中毒

短時間に大量のアルコールを摂取すること（いわゆる『一気飲み』などの悪習）によりもたらされる，中枢神経抑制と胃の刺激症状を主体とする中毒症状である．アルコールの血中濃度が100〜200 mg/dLになると記憶障害や歩行障害が出現し，200 mg/dL以上では嘔吐や運動失調から昏睡状態を招き，呼吸麻痺を起こし死亡する場合もあるといわれている．アルコールは比較的代謝が早く，肝臓で分解されて水と二酸化炭素となり，排泄されるといわれている．果糖やビタミンB1，B6が分解を促進するといわれており，これらを用いた大量輸液で治療することが多い．

4）食中毒

食中毒，微生物（細菌，ウイルス）由来の食中毒と自然毒由来の食中毒の2つに大別される．前者の細菌性食中毒は，さらに細菌が産生した

表 5.1.14　熱傷の原因分類

1. 熱傷	1) 火炎, 2) 熱湯, 3) 接触
2. 低温損傷, 凍傷	
3. 化学損傷	酸, アルカリ, フェノール等
4. 電撃傷	
5. 雷撃傷	
6. 放射線損傷	
7. 摩擦損傷	

表 5.1.15　深度と皮膚所見および臨床経過

深度	皮膚所見	経過
Ⅰ度	発赤, 軽度の腫れ	数日で治癒, 瘢痕なし
Ⅱ度		
浅Ⅱ度	水疱形成, 水疱底 (ピンク)	1, 2 週で治癒, 瘢痕なし
深Ⅱ度	水疱形成, 水疱底 (白濁)	1 カ月で治癒, 瘢痕形成
Ⅲ度	皮膚全層壊死 レーザ様, 一部炭化	数カ月で治癒 植皮なしでは瘢痕拘縮

毒素に由来する毒素型（黄色ブドウ球菌，ボツリヌス菌）と，体内での増殖による感染型（腸炎ビブリオ菌，サルモネラ菌や感染性大腸菌O-157 など）に分けられる．自然毒由来の代表はふぐ毒（テトロドトキシン）で，その他，貝毒やキノコ毒などがある．

(2) 熱傷

熱傷とは，熱や化学薬品などにより生じる皮膚の損傷をいう．

1) 熱傷の原因

熱傷は，**表 5.1.14** に示すような原因で生じるが，それぞれ特徴的な創部を形成することから原因の特定は可能である．

2) 熱傷の深度と受傷面積（受傷範囲）

熱傷の治療においては重症度判定が重要である．重症度因子として，① 受傷面積，② 受傷深度，③ 部位，④ 気道損傷の有無，⑤ 年齢，⑥ 意識レベル，⑦ 搬入までの時間が挙げられる．

受傷面積：受傷面積が多いほど，血漿成分の漏出が増加し，循環血液量減少性ショックを起こしやすくなる．受傷面積を見極めての補液は重要である．緊急時には，**図 5.1.35** に示すように，成人では 9 の法則，幼児，小児では 5 の法則が用いられる．

受傷深度：一般に Ⅰ，Ⅱ（浅Ⅱ度，深Ⅱ度），Ⅲ度に分類される（**表 5.1.15**）．

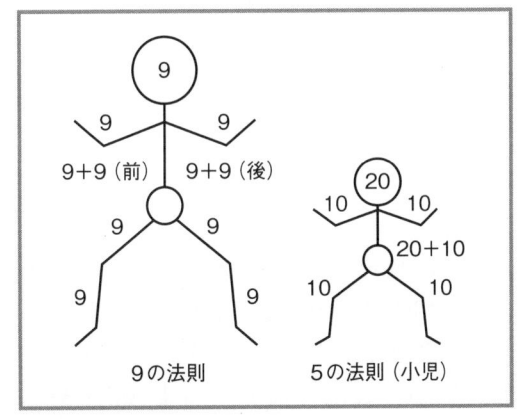

図 5.1.35　受傷面積

3) 熱傷の治療と合併症

治療においては，受傷時のショックによる多臓器障害に加え，早期には大量の体液喪失がみられるため，十分な補液管理が必要となるとともに気道損傷なども加わっていることによる呼吸管理や，広範囲の組織破壊による腎機能障害に対する治療も必要となってくる．また，創部の感染も起きやすく，敗血症などの合併の危険性も出てくる．

(3) 外傷

外傷とは，外的要因（物理的あるいは化学的）により生じた組織，臓器の損傷を指す．したがって，前項の『熱傷』も広い意味での外傷である．

1) 創傷分類，全般的留意

創傷は，その形状から大きく鋭的なものと鈍的なもの分けられるが，これは外的因子の作用

表5.1.16　創傷分類

1. 鋭的損傷	切創, 刺創
2. 鈍的損傷	挫創, 裂創, 割創, 擦過傷, 挫傷

の仕方によって生じる（**表5.1.16**）.

　交通事故や労災事故に絡んだ外傷では, 一般に多発外傷と呼ばれ高エネルギー外傷と呼ばれるものが多く, 多臓器にまたがる損傷（多発外傷）など, 致命的なものが多い. このような多発外傷においては, 治療の優先順位を即座に判断し, 検査・診断を行うことが要求される.

　開放性外傷については, 破傷風（Tetanus）感染のリスクがあることも常に念頭におくべきである. 破傷風菌（Clostridium tetani）（土中などに存在する）芽胞が創部に入ることで感染し, 潜伏期3〜21日の後にその毒度（神経毒）によってけいれん, 呼吸困難を生じる疾患である. 小児期のワクチンによって抗体が得られるが, 10年ほどで抗体価が落ちるので, 成人で感染が疑われる場合はトキソイド（ワクチン）を注射, さらに創部の状態から感染が強く疑われる場合には破傷風免疫グロブリンを注射する.

① 頭部外傷

　頭部外傷では, バイタルサインとともに意識レベル（意識障害レベル）や神経学的欠落所見の経時的把握が必要となる. とくに意識レベルの評価に関しては, 3-3-9度方式（JCS：Japan Coma Scale）やGCS（Glasgow Coma Scale）が利用される（**図5.1.36**）. 頭蓋内圧亢進や二次的脳損傷の防止が必要となる.

② 心・大血管外傷（胸部外傷・胸腹部外傷に含まれる）

　刺創などの鋭的外傷による（開放性：外部と連続性を持つもの）ものであれば外部からその推測が可能であるが, 交通事故や墜落などの鈍的外傷時には, 外部所見から推測できない胸部圧迫による心タンポナーデや心破裂などの重篤な場合がある.

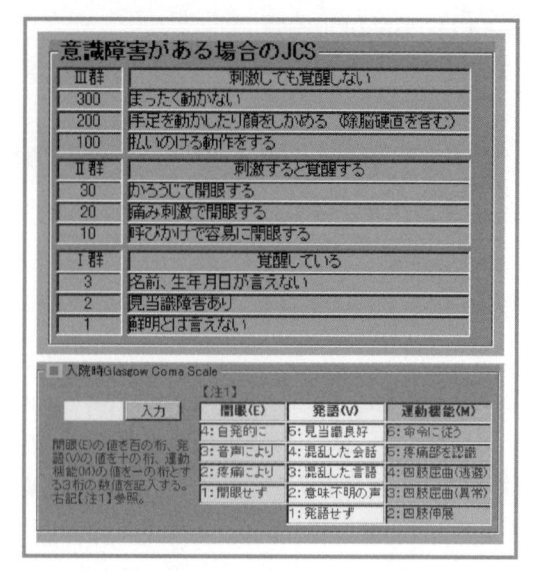

図5.1.36　入院時のJCS, GCS入力画面

③ 呼吸器外傷（胸部外傷に含まれる）

　呼吸器外傷は, 胸廓損傷, 肺損傷, 気管・気管支損傷の3つに分類される. 胸廓損傷で肋骨骨折がみられたときは, 肺損傷や肝臓, 脾臓などの腹部臓器損傷を起こしているときもある.

　肺損傷としては, 肺挫傷では肺組織内の出血や浮腫による呼吸不全が生じる. また, 肺裂傷などでは気胸を起こすとともに, 胸腔内の出血に伴いショックに陥ることもある.

④ 脊椎・脊髄外傷

　脊椎・脊髄外傷は, 交通事故や高所からの墜落, まれではあるがラグビーや柔道などのスポーツにおいてもみられる. 脊椎損傷は, 脊髄損傷を伴っていなければ重篤な合併症は発生しないが, 搬送時に気をつけなければ二次的脊髄損傷を惹起し, 生命予後に関わる重篤な合併症につながることもある.

⑤ 腹部外傷

　腹部外傷も, 刃物などによる鋭的外傷と交通事故のハンドル外傷のような鈍的外傷がみられる. 後者の中に肝, 脾, 腎などの損傷を伴い, 受傷直後は変化を認めなくとも数時間のうちに出血性ショック状態に陥るような場合もある. また, まれではあるが, 胃, 十二指腸, 小腸な

表5.1.17　すべての医師がすべての患者の発生について届出を行う感染症（平成30年5月1日現在）
1～4類感染症ならびに5類感染症のうち侵襲性髄膜炎菌感染症，麻疹，風疹は感染確認後ただちに届出
上記以外の5類感染症は確認後7日以内に届出（下線はただちに届出）

1類感染症	<u>エボラ出血熱</u>　<u>クリミア・コンゴ出血熱</u>　<u>痘そう</u>　<u>南米出血熱</u>　<u>ペスト</u>　<u>マールブルグ病</u>　<u>ラッサ熱</u>
2類感染症	<u>ポリオ</u>　<u>結核</u>　<u>ジフテリア</u>　<u>SARS</u>　<u>MERS</u>　<u>鳥インフルエンザ（H5N1）</u>　<u>鳥インフルエンザ（H7N9）</u>
3類感染症	<u>コレラ</u>　<u>細菌性赤痢</u>　<u>腸管出血性大腸菌感染症</u>　<u>腸チフス</u>　<u>パラチフス</u>
4類感染症	<u>E型肝炎</u>　<u>ウエストナイル熱</u>　<u>A型肝炎</u>　<u>エキノコックス症</u>　<u>黄熱</u>　<u>オウム病</u>　<u>ツツガムシ病</u>　<u>デング熱</u>　<u>狂犬病</u>　<u>日本脳炎</u>　<u>ジカウイルス感染症</u>　<u>レジオネラ症</u>　<u>マラリア</u>，　他
5類感染症 の一部	アメーバ赤痢　AIDS　破傷風　風疹　麻疹　百日咳　梅毒　耐性ブドウ球菌　耐性腸球菌 耐性アシネトバクター　<u>侵襲性髄膜炎菌感染症</u>　クロイツフェルト・ヤコブ病，　他
指定感染症	該当なし

どの消化管破裂を認め，穿孔性腹膜炎を起こすこともある．

その他，骨盤外傷や四肢外傷などもあるが，鈍的外傷時，外見から判断しにくい思いがけない状態（頭蓋内出血，胸腔内出血や腹腔内出血など）を念頭に置いた，十分な観察が重要となる．

（4）感染症

救急医療においては，あらゆる種類の感染症が取り扱い対象となることもある．

平成11年「感染症の予防および感染症の患者に対する医療に関する法律」（いわゆる感染症法）が施行された．感染経路，原因微生物の感染力，重症度などから対応方法，措置，届け出義務等につき法律で決められている．この中では全数報告対象と定点報告対象が定められている．前者では感染症を一類から五類の一部，指定感染症が対象である．また，新たな感染症の流行とともに改訂が行われ，SARS，天然痘，MERS（中東呼吸器症候群）などが加えられている（**表5.1.17**）．

（合地　明，渡邉　直）

5.1.22　移植医療

現在行われている移植医療には，臓器移植と組織移植（角膜，皮膚，心臓弁，内耳，骨など）がある．また，広義の意味で細胞移植である骨髄移植（造血幹細胞移植）や成分輸血（赤血球，血小板など）も含まれる．ここでは，とくに臓器移植について述べる．

（1）移植医療とその歴史

移植医療とは，病気や事故によって機能しなくなった臓器の代わりに，他の人の健康な臓器を移植して機能を回復させる医療のことである．ここでは，臓器を提供する人と，移植を受ける人を中心に，それぞれに関わる医療スタッフや臓器移植コーディネーター，そして家族等，多くの人々によって成り立っている．

世界初の腎移植はアメリカで1954年に行われ，その後1963年に肝臓植，肺移植，1967年に心臓移植と続いた．一方，日本での本格的な臓器移植は1964年の生体腎移植や肝臓移植に始まっており，世界とほぼ同時期に開始されている．

その後1980年代になり，本格的な脳死下で

の臓器提供が行われるようになり，あわせて問題となっていた拒絶反応は，移植免疫学の発展とともに，免疫抑制剤の開発によりコントロールが可能となった．

日本では，1968年に札幌医大で日本初の心臓移植が行われたが，手術環境や脳死判定などについてさまざまな批判を招くこととなった．その結果，日本では脳死での提供が必要な心臓・肺移植は行われず，心停止後の臓器提供による腎移植や，家族などからによる生体腎移植や肝移植を主とする移植医療に留まることとなった．

その後，幾多の審議を経て，1997年，「臓器の移植に関する法律（臓器移植法）」が成立・施行されるに至り，これにより脳死後の臓器提供が可能となった．

(2) 改正臓器移植法の成立

臓器移植法では，移植医療の安全性確保のため，「脳死後の臓器提供は，本人の生前の書面による意思表示がない限り，法的脳死判定および臓器提供ができない」，「その書面の有効性を遺言可能年齢に準じて15歳以上とし，15歳未満は脳死後の臓器提供を行うことができない」などの厳しい基準が定められたこともあり，法施行後の初めての臓器移植は1999年2月であった．

2008年の国際移植学会のイスタンブール宣言（臓器移植は自国の待機者を優先する）により，それまで海外に頼っていた小児心臓移植に対応するため，同法の改正が必要となった．これを受け，改正臓器移植法が2009年7月公布，2010年10月全面施行された．

改正法のポイントは，

① 本人意思が不明確な場合でも家族の承諾があれば臓器提供ができること．これにより15歳未満の人からの臓器提供が可能になった．

② 親族への優先提供の意思表示が可能になった．これには書面により表示していること，親族が移植希望登録をしていること，医学的適合条件を満たしていること，のすべてが必要である．

これらの改正内容を受け，2011年4月に初の15歳未満の脳死下臓器提供，同年5月に親族優先提供が行われた．

(3) 日本臓器移植ネットワーク（JOT）

公益社団法人日本臓器移植ネットワークは，臓器提供者（ドナー）やその家族の意思を生かし，移植受給者（レシピエント）に最善の方法で臓器が贈られるように橋渡しをする唯一の組織である．国内における死後の臓器提供に関して公正かつ適正な斡旋事業を行うため，移植希望者の登録受付と更新希望の確認や，データ整備等を行っている．ドナー情報への対応は，専任の臓器移植コーディネーターが24時間対応し，提供に関する諸手続き，レシピエントの選択，移植施設への連絡，臓器摘出チームの手配，臓器搬送の調整などを行う．

また，各種移植医療の普及啓発を推進する事業を行っている．

(4) 移植コーディネーター

臓器移植・組織移植などにおいて，ドナーとレシピエント間の調整をする医療専門職のことをいう．

ドナー移植コーディネーター：提供された臓器をレシピエントに適切に渡るよう調整する斡旋業務を行う．JOT所属，JOTから委嘱を受けた都道府県所属，および院内ドナーコーディネーターの3種があるが，斡旋業務ができるのは前2者である．臓器提供について説明を希望する家族に説明を行い，提供が決まったら，ドナーの医学的管理が適切に行われるように病院医療スタッフと連携し，検査の手配や手術室の調整を行うなど，家族に寄り添いながらケアを行う．

レシピエント移植コーディネーター（RTC）：

移植病院に所属し，移植前のレシピエントやその家族に，移植についての説明や情報提供，相談，登録の手配などを行い，待機期間中の体調管理や移植準備への支援をする．また，移植手術時の各種手配，レシピエントの退院後の健康・生活指導などを行う．医療スタッフの調整役であり，移植医とともに移植チームの要である．2011年より，レシピエント移植コーディネーター認定合同委員会による，レシピエント移植コーディネーター認定が行われている．

(5) 臓器提供

法で定められている臓器提供には，脳死後と心臓が停止した死後の提供があり，これらによる移植を希望する場合には，JOTへの登録が必要である．なおこれとは別に，健康人（家族等）からの提供（生体移植）も行われている（図5.1.37）．

死後に提供可能な臓器は，心臓，肺，肝臓，腎臓，膵臓，小腸，眼球である．

骨髄移植を除く組織移植に用いられる組織は心停止後の採取も可能であるが，臓器移植の対象となる臓器の多く（心，肺，肝，腎など）は血流が保持された状態，すなわち生体あるいは脳死での摘出が行われる．

(6) 臓器提供の意思表示

意思表示は臓器を「提供する」意思だけでなく「提供しない」意思表示も可能であり，どちらの意思も尊重される．臓器を提供する意思表示は，15歳以上が有効である．臓器を提供しないという意思表示がある場合には，本人意思が尊重されるため，家族が提供を希望しても提供されることはなく，これは15歳未満でも有効である．

意思表示には以下の3つの方法がある．
① インターネットによる意思登録
② 健康保険証，運転免許証，マイナンバーカードの意思表示欄への記入
③ 意思表示カードやシールへの記入

インターネットによる意思登録者数は2018年12月末日現在144,193名である．

(7) 臓器移植（レシピエント）希望登録

JOTには，心臓，肺，肝臓，腎臓，膵臓，小腸の移植希望者が登録されているが，登録を行う方法は，臓器によって異なる．2018年12月末現在，移植希望登録患者数は13,595人で，うち12,000人余りが腎臓移植希望である．

(8) 臓器提供数と移植件数

2010年7月の改正臓器移植法施行以降，脳死下臓器提供数は増加し，近年では年間60～70例の脳死下臓器提供がある．一方，心停止下臓器提供数はやや漸減傾向にあり，近年では年間30～40例である．なお，脳死後提供事例のうち，家族承諾によるものが8割弱を占めている．また，18歳未満の脳死下臓器提供は，2010年7月～2017年12月までに20例（うち15歳未満は15例）で，83名に移植が行われた．

提供された臓器の移植件数は漸増しており，2018年は358件であり，内訳をみると，腎臓単独148件，肝臓単独57件，心臓単独55件，肺単独58件であった．

なお，これらとは別に，生体移植が2,000件以上行われている．

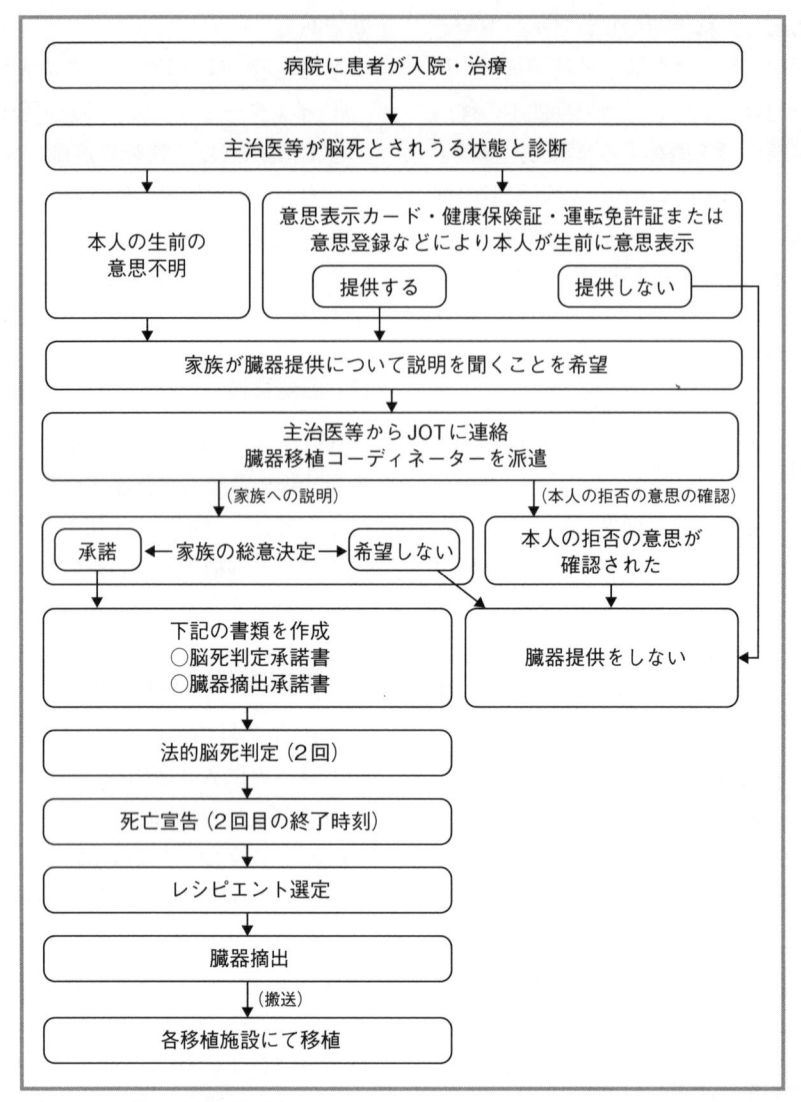

図5.1.37　脳死後の臓器提供

（仲野俊成）

5.2

医薬品

5.2.1 ／ 薬物治療に関する基礎知識

(1) はじめに

疾病の治療法の中で，薬物治療は重要な治療法となっている．この薬物療法を効果的に行うためには，薬物はなぜ効くのか，どのように効くのかを理解しておかなければならない．そのためには，「薬理作用」として，薬が生体にどのような影響を及ぼすのかを理解しなければならない．さらに「体内動態」として，生体に投与された薬が吸収されて生体内に拡がり，代謝されて最終的に排泄されるまでの過程も理解しなければならない．

(2) 薬理作用

生体にある神経伝達物質やホルモンなどの内因性物質は，それらに特有の受容体(レセプター：Receptor) に結合することによって生体反応を引き起こす．この内因性物質と受容体の関係は"鍵と鍵穴"に例えられており，内因性物質は生体反応を引き起こすので，内因性アゴニストと呼ばれる．

内因性物質と同じように細胞膜に存在する受容体に結合して，さまざまな生体反応を引き起こす薬をアゴニスト作用があるという．アゴニスト作用をもつ薬は作用薬（Agonist），あるいは刺激薬（Stimulant）と呼ばれており，アゴニスト作用をもつ薬を投与すると，生体反応は

増強する．たとえば，糖尿病で血糖値の高い患者にインスリンを投与すると，その作用が増強されて血糖値が低下する．

アゴニスト作用等は，逆に生体反応を引き起こさない場合をアンタゴニスト作用があるという（**図5.2.1**）．アンタゴニスト作用をもつ薬を投与すると，受容体に結合する内因性物質がアンタゴニストのために減少するので，生体反応は減弱される．このように作用を減弱させる薬を拮抗薬（Antagonist），阻害薬（Blocker）あるいは阻害薬（Inhibitor）と呼んでいる．

ここまでは，目に見えない細胞レベルでの薬の作用に関することであるが，臨床における薬物療法においては，実際に薬という目に見える

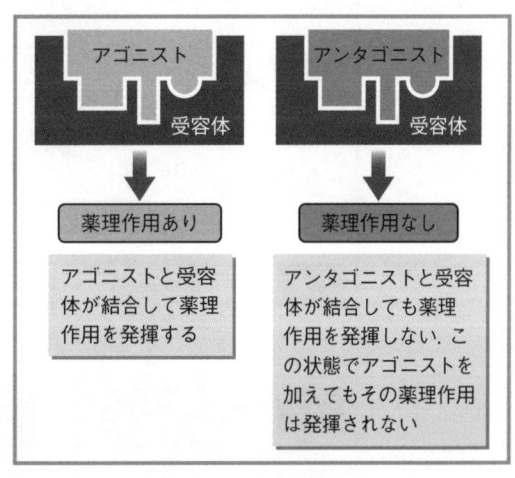

図5.2.1 アゴニストとアンタゴニスト

物質を患者に投与する．投与された薬が細胞レベルまでどのようにして到達し，どのようにして作用を発揮するのか，その経過を体内動態の面から考えてみる．

(3) 体内動態

薬が投与されてから作用を発揮し，その作用がなくなるまでの生体内での動きは体内動態と呼ばれ，吸収（Administration），分布（Distribution），代謝（Metabolism），そして排泄（Elimination）の4つのパートからなる（**図5.2.2**）．

同じ量の薬を投与しても個人差（薬の効き方の個人差）がみられるのは，個々でこの体内動態が異なるためであり，そこに病気や加齢による肝機能や腎機能の低下が生じれば，さらに大きな個人差となる．その中でもとくに代謝の個人差は，人種や遺伝子の一部欠損や多様化によって生じ，その影響は単なる薬の副作用だけでなく，致死的な有害事象さえ引き起こすこともある．

一方，薬にはさまざまな剤形（錠剤，散剤，液剤，注射剤，軟膏剤など）があり，それぞれ投与経路が異なる．これらの組み合わせにより体内動態も変化するため，これら剤形や投与経路の違いについても理解しなければならない．

(4) 薬の吸収

薬は，錠剤やカプセル剤のように製剤化して経口投与するが，体内に吸収されるためには，製剤が崩壊し，有効成分が消化管液の中に溶けた状態になってはじめて胃や小腸などの消化管から吸収される．主な吸収部位は小腸であり，小腸表面は絨毛というひだ状になっている．さらに絨毛には細かい柔突起があり，表面積を増大させており，その表面積はテニスコート2面分ともいわれる．薬は，小腸内から血流に入る腸壁を通過して吸収される．このことは消化管を薬が通り抜けるということであるが，その消化管と血管の膜を透過する性質は，薬自体の脂溶性（生体の脂質成分への馴染みやすさ）に大きく影響される．すなわち，脂溶性の高い薬は膜の透過性が高く，吸収されやすいと考えられ

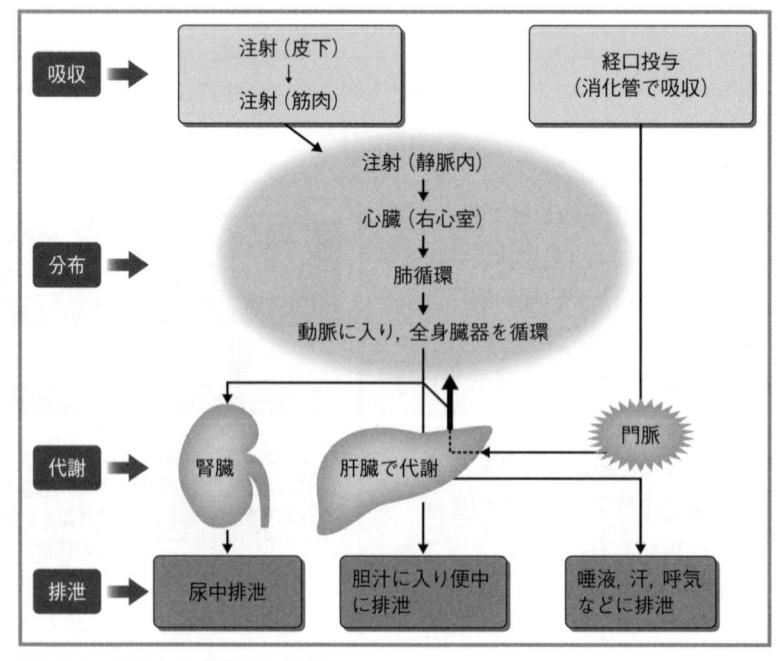

図5.2.2　薬の主な体内での動態

る.

消化管から吸収された薬は，全身循環血中に移行する前に門脈を通る．門脈とは静脈から肝臓に至る大きな血管のことで，胃，小腸，大腸などの消化管に広く分布している．消化管から吸収された薬は，門脈血にのって肝臓へ運ばれ，そこから肝静脈，下大静脈を経て心臓へ戻り，全身へ送り出される．

(5) 薬の分布

吸収された薬は約1分で体内を駆け巡るといわれており，吸収と同時に薬は全身に拡がっていく．薬は血中において血漿蛋白と結合する結合型と，結合しない非結合型（遊離型）で存在している（図5.2.3）．結合型の薬は分子量が大きいので，血管外へ移行できずに血中にとどまる．一方，非結合型の薬は血管外へ移行して全身に分布し，組織内にある受容体と結合して薬効を発揮して，腎臓から排泄される．つまり，非結合型が薬としての効果を発揮しているといえるが，非結合型の比率は生体内の薬物量や血漿蛋白（アルブミンなど）の質や量，あるいは併用する薬の影響を受けて変化する．

また，薬は全身に分布して，ヒトとしての活動を制御する重要な脳にも到達するが，脳の血管には有害な物質から脳を守るために，血液－

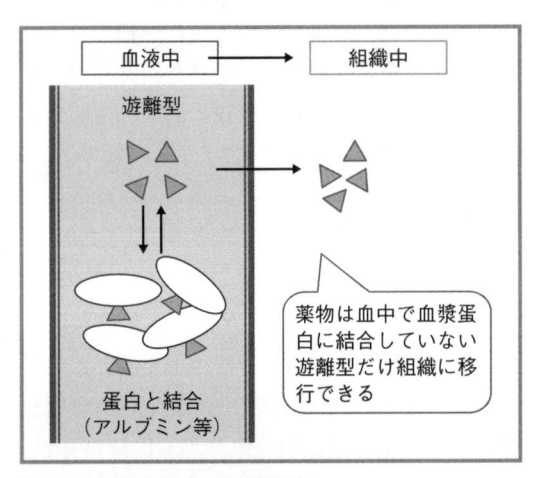

図5.2.3 蛋白結合と組織移行

脳関門と呼ばれる防御機構がある．この関門の通過しやすさが，中枢性の作用や副作用の発現と関係してくる．

(6) 薬の代謝

生体は，自身の保護や種保存のために有害な物質をいろいろな方法で生体外へ排泄する仕組みがある．たとえば，腐ったものを口にしたときに吐き出すように，口を含めた消化管に入ってからさまざまな生体防御機構が働いている．薬は生体にとって，必ずしも有用なものではなく異物である．このため，生体防御機構として体外へ排出するという手段をとり，その過程を代謝と呼ぶ．また，小腸では生体の維持に必要な栄養も吸収しているが，同時に生体にとって有害な物質の吸収を妨げる機構も備えている．これが小腸上皮細胞にある薬物代謝酵素群であり，薬も含めた有害物質を代謝している．

一方，脂溶性の薬は吸収されやすく，その後生体内に蓄積しやすいので，有害なものとして生体内では代謝を受けて，より水に溶けやすい物質（水溶性）として尿中へ排泄されるように働く．また，中には脂溶性が高くても吸収の低い薬もあるが，これは，小腸壁を通過中の薬をもとの消化管に戻すという薬物輸送体（トランスポーター）によって吸収することを防いでいるためである．

(7) 薬の排泄

薬とその代謝物を含めた生体で不要となったものを排泄する主な経路には，尿，胆（便），そして乳汁がある．他にも，唾液，呼気，汗などを経路とする場合もある．

腎臓には，糸球体における尿中へのろ過，尿細管における尿中への分泌，そして尿中からの再吸収という3過程の機能があり，それぞれ薬の排泄に密接に関与している．腎臓に入った血液は糸球体でろ過され，分子量5,000以下の血液成分はすべて尿細管へと移行する．このとき

蛋白結合している薬はろ過されないので，糸球体ろ過において重要な因子となる．糸球体ろ過だけでは薬の除去に限界があるので，尿細管分泌によって体外排出を促進させる．

さらに尿細管では，生体に必要な水や無機イオン（ナトリウム，リン，クロルなど）や有機物（糖，アミノ酸など）が受動輸送や能動輸送によって再吸収されるが，このとき尿細管内と血液内の薬の濃度勾配が生じる．これを駆動源とした薬の再吸収も行われる．

一方，胆汁への排泄は，血中から肝臓への取り込み，肝細胞内での移行，胆汁中への排泄の3つの過程が関与しており，それぞれの過程でもトランスポーターが存在している．

(8) 薬の効果と影響

これまで述べたように，吸収された薬は食物などと同様に生体内にある各種機構を用いて体内を移行し，最終的に多くは変化体となって排泄される．このとき，食物もそうであるが，薬を複数投与することによってお互いに影響し合い，競合することで薬の効果に大きな差となって現れることがある．場合によっては，有害な現象がみられることがあるので，薬を使用するときには生体側の状態を把握し，薬の性質や体内動態を知っておくことが大切である．

（下堂薗権洋）

5.2.2 医薬品の体系

医薬品の定義は，薬事法を前身とする「医薬品，医療機器等の品質，有効性及び安全性の確保等に関する法律」(以下，薬機法とする)に規定されている．また医薬品はその種類や管理方法などにより，「安全な血液製剤の安定供給の確保等に関する法律」，「麻薬及び向精神薬取締法」，「覚せい剤取締法」などにも規定があり，これらを合わせて確認し取り扱うことが重要である．

(1) 医薬品の定義

薬機法 第二条では，医薬品を以下の通りとしている．

一　日本薬局方に収められている物

二　人又は動物の疾病の診断，治療又は予防に使用されることが目的とされている物であつて，機械器具等（機械器具，歯科材料，医療用品，衛生用品並びにプログラム（電子計算機に対する指令であつて，一の結果を得ることができるように組み合わされたものをいう．以下同じ．）及びこれを記録した記録媒体をいう．以下同じ．）でないもの（医薬部外品及び再生医療等製品を除く．）

三　人又は動物の身体の構造又は機能に影響を及ぼすことが目的とされている物であつて，機械器具等でないもの（医薬部外品，化粧品及び再生医療等製品を除く．）

なお，日本薬局方とは，薬機法四十一条により定められた，医薬品の性状及び品質の適正を図るため，厚生労働大臣が定めた医薬品の規格基準書であり，わが国で繁用されている医薬品が収載されている．

(2) 医薬品の分類

医薬品は薬機法において，販売・授受や管理の方法等の違いにより，大きく「薬局用医薬品」，「要指導医薬品」，「一般用医薬品」に分けられる．さらに，「薬局用医薬品」は「医療用医薬品」と「薬局製造販売医薬品」に分けられ，このうち「医療用医薬品」は「処方箋医薬品」，

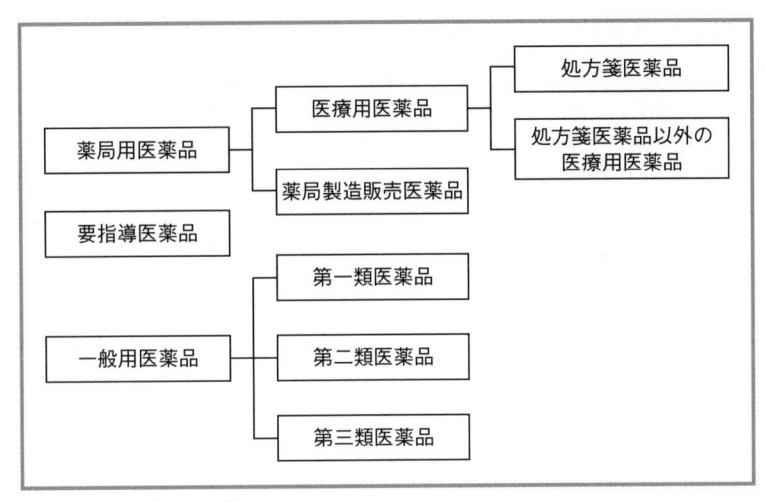

図5.2.4 医薬品の分類

「処方箋医薬品以外の医療用医薬品」に分けられる．一方，「一般用医薬品」は，その販売方法により「第一類医薬品」，「第二類医薬品」，「第三類医薬品」に分けられる（図5.2.4）.

「薬局用医薬品」の中でも，「医療用医薬品」は，医師等によって使用されまたはこれらの者の処方箋もしくは指示によって使用されることを目的に供給される医薬品である．とくに「処方箋医薬品」は，医師等の処方箋がなければ一般の人は購入できない医薬品で，入手するには医療機関を受診し，医師または歯科医師の処方箋が必要になる．「薬局製造販売医薬品」は，承認許可を取ることで薬局の調剤室での製造が認められる製剤である．

「要指導医薬品」は，2014年6月12日の法改正で新設された分類である．リスク分類として，「副作用等により日常生活に支障をきたす程度の健康被害が生ずるおそれがある医薬品のうち，その使用に関してとくに注意が必要で，新しく市販された成分等を含むもの」と定義される医薬品であり，要指導医薬品は薬剤師による指導を伴う対面でのみ販売可能である．

「一般用医薬品」は，薬局，薬店等で消費者が購入できる医薬品である．「第1類医薬品」は，その副作用等により，日常生活に支障をきたす程度の健康被害を生ずるおそれがある医薬品であって，その使用に関しとくに注意が必要なものとして厚生労働大臣が指定するもので，薬剤師の対応が必要であり，情報提供が義務化されているものの通信販売は可能である．「第2類医薬品」は，厚生薬事法上の支障をきたす程度の健康被害を生ずるおそれがある医薬品であって，その使用に関しとくに注意が必要なものとして厚生労働大臣が指定するもので，薬剤師又は登録販売者が対応可能で情報提供は努力義務，通信販売は可能となっている．「第3類医薬品」は，第一類及び第二類以外の一般用医薬品として，薬剤師又は登録販売者が対応可能で情報提供は不要，通信販売は可能である（表5.2.1）.

このように医薬品には，上記の区分のほか，法的に保管・管理が求められる麻薬および向精神薬，毒薬・劇薬，生物由来製品・特定生物由来製品，覚せい剤等の分類や薬効の違いによる分類，さらに開発経緯の違いによる先発医薬品，後発医薬品がある．

(3) 法的分類

1) 麻薬

麻薬は，その薬理作用である鎮痛作用を目的として医療で使用されている．一方で依存性な

表5.2.1 医薬品のリスク分類と規制

医薬品の リスク分類	質問がなくても 行う情報提供	相談があった 場合の応答	対応する 専門家	通信販売 の可否
要指導医薬品	対面で書面での提 供義務	義務	薬剤師	×
第1類医薬品	義務			
第2類医薬品	努力義務		薬剤師又は 登録販売者	○
第3類医薬品	不要			

厚生労働省 販売制度 (ルール) の改正 (平成26年6月12日施行) より作成
http://www.mhlw.go.jp/file/06-Seisakujouhou-11120000-Iyakushokuhinkyoku/
sinseido.pdf

どの中枢神経系への作用も強いため,「麻薬及び向精神薬取締法」により取り扱いが厳しく定められている.

この法律は,「麻薬及び向精神薬の輸入, 輸出, 製造, 製剤, 譲渡し等について必要な取締りを行うとともに, 麻薬中毒者について必要な医療を行う等の措置を講ずること等により, 麻薬及び向精神薬の濫用による保健衛生上の危害を防止し, もつて公共の福祉の増進を図ること」を目的に定められており (第一条), 麻薬取扱者として麻薬製造業者, 麻薬卸売業者, 麻薬小売業者, 麻薬施用者, 麻薬管理者などを規定しその義務などを示している.

麻薬製造業者等については, 厚生労働大臣の免許を受けて製造することができ, 麻薬卸売業者については, 都道府県知事の免許を受けて, 麻薬小売業者, 麻薬診療施設の開設者に麻薬を譲り渡すことができる. また, 麻薬施用者とは, 都道府県知事の免許を受けて, 疾病の治療の目的で, 業務上麻薬を施用し, 若しくは施用のため交付し, 又は麻薬を記載した処方箋を交付する者で, 医療機関では処方箋を発行する医師がこれにあたる. 麻薬管理者とは, 都道府県知事の免許を受けて, 麻薬診療施設で施用され, 又は施用のため交付される麻薬を業務上管理する者とされ, 通常薬剤師の勤務する医療機関では薬剤師が担当していることが多い. さらに, 麻薬小売業者は, 都道府県知事の免許を受けて,

麻薬施用者の麻薬を記載した処方箋 (以下「麻薬処方箋」という) により調剤された麻薬を譲り渡すことができるもので, 処方箋を応需する薬局がこれにあたる. なお, 麻薬取扱者 (麻薬施用者, 麻薬管理者など) の免許の有効期間は, 免許の日からその日の属する年の翌々年の12月31日までとされており, 免許番号の管理も重要となる (第三条, 第四条, 第五条).

さらに麻薬は, その麻薬業務所内で保管しなければならず, 麻薬以外の医薬品 (覚せい剤を除く) と区別し, 鍵をかけた堅固な設備内に保管して行わなければならない. また, 麻薬管理者は, 麻薬診療施設に帳簿を備え, 当該施設が譲り受けまたは廃棄した記録, 譲り渡した記録, 施用した記録にその麻薬の品名及び数量並びにその年月日を記さなければならない. さらに, 所有・管理する麻薬に滅失, 盗取, 所在不明その他の事故が生じたときは, すみやかにその麻薬の品名及び数量その他事故の状況を都道府県知事に届出なければならない (第三十三条, 第三十四条).

なお, これら管理の方法は都道府県により取り扱いが異なるため, オーダリングの可否も含め注意が必要である.

2) 向精神薬

向精神薬は, 中枢神経系に作用し不安・緊張・抑うつ・神経衰弱症状・睡眠障害などの薬効を有する. 一方, 麻薬同様に依存性などの中

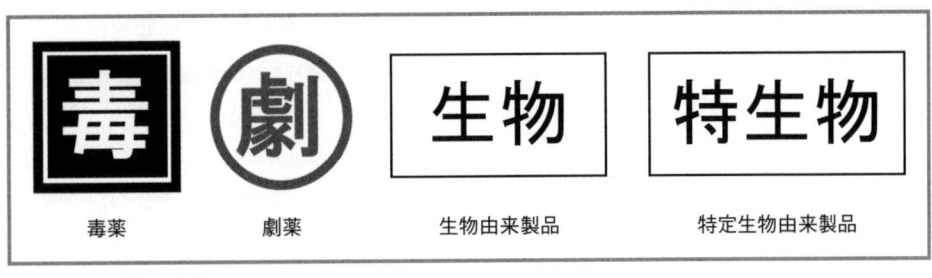

図5.2.5　医薬品の表示

枢神経系への作用も強いため,「麻薬及び向精神薬取締法」により取り扱いが厳しく定められている.

　この法律の目的は,前述の麻薬と同様であり,乱用の危険性と治療上の有用性により,第1種向精神薬,第2種向精神薬,第3種向精神薬の3種類に分類されている.第1種向精神薬又は第2種向精神薬を譲り受け,譲り渡し,又は廃棄したときは,向精神薬の品名（販売名）・数量,譲り受け,譲り渡し,又は廃棄した年月日,譲り受け又は譲り渡しの相手方の営業所等の名称・所在地を記録し,最終記載の日から2年間保存しなければならない（第五十条）.なお,向精神薬は,病院・診療所の施設内に保管し,その場所も医療従事者が実地に盗難の防止に必要な注意をしている場合以外は,鍵をかけた設備内で行うこととされている.また,向精神薬の廃棄について,許可や届出の必要はないが,第1種向精神薬及び第2種向精神薬を廃棄したときは記録が必要となっている.さらに,一定数量以上の滅失,盗取,所在不明その他の事故が生じたときは,すみやかにその向精神薬の品名,数量その他事故の状況を明らかにし「向精神薬事故届」により都道府県知事に届け出る必要がある（第五十条）.

3）毒薬

　毒性が強いものとして厚生労働大臣が薬事・食品衛生審議会の意見を聴いて指定する医薬品で,その直接の容器又は直接の被包に,黒地に白枠,白字をもつて,その品名及び「毒」の文字が記載されていなければならない（**図5.2.5**）.

さらに,他のものと区別して保管しなければならない（薬機法 第四十四条）.

4）劇薬

　劇性が強いものとして厚生労働大臣が薬事・食品衛生審議会の意見を聴いて指定する医薬品で,その直接の容器又は直接の被包に,白地に赤枠,赤字をもつて,その品名及び「劇」の文字が記載されていなければならない（薬機法第四十四条）.

5）生物由来製品

　生物由来製品は,「人その他の生物（植物を除く.）に由来するものを原料又は材料として製造をされる医薬品,医薬部外品,化粧品又は医療機器のうち,保健衛生上特別の注意を要するものとして,厚生労働大臣が薬事・食品衛生審議会の意見を聴いて指定するものをいう」（薬機法第二条十項）で,その直接の容器又は直接の被包に白地に黒枠,黒字をもつて「生物」の文字を表示しなければいけない.

6）特定生物由来製品

　特定生物由来製品は,「生物由来製品のうち,販売し,貸与し,又は授与した後において当該生物由来製品による保健衛生上の危害の発生又は拡大を防止するための措置を講ずることが必要なものであって,厚生労働大臣が薬事・食品衛生審議会の意見を聴いて指定するもの」（薬機法第二条十一項）で,その直接の容器又は直接の被包に白地に黒枠,黒字をもつて「特生物」の文字表示しなければいけない.

　また,薬局の管理者,病院および診療所等の管理者は,特定生物由来製品の使用の対象者の

氏名及び住所，特定生物由来製品の名称及び製造番号又は製造記号，特定生物由来製品の使用の対象者に使用した年月日を，その使用した日から起算して少なくとも二十年間保存しなければならない（薬機法 六十八条二十二）．なお，使用対象者の氏名及び住所については，別途記録した情報と照合可能な状態であれば，ID 等による記録も可能である．さらに，これら記録は，電子的に保管することは可能であるが，電子媒体で保存する際には，常に紙媒体で確認でき，改ざんや滅失しないよう留意する必要がある．

（4）薬効分類

日本には，薬効に関して正式に分類された様式はない．一般的に薬効分類とされているのは，「日本標準商品分類」である．この「日本標準商品分類」は，統計調査の結果を商品別に表示する際の統計基準として設定されたものであり，大分類，中分類，小分類等の順に配列されている．各分類項目は，無数にある商品を類似するものごとに集約し，「商品群」として表示しているものである．

この「商品群」を薬効ごとに示しているのが一般的に薬効分類と呼ばれるものである．この薬効分類は，大きく 8 分類で構成されており，それぞれの分類は最大 4 桁で構成されている．ただし，医薬品によっては複数の薬効を示すものもあり，その利用には注意が必要である（**表5.2.2**）．

（5）先発医薬品・後発医薬品・バイオ後続品

先発医薬品とは，製薬企業が有効成分を探求からその有効性や安全性の動物実験や治験など，約 10 年以上の歳月と多額の費用をかけた研究開発を経て承認・販売するものである．したがって，先発医薬品は，保険収載時の薬価算出時にその医薬品の新規性などに対し一定の評価を行い算定する．

表5.2.2 日本標準商品分類（抜粋）

1	神経系及び感覚器官用医薬品
11	中枢神経用薬
111	全身麻酔剤
1111	炭化水素製剤：シクロプロパン等
1112	ハロゲンアルコール製剤：ハロタン等
....	....
2	個々の器官系用医薬品
21	循環器用薬
211	強心剤
2111	ニケタミド系製剤
2112	カンフル系製剤
....	....

一方，後発医薬品とは，先発医薬品で，再審査（承認された医薬品の効能効果，安全性を再度確認する制度）が終了し，その先発医薬品の特許権が満了したものについて，その有効成分と同じ医薬品を他の製薬企業が製造・販売するものである．後発医薬品の承認は，「先発医薬品と治療学的に同等であるか」の評価のみのため多額の開発費用が不要であり，先発医薬品の薬価に比べ安価なものが多い（**図5.2.6**）．

さらに，抗体医薬品などの高分子医薬品は，その特許に基づく製造を行っても先発医薬品と同等の効能効果を有する医薬品を製造することは困難である．このような医薬品については，バイオ後続品として，先発医薬品との治療学的な同等性だけでなく，一定数の臨床試験も必要となっている．そのため，後発医薬品までは安価ではないが，先発医薬品に比べ安い薬価で承認されている．

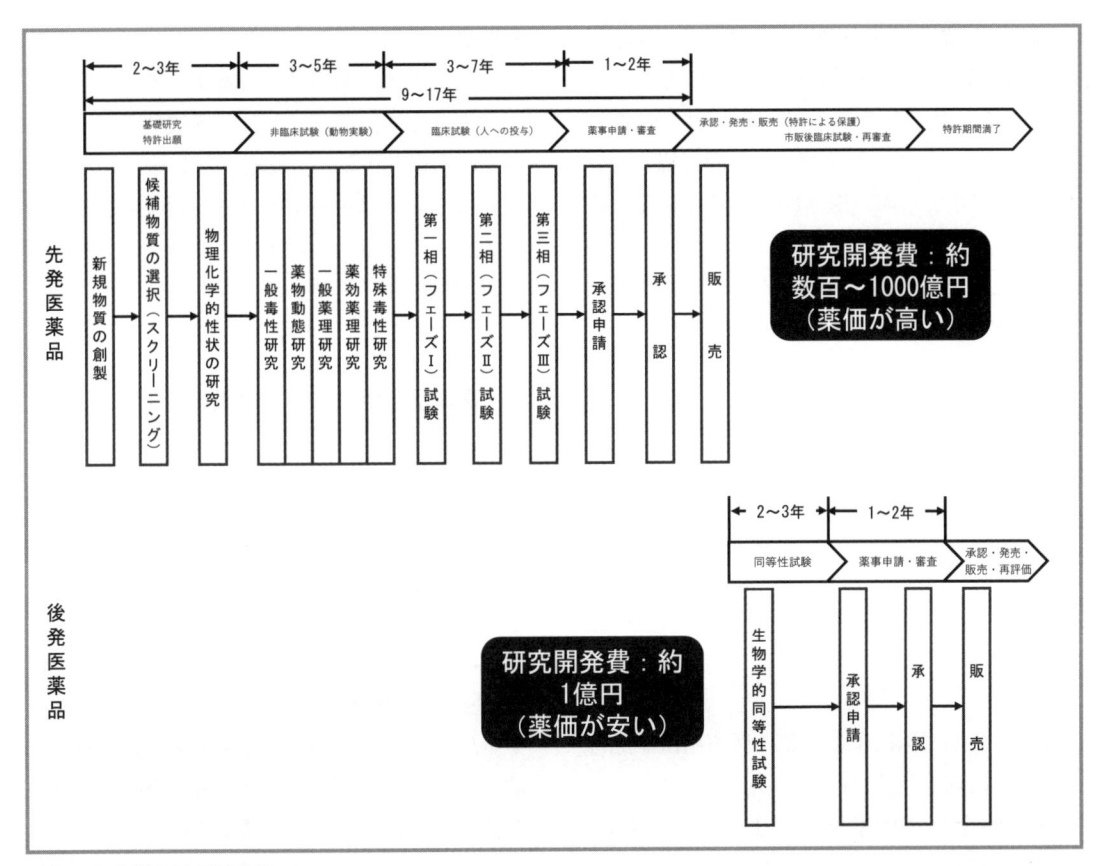

平成29年度版 厚生労働白書
「第105回社会保障審議会医療保険部会 後発医薬品について」より作成

図5.2.6　医薬品の開発

（池田和之）

5.2.3　医薬品の取扱い

(1) 薬事関係法規

　薬事に関する法律には次のものがある.

・医薬品, 医療機器等の品質, 有効性及び安全性の確保等に関する法律（略称：医薬品医療機器等法, 薬機法）
・薬剤師法
・独立行政法人医薬品医療機器総合機構法
・毒物及び劇物取締法
・麻薬及び向精神薬取締法
・大麻法

・あへん法
・覚せい剤取締法
・安全な血液製剤の安定供給の確保等に関する法律

　医薬品医療機器等法は第2条に医薬品の定義を次のように定めている.（定義）第2条　この法律で「医薬品」とは, 次に掲げる物をいう.

① 日本薬局方に収められている物

② 人又は動物の疾病の診断, 治療又は予防に使用されることが目的とされている物であって, 機械器具等（機械器具, 歯科材料, 医

療用品，衛生用品並びにプログラム（電子計算機に対する指令であって，一つの結果を得ることができるように組み合わされたものをいう．）でないもの（医薬部外品及び再生医療等製品を除く）

③ 人又は動物の身体の構造又は機能に影響を及ぼすことが目的とされている物であって，機械器具等でないもの（医薬部外品，化粧品及び再生医療等製品を除く）

(2) 医薬品の分類

医薬品は日本薬局方医薬品とそれ以外の要指示医薬品，一般用医薬品（OTC 薬）に区分される．そして，医薬品医療機器等法等の行政上の取扱いにより，以下のように分類することができる．

・使用・供給形態による分類：医療用医薬品はこの中に含まれる．
・安全性面からの取扱規制による分類：毒薬，劇薬，処方箋医薬品，習慣性医薬品，特定疾病用の医薬品，麻薬，向精神薬，あへん，大麻，覚せい剤
・生物由来製品及び特定生物由来製品
・再生医療等製品

(3) 医薬品の名称

医薬品の名称には，商標名（商品名），化学名，一般名，薬局方名等がある．

正名，別名，販売名：日本薬局方の正名は主成分のあとに無機塩または有機酸名を付す様式（例：イミプラミン塩酸塩）となっている．販売名について厚生労働省は名称類似による医療事故防止の立場から新医薬品はブランド名＋剤形＋含量，後発医薬品は一般名＋剤形＋含量＋会社名（屋号等）とする方針を示している．

(4) 医薬品の治験から製造販売後まで

治験の目的は，治療薬の有効性と安全性をヒトにおいて検討し，臨床における有用性を評価することである．医薬品は承認時までの臨床試験症例数は限られており，また，長期間の使用により生じる問題も十分に検討されていない．医薬品は市販後の品質・有効性及び安全性を担保し，製造販売後の医薬品の適正な使用方法を確立するための PMS（Post-marketing surveillance）は副作用・感染症報告制度，再審査制度及び再評価制度の 3 つの制度で構成されている．

・副作用・感染症報告制度
・再審査制度
・再評価制度

副作用・感染症報告制度は医療関係者による医薬品・医療機器等安全性情報報告制度，企業による副作用・感染症報告制度，WHO 国際医薬品モニタリング制度からなっている．

5.2.4 処方箋の取扱い

(1) 処方と処方箋

処方とは，医師（歯科医師，獣医師を含む）が特定の患者の特定の疾病に対し投薬の必要性を判断し，必要な医薬品（どのような医薬品）を選定し，その分量，用法および用量（どのような形状，どのような方法・どのくらいの量）ならびに使用する期間を定める一連の行為である．処方箋はその処方を文書としたもので，薬剤師に対し，その処方に従って医薬品を揃えることを求めるために，患者もしくは現にその患者の看護にあたっている者に交付されるもので

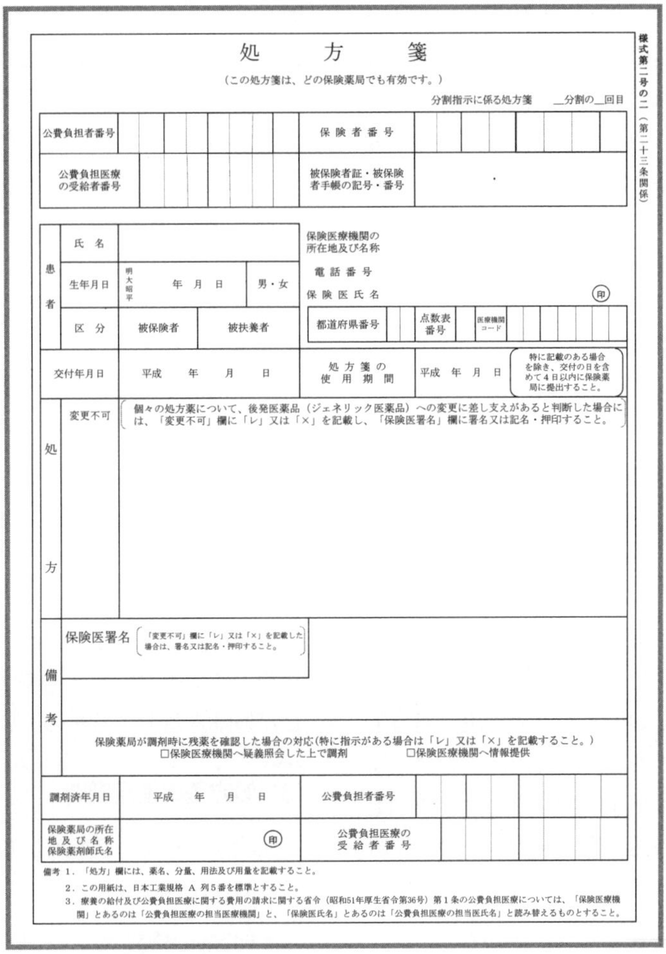

様式第二号の二（第二十三条関係）

処　方　箋

（この処方箋は、どの保険薬局でも有効です。）

分割指示に係る処方箋　__分割の__回目

公費負担者番号

保険者番号

公費負担医療の受給者番号

被保険者証・被保険者手帳の記号・番号

患者　氏名

生年月日　明 大 昭 平　年　月　日　男・女

区分　被保険者　被扶養者

保険医療機関の所在地及び名称

電話番号

保険医氏名　㊞

都道府県番号　点数表番号　医療機関コード

交付年月日　平成　年　月　日

処方箋の使用期間　平成　年　月　日

特に記載のある場合を除き、交付の日を含めて4日以内に保険薬局に提出すること。

処方　変更不可

個々の処方薬について、後発医薬品（ジェネリック医薬品）への変更に差し支えがあると判断した場合には、「変更不可」欄に「レ」又は「×」を記載し、「保険医署名」欄に署名又は記名・押印すること。

備考　保険医署名

「変更不可」欄に「レ」又は「×」を記載した場合は、署名又は記名・押印すること。

保険薬局が調剤時に残薬を確認した場合の対応(特に指示がある場合は「レ」又は「×」を記載すること。)

□保険医療機関へ疑義照会した上で調剤　□保険医療機関へ情報提供

調剤済年月日　平成　年　月　日

公費負担者番号

保険薬局の所在地及び名称 保険薬剤師氏名　㊞

公費負担医療の受給者番号

備考 1.「処方」欄には、薬名、分量、用法及び用量を記載すること。

2. この用紙は、日本工業規格 A 列5番を標準とすること。

3. 療養の給付及び公費負担医療に関する費用の請求に関する省令（昭和51年厚生省令第36号）第1条の公費負担医療については、「保険医療機関」とあるのは「公費負担医療の担当医療機関」と、「保険医氏名」とあるのは「公費負担医療の担当医氏名」と読み替えるものとすること。

図5.2.7　保険処方箋の様式

平成 30 年度の診療報酬改定で外来機能分担の推進及び分割調剤に係る医師の指示や分割調剤を行った際の手続きの明確化・合理化を図る観点から処方に係る加算及び処方箋の様式が見直された.

ある. 医師法第 22 条では,「医師は, 患者に対し治療上, 薬剤を調剤して交付する必要があると認めた場合には, 患者または現にその看護に当たっている者に対して, 処方箋を交付しなければならない」と定めている. また, 医師法施行規則第 21 条では,「医師は, 患者に交付する処方箋に, 患者の氏名, 年齢, 薬名, 分量, 用法及び用量, 発行の年月日, 使用期間及び病院若しくは診療所の名称及び所在地又は医師の住所を記載し, 記名押印又は署名しなければならない.」とその記載内容を定めている.

(2) 処方箋(の形状)(図5.2.7)

国民皆保険下にある現在, 医療現場においては, 前述した内容に加え健康保険法などによって定められた事項を記載した処方箋が交付されている. この処方箋は, 一般に「保険処方箋」と呼ばれており, 医療保険を使用しない, いわゆる「自費」によって診療を受けた場合の「処方箋」とは区別される.「自費処方箋」の記載事項は, 医師法または歯科医師法による記載事項だけになる.「保険処方箋」は, 健康保険法に基づく平成 30 年 4 月施行の保険医療機関及び

保険医療養担当規則（昭和32年厚生省令第15号）第23条（処方箋の交付）により，「保険医は，処方箋を交付する場合には，様式第二号若しくは第二号の二又はこれらに準ずる様式の処方箋に必要な事項を記載しなければならない.」，「保険医は，その交付した処方箋に関し，保険薬剤師から疑義の照会があった場合には，これに適切に対応しなければならない.」.

処方箋は患者の種別（外来・入院）によって区別されていることが多い. 外来処方箋には，市中の保険薬局で調剤することを前提とした院外処方箋と，医療機関内の薬剤部で調剤を行うことを前提とした院内処方箋がある. 院外処方箋は患者の氏名，年齢，薬名，分量，用法及び用量，医師の氏名を記載した文書を当該薬剤師に交付する. 入院処方箋は入院患者の薬物療法に使用する処方箋で，一定の期間継続して服用・使用する薬剤を処方するための定時処方箋，短期間（3〜4日）の服用・使用あるいは定時処方で定められた曜日までつなぎとなる薬剤を処方するための臨時処方箋，患者が退院後に継続的に服用する薬剤を処方するための退院時処方箋，注射処方箋などの種類が存在する.

1）麻薬処方

麻薬施用者は麻薬及び向精神薬取締法第27条「麻薬施用者は，麻薬を記載した処方箋を交付するときは，その処方箋に患者の氏名，麻薬の品名，分量，用法・用量，自己の氏名，免許証（麻薬施用者免許証）の番号，その他厚生労働省令で定める事項を記載して，記名押印又は署名をしなければならない」と定められている.

2）一般名処方

一般名処方とは平成24年4月1日（診療報酬改定）以降，後発医薬品が存在する医薬品について，薬価基準に収載されている品名に代えて，一般的名称に剤形及び含量を付加した記載による処方をいう. 一般名処方の標準的な記載は，【般】+「一般的名称」+「剤形」+「含量」となる. 一般名処方の推進は，薬剤師が患者に

対し後発医薬品を勧めやすくなり，また，薬局における在庫負担の軽減につながる. 医薬品により治療を行う際，患者に薬理作用をもたらしているのは，あくまでも有効成分（主成分）である. これは先発医薬品も後発医薬品も同じであり，同一の有効成分で同一の効能・効果，同一の用法・用量の医薬品として承認を受けたものであり，どれも治療学的には同等ということになる.

後発用医薬品（ジェネリック医薬品）とは，新有効成分や新しい効能・効果等を有することが臨床試験等により確認され，承認された新薬（先発品）の特許が切れた後に，その新薬と同一の有効成分を同一量含み，同一投与経路の製剤である. そして，効能・効果，用法・用量も原則的に同一である医薬品で，生物学的同等性試験等にてその新薬と治療学的に同等であることが検証されているものをいう.

（3）処方箋の使用期間

保険医療機関（病院や診療所）で交付される処方箋の使用期間は，交付の日を含めて4日以内である. これには，休日や祝日が含まれるので，処方箋の使用期間が過ぎないように注意が必要である. なお，長期の旅行等特殊の事情があり，医師や歯科医師が，処方箋に別途使用期間を記載した場合には，その日まで有効となる.

（4）薬名，分量，用法・用量

1）薬名

薬名は薬品名，剤形，規格で構成される. 処方に略語等用いるのは，誤解を生じる恐れがあるため，公的に用いられているもの以外は避けることが望ましい. 処方箋の中の「医薬品の分量」は，薬剤の最小基本単位である1回分の投与量で表示する.

2）分量

分量は，医療用医薬品添付文書の用法・用量欄に記載されている量である. 頓服薬も1回分

の投与量とする．分量の単位（g，mg，mL，錠，カプセルなど）は必ず記載する．外用薬は，軟膏剤や点眼剤のように1回分（1日分）の投与量を数量的に記載することが困難な場合には投与全量（包装規格と本数）を記載する．坐剤のように，1回分および1日分の投与量で特定できる場合には内服薬と同様の形式で記載する．

3）用法・用量

患者に処方された薬剤を適正に使用してもらうために，その使用回数および服用時期を記載する．用法は服用回数および服用時期を記載する．服用回数や日数の記載は内服薬，外用薬では，回数は「1日3回」などと記載され，日数は「7日分」，「14日分」など，頓服薬では「3回分」などと記載される．服用時期とは，健康保険上の用語で服用時間を意味している．処方箋には「朝夕食前」，「毎食後」，「朝8時に」，「就寝前」などと記載される．頓服薬では患者の状態により使用されるものがあり，「痛いとき」，「眠れないとき」などがある．

用量は処方箋中の薬剤の投与総量を意味し，薬剤師が調剤すべき量である．用量はあくまで薬剤の「量」であり日数ではない．1日の分量に投与日数という時間単位を乗ずれば，その処方の投与総量になり用量と等しくなる．点眼剤，軟膏剤では，製剤の包装単位から分割しにくく，1回量や1日量の分量の記載が困難な場合には，投与総量すなわち用量で記載される．用法・用量には承認された効能・効果に対して，治験時に用いられた投与量・投与方法のうち有効性と安全性が証明され，厚生労働省が承認したものが記載される．

(5) 保険での制限事項

1）投与可能な医薬品

保険で使用できる医薬品は薬価基準に収載さ

れているものに限定されている．

2）医薬品と対象疾患

保険では承認された効能・効果，あるいは用法・用量の範囲内で使用することが認められている．

3）投与日数

投与日数については，平成14年4月の診療報酬改定により，従来の1回の投与日数の制限が原則的に廃止され，医師の裁量で自由な投与日数を処方することが可能になった．平成20年の診療報酬改定では，麻薬および向精神薬などは14日分，30日分，90日分と，リスクに応じて投与期間に上限が定められた．また，1回14日分の上限が設けられている内服薬，外用薬については，長期の旅行等のように特殊な事情が認められる場合には1回30日分を限度として投与することができる．新規成分として薬価収載された医薬品（新薬，ただし，後発医薬品は除く）は原則，薬価基準に収載されてから1年間は長期投与することができず，1回14日分が限度とされている．平成24年の診療報酬改定では麻薬，向精神薬等の14日分の制限のあった医薬品に対し30日分までの処方が可能となった．平成28年度の診療報酬改定では，新医薬品の14日間処方日数制限の見直しについて検討が行われた．

(6) 処方箋の保存期間

処方箋の保存期間は病院では2年間（医療法第21条，医療法施行規則第20条 保存義務者：病院），保険薬局では3年間（保険薬局及び保険薬剤師療養担当規則第6条 保存義務者：保険薬局）である．

(折井孝男)

5.3

臨床看護

看護とは

(1) 看護の定義

看護は，ナイチンゲールが「看護覚え書き」という書簡集で述べた考えに基づいて発展してきた．ナイチンゲールは，「病人の世話」という日常的な行為を「看護師」という専門的な職業として位置づけた．このナイチンゲールの「看護覚え書き」によると「看護とは，新鮮な空気，陽光，暖かさ，清潔さ，静かさなどを適切に整え，これらを活かして用いること，また食事内容を適切に選択し適切に与えること，こういったことのすべてを，患者の生命力の消耗を最小にするように整えること，を意味すべきである．」[6]と定義している．

「看護」と「介護」は混同されることも多いが，保健師助産師看護師法[6]ではその違いを対象者で区分し，看護は「傷病者若しくはじょく婦」を，介護は「心身の障害により日常生活を営むのに支障がある人」としている．看護師には，これに「診療の補助」が加わる．

日本看護協会の「看護にかかわる主要な用語の解説」[7]によると，「看護とは，広義には，人々の生活の中で営まれるケア，すなわち家庭や近隣における乳幼児，傷病者，高齢者や虚弱者等への世話等を含むものをいう．狭義には，保健師助産師看護師法に定められるところに則り，免許交付を受けた看護職による，保健医療福祉の様々な場で行われる実践をいう．」とされている．また看護の目的は，「あらゆる年代の個人，家族，集団，地域社会を対象とし，対象が本来もつ自然治癒力を発揮しやすい環境を整え，健康の保持増進，疾病の予防，健康の回復，苦痛の緩和を行い，生涯を通して，その人らしく生を全うすることができるよう身体的・精神的・社会的に支援すること」と規定されている．広義には看護の活動の場は地域社会を含むが，本稿では「臨床」を病院・医院という医療現場に限定して述べる．

(2) 臨床の看護師が実践している行為

狭義の患者に対する看護は，データを収集し，それをアセスメントして「看護計画」というプランを立案し，その看護計画に基づいて実践し，評価し，再計画するという一連の過程をたどる．この一連の過程を「看護過程」といい，これを記録したものが「看護記録」であり，電子カルテの一部となる．「看護過程」や「看護計画」の詳細は後述する．

一般に看護師の行動で目につくのは，医師の診察の介助や注射，消毒や検査等の医療処置やその補助である．医師の診察の介助や注射，処置の補助という行為は，医師が「病気」という問題解決をはかるのを助け，患者の生命力の消耗を最小限にすることを目的としている．臨床

の看護師は，健康問題を持ちながら生活している患者に対し，その人がどう生きようと思っているかを実現するためにさまざまな支援をしている．その支援とは，下記の事柄を指す．

① 患者がより安全・安楽で適切に医療を受けられるよう，医師の診療を補助する．

② 治療に対する患者の反応や異常の早期発見を目的として観察や体温や血圧等のバイタルサイン測定を行い，その結果を医師に報告して診療を補助する．

③ 病状により自力で行えなくなったトイレに行く，食べる，洗面する，入浴するなどの行為を手伝い，少しずつ自力で行えるよう体力の回復を助ける．

④ 痛みなどの苦痛を取り除く．

⑤ 病気を持ちながら生活する上で必要な服薬，食餌，運動，日常生活動作などの対処方法を患者・家族に助言する．

⑥ 患者・家族が今後の治療や生活について意思決定ができるよう情報提供し相談する．

⑦ 医師や他の職種と協働して患者・家族の意思を実現できるよう話し合い，多職種間の調整をする．

⑧ 自宅等の地域社会に円滑に戻れるよう地域の医療・介護福祉機関等と連絡調整する．

上記のために看護師は，その人の病状や治療，病気によって生じている生活上の問題，あるいは生活上の問題によって生じている病気の状態を知り，その人がどう生きていこうと考えているかを知ろうとする．これらは看護データベースとして整理され，記録される．このデータベースは看護基本情報とも呼ばれ，身体的，精神的，社会的側面で整理されている．データ整理の枠組みはさまざまであるが，マージョリー・ゴードンが提唱した「機能的健康パターン」の11項目[8]や，ヘンダーソンが「看護の基本となるもの」で示した14項目[9]が使われることが多い．その上で，看護師は健康問題の解決のために「看護計画」というプランを立てて実行す

る．

（3）医療チームの中での看護師の役割

医療チームの中での看護師の役割は，厚生労働省の「チーム医療の推進に係る報告書」で，「看護師については，あらゆる医療現場において，診察・治療等に関連する業務から患者の療養生活の支援に至るまで幅広い業務を担い得ることから，いわば「チーム医療のキーパーソン」として患者や医師その他の医療スタッフから寄せられる期待は大きい．」[10]と述べられている．この期待とは，前述の臨床看護師の患者に対する支援のうち，⑥，⑦，⑧を担うことを指す．

このほかにも，臨床の看護師は調整役としての役割を担うことが多い．看護師が行う調整は，大きく2種類に分けられる．一つは患者個人を対象として調整するものである．患者の治療スケジュールの調整や患者が外来通院から入院，退院後の生活へ病院内外の手続きや地域との人と人，あるいは情報の連携を通じて一連の流れが円滑に整うよう調整する．もう一つは病棟全体，または外来のように部署全体の広い範囲での調整である．臨床の看護師は，患者の病状に応じて病室を移動する「転室」という行為でも，医学的な判断に加えて患者の安全を考慮し，病棟全体の患者状況や患者の特性で判断している．また，医療に使用する物品や薬品の準備も看護師が担う場合が多い．看護師はこれらの行為を「医療を円滑に実施するための準備」と位置付けている．看護師は患者に対する直接的な看護を「直接看護業務」，それ以外の業務は「間接看護業務」として日常的に実施している．これらの多岐にわたる業務の特徴から，看護師が使用する医療情報システムは，患者の診療に係るすべての機能の参照が必要であると同時に，物品・薬品・病室等の管理機能も必要になる．

（4）看護者の倫理綱領

看護師の倫理に関する国際的な綱領は，1953

年に国際看護師協会（ICN）によって初めて採択された．その後，この綱領は何回かの改訂を経て，2012年に見直しと改訂に至った．「ICN看護師の倫理綱領」には，4つの基本領域が設けられており，それぞれにおいて倫理的行為の基準が示されている．4つの基本領域とは，①看護師と人々，②看護師と実践，③看護師と看護専門職，④看護師と協働者，であり，それぞれにおいて倫理的行為の基準が示されている．

　日本では，2003年に日本看護協会が「看護者の倫理綱領」[11]を定めた．この倫理綱領は15条で構成され，看護者を対象とした行動指針であり，実践を振り返る際の基盤となるものである．内容は，人間の生命，人間としての尊厳及び権利の尊重，平等に看護を受ける権利，知る権利と自己決定権の擁護，守秘義務と個人情報保護，安全の確保など看護の対象者に対する責務を表明した部分と，自身の継続学習や品行を高く保ち，専門的知識・技術の創造と開発による看護学の発展への寄与，環境問題に対し社会と責任を共有するなど職業人として引き受ける範囲について表明した部分とで構成されている．日本では，この日本看護協会の「看護者の倫理綱領」が一般的に用いられている．

（佐藤ひとみ）

5.3.2　看護業務概要

　看護業務は，一般論としては，保健師・助産師・看護師・准看護師（以下，総称として「看護職」という）のうち，主に看護師が行う業務をいう．看護職の業務内容については，その免許ごとに，保健師助産師看護師法（1948年公布の保健婦助産婦看護婦法を2001年に改正）や厚生労働省の通知等で規定されている．

(1) 保健師助産師看護師法による業務の規定

　保健師助産師看護師法では，以下のように業務内容が規定されている．

1) 保健師

　保健師とは，「厚生労働大臣の免許を受けて，保健師の名称を用いて，保健指導に従事することを業とする者をいう．」（第2条）保健指導自体は他の職種も行い得る業務であるため，保健師は，その名称を用いて保健指導することが独占の範囲とされている．このように，業務に際し名称を用いることに対する独占を，「名称独占」という．

2) 助産師

　助産師とは，「厚生労働大臣の免許を受けて，助産又は妊婦，じょく婦もしくは新生児の保健指導に従事することを業とする者をいう（第3条）」．「助産師でない者は，第3条に規定する業をしてはならない（第30条）」との規定があるため，助産師のみがこれらの業務を実施できる．このような業務に対する独占を，「業務独占」という．

3) 看護師

　看護師とは，「厚生労働大臣の免許を受けて，傷病者若しくはじょく婦に対する療養上の世話，又は診療の補助を行うことを業とする者をいう．（第5条）」．看護師による業務独占が規定されている．なお，仮に医師の指示があっても，手術など「医師又は歯科医師が行うのでなければ衛生上危害を生ずるおそれのある行為」は実施できない（第37条）．

4) 准看護師

　准看護師とは，「都道府県知事の免許を受けて，医師，歯科医師又は看護師の指示を受けて

前条に規定することを行うことを業とする者をいう（第6条）」. 准看護師による業務独占が規定されている.

5）看護師の特定行為

在宅医療等の推進等を目的に，2015年に，看護師の特定行為に関する規定が設けられた. 特定行為とは，医師又は歯科医師の判断を待たずに，手順書により行う，一定の診療の補助（たとえば脱水時の点滴（脱水の程度の判断と輸液による補正）など）をいう. 具体的な特定行為としては，人工呼吸器からの離脱や，直接動脈穿刺法による採血などがある. これらの行為を行うためには，特定行為研修を修了することとされている.

6）業務独占の適用除外

医師は，医師法に基づき，助産師や看護師に独占とされた業務も行うことができる. また，保健師や助産師は，看護師の業務を行うことができる（ただし現在は，看護師国家試験に合格することが保健師や助産師の免許交付条件となっている）.

(2) 看護業務の対象と範囲

看護業務の対象と範囲は，狭義には，保健師助産師看護師法で規定された「傷病者若しくはじょく婦」に対する「療養上の世話または診療の補助」ということになる. もっとも，この規定は業務独占となる範囲を定めたものであるから，看護師がこれ以外の業務を行えないということにはならない.

日本看護協会の看護業務基準（2016年改定版）では，「看護職は，看護を必要とする個人，家族，集団，地域等を身体的，精神的，社会的，スピリチュアルな側面から総合的に捉え，生涯を通じてその人らしい生活を送ることができるよう支援する」としており，より幅広い対象に支援を行う方針を明示している.

このような対象者に対する直接的な支援を「直接看護」といい，これを実施するために必

表5.3.1　病棟における看護業務

① 病状の観察
② 病状の報告
③ 身体の清拭，食事，排泄等の世話等療養上の世話
④ 診察の介補
⑤ 与薬・注射・包帯交換等の治療の介助および処置
⑥ 検温，血圧測定，検査検体の採取・測定，検査の介助
⑦ 患者，家族に対する療養上の指導等

要な記録や医療従事者間の連絡などを「間接看護」という.

(3) 病院における看護業務

業務に従事している看護師の約7割は病院に勤務しており，その多くは病棟で業務を行っている. このため，病院における病棟看護業務は，基本的な看護業務と位置付けることができる.

入院基本料の施設基準では，病棟における「患者の病状に直接影響のある看護」として，7種類の業務を掲げている（**表5.3.1**）.

また，2016年に厚生労働省標準規格となった看護実践用語標準マスターでは，観察以外の「看護行為」を，日常生活ケア，家族支援，指導・学習支援，組織間調整，機器などの装着に伴うケア，死者および遺族に対するケア，その他の7大分類で整理している. ここには，「診療の補助」として行う注射や処置等の医行為は含まれていない.

このように，看護業務は多岐にわたり，その業務量は膨大である. このため，看護業務の一部は，看護師の指導下で，看護補助者に移譲することが推進されている. 具体的には，療養生活上の世話（食事，清潔，排泄，入浴，移動等），病室内の環境整備やベッドメーキングのほか，病棟内において，看護用品および消耗品の整理整頓，看護職員が行う書類・伝票の整理および作成の代行，診療録の準備等がその対象とされている.

(4) 看護過程

看護を組織的かつ継続的に提供する方法論に，看護過程がある．これは，PDCAサイクル（Plan-Do-Check-Act cycle）に近似したものである．

日本看護協会の看護業務基準（2016年改定版）では，「看護職は，看護を必要とする個人，家族，集団，地域等を継続的に観察して，健康状態や生活環境等を総合的に捉えて査定した上で，支援を必要とする内容を明らかにし，計画立案，実行，評価を行う．」としている．

多くの病院の看護記録は，この看護過程を実践できるように構成されている．このため，この「健康状態や生活環境等を総合的に捉える」ための基礎情報の記録様式は，看護理論や看護モデルに基づいたものが使用される．また，査定（アセスメント）に基づいて「支援を必要とする内容を明らかにする」すなわち問題を明確化するプロセスは，「看護診断」と呼ばれるこ

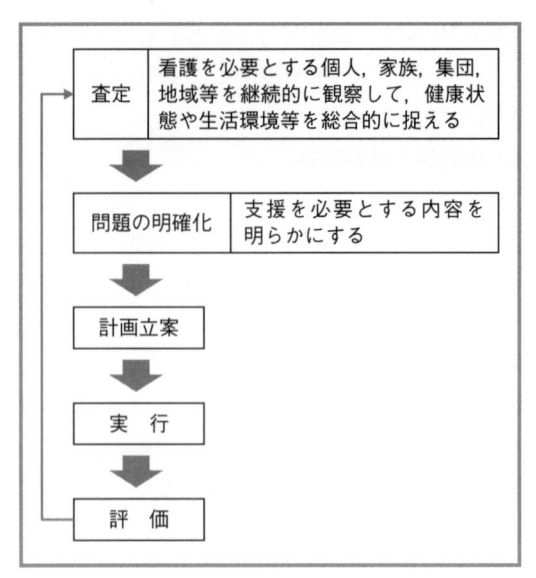

図5.3.1　看護過程

ともある．また，「評価」はPDCAサイクルのC-Aに相当するプロセスであるため，その評価結果は次の「査定」に反映されることになる（**図5.3.1**）．

（瀬戸僚馬）

5.3.3　看護における用語・分類

ここでは，電子カルテに用いられている看護の用語集や分類が，どのように使い分けられているかを中心に説明する．

(1) 患者像モデル

入院時には，入院理由にかかわらず，患者のすべての問題点を洗い出すための情報収集が行われる（1泊2日のような短期入院では省略されることもある）．このような包括的な情報収集では，看護としてどのような範囲の問題点を扱うべきかあらかじめ定めておく必要がある．この時に使われる枠組みが患者像モデルである．

主要な患者像モデルには，NANDA13領域，ゴードン，ヘンダーソン，カルペニート，薄井

氏の科学的看護論などがある．**表5.3.2**のように，それぞれの看護モデルにはカテゴリーがあり，各情報項目がどのカテゴリーに入るかが決められている．たとえば，「疾患の理解」は，NANDA13領域では「1. ヘルスプロモーション」，ゴードンの分類では，「1. 健康知覚／健康管理パターン」，ヘンダーソンの分類では「14. 健康学習」に含まれている．入院時看護プロファイル（患者データベース，アナムネ情報などとも呼ばれる）の書式はこの枠組みに沿って作成されている．

一般に，古くに作られた患者像モデル（ヘンダーソンなど）は日常生活に重点がおかれ，逆に最近のモデル（NANDA13領域）は患者のス

トレスなど心理面に重点がおかれる傾向にある.

どのモデルを採用しても患者から取得する情報に大きな違いはないが,どのように患者の全体像を捉え看護を実践するかは,看護部長など看護部の方針によって変わり,そのたびに患者像モデルも変更される.システム設計時には柔軟に対応できるよう注意が必要である.

(2) 看護計画と実施記録

看護は計画に基づく業務が基本とされ,記録システムも計画と実施を中心に設計されている.

1) 看護計画システムにおける標準用語

患者の看護計画は,標準的な計画を参照し,それを修正することによって立案する.参照元となる計画を標準看護計画と呼び,1990 年代は無償公開された香川大学の標準看護計画が広く用いられてきた.当初の標準看護計画は,疾患・治療別に問題点が列挙され,問題点別に計画が記載された.この当時の標準看護計画は,問題点もその計画も叙述的な文章で記載されていた(**図 5.3.2**).

その後,問題点の表記に NANDA 看護診断と呼ばれる標準用語が用いられるようになった.さらに日本では,アイオワ大学が作成した NIC

看護介入,NOC 看護成果が翻訳され,紹介された.NIC 看護介入や NOC 看護成果はそれぞれ NANDA 看護診断と関連付けられており,看護診断を選ぶとその診断に適用できる看護介入や看護成果を選ぶことができる(**図 5.3.3**).この 3 つの用語集をあわせて NNN(スリーエヌ),関連のことをリンケージと呼ぶ.

疾患・治療別標準看護計画は,患者のおかれている状況が特定されており,具体的な計画が記述されているため,NNN に比べ計画を選択する手間が少ない.その一方で医学的な視点から患者を捉えやすく,痛みによる苦痛そのものよりも,その原因や治療に偏っているという批判もある.

2) 看護実施記録システムにおける標準用語

実施記録システムには,叙述的に記録する経過記録や時系列の表形式で記録する検温表などがある.検温表は,体温,脈拍,血圧や尿量,便回数などの基本的なバイタルサインを記録する書式であるが,それ以外の「術後の痛み」や「創部の状態」といった観察項目,体を拭く「清拭」などのケア項目も記述するようになった(**図 5.3.4**).そこで,観察項目やケア項目を検温表に表示するために MEDIS-DC 看護実践用

表5.3.2 患者像モデルのカテゴリ一覧

NANDA13領域	ゴードンの分類	ヘンダーソンの分類
1. ヘルスプロモーション	1. 健康知覚/健康管理パターン	1. 正常に呼吸する
2. 栄養		2. 適切に飲食する
3. 排泄と交換	2. 栄養/代謝パターン	3. あらゆる排泄経路から排泄する
4. 活動/休息	3. 排泄パターン	4. 身体の位置を動かし,また良い姿勢を保持する
5. 知覚/認知	4. 活動/運動パターン	5. 睡眠と休息をとる
6. 自己知覚	5. 睡眠/休息パターン	6. 適切な衣類を選び,着脱する
7. 役割関係	6. 認知/知覚パターン	7. 衣類の調節と環境の調整により,体温を生理的範囲内に維持する
8. セクシュアリティ	7. 自己知覚/自己概念パターン	8. 身体を清潔に保ち,身だしなみを整え,皮膚を保護する
9. コーピング/ストレス耐性		9. 環境の様々な危険因子を避け,また他人を障害しないようにする
10. 生活原理	8. 役割/関係パターン	10. 自分の感情,欲求,恐怖あるいは "気分" を表現して他者とコミュニケーションをもつ
11. 安全/防御	9. 性・生殖パターン	11. 自分の信仰に従って礼拝する
12. 安楽	10. コーピング/ストレス耐性パターン	12. 達成感をもたらすような仕事をする
13. 成長/発達	11. 価値/信念パターン	13. 遊び,あるいは様々な種類のレクリエーションに参加する
		14. "正常" な発達及び健康を導くような学習をし,発見をし,あるいは好奇心を満足させる

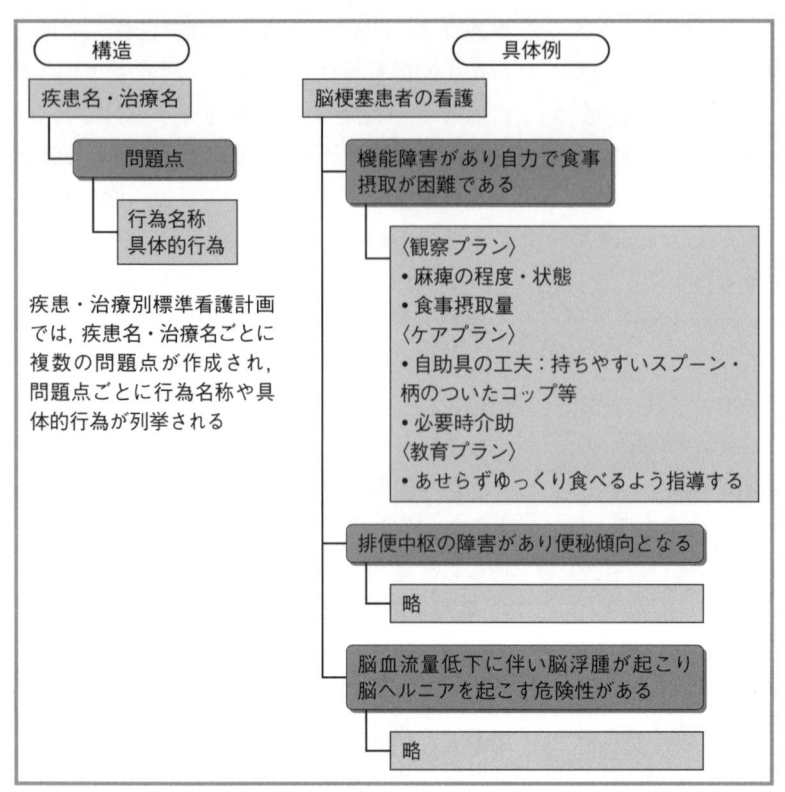

図5.3.2
疾患・治療別標準看護計画の
構造と具体例

語標準マスターが作成された.

3) 計画システムと実施記録システムの連携

計画システムで指定した観察項目とケア項目は，実施記録システムの入力対象でもあり，両システムの情報連携が行われるようになった．具体的には，計画システムで指定した観察項目やケア項目を実施記録システムに転送しておき，実施記録側では測定値や実施の有無だけを入力する．当初は，計画システムの中から指定した観察項目やケア項目だけを実施記録システムに転送していたが，次第に両システムで項目を一致させる連携が行われるようになってきた．HCBooks は，看護計画の観察項目とケア項目を MEDIS-DC 看護実践用語標準マスターに準拠して作成された標準計画であり，計画システムと実施記録システムの連携が図られるようになっている．

4) 計画システムと実施記録システムの融合

クリニカルパスのシステムは，検温表の画面と類似しており，計画システムと実施記録システムが 1 つになったものである．クリニカルパスシステムのアウトカムの評価には，クリニカルパス学会が作成したベーシックアウトカムマスター（BOM：Basic Outcome Master）がある．この BOM は，MEDIS-DC 看護実践用語標準マスターとのマッピングが行われている．

(3) 用語集の開発体制と管理体制

1) NANDA-I看護診断

看護師が独自に診断・介入する患者問題を看護問題と呼び，その診断名称を看護診断と呼ぶ．日本では，NANDA-I が開発した看護診断が普及している．NANDA は，北米看護診断協会（North American Nursing Diagnosis Association）の頭文字を表しており，当初は米国を中心とした学術団体であったが，その後，国際的な学術団体として，NANDA-International と改名され，略称として NANDA-I と呼ばれ

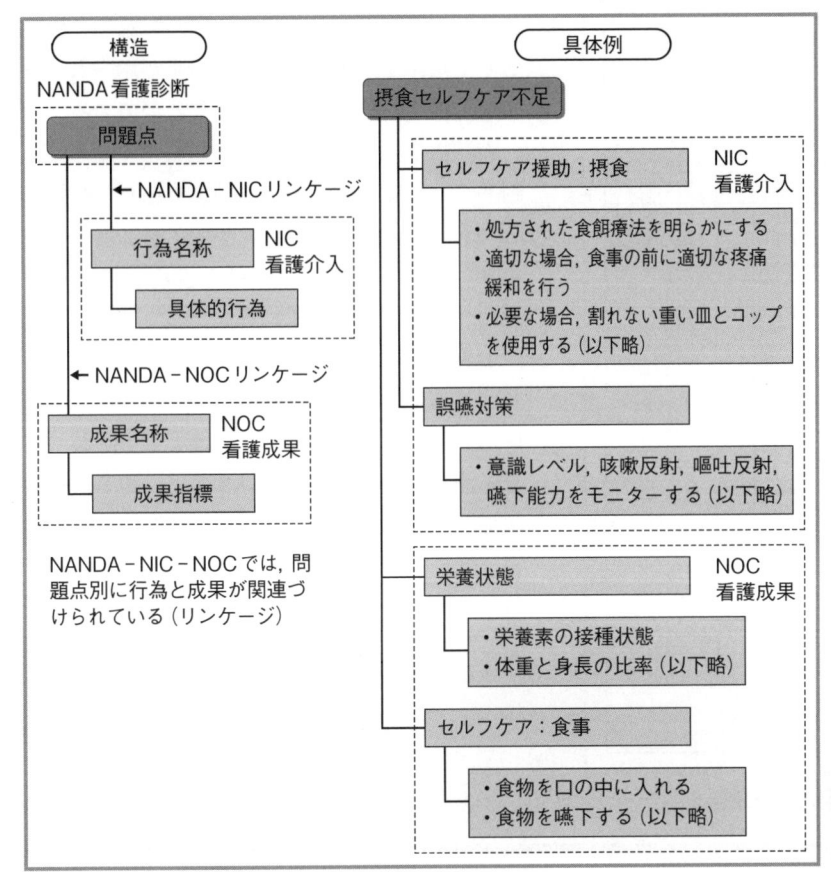

図5.3.3
NANDA看護診断-NIC看護介入-NOC看護成果の構造と具体例

ている．NANDA-Iは3年に1度の総会によって，新しい診断名が採択され，その定義，診断指標，リスク因子などが記述された書籍を発行する．日本では，日本看護診断学会が監訳した翻訳版が発行されている．利用についてはライセンス料が必要である．

2) 看護成果分類

NOC（Nursing Outcome Classification）は，米国のアイオワ大学の成果研究チームによって作成された看護成果の分類体系である．それぞれの成果には定義と成果目標，指標が存在する．たとえば「生きる意欲」という成果ラベルには，「生きようとする決意を表現する」，「希望を表現する」のような11の指標が存在し，それぞれ「重度に障害」，「かなり障害」，「中程度に障害」，「軽度に障害」，「障害なし」の5段階で評価する．利用についてはライセンス料が必要で

ある．

3) 看護行為分類

NIC（Nursing Intervention Classification）もNOCと同様に，アイオワ大学で開発された分類である．たとえば「圧迫潰瘍ケア（褥瘡ケア）」については，「周辺皮膚組織の色調，体温，浮腫，湿潤度，外観をモニターする」，「刺激の少ない石けんと水で潰瘍周囲の皮膚を洗浄する」といった叙述的な文章による行動が全部で24列挙されている．行為には「心臓ケア：急性期」，「観血的血行動態モニタリング」といった疾患に関する行為や，「インシデント報告」，「記録作成」といった行為のラベルも存在している．利用についてはライセンス料が必要である．

4) 看護実践用語標準マスター

看護実践用語標準マスターは，MEDIS-DCが厚生労働省の委託を受けて作成した用語集で

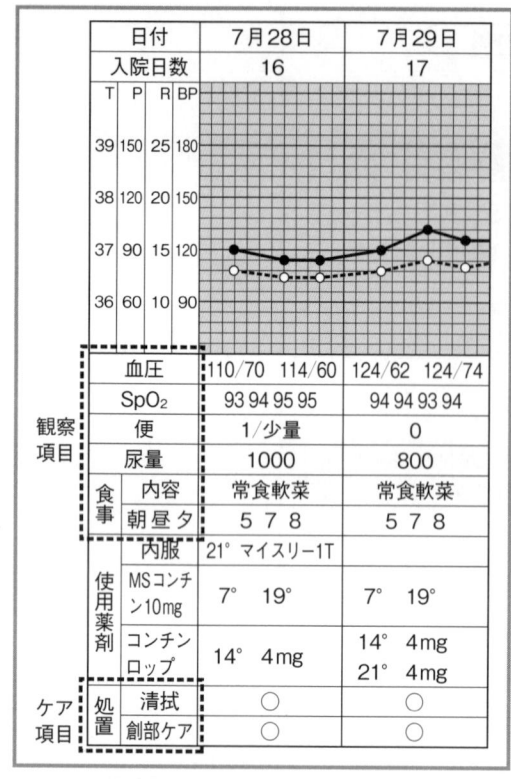

日付	7月28日	7月29日
入院日数	16	17

（検温表グラフ：T・P・R・BP）

		7月28日	7月29日
観察項目	血圧	110/70　114/60	124/62　124/74
	SpO$_2$	93 94 95 95	94 94 93 94
	便	1／少量	0
	尿量	1000	800
食事	内容	常食軟菜	常食軟菜
	朝 昼 夕	5 7 8	5 7 8
使用薬剤	内服	21°マイスリー1T	
	MSコンチン10mg	7°　19°	7°　19°
	コンチンロップ	14°　4mg	14°　4mg 21°　4mg
ケア項目	処置　清拭	○	○
	創部ケア	○	○

図5.3.4　検温表の観察項目とケア項目

5.3.4 重症度

あり，看護観察編と看護行為編からなる．原則として毎年1回更新され，最新版がホームページに公開され無償で使用することができる．

　看護観察編は，観察結果を記載するための項目名称として作成された用語集であり，哺乳量（数値型：ml），便性状（列挙型：普通便，堅便，軟便，泥状便など）のように，項目名称とその値のペアが収録されている．

　看護行為編は行為名称を整理した用語集であり，NICとは異なり簡潔な表現で整理されている．たとえば入浴については，第1階層：日常生活ケア，第2階層：清潔ケア，第3階層：入浴，第4階層：全介助，部分介助，継続的観察，断続的観察などと詳細度によって4階層に分けられている．

（柏木公一）

　重症度は，病気の進行度や救急搬送におけるトリアージのレベル，あるいは，看護必要度の判定に使われるなど，医療の現場で多様な指標として用いられている．本項では，主に臨床看護で用いられる重症度について解説する．保険医療機関においては，入院基本料（**表5.3.3**）の届出を行った病棟について，看護体制の1単位ごとに，患者の個人記録と看護業務の計画に関する記録がなされている必要があると義務付けられている．

　患者の個人記録は，経過記録と看護計画に関する記録である．さらに，重症度，医療・看護必要度に係る評価を行う入院料を算定する病棟の患者については，モニタリングおよび処置等（A項目），あるいは，患者の状況等の項目（B

項目），手術等の医学的状況（C項目）の評価に関する根拠等を記録する必要があるとしている．

　病棟における看護管理として，病棟管理日誌の作成・記載が義務付けられている．この病棟管理日誌で報告されたものが，看護管理日誌の集計値の根拠となる．

　病棟管理日誌や看護管理日誌では，「重症」者を報告するようになっている．この「重症」者の定義は，日本看護協会が定めている看護度別入院患者分類に基づいて行われている（**表5.3.4**）．重症患者の定義は，AⅠ，AⅡ，BⅠに分類される患者の合計としている．また，重症度に関連した事項として，介護区分がある．

　これは，緊急時に避難する際に，患者の状態

表5.3.3　入院基本料・特定入院料の全体像

	入院基本料	特定入院料	
		特定の行為のみ包括	基本は包括で一部行為のみ出来高
一般病棟	○一般病棟入院基本料 ○特定機能病院入院基本料 　（一般病棟） ○専門病院入院基本料 　障害者施設等入院基本料	○救命救急入院料 ○特定集中治療室管理料 ○ハイケアユニット入院医療管理料 ○脳卒中ケアユニット入院医療管理料 ○新生児特定集中治療室管理料 ○総合周産期特定集中治療室管理料 ○新生児治療回復室入院医療管理料 ○一類感染症患者入院医療管理料	特殊疾患入院医療管理料 ○小児入院医療管理料（1〜5） △回復期リハビリテーション病棟入院料（1・2） △亜急性期入院医療管理料（1・2） 特殊疾患病棟入院料（1・2） 緩和ケア病棟入院料
療養病棟	△療養病棟入院基本料		△回復期リハビリテーション病棟入院料（1・2）
結核病棟	結核病棟入院基本料 特定機能病院入院基本料 （結核病棟）		
精神病棟	精神病棟入院基本料 特定機能病院入院基本料 （精神病棟）		小児入院医療管理料5 特殊疾患病棟入院料2 精神科救急入院料 精神科急性期治療病棟入院料 精神療養病棟入院料 認知症治療病棟入院料

○DPC算定対象となる入院基本料・特定入院料　　△2014年改定の「併設ケアミックス病棟」

【用語の説明】

入院基本料：入院の際に行われる基本的な医学管理，看護，療養環境の提供を含む一連の費用を評価したもの

特定入院料：施設基準適合の医療機関で特定の症状，疾患の患者に対して包括医療を行う集中治療室（ICU）や，救急の集中治療室，小児科病棟など特別のケアが必要な病棟に入院した場合の医科診療報酬．特定の機能をもった病棟，病室や特定の疾患の人に適応される医科報酬点数（料金）のことであり，一般の病気や怪我による入院時の「入院基本料」に対して「特定入院料」という．

表5.3.4　看護度別入院患者分類

看護観察の程度		生活の自由度
A	絶えず観察を要する	I 常に寝たまま II ベッド上で体を起こせる III 病室で歩行ができる IV 日常生活にほとんど不自由がない
B	1〜2時間ごとに観察を要する	I II 上記 I〜IVに同じ III IV
C	とくに観察を継続する必要はない	I II 上記 I〜IVに同じ III IV

表5.3.5　傷病者の重症度分類

軽症：入院を要しないもの	さらに4つに細分化される
中等症：生命の危機はないが入院を要するもの	
重症：生命の危機の可能性があるもの	生命の危険の可能性があるものとは，重症度・緊急度判断基準において，重症以上と判断されたもののうち，死亡，重篤を除いたものをいう
重篤：生命の危機が切迫しているもの	① 心・呼吸の停止または停止の恐れのあるもの ② 心肺蘇生を行ったもの
死亡：初診時死亡が確認されたもの	

に応じて，どのように移送するのかを明確にする必要があり，担送・護送・独歩に分けられている．担送は，担架，ストレッチャーなどで移送する必要がある．護送は，付き添い，見守り指示が必要であり，肩貸しや車椅子なども含まれる．独歩は，1人で移動できる状態である．

一方，救急活動を迅速・的確に実施するために，「救急搬送における重症度・緊急度判断基準作成委員会」が中心となり，救急搬送における重症度・緊急度判断基準が作成された[14]．重

症度・緊急度の定義については，「重症度とは患者の生命予後又は機能予後を示す概念，緊急度とはその重症度を時間的に規定した概念」としている．なお，緊急度については，重症度を分類していく中で重み付けされるものであり，原則として生理学的評価による異常が最も緊急度が高く，次いで，解剖学的評価による異常・その他症状等による異常の順になるとしている．また，傷病者の重症度分類を**表5.3.5**に示す．

5.3.5 看護必要度

日本の看護師の配置基準は，医療法によって患者数に対する看護職員（看護師・准看護師・看護補助者）の人数が定められている．歴史的には，1950年に「完全看護」という名称で，診療報酬の中に看護独自の点数が制定された．その後，基準看護，新看護体系，入院基本料の包括化へと進み，より高い基準が設けられるようになった．

患者の重症度によって，収容される病棟・病室が決められる根拠として，2002年の診療報酬改定において，「特定集中治療室（ICU）管理料」の算定要件に，重症度の判定基準及び患者割合が導入された．A項目，B項目合計14項目について，毎日評価し，A項目3点またはB項目3点以上を重症者と定義し，該当する患者割合が9割以上を算定要件とした．その後，2年ごとの診療報酬改定において見直しが行われ，2016年の改定においては，**表5.3.6**に示す項目に変更となり，特定集中治療室管理料1及び2については，A項目が4点かつB項目が3点以上，さらに，基準を満たす患者を8割以上入院させていることに条件が緩和された．この基準は，2018年の改定でも変わっていないが，新たな取り組みとして，入退室時の生理

学的スコア（SOFAスコア）をDPCデータの報告とすることが追加された．また，救命救急入院料1，3については，特定集中治療室用の重症度，医療・看護必要度の測定を要件とすることが決められた．

次いで，2004年の改定において，「ハイケアユニット入院医療管理料」の算定要件に，重症度・看護必要度の判定基準及び患者割合が導入された．A項目，B項目合計28項目について，毎日評価し，A項目3点またはB項目7点以上を重症者と定義し，該当する患者割合が8割以上を算定要件とした．本管理料についても，2年ごとの改定で見直しが行われてきたが，2016年の改定において，B項目については評価の簡素化を図るために，ICUも含め一般病棟用の評価に統一された．A項目が3点かつB項目が4点以上，さらに，基準を満たす患者を8割以上入院させていることに条件が緩和された（**表5.3.6**）．

2006年には看護職員の配置数を，雇用されている看護職員の数から，実際にその時間に働いている看護職員の数（実質配置）を表記するように求められ，その際に，より上位の7対1入院基本料が新設された．しかし，上位区分創

表5.3.6 入院料別の重症度，医療・看護必要度の評価項目（2016年改定）

A　モニタリング及び処置等	7対1入院基本料	ハイケアユニット入院医療管理料	特定集中治療室管理料
1.創傷処置 （① 創傷の処置（褥瘡処置を除く），② 褥瘡の処置）	○		
2.呼吸ケア（喀痰吸引のみの場合を除く）	○		
3.点滴ライン同時3本以上の管理	○		
4.心電図モニターの管理	○	○	○
5.輸液ポンプの使用		○	○
6.動脈圧測定（動脈ライン）		○	○（2点）
7.シリンジポンプの管理	○	○	○
8.中心静脈圧測定（中心静脈ライン）		○	○
9.人工呼吸器の装着	※	○	○（2点）
10.輸血や血液製剤の管理	○	○	○（2点）
11.肺動脈圧測定（スワンガンツカテーテル）		○	○（2点）
12.特殊な治療等（CHDF,IABP,PCPS,補助人工心臓, ICP測定）		○	○（2点）
13.専門的な治療・処置 ① 抗悪性腫瘍剤の使用（注射剤のみ） ② 抗悪性腫瘍剤の内服の管理 ③ 麻薬の使用（注射剤のみ） ④ 麻薬の内服・貼付，坐剤の管理 ⑤ 放射線治療 ⑥ 免疫抑制剤の管理 ⑦ 昇圧剤の使用（注射剤のみ） ⑧ 抗不整脈剤の使用（注射剤のみ） ⑨ 抗血栓塞栓薬の持続点滴の使用 ⑩ ドレナージの管理 ⑪ 無菌治療室での治療	○		

B　患者の状態等	7対1入院基本料	ハイケアユニット入院医療管理料	特定集中治療室管理料
1. 寝返り	○	○	○
2. 危険行動	○	○	○
3. 診療・療養上の指示が通じる	○	○	○
4. 移乗	○	○	○
5. 口腔清潔	○	○	○
6. 食事摂取	○	○	○
7. 衣服の着脱	○	○	○

※7対1入院基本料の「人工呼吸器の装着」については，「呼吸ケア」で評価
CHDF＝continuous hemodiafiltration：持続的血液濾過透析
IABP＝intra-aortic balloon pumping：大動脈内 バルーンパンピング
PCPS＝percutaneous cardio pulmonary support：心肺補助装置
ICP＝intracranial pressure：頭蓋内圧

表5.3.7　日常生活機能評価表

患者の状況	得　点		
	0点	1点	2点
床上安静の指示	なし	あり	
どちらかの手を胸元まで持ち上げられる	できる	できない	
寝返り	できる	何かにつかまればできる	できない
起き上がり	できる	できない	
座位保持	できる	支えがあればできる	できない
移乗	できる	見守り・一部介助が必要	できない
移動方法	介助を要しない移動	介助を要する移動（搬送を含む）	
口腔清潔	できる	できない	
食事摂取	介助なし	一部介助	全介助
衣服の着脱	介助なし	一部介助	全介助
他者への意思の伝達	できる	できる時とできない時がある	できない
診療・療養上の指示が通じる	はい	いいえ	
危険行動	はい	ある	

設の趣旨の徹底が図れず，社会的混乱を招いたとして，2008年には入院基本料の届け出要件として「看護必要度」等の基準が導入された．一般病棟7対1入院基本料については，A項目，B項目合計16項目について毎日評価し，A項目2点かつB項目3点以上を基準該当患者とし，該当する患者割合が1割以上を算定要件とした．また，回復期リハビリテーション病棟入院料の重症患者回復病棟加算の算定要件に日常生活機能評価表（**表5.3.7**）が導入された．日常生活機能評価表13項目について評価が行われ，10点以上を重症者と定義した．さらに，新規入院患者の1割5分以上を算定要件とした．2010年の改定においては，「急性期看護補助体制加算」，「一般病棟必要度評価加算（10対1）」の算定要件に，一般病棟用にかかる重症度・看護必要度の基準に該当している患者割合が導入された．

　2012年の改定では，7対1入院基本料の重症度・看護必要度が1割5分に引き上げられ，10対1入院基本料での看護必要度加算新設，13対1入院基本料の届出医療機関における患者の重症度・看護必要度の継続的な測定及び評価に対する加算が導入された．さらに，回復期リハビリテーション病棟1入院基本料を算定する場合，新規入院患者の1割5分以上が看護必要度A項目1点以上，かつ重症患者の退院時日常生活機能評価（看護必要度B項目）について4点以上改善している患者が3割以上であることとの条件も新設された．

　2014年の改定の重点課題の一つとして，7対1入院基本料の見直しが行われ，さらなる厳格化が図られた．一般病棟用の重症度・看護必要度については，一般病棟用の重症度，医療・看護必要度と名称が変更され，A項目の内容について見直しが行われた．

　2016年の改定では，急性期病床における患者像ごとの評価の適正化を図るため，A項目について，単に実施することが可能な処置等を

表5.3.8　一般病棟用の「重症度，医療・看護必要度」の見直し

一般病棟用の重症度，医療・看護必要度に係る評価票

A	モニタリング及び処置等	0点	1点	2点
1	創傷処理 （① 創傷の処置（褥瘡の処置を除く），② 褥瘡の処置）	なし	あり	―
2	呼吸ケア（喀痰吸引のみの場合を除く）	なし	あり	―
3	点滴ライン同時3本以上の管理	なし	あり	―
4	心電図モニターの管理	なし	あり	―
5	シリンジポンプの管理	なし	あり	―
6	輸血や血液製剤の管理	なし	あり	―
7	専門的な治療・処置 （① 抗悪性腫瘍剤の使用（注射剤のみ）， 　② 抗悪性腫瘍剤の内服の管理， 　③ 麻薬の使用（注射剤のみ）， 　④ 麻薬の内服，貼付，坐剤の管理， 　⑤ 放射線治療， 　⑥ 免疫抑制剤の管理， 　⑦ 昇圧剤の使用（注射剤のみ）， 　⑧ 抗不整脈剤の使用（注射剤のみ）， 　⑨ 抗血栓塞栓薬の持続点滴の使用， 　⑩ ドレナージの管理，⑪ 無菌治療室での治療）	なし	―	あり
8	救急搬送後の入院（2日間）	なし	―	あり

B	患者の状況等	0点	1点	2点
9	寝返り	できる	何かにつかまれば できる	できない
10	移乗	介助なし	一部介助	全介助
11	口腔清潔	介助なし	介助あり	―
12	食事摂取	介助なし	一部介助	全介助
13	衣服の着脱	介助なし	一部介助	全介助
14	診療・療養上の指示が通じる	はい	いいえ	―
15	危険行動	ない	―	ある

[各入院料・加算における該当患者の基準]

C	手術等の医学的状況	0点	1点
16	開頭手術（7日間）	なし	あり
17	開胸手術（7日間）	なし	あり
18	開腹手術（4日間）	なし	あり
19	骨の手術（5日間）	なし	あり
20	胸腔鏡・腹腔鏡手術（3日間）	なし	あり
21	全身麻酔・脊髄麻酔の手術（2日間）	なし	あり
22	救命等に係る内科的治療（2日間） （① 経皮的血管内治療 　② 経皮的心筋焼灼術等の治療 　③ 侵襲的な消化器治療）	なし	あり

対象入院料・加算	基準
一般病棟用の 重症度，医療・ 看護必要度	・A得点2点以上かつ 　B得点3点以上 「B14」又は「B15」に該当する 患者であって，A得点が1点以 上かつB得点が3点以上 ・A得点3点以上 ・C得点1点以上
総合入院体制加算	「B14」又は「B15」に該当する 患者であって，A得点が1点以 上かつB得点が3点以上 ・A得点2点以上 ・C得点1点以上
地域包括ケア病棟入院料 （地域包括ケア入院医療管理 料を算定する場合も含む）	・A得点1点以上 ・C得点1点以上

出典：http://www.mhlw.go.jp/file/06-Seisakujouhou-12400000-Hokenkyoku/0000198532.pdf
平成30年度診療報酬改定の概要 医科Ⅰ. 厚生労働省保険局医療課（平成30年3月5日版）

A項目の対象とすることの妥当性について検討が行われた．一方，A項目だけで評価すると2割以上の該当患者がいる医療機関であっても，B項目と合わせた当該患者は1割5分未満に留まる医療機関が一定程度あることが調査で明らかになった．急性期病床では，早期離床が推進されている中，A項目だけでも評価できるなどの工夫やB項目の根本的な見直しが必要との意見を受け，**表5.3.8**のような見直しが行われた．A項目については，無菌治療室での治療，救急搬送（2日間）という項目が追加され，B項目については，起き上がり，座位保持が削除され，代わりに，危険行動，診療・療養上の指示が通じる，が追加された．また，新たにC項目が創設され，より治療密度の高い急性期一般病床を評価する方針が示された．

さらに，評価方法についても，従来のA得点が2点以上かつB得点が3点以上に加え，A得点が3点以上，または，C得点が1点以上という基準が決められた．ついで，2018年改定においては，評価する項目は変わっていないが，該当患者の基準として，「診療・療養上の指示が通じる」又は「危険行動」に該当する患者であって，A得点が1点以上かつB得点が3点以上が追加された．脳卒中ケアユニット入院管理料についても，一般病棟用の必要度を用いて測定することが要件として追加された．

重症度，医療・看護必要度については，施設基準と深く結びついており，また，2016年からDPC導入の影響調査に係る調査のHファイルとして提出が義務付けられたため，調査の正確性，簡便性を確保するために，システム対応の重要性がますます高まっている．

（宇都由美子）

先進医療

5.4.1 ロボット手術

(1) ロボット手術とは

1990 年代になると，手術侵襲の軽減が課題となり，従来の大きな切開での直視下手術から，小さなポートから内視鏡や鉗子を挿入して行う鏡視下手術へと術式が移行してきた．鏡視下手術は，より拡大された術野の確保による正確な手術，出血量の減少，優れた整容性など多くの恩恵をもたらしたが，鉗子の動きの制限や 2 次元画像下での手術を強いられることから，高い経験値が必要で，術者間の成績に差が出やすい手術と言えた．さらなる高い精度を求めて，ロボット手術が考案されたが，当時の技術水準では，汎用性や信頼性に問題があり，広く普及するには至らなかった．

1999 年，従来の鏡視下手術の欠点を克服するべく，米国 Intuitive surgical 社から，ロボット支援手術システム「The *da Vinci* Surgical System（ダヴィンチ サージカルシステム）」が発売され，その完成度の高さから，ロボット手術が一気に広まった（**図 5.4.1**）．鮮明な拡大 3 次元画像，多関節を有する鉗子，手ぶれ防止機能などが大きな特徴である．ダヴィンチ サージカルシステムは，Surgeon Console（サージョンコンソール），Patient Cart（ペイシェントカート），Vision Cart（ビジョンカート）から主に構成されている（**図 5.4.2**）．

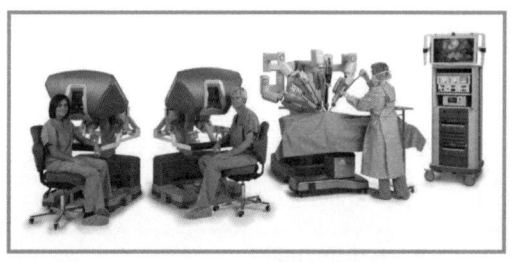

図 5.4.1 ダヴィンチ サージカルシステム

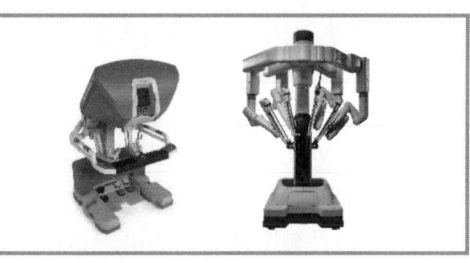

図 5.4.2 サージョンコンソールおよびペイシェントカート

内部に 2 つのレンズを有し，位相差をつけることで 3 次元画像を可能にした内視鏡からビジョンカートに画像情報が送られ，情報が統合された後，サージョンコンソールに転送される．術者は，鮮明な 3 次元画像をもとに，サージョンコンソールに装備されたコントローラーを操作し，その動作の信号は患者サイドにあるペイシェントカートのアームに転送され，術者単独で内視鏡と多関節を有する 3 本の鉗子を自由自在に操作しながら，手術を進めていく．触覚が

ないのが従来の鏡視下手術との大きな違いの一つであるが，次第に，視覚情報が触覚の欠如を補てんし，あたかも触覚があるかのように感じる「疑似触覚」を獲得するようになる．

米国では，2006 年に「ダヴィンチ S」，2009 年には「ダヴィンチ Si」，2014 年には「ダヴィンチ Xi」が新たに発売された．バージョンアップのたびに，利便性の向上，機器のコンパクト化，鉗子の可動域の拡大，画像のさらなる鮮明化が図られ，とくにダヴィンチ Si 以降では，サージョンコンソールを 2 台設置するオプションが新しく設定され，指導医とトレーニング中の医師が，同じ画面を共有しながら，それぞれのサージョンコンソールに座って，音声や視覚でのナビゲーションを行ったり，術者を適宜交代したりしながら手術を進行できるようになった．

(2) ロボット手術の現況

2000 年代には，ロボット手術は，その有用性が広く認識されはじめ，米国を中心に，主に前立腺がんに対する前立腺全摘除術において急速に広まった．2018 年の時点で，全世界で約 4,400 台のダヴィンチ サージカルシステムが稼働し，その臨床応用も，多くの外科系領域に広がっている．手術件数では，婦人科領域が一番多いが，近年では，一般外科領域での伸びが著しい．

わが国では，諸外国に比べ導入が遅れたが，2009 年に「ダヴィンチ S」が薬事承認された後，急速に広まり，2012 年には「ダヴィンチ Si」，2015 年には「ダヴィンチ Xi」が導入された．2018 年の時点で，前立腺がん，腎がん，胃がん，大腸がん，肺がんなど多くの領域で保険適用となり，わが国においても約 300 台が導入されている．今後は，耳鼻咽喉科領域での適応も期待され，益々の普及が予想される．

(3) ロボット手術の問題点とナビゲーション

ロボット手術の問題点は，経済的な面と技術的な面に分けられる．

ダヴィンチ サージカルシステムは，初期導入費用が 3 億円以上，手術室の改装や周辺機器の購入をすれば，さらに費用が嵩む．また，他の機器に比べメンテナンス費や使い捨て部分が高価で，購入後の維持のことも考慮しておく必要がある．その一方で，保険点数はかなり低く抑えられており，現時点で経済的な問題は山積している．普及のためには，保険点数の増加に加え，機器や消耗品の価格の値下げが必須と思われる．

医療用ロボットは，高度なコンピュータ技術を駆使しながら，従来，経験や感性を重視して行われてきた手術の限界を超えて，確実な制がん，機能温存，出血量の減少，合併症率の低下など，より高度な結果を追求できる機器として期待されている．しかしながら，術者と助手が離れた場所で手術が進行していくこと，術者自身が内視鏡を操作し，術野を決めていくことなど，通常の開腹手術や鏡視下手術とは違った環境にある．その結果，術者は全体を把握できないまま，鮮明な拡大視野でごく狭い部位のみに夢中になって，いわゆる「木を見て森を見ず」の状態となり，トラブルに発展することを経験する．これは，ダヴィンチ サージカルシステムの機能的および構造的特徴に起因し，「冷静な第三者の目」の存在，つまりロボット手術に精通した医師のナビゲーションにより容易に解決する．

ロボット手術に精通した医師が複数存在する施設であれば，術者と助手で手術を進行すれば問題ないが，多くの施設では，多忙な中でスタッフを同時にそろえるのは容易でなく，この問題を解決する目的で，遠隔でナビゲーションを行うシステムも開発されている[15～17]．このシステムでは，精通した医師が複数存在する施設

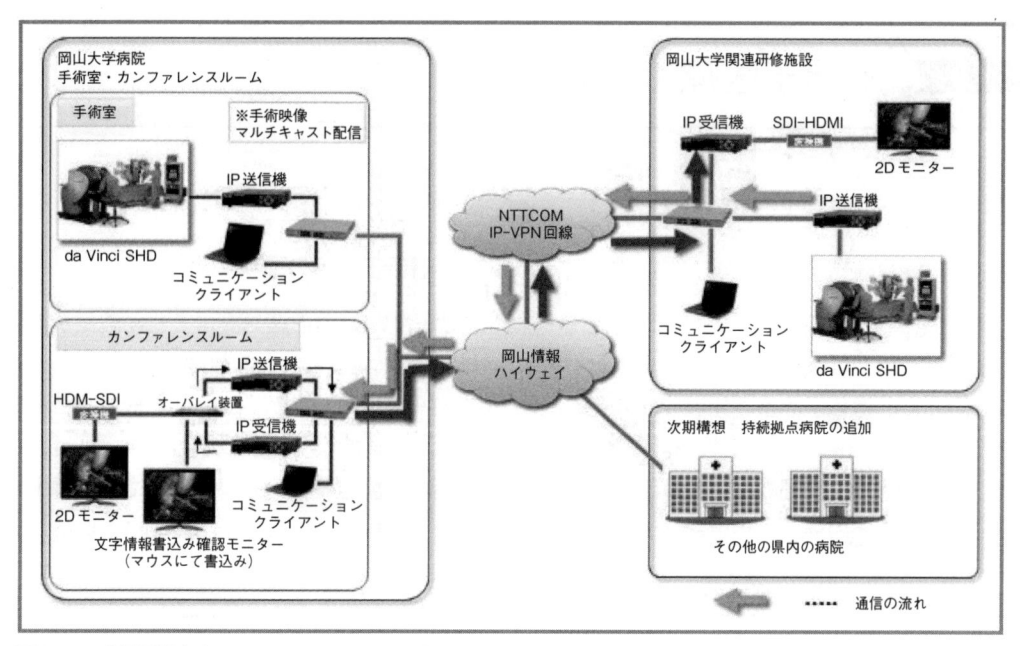

図5.4.3　遠隔術中カンファレンスシステム

を親施設として，子施設との間をインターネット回線で結び，子施設から映像をリアルタイムで転送し，ナビゲーションを受ける．ナビゲーションは，双方向の音声によるコミュニケーションおよび親施設に設置されたタッチパネルを用いて行われ，聴覚および視覚での情報を得られる（**図5.4.3**）．

　このようなシステムは，ロボット手術以外の映像も転送可能であり，通常の鏡視下手術や合同カンファレンスなどに応用可能である．

(4) ロボット手術の将来

　現在2020年を目途に，世界各国で，また，日本国内でも新たな医療用ロボットの開発が進んでいる．触覚の付与，より整容性に優れたシングルポート手術，胃および大腸内視鏡への応用など幅広い発展が期待でき，近い将来には，より安価で高性能な，場合によっては学習機能を有した人工知能を搭載したような機器が登場すると思われる．

　また，「ダヴィンチSi」以降のバージョンでは，前述したように，サージョンコンソールを複数つなげることが可能である．他施設のサージョンコンソールをオンラインで結べば，遠隔でありながらペイシェントカートを動かすことができ，真の「遠隔ナビゲーションシステム」となる．さらに，近い将来には，術者がオフィスに一台のサージョンコンソールを，遠隔の各地の施設にペイシェントカートを設置し，それらをオンラインで結んで，熟練した術者が手術を行う遠隔医療になるのであろう．

　このように，ロボット手術は，近年問題となっている医療の「施設間格差」や「地域間格差」の解消，医療効率の向上の一助となり，また，飛躍的に医療技術を高める可能性を秘めている．

（上原慎也）

5.4.2 遺伝子医療 (治療)

(1) はじめに

遺伝子治療は，組み換え DNA 技術の成熟に伴って発展を遂げつつある革命的な医療技術の一つである．当初は主に単一遺伝子疾患を対象としていたが，遺伝子治療の発展に伴い多くの悪性腫瘍を対象とするようになった．本稿は，世界の遺伝子治療の発展の歴史と遺伝子治療における現状と今後の展望に焦点をあて解説する．

(2) 遺伝子治療の定義と分類

遺伝子治療とは「疾病の治療を目的として遺伝子又は遺伝子を導入した細胞を人の体内に投与すること」と定義されている．投与方法は，体外に細胞を取り出し遺伝子導入後に再び体内に戻す ex vivo 法，治療遺伝子を直接ターゲット病巣に注入する in vivo 法に分類される．

(3) 遺伝子治療の歴史

1968 年，米国人科学者 Michael Blaese が遺伝子治療法の概念を初めて提唱し，1989 年に米国が世界初の遺伝子治療臨床試験プロトコルを認可した．その後，ADA 欠損症に対して初めて遺伝子治療が行われた．世界初の成功例は，1999 年に仏国で X 連鎖重症複合免疫不全症（X-SCID）に対して行われた遺伝子治療である．その後，単一遺伝子疾患を中心に成功例の報告が相次ぎ，2012 年には，米国遺伝子治療学会議（ASGCT）により実用化が期待される遺伝子治療対象疾患である Target 10 が発表された（**表 5.4.1**）．現在 10 疾患中 2 疾患に対して遺伝子治療薬がすでに承認済みであり，1 疾患に対しては申請中である．その他 Phase II 以上の臨床試験まで進んでいる疾患も多数あり，今後 Target 10 対象疾患の遺伝子治療薬の承認が期待される．

(4) 遺伝子治療の現状

臨床試験への前進を許可された遺伝子治療プロトコルは現段階で 2,500 件以上あり，そのうち約 60 件が日本で行われている．ほとんどが Phase II 試験以下のものであるが，Phase III 以上進む試験も多数ある．当大学である岡山大学では，1998 年に国内初となる前立腺がんに対する遺伝子治療が実施され，2008 年には前立腺がんに対する IL-12 免疫遺伝子臨床研究が実施された．岡山大学で分離同定された新規がん抑制遺伝子 REIC/Dkk-3 は，遺伝子治療への高い応用性とがん遺伝子としての作用メカニズムはほぼ解明されており，2011 年より臨床研究が実施されている．

2018 年現在，遺伝子治療薬として承認されているものには 7 種類あり，そのうち 3 種類は欧米・欧州で認可されている（**表 5.4.2**）．遺伝子治療薬はさまざまなウイルスをベクターとして開発され，最初に臨床応用されたのはアデノ

表 5.4.1 Target 10 Group of Disease and Disorders

	対象疾患	開発段階
①	レーバー先天性黒内障	申請準備中
②	ADA-SKID	2016 年，欧州で承認
③	血友病 B	Phase I / II
④	X-SCID	Phase I / II
⑤	パーキンソン病	Phase I
⑥	加齢黄斑変性	Phase I
⑦	副腎白質ジストロフィー	Phase II / III
⑧	サラセミア	Phase II / III
⑨	EV ウイルスリンパ腫	Phase II
⑩	メラノーマ	2015 年，欧米で承認

表5.4.2　現在承認されている遺伝子治療薬

製品名	適応症	承認国
Gendicine	頭頸部がん	中国, 2002
Rexin G	固形がん	フィリピン, 2006
Oncoline	がん	中国, 2006
Neovasculgen	末梢血管疾患	ロシア, 2011
Glybera	LPL欠損症	欧州, 2013
Imlygic	メラノーマ	欧米, 2015
Strimvelis	ADA欠損症	欧州, 2016

ウイルス製剤である．現在では，非増殖性ウイルスベクターから増殖性を持つウイルスベクターや腫瘍溶解性ウイルス，細菌ベクターなどさまざまなベクターが治療薬として研究されている．元々遺伝子治療の対象疾患は単一の遺伝子疾患であったが，治療の発展に伴い2015年の段階で遺伝子治療の対象疾患の2/3が悪性腫瘍となっている．遺伝子治療薬は高い有効性が期待できるが，コスト面での問題もあり，治療を受けられる患者は限られているのが現状である．

近年，がん免疫療法の一つであるキメラ抗原受容体発現T細胞（CAR-T細胞）による治療に注目が集まっている．CAR-T療法は，自分自身から免疫細胞を採取し遺伝子操作を行い，がんを攻撃する能力を高めた免疫細胞を作製する．このCAR-T細胞を自分自身に戻すことで，免疫細胞が抗腫瘍効果を発揮するという治療法である．2014年にはCAR-T治療薬であるCTL019（Novartis社）により再発・難治性の小児急性リンパ性白血病患者の完全緩解率92％といった報告もあり，2017年には米国FDAから「Breakthrough Therapy」（画期的治療薬）の指定を受けており，世界初の実用化は間近である．

(5) 臨床応用に際して必要となる指針・法規

実際に治療を実施する際に，遵守すべき指針ならびに法的規制について説明する．

厚生労働省が規定する遺伝子治療等臨床研究に関する指針には，遺伝子治療の定義，対象となる疾患，研究および審査の体制，研究実施の手引きなどが記載されている．

カルタヘナ法は遺伝子組換え生物の使用等について規制をし，生物多様性条約カルタヘナ議定書を適切に運用するための法律であり，第一種使用規定と第二種使用規定に分けられる．通常の隔離された実験室などで行う操作は第二種使用規定が適応されるが，治療に際してはウイルスベクターを投与された患者が一般の環境中に出るとみなされ，第一種使用規定が適用となる．ベクターの環境中への飛散を最小限にとどめる措置が基本であり，医師のみならず他の医療従事者も規定の意味と内容理解が必要である．

GMP（Good Manufacturing Practice）基準は医薬品の製造と品質管理に関する国際基準のことであり，1968年に世界保健機関（WHO）がGMPの制定を決議し，各国に勧告した．GMPは，① 人為的な誤りを最小限にする，② 医薬品への汚染と品質変化を防止する，③ 高度な品質を保証する，の3つの要件を満たすことを目的としている．生物製剤としては，実際の治療に使用する製剤の作製についての工程，品質基準などが細かく定められており，一定の基準を満たす者のみが臨床に使用可能である．

(6) おわりに

近年の科学技術の発展に伴い，遺伝子治療の実用化が現実に近づきつつある．安全面やコスト面といった解決しなくてはならない問題点もある一方，今まで打つ手のなかった先天性疾患や，治療方法のなかった悪性腫瘍などに対して応用が期待される．

（光井洋介，那須保友）

遺伝子医療（診断）

(1) 遺伝子の診断とは

2018 年「がんゲノム医療中核拠点病院」が選定され，遺伝情報をがん診療に利用する体制が整備される．「ゲノム医療」，「遺伝子検査」という言葉がマスコミで取り上げられるようになり，一般社会での関心も高まっている．遺伝子情報は医療現場ですでに広く利用されているが，本稿では遺伝子情報を診断に用いる医療の現状について概説する．

広い意味での遺伝子検査とは，遺伝子を構成する核酸の配列を調べる検査であり，さまざまなものが含まれるが，整理すると，以下の3つに分けられる[27]．

1) 病原体遺伝子検査

感染症を起こす病原体（例：肝炎ウイルス，結核菌，新型インフルエンザ）の遺伝子を検出する検査．

2) ヒト体細胞遺伝子検査

病変部位に限って起きていて，病状とともに変化しうる一時的な遺伝子の異常（例：がんの遺伝子異常）を明らかにする検査．

3) ヒト遺伝学的検査

生まれながらに持っていて，生涯変化しない遺伝学的情報（例：遺伝病の原因遺伝子や薬物の代謝に関わる遺伝子）を明らかにする検査．

いずれも遺伝子に関連する検査であるが，実際の医療で利用される場合に各々でその性質が大きく異なるため，分けて理解する必要がある．

(2) 病原体遺伝子検査

感染症の診断において遺伝子の情報がよく用いられるのは B 型肝炎，C 型肝炎，結核等である．病原体が持つ特有の核酸をその配列情報をもとに化学反応で増幅し検出する Polymerase Chain Reaction（PCR）という検査法を用い，血液や喀痰などの生体材料の中に微量しか存在しないウイルス，細菌を高感度に検出し，またそれを定量する．たとえば，咳と痰の症状から肺炎が疑われ，胸部 X 線検査で肺に異常な陰影がみられた場合に，肺結核であれば，抗結核薬による治療が必要となるため，結核か否かの診断は重要である．痰の中に結核菌が存在するか否かを証明するのに遺伝子検査が用いられる．また，ウイルス性肝炎では，遺伝子検査の結果によって治療を受ける必要があるかないかの判断や，適切な投薬による治療が可能となる[28]．遺伝子検査では病原体が微量でも検出でき，核酸配列のわずかな違いをも判別できるのが利点となって，このような病原体の検出，診断に用いられる．

(3) ヒト体細胞遺伝子検査

遺伝子の変異や欠失など構造変異や，染色体異常，遺伝子の産物の発現の異常などによって生じる疾病があるが，そのような体の一部の細胞で生じた遺伝子異常を調べる検査で，白血病や固形腫瘍（いわゆるがんや肉腫）などで用いられる．白血病では従来の顕微鏡で細胞の形態から診断する手法に加えて，遺伝子の情報を得ることで，病型を診断し，有効な治療薬選択の判断に用いられる．さらに治療経過中に白血病細胞が減少し，消失したかどうか治療効果の判定にも遺伝子検査が用いられるようになっている．

固形腫瘍で代表的ながんの中でも，肺がん，大腸がん，胃がん，乳がんなど罹患率の高いがんにおいても，その診療の中で遺伝子検査はすでに普及している．肺がんでは EGFR という遺伝子の変異の有無を調べ，その遺伝子に変異

のある患者にだけゲフィチニブという抗がん剤が適応となる．また，肺がんの一部では，遺伝子が融合することでできる特殊な遺伝子「ALK融合遺伝子」が原因で発症するものがあり，その場合はクリゾチニブ等のALK融合遺伝子を標的とする抗がん剤が劇的に効果を示す．肺がんの治療には，異常遺伝子の有無をみる検査が重要となっている[29]．また，大腸がんでは，RASという遺伝子の変異の有無によって，抗がん剤の中の抗EGFR抗体薬の効果が大きく異なるため，化学療法を行う前に遺伝子検査を行うことが推奨されている[30]．胃がん，乳がんでは，約2割の患者においてがん細胞内のHER2遺伝子の数が異常に増えているという病態があり，そのようながんにはHER2蛋白質を標的とする分子標的薬の効果が高く，化学療法を行う前にはHER2遺伝子増幅の有無をみるFISHという遺伝子検査を施行することが推奨されている．

　一方，頻度の少ない希少がんでは，標準治療が定まっていないものが多い．前述の「がんゲノム医療中核拠点病院」では，まずそのような希少がんに対して網羅的な遺伝子検査によって遺伝情報を得て，それをもってより適切な治療法を選択するという試みがなされるようになる．このように，白血病や固形がんの診断，治療においては遺伝子検査が急速に普及している．

(4) ヒト遺伝学的検査

　遺伝学検査には単一遺伝子疾患，多因子疾患，薬物の効果や副作用，個人識別に関わる遺伝子の検査がこれに相当する．生まれながらに持っていて，生涯変化せず，遺伝情報として生殖細胞を通して子孫に伝えられ遺伝子情報を含むため，その取扱いには特別の配慮が求められる．すでに発症している患者を対象に，その診断目的で行う遺伝学的検査でも，その結果が及ぼす影響は甚大である．その検査が誤った結果（「疾患があるのにない」，あるいは「疾患がないのにある」といった間違い）を出してしまう確率を含め，精度管理が重要であるし，その結果が判明することで生じる医学的影響，心理学的影響，家族への影響にも配慮しなければならない．検査の前に，検査を行う意義やその結果判明後の影響をも含めて，十分な説明と被験者の理解が必須であるし，検査を受けるかどうかの同意が自律的に意思決定できるような支援が必要となる．その支援として遺伝カウンセリングがあり，カウンセリングを行える医療従事者を関連学会が養成する制度が設けられている．

　遺伝学的検査によって診断される遺伝子病には，デュシェンヌ型筋ジストロフィー，ムコ多糖症，ポンペ病などがあり，健康保険で実施できる検査となっている．また，遺伝子病以外の遺伝学的検査では薬物の副作用の出やすさを予測する検査があり，たとえばイリノテカンという抗がん剤は，下痢や白血球減少などの重篤な副作用を発症しやすい体質を判別する検査としてUGT1A1遺伝子の検査がある．イリノテカンは白血病や大腸がん，肺がん，胃がんなどで幅広く使用されるため，その副作用をあらかじめ予測することで，薬物の投与量をあらかじめ減らしたり，薬剤選択の判断の材料として用いたりすることができる．

(5) 網羅的遺伝子解析

　これまで日常診療で用いられる遺伝子検査について概説したが，学問としての研究のレベルでは，さらに詳しい遺伝子情報の探索と解析に関する研究開発が行われている．日進月歩で明らかになってくる遺伝子情報の研究成果をどう臨床に活かせるのか，特許に関わる創薬や医療機器開発にどう活かすのか，世界中の研究者，企業がしのぎを削っている．人間の細胞には約2万個の遺伝子が含まれているとされるが，解析手法と機器の進歩の結果，各個人の全遺伝子情報の解析も可能な時代になってきている．次世代遺伝子解析装置と呼ばれる最新の機器は，

網羅的な遺伝子情報の解析が可能で，その検査費用も低下してきており，今後一層普及することは間違いない．疾病の原因解明や治療薬の開発が進むことが期待されているが，遺伝子情報が網羅的に得られることにより，予期せぬ遺伝子異常を検出してしまう，あるいは未だ病的意義の判明していない遺伝子配列の異常を検出してしまうという事態が起こりうる．いまだその臨床での利活用には，解決すべき課題が残されている．

(6) おわりに

今後，膨大で，かつ重要な個人情報を含む遺伝子情報をどのように取扱うか，実用性や倫理的問題も含め議論されている現状であるが，遺伝子情報が包含する情報は日常臨床の中での疾病の診断，治療への利用にとどまらない．未来

のさまざまな疾病発症確率の予測などや，病気としては扱われない「個性」のような情報も遺伝子検査の結果として明らかにされる時代が来るかもしれない．遺伝子診断の進歩は，遺伝子情報に基づく差別などの問題を惹起しかねない危険性をはらんでおり，その対策も求められる．米国では，すでにそのような差別を禁止する法律「Genetic Information Nondiscrimination Act of 2008」も制定されている．今後，遺伝子情報を用いた診断技術は，必然的に医療に大きな変革をもたらすこととなる．絶え間ない医学，医療の進歩の中で，より複雑な遺伝子情報に基づいた「医療の個別化」は，実用化に向けて走りだしており，実臨床の中で新たに生じる課題を克服していくことになる．

（香川俊輔）

5.4.4 再生医療

(1) はじめに

再生医療とは，さまざまな障害により機能を失った細胞，組織を人工的に培養した幹細胞などを患者の体内に移植して再生を促し，失われた人体機能を回復させる医療である．また，生きた細胞を用いて治療を行うことを細胞治療とも呼ぶ（活性化リンパ球療法など）．

再生医療の研究が進んでいる臓器や組織としては，髪，眼，鼻（軟骨），食道，心筋，皮膚，骨，腎臓，膵臓，乳房，腸管，血液，末梢神経，半月板，筋肉，アキレス腱とほぼ全身にわたっている．

現在，肝臓，肺，心臓などの機能回復のためには臓器移植という手法が用いられているが，ドナーの不足，移植後の拒絶反応制御など多くの課題が存在している．これに対して再生医療

技術では，さまざまな機能を持った細胞に分化可能な万能細胞（多能性幹細胞）により，神経や筋肉などを作り出し，失われた機能の回復を目指している．

多能性幹細胞として従来，胚細胞（ES細胞）が利用されていたが，生命倫理的側面から次第に見直されるようになり，山中伸弥教授らが作成したiPS細胞が利用されている．ただし，iPS細胞の利用においても遺伝子操作が加わるために細胞の変異に伴うがん化などの課題克服のため，慎重に臨床研究が進められている．

(2) 再生医療に用いられている方法

再生医療に用いられている方法をいくつか示す．

1) 培養細胞シート

それぞれの組織から採取された幹細胞を含む

組織を特殊な環境（温度感受性高分子膜など）で培養．角膜に関しては臨床応用がなされている．また，心筋に関しては動物実験が行われており，心筋梗塞の治療を目指している．

2）幹細胞移植

血管内皮幹細胞や神経幹細胞を直接損傷組織などに移植することにより，血管障害や脊髄損傷の治療を目指す実験が行われている．

3）ES 細胞の利用

ES 細胞は，受精卵を用いることで多能性幹細胞を得ている．動物の受精卵を用いて多くの研究がなされ，最終的にはクローン動物を作成することまで可能になった．1998 年にはヒト ES 細胞が樹立された．その後，ヒト ES 細胞については倫理的な問題が指摘され，その研究を認めない国もある．ヒト ES 細胞を用いた再生医療は研究段階で，まだ実現はされていない．

4）iPS 細胞の利用

本人の皮膚細胞などから特殊な遺伝子操作を行い多能性幹細胞を作成し，肝臓，神経，骨，膵臓などのあらゆる組織に分化させ新たな臓器機能の再生を行う．胚細胞などを用いないことや自己細胞であることなどから，拒絶反応に関しても考慮が不要となる．

平成 26 年 9 月，世界で初めて臨床応用としてわが国において iPS 細胞から作成した網膜の移植手術が行われた．さらに iPS 細胞を用いた研究は，疾患の原因解明ならびに薬剤開発に関しても大きな期待が寄せられている．

（3）再生医療等の安全性の確保等に関する法律

（2）で述べたように種々の方法で再生医療が展開されてきたが，わが国では幹細胞の臨床応用に関する指針がなく，医療現場では混乱が生じていたため，平成 18 年に「ヒト幹細胞を利用した臨床研究に対する指針」が施行された．基本原則として，幹細胞を用いた臨床研究を行う際は，① 安全性と有効性の確保，② 倫理性の担保（倫理委員会と中央審査会の二重審査），

③ 事前の十分な説明に基づくドナーおよび被験者の同意の確保，④ ヒト幹細胞臨床研究に使用される幹細胞などの品質の確認，⑤ 公衆衛生上の安全の配慮，⑥ 情報の公開，⑦ 個人情報の保護などの項目のすべての用件に適合するものでなければならないこと，とされている．このような中，上記の iPS 細胞を用いた移植手術が行われ，再生医療はこれまで有効な治療法のなかった疾患の治療ができるようになるなど，国民の期待が高まっている．一方，新しい医療であることから，安全性を確保しつつ迅速に提供しなければならない．このため，平成 26 年 11 月に「医薬品，医療機器等の品質，有効性及び安全性の確保等に関する法律」（薬事法）と併せて，「再生医療等の安全性の確保等に関する法律」（再生医療安全性確保法）が施行された．法律の趣旨として「再生医療等の迅速かつ安全な提供等を図るため，再生医療等を提供しようとする者が講ずべき措置を明らかにするとともに，特定細胞加工物の製造の許可等の制度等を定める．」と謳っている．

内容としては，

① 再生医療などの分類

人の生命および健康に与える影響の程度に応じ，

・「第 1 種再生医療等」：ヒトに未実施など高リスク（ES 細胞，iPS 細胞等）
・「第 2 種再生医療等」：現在実施中など中リスク（体性幹細胞等）
・「第 3 種再生医療等」：リスクの低いもの（体細胞を加工等）

に 3 分類して，それぞれ必要な手続を定める．

② 再生医療等の提供に係る手続き

3 分類された再生医療の提供計画を実施するために，特定認定再生医療等委員会や認定再生医療等委員会の審議を経なければならない手続きとした．

③ 適正な提供のための措置等

・インフォームドコンセント，個人情報保護の

ための措置等について定める.

・疾病等の発生は,厚生労働大臣へ報告.必要な措置をとる.

・安全性確保等のため必要なときは,改善命令を実施.

・厚生労働大臣は,定期的に再生医療等の実施状況について把握し,その概要について公表する.

④ 特定細胞加工物の製造の許可等

特定細胞加工物の製造を許可制(医療機関等の場合には届出)とする.

(4) さい帯血を用いた再生医療事件

平成 29 年 8 月,へその緒や胎盤に含まれる血液の「臍帯血(さいたいけつ)」を無届けのまま患者に投与していた疑いで,臍帯血の販売にかかわった業者や医師らが再生医療安全性確保法違反の疑いで逮捕された.同法による初の摘発である.

さい帯血には血液のもとになる幹細胞が含まれ,白血病などの治療で使われる.そのために,法律に基づく公的バンクが全国 6 カ所にあり,産婦から無償で臍帯血が提供されている.この事件では,個人から有料で臍帯血を預かり,本人や家族のために保管する営利目的の『民間バンク』の一つが経営破綻し,そこから流出し,有効性が確かでないがん治療や美容に使用された.本来の治療においても,感染症や拒絶反応など,命に関わるトラブルも起きることがあり,安全性確保法が,さい帯血利用を最もリスクの高い第 1 種に分類されている.

(朴 勤植,合地 明)

5.4.5 オミックス医療

(1) オミックス情報とは

ゲノムをはじめとして,遺伝子発現プロファイルやプロテオームなどゲノムワイドな網羅的分子情報が,バイオテクノロジーの発展とともに臨床の現場でも測定できるようになり,これらの網羅的分子情報に基づいた新しい医療が 2000 年代より出現してきた.とくに最近は,高速で大量のゲノムを解読できる次世代シーケンサ技術が発展して,約 10 万円で 1 日もかからずヒトの全ゲノム配列を解読できる時代が到来し,米国では患者個人の全ゲノム配列解析を,臨床の現場で日常的に使用している病院は多い.

ゲノム,プロテオームを始めとする網羅的分子情報は,「オミックス(omics)」と総称される.これは,ゲノミクスやプロテオミクスのように gene や protein にギリシャ語で全体を表す「-ome」と,それに対する学問を表す接尾語「-ics」をつなげた造語であり,1990 年代後半から使われ始めた.主なものに,ゲノムの DNA が転写されて産生された細胞内での mRNA の総体,すなわち遺伝子発現のゲノムワイドな総体を,転写分子全体という意味で定義されたトランスクリプトーム(transcriptome)や,その mRNA が翻訳されて産生した,細胞内の蛋白質の総体としてのプロテオーム(proteome),さらに,その蛋白質が酵素となって代謝する代謝分子の総体であるメタボローム(metabolome)などがあり,それに対するそれぞれの学問領域は,ゲノミクス(genomics),プロテオミクス(proteomics)などと呼ばれている(**図 5.4.4**).

また最近では,これらの主要なオミックス情報に加え,マイクロ RNA(miRNA)の総体である miRome や,腸内細菌の全体を現すメタゲノム(metagenome)など,分子測定技術の

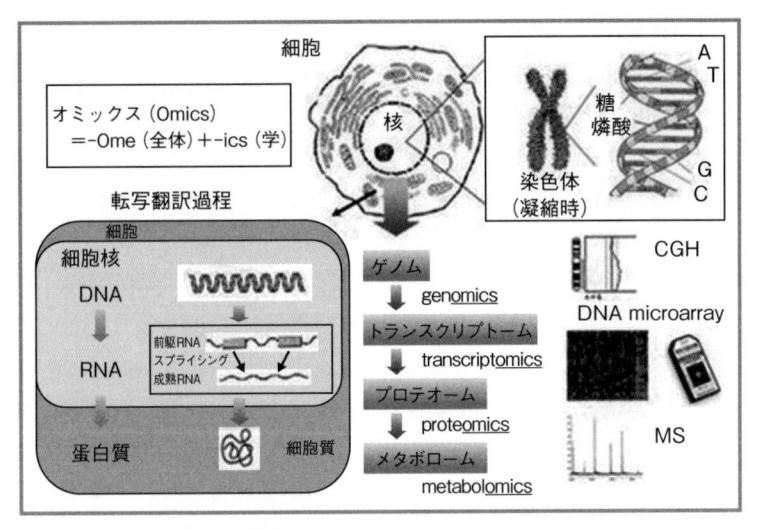

図5.4.4　オミックスの概念

発達とともにさまざまな新しい網羅的分子情報が出現している.

　これらの網羅的分子情報（オミックス情報）は，ゲノムなら次世代高速シーケンサ，トランスクリプトーム（遺伝子発現プロファイル）ならマイクロアレイ・チップや次世代シーケンサ，プロテオームやメタボロームなら質量分析器（MS）というように，それぞれの測定方法が近年進展を遂げて臨床の現場でも測定可能になった．そのため，ゲノム・オミックス医療として，現実の医療に浸透し始めており，医療に革新をもたらしつつある．以下にゲノム・オミックス情報に基づく医療について3世代に分けて説明する.

(2) 生得的なゲノム医療（第1世代）
―個別化医療―

　網羅的分子情報に基づいた最初の医療は，生得的なゲノム（生殖系列細胞ゲノム）の変異や多型性に基づく個別化医療である．疾患の中には，先天的なゲノム（疾患原因遺伝子）の変異によって発病する単因子性の遺伝疾患がまれであるが存在する．運動機能失調を伴うハンチントン病や筋ジストロフィなどは，これに属する．また，このような稀少疾患ではなく，高血圧や糖尿病，遺伝性でない一般のがんなどの「ありふれた病気（Common Disease）」においても，より頻度の高いゲノムの多型性（Polymorphism：1%以上の頻度でメンデル的に遺伝する遺伝子の多様性）によって疾患の発症リスクが増大する場合がある（疾患感受性遺伝子）.

　この多型性の代表は，ゲノムDNAの一塩基が変化する一塩基多型（SNP：Single Nucleotide Polymorphism）であり，近年では，大規模調査によって罹患者と健常者で頻度が大きく異なるSNPを探索するゲノムワイド関連研究（GWAS：Genome-Wide Association Study）が広く行われ，多数の疾患関連SNPが見い出されている.

　第1世代のゲノム医療は，最近次世代高速ゲノム・シーケンサが安価になり，臨床で実装できるようになって，これまで原因遺伝子が同定できない未診断疾患（Undiagnosed Disease）を，病院の現場で同定するクリニカル・シーケンスが7年前から米国で実施され，成果を挙げている．わが国でもIRUD（Initiative on Rare Undiagnosed Disease）計画として日本医療研究開発機構（AMED）が推進している.

　SNPなどの遺伝子多型情報は，疾患の発症リスクをせいぜい1.5倍ぐらいしか増加させな

いが，薬剤代謝酵素の多型性は，患者によって著しく薬剤の効果を変化させて副作用をもたらす場合があるので，これを各患者で測定して処方オーダ発生時に警告を発する先制ゲノム薬理学（Preemptive Pharmacogenomics）は米国では臨床実践している病院も多い．

(3) 後天的なオミックス医療（第2世代）
—予測・先制医療—

生得的なゲノム変異や多型性でなく，後天的なゲノム変異やゲノム以降のオミックス情報，たとえば，遺伝子発現プロファイルやプロテオームなどの体細胞オミックス情報に基づく医療を（後天的）オミックス医療と呼ぶ．たとえば，遺伝性でないがんは後天的なゲノム変異によって発症する．また遺伝子発現プロファイルは，疾病の罹患の進行とともに変化する．このような体細胞オミックス情報は，生得的ゲノムと違って，網羅的分子情報であるが，表現型情報（分子表現型 molecular phenome）であり，疾病罹患の程度に依存して変化し，回復すると元に戻る場合も多い．また，罹患している組織・部位だけの体細胞オミックス・プロファイルが変化し（疾患オミックス），健常な他の組織では変化しない．

さらに表現型といえども分子情報であるので，疾患の成立機序に近いところでの変化であり，臨床症状や病理検査に病状が現れるよりも早く疾病による変化が出現する．そのため，体細胞オミックス情報，たとえば，遺伝子発現プロファイルなどは，疾患の進行状態を把握するバイオマーカーとして使われる．

この典型的な例が，乳がんである．乳がんに関しては，マイクロアレイによる遺伝子発現プロファイル測定が始まった時期にすでに適用され，それまでの臨床症状や病理検査による分類に変わる，『遺伝子発現プロファイルの差異に基づいた内因性サブタイプ（intrinsic subtypes）による分類』が提案され，現在では乳がん臨床

の基礎となっている．

(4) システム分子医学（第3世代）
—Precision Medicine—

1990年代以降，シグナル伝達系や遺伝子発現調節（転写因子）ネットワークに関する知識が急速に増大し，細胞増殖，アポトーシス，細胞周期などに関する分子ネットワークの詳細とその疾病による変容が明らかになった．それに伴い，単因子性遺伝病を除く大半の疾患は，分子ネットワークの調節機能不全が基底となって疾患が形成されるとする「分子ネットワーク病態」の概念が，2010年ごろから広く受け入れられるようになった．この分子ネットワーク中心型の疾病概念に基づいた医療を「システム（分子）医学」と呼ぶ．生命科学でのシステム生物学の成功を疾病理解に適用した「疾患をシステムとして理解する」パラダイムである．

とくにがんなどにおいては，いくつかの分子ネットワークの機能不全が重なりあって発症することがわかってきた．たとえば，上皮成長因子受容体 EGFR につながる細胞増殖系（MAPK系や PI3K-AKT-mTOR 系）やアポトーシス系の機能不全，細胞周期調節ネットワークの異常などが合わさるとがんが発症すると考えられ，がん発症の主要なパスウェイ異常とされている．

近年，個別化医療（Personalized Medicine）が個人ごとの医療の意味にではなく，同一の病名に括られる疾患においても，生得的なゲノムの多型性や疾患の内因的なサブタイプによって，層別化パターンが存在するという意味での個別化（層別化）医療という意味を強調するため，精密医療（Precision Medicine）という概念が提案されている．精密医療では，疾患は網羅的分子情報だけでなく，遺伝的素因と環境要因（Exsposome）との相互作用によって発症するという点が強調される．

(5) 医療ビッグデータと人工知能

現在，米国などが盛んにビッグデータを収集している目的は，その疾患にどれだけの内因的サブタイプが存在するか，網羅的に把握することである．一方欧州から始まったゲノム情報に基づくコホート研究は，たとえば創薬の標的になるような多型を見い出せずに終わった．この理由は，多因子疾患の病因が，遺伝的素因だけでなく，環境要因との複雑な相互作用であるためと考えられ，現在ではそれらを網羅したビッグデータの収集が精力的に進められている．

これらのデータは，全ゲノムの一塩基多様体の変異情報，プロテオミクスやメタボロミクス，レパトアなどの他のオミックス情報など，一個人でも億近くの属性項目数となる．また環境情報には腸内常在菌などのメタゲノム情報も含まれ，これらの膨大な属性項目数に比して，測定可能な個体数は，大規模なバイオバンクでも数十万から 100 万である．すなわち，個体数より変量の種類が遥かに多いため，変量間の相関性を利用した統計解析は不可能である．

一方，Deep Learning は，多層ニューラルネットワーク方式の人工知能の一種で，構成性原理を前提とし，それらのビッグデータの特徴をきわめて正確に炙り出す画期的性能を有する．今まで全く無関係とされていたが，遺伝子発現パターンが共通の疾患群も明らかにされつつあり，従来の診断分類を所与のものとせず解析できるという点からも，今後オミックス医療の急展開をもたらす原動力となる．

（西堀眞弘，田中　博）

● 参考文献

[5.1.7]
1）日本内分泌学会ホームページ．2005.
 http://square.umin.ac.jp/endocrine/ippan_hormone/index.html
[5.1.17]
2）仁志田博司．新生児学入門第 4 版．医学書院，2012.
[5.1.18]
3）日本小児科学会が推奨する予防接種スケジュール．平成 28 年 10 月 1 日．
 http://www.jpeds.or.jp/uploads/files/vaccine_schedule.pdf
4）平成 22 年 乳幼児身体発育調査報告書．平成 23 年 10 月．
 http://www.mhlw.go.jp/stf/houdou/2r9852000001t3so-att/2r9852000001t7dg.pdf
[5.1.22]
5）日本の移植事情．日本臓器移植ネットワーク，2018 年 12 月．
 https://www.jotnw.or.jp/donation/pdf/give02_sourcebook.pdf
[5.3.1]
6）フロレンス・ナイチンゲール．看護覚え書き．現代社，2011 年，p2-3［2］保健師・助産師・看護師法，
 1948 年．
7）社団法人日本看護協会．看護にかかわる主要な用語の解説―概念的定義・歴史的変遷・社会的文脈―．
 日本看護協会出版会，p10，2007.
8）マージョリー・ゴードン．ゴードン博士の看護診断，照林社，1995 年．
9）ヴァージニア・ヘンダーソン．看護の基本となるもの．日本看護協会出版会，2006 年．
10）チーム医療の推進について（チーム医療の推進に関する検討会報告書），厚生労働省．
11）看護者の倫理綱領．日本看護協会．
 https://www.nurse.or.jp/nursing/practice/rinri/rinri.html
[5.3.2]
12）日本看護協会．看護業務基準（2016 年改定版）．
13）日本看護科学学会．看護学を構成する重要な用語集（第 9，10 期）．
[5.3.4]
14）救急搬送における重症度・緊急度判断基準作成委員会報告書．平成 16 年 3 月．

[5.4.1]

15）上原慎也，藤尾幸司，藤尾　圭，吉岡貴史，中西雄亮，高松正武，他．ナビゲーションの進化とロボット手術 ロボット手術における遠隔術中カンファレンスシステム より安全かつ確実な手術を求めて．新医療 2014；41，5：100-103.

16）上原慎也，藤尾　圭，石井玄一，高松正武，松本英亜，藤尾幸司，他．放射線画像医学の新潮流：手術用ロボットが変える医療 遠隔術中カンファレンスシステムの構築．映像情報 Medical 2013；45，4：316-320.

17）藤尾幸司，上原慎也，藤尾　圭，石井玄一，高松正武，菊地博達，他．手術用ロボット導入の効果を探る ロボット手術を行うメリットとは 手術用ロボット導入とそのメリット．新医療 2013；40，3：128-131.

[5.4.2]

18）遺伝子治療等臨床研究に関する指針．厚生労働省．

19）那須保友．特集1 基礎研究から臨床への架け橋―臨床への架け橋としての REIC 遺伝子治療―．Prostate Journal 2016；3，1：3-6.

20）公文裕巳．前立腺癌に対する遺伝子治療の現状と展望．日本臨床 2011 年増刊号 前立腺癌（第2版）―基礎・臨床研究のアップデート―．日本臨床社，544-549.

21）渡部昌実，定平卓也，有吉勇一，那須保友．難治性前立腺癌に対する REIC 遺伝子医薬の開発．泌尿器外科 2016；29，4：361-364.

22）保仙直毅．がんに対するキメラ抗原受容体発現 T 細胞療法の最前線 領域融合レビュー．6，e005（2017）．DOI:10.7875/leading.author.6.e005

23）前原佳代子．未来を変えるゲノム編集．畿央大学紀要 2017；1，14：1-8.

24）C Le Guiner, et al. Long-term microdystrophin gene therapy is effective in a canine model of Duchenne muscular dystrophy. Nature Communications 2017；8, 25.07：16105.

25）X Gao, et al. Treatment of autosomal dominant hearing loss by in vivo delivery of genome editing agents. Nature 2018（Jan 11）；553：217-221.

26）濵西潤三，万代昌紀．免疫チェックポイント PD-1 経路阻害薬の展望．Cytometry Research 2017；27，2：39-44.

[5.4.3]

27）日本医学会ホームページ「医療における遺伝学的検査・診断に関するガイドライン」．http://jams.med.or.jp/guideline/genetics-diagnosis.html（参照 2018-2-23）

28）肝炎情報センターホームページ．http://www.kanen.ncgm.go.jp/（参照 2018-2-23）

29）日本肺癌学会ホームページ．「肺癌患者における ALK 融合遺伝子検査の手引き」．https://www.haigan.gr.jp/modules/guideline/index.php?content_id=6（参照 2018-2-23）

30）大腸がん患者診療における遺伝子関連検査のガイダンス．金原出版，2016.

[5.4.5]

31）田中　博．先制医療と創薬のための疾患システムバイオロジー．培風館，2012.

32）田中　博．AI 創薬・ビッグデータ創薬．薬事日報社，2017.

検査・診断

　診療プロセスにおいて，その病気の診断や治療の評価を行うため，医療機関では種々の検査が不可欠となっている．この検査の種類としては，血液や尿などを扱う検体検査，身体から直接情報を読み取る心電図や脳波などの生理機能検査，身体内部の情報を読み取る検査として CT や MRI など多岐にわたる．一方で，これら検査を実施する場所としては，中央検査部門や中央放射線部門，各診療科や病棟などがあり，その解析場所についても各医療機関内で行うものから検査会社に依頼するものまであり，これらの点からも多岐にわたっている．さらに内視鏡検査などでは，手術などの医療行為と組み合わせて使用する場合もあり，その組み合わせもさまざまとなっている．またその情報は，医療情報システムを通して各医療機関内で共有，連携されるケースもある．

　本章では，これら検査の種類や内容ならびにそれらの情報や人，ものの流れについて理解いただきたい．

（池田和之）

6.1

臨床検査

臨床検査の概要

(1) 臨床検査の種類

　医療機関で実施される検査は，病理検査，レントゲン検査，内視鏡検査，腹腔鏡検査などさまざまであるが，臨床検査は歴史的に臨床検査部門で実施されたものをいう．臨床検査には，血液，尿，便，痰，膿，脳脊髄液（髄液），胸水，腹水など，患者の身体や排泄物から採取した検体を分析する検体検査と，心電図，呼吸機能，脳波など，患者の身体を計測対象とする生理機能検査がある．組織診および細胞診を臨床検査部門で担当している施設もあるが，これらは病理検査として区別される．聴力や視力などの計測は各々の診療科で実施されることが多い．また超音波検査は，臨床検査部門とともに放射線部門や外来でも実施される．

　検体検査は，一般検査，血液検査，生化学検査，免疫学的検査（従来は血清検査と呼ばれた），微生物検査，遺伝子検査などに大きく区分される．これらは臨床的意義，検出対象物あるいは検体によってではなく，用いられる分析技術によって分類されており，臨床検査部門内での業務区分を反映している．またこれとは別に，感染症検査，内分泌検査，肝機能検査，腎機能検査など臨床的意義による分類もあり，臨床現場ではこれらが入り交じって用いられるので，混同しないよう注意を要する．

　低コストで大まかに測定し，たとえば（−）と（＋）で結果を表すものを定性検査，あるいは（＋），（２＋）などと段階を設けるものを半定量検査という．一方，濃度などを連続量として測定するものは，より高い技術やコストを要し，定量検査あるいは精密検査と呼ばれる．

　多くの検体検査では，検出する対象が同じでも，たとえば酵素活性の測定における基質と反応温度の組み合わせなど，原理的にいくつか異なる方法で測定が可能な場合が多い．また同じ測定原理を用いる場合でも，たとえば免疫学的検査で用いる抗原や抗体の反応性が作成する都度変化するなど，用いる試薬や測定機器によって得られる結果が異なる場合がある．これらは臨床的用途により使い分けられるほか，コストと精度のバランスや試薬会社の営業政策など，さまざまな要因で選ばれる．そのため，標準化の努力が続けられているが，いまだに多くの項目で複数の測定法が混在しているのが現状である．

　このような背景から，同じ名称の検査項目でも，検体は何か，定性検査か定量検査か，測定法は何か，どのメーカーの試薬や機器を使っているかにより，得られるデータが異なる場合があり，区分する必要があることに注意する．

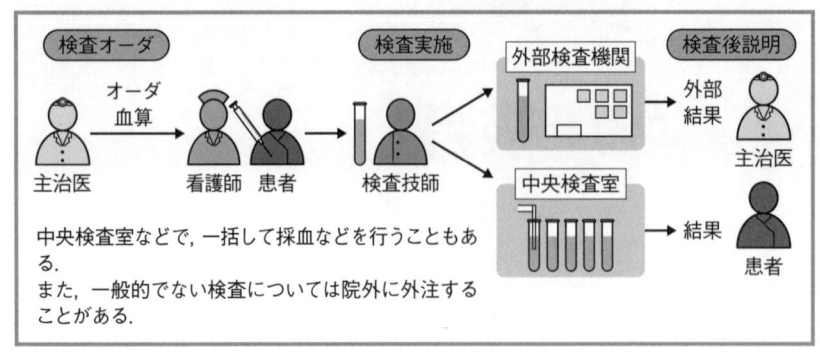

中央検査室などで，一括して採血などを行うこともある．
また，一般的でない検査については院外に外注することがある．

**図6.1.1
検体検査のワークフロー**

（2）検体検査

　検体検査は，採血，採尿，採便，採痰などの検体採取に始まり，測定項目ごとに定められている正しい方法で採取，保管および運搬する必要がある．臨床検査部門では届けられた検体に部内処理用の固有の番号（受付番号と呼ぶ）を付け，状態や量，ラベル，測定項目などを確認する．不適切なものは主治医への連絡等で対処した後，遠心分離等の前処理，測定担当部署ごとへの小分け，部署ごとの連続番号の付番を行う．これら一連の作業を検体受付と呼ぶ（**図6.1.1**）．

　用手法（マニュアルともいう）による測定では，小分けされた検体の連続番号と測定すべき項目をリストにしたワークシートを作成し，それに沿って測定作業を行い，結果を記入する．分析を開始すると，結果が得られるまで作業を中断できないことが多いので，ある程度の数をまとめて測定する．依頼の少ない項目では，いったん保存しておき，数日に1回測定する場合もあり，報告までの日数が長くなる．

　自動分析装置を用いる場合は，測定開始までに起動，試薬の充填，動作確認，標準物質を用いた検量線の作成などの準備作業を済ませておく必要がある（これを分析装置の立ち上げ，またはスタートアップという）．検体が届いたらワークシートを機器に登録し，指定された場所に検体をセットして測定開始の操作を行う．測定が進行する間，検量線をはずれた検体の希釈，

異常反応のチェックと対処など，測定結果が得られるまで，自動とはいえ何度か操作を要することが多い．自動分析装置が検査システムとオンラインで接続されている場合は，検査システムの端末を操作して，ワークシートの受信や測定結果の送信を行う．受付検体数が一度に測定できる数より多い場合は必要な回数を繰り返し，全部終了したら装置の洗浄や試薬の保管などの終了操作を行う（これを分析装置の立ち下げ，あるいはシャットダウンという）．

　これらの作業では，連続番号と検体を対応づける時点，および分析装置に検体をセットする時点で，人為的ミスが生じやすい．これを防止するために，検体容器にあらかじめバーコードを貼付しておき，分析装置がそれを読み取った時点で検査システムに測定項目を問い合わせ，測定データを自動返信する装置もある．さらに受付から分析装置までの検体搬送を，ベルトラインを使って自動化している施設もある．

（3）生理機能検査

　生理機能検査は，生体のもつ何らかの物理量あるいは機能を直接計測するため，測定計器のある場所へ患者に来てもらうか，あるいはポータブル式の測定計器を患者のいる場所に運ぶことが必須である．また計測時は身体の一部を露出することが多いため，プライバシーや心理的な安静が保て，かつ外部の雑音や電気的ノイズによる影響を排除できる環境が不可欠である．

　計測担当者はまず患者に挨拶をし，不安を取

り除き，信頼関係を保つ配慮をしながら，計測対象者であることを確認したうえで計測操作を進める．患者に苦痛を与える場合や患者の協力を要する場合もあるので，得られるデータの信頼性は，計測担当者のコミュニケーション能力にも依存する．

(4) 基準範囲・カットオフ値

基準範囲とは，健常者のうち当該検査値に影響を及ぼす生理的変動や病態変動の要因を持たない個体（基準個体）から測定された，検査値の分布中央95％の区間を意味する．基準値の分布型は通常，正規分布ではないため，基準値を大きさ順に並べるノンパラメトリック法や，べき乗変換などを用いて正規分布に変換して95％範囲を求めるパラメトリック法などによって設定される．基準値は検査機器や試薬の影響を受けるため，施設ごとに設定されることが一般的であり，施設内でもそれらが変更されると基準範囲は変更になる場合がある．測定法が標準化されている項目などでは共用基準範囲を使用している施設もある．

なお，基準個体の5％は異常値となるため，基準範囲は正常と異常を区別するものではない．基準範囲は性差，年齢などが変動要因となる場合，その変動要因ごとに求められる．

これに対して，特定の病態について，診断・予防や治療・予後判定を行う基準として臨床判断値がある．これは，診断閾値（カットオフ値），治療閾値，予防医学閾値の3つに大別される．診断閾値（カットオフ値）は，前立腺がんにおけるPSAなど，特定の疾患に特異性の高い検査に対して設定される．治療閾値は，腎不全に対して透析を施行すべきクレアチニン値など，治療介入の必要性を示す限界値である．通常，症例集積研究などで求まる．予防医学閾値は，特定健診における血糖や中性脂肪など，特定の疾患の発症リスクが高いと予測されるものに対して設定される．通常，コホート研究などの結

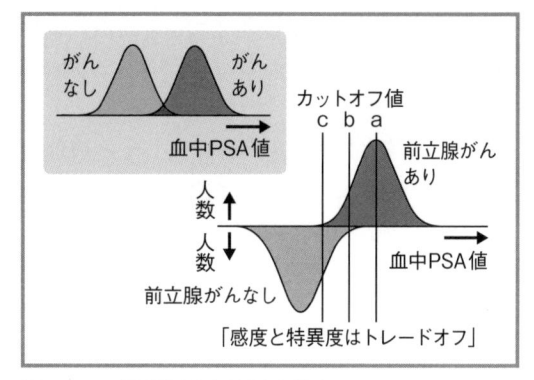

図6.1.2　定量的検査結果の分布

果をベースとした専門家のコンセンサスにより求まる．臨床判断値のうち，予防医学閾値はしばしば基準範囲と混同されるが，それぞれ目的が異なることに注意しなければならない．

(5) 検査値の評価

臨床検査値は診断や治療効果の判定などを目的として行われるが，ほとんどの場合，その目的を100％的中させることはできず，さまざまな要因による偽陰性や偽陽性が存在する．検査の診断特性は感度と特異度という2種類の指標を用いて示す（**図6.1.2**）．疾患群と非疾患群において検査を行う際，疾患群での陽性率を感度，非疾患群での陰性率を特異度という．感度の高い検査は疾患を見逃す比率（偽陰性）が少ないので，所見がなければその疾患を除外できる可能性が高くなる．また，特異度の高い検査は間違って疾患と判断する比率（偽陽性）が少ないので，所見があれば確定診断できる可能性が高くなる．

定量検査では，陽性と陰性を分ける値（カットオフ値）を設定することで感度・特異度が算出される．カットオフ値を変動させ，感度・特異度の関係を表した図をROC曲線（Receiver Operatorating Characteristic Curve）という．感度と特異度のバランスの取れた最適なカットオフ値を求める方法はいくつかあり，ROC曲線において，最も左上に近い点をカットオフ値

とするものや，感度＋特異度－1が最大となる点をカットオフ値とするもの（Youden Index）などがある．

また，感度と特異度の関係から，その検査結果が陽性の場合に非疾患群と比較して疾患群になる割合（真陽性／偽陽性＝感度／（1－特異度））のことを陽性尤度比（LR$^+$）という．感度・特異度が高いほど，陽性尤度比も高くなる．同様に，検査結果が陰性の場合に非疾患群と比較して疾患群になる割合（偽陰性／真陰性＝（1－特異度）／感度）のことを陰性尤度比（LR$^-$）という．尤度比は1に近いほど診断特性は低く，LR$^+$では数値が大きいほど，LR$^-$では0に近いほど診断特性が高くなる．

(6) 精度管理

臨床検査は，測定データを得るだけでは不十分で，それが臨床的に十分に信頼できるもので
なければならない．そこで工業製品の品質管理手法を応用した精度管理を行う．ただし，品質管理は製品が均質であることが前提のため，そのままでは使えず，さまざまに工夫されている．基本的には，あらかじめ値のわかっている検体を定期的に測定し，測定値のずれが一定範囲内に収まるよう管理する．この許容範囲は標準偏差に基づいて決める．このような管理を施設内だけで行う場合を内部精度管理，第三者が検体を提供し，複数の施設が参加するものを外部精度管理という．

ただしこの方法では，各検体に偶発的誤差が生じた場合は検出できない．そこで，同じ患者の前回の測定値と比較したり，関連する検査項目間の測定値のバランスを確認したりするなどの方法が取り入れられている．

（西堀眞弘，真鍋史朗）

6.1.2 検体検査

(1) 尿・糞便検査

1) 尿検査

① 一般性状

尿は，通常，尿の希釈や濃縮により淡黄色〜琥珀色を呈するが，赤血球やヘモグロビン（Hb）の混入などにより赤（褐）色に，また，薬剤による着色などでその色調は変化する．尿比重は尿の濃縮・希釈の度合いを調べる検査で，1.005以下では低比重尿（希釈尿），1.030以上では高比重尿（濃縮尿）となる．

② 尿生化学検査

尿の生化学検査には，検査室で蛋白や糖などを厳密に定量測定する場合と試験紙を尿に浸し，半定量測定（色調変化から陰性・±・1＋…などで表される）する試験紙法がある．尿蛋白の
原因は，腎前性（多発性骨髄腫のBence Jones蛋白など小分子量蛋白が血液中に増えた場合など），腎性（糸球体や尿細管の障害などによる漏出），腎後性（腎盂以下の尿路に由来する蛋白）に分けられる．このうち，糸球体腎炎などによる腎性蛋白が主なものであり，とくにネフローゼ症候群では多量の尿蛋白が特徴である．

尿糖は，健常人ではほとんどが腎で吸収され，血糖が約180mg/dlを超えるような高い場合に尿中に出現する．その閾値以下でも尿糖がみられる場合（腎性糖尿）もあるが，通常は血糖値が高い場合に陽性を示す．

尿潜血反応は，尿中の赤血球中に含まれるヘモグロビン（Hb）を検出するもので，赤色尿が肉眼的血尿であることの確認や肉眼ではわからない顕微鏡的血尿の検出に用いられる．

③ 尿沈渣検査

尿中には，各種細胞（白血球，赤血球，腎や尿細管の細胞，細菌など）や円柱（蛋白や変性した細胞などが固まった円柱状物質）および結晶成分（尿酸，蓚酸カルシウムなど）などの有形成分がみられる．通常，尿を遠心した後に上澄み部分を捨てた後のもの（沈渣）を顕微鏡で検査する．赤血球や腎・尿細管の上皮細胞，種々の円柱の混入は尿路からの出血，糸球体腎炎や間質性腎炎などの腎疾患，白血球の混入は尿路感染症など，結晶は尿路結石の成分についての情報を与える．

2）糞便の検査

① 便潜血検査

消化管からの出血をみる潜血反応には，Hbに含まれるペルオキシダーゼ様活性を利用した化学的潜血反応と，ヘモグロビンに特異的に反応するモノクローナル抗体を用いた免疫反応がある．

（2）血液学的検査

血液は，血球成分と液体成分の血漿（血清）からなる．それぞれ約半分の容積を占める（**図6.1.3**）．

血液学的検査は，前者の末梢血液中の血球成分の数およびその性状をみる検査（CBC）と血液の凝固・線溶成分をみる検査に大別される．また，骨髄の異常が考えられる場合には骨髄穿刺による骨髄の評価が行われる．

1）末梢血検査（Complete Blood Count：CBC）

赤血球，白血球，血小板数をみる末梢血検査には，血球数のみではなく血色素量であるHb，血液中の血球成分（赤血球がほとんどを占める）の容積比率を表すヘマトクリット値（Ht），および赤血球の大きさの指標（平均赤血球容積：MCV[※1]など）などが含まれる．同時に白血球の分類（通常，好中球，好酸球，好塩基球，

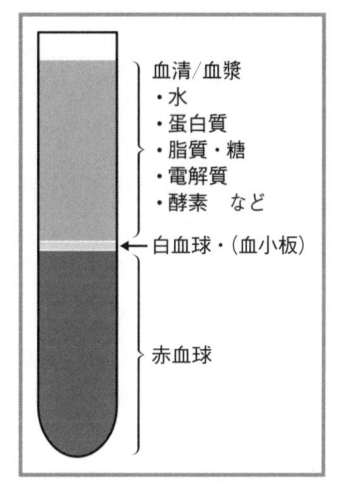

図6.1.3
血液成分

抗凝固剤入りの採血管の場合，血液凝固が生じないため，血球以外の成分が含まれる（血漿）が，抗凝固剤の入っていない採血管では血液中に凝血塊（血餅）ができ，血小板や凝固因子などが除かれたもの（血清）になる．

単球，リンパ球からなる）がなされる．貧血では，赤血球の大きさであるMCV値から大球性，正球性，小球性貧血に分類される．鉄欠乏性貧血では赤血球に含まれるHb産生が低下し，MCVが小さな小球性貧血を呈する．一方，ビタミンB_{12}や葉酸の低下があると血球のDNA合成障害が生じ，MCVが大きな大球性貧血（巨赤芽球性貧血）となる．慢性疾患等による症候性貧血や溶血性貧血，骨髄疾患による産生低下による貧血では，MCVは高低なく正球性となる．

白血球数はさまざまな炎症で変化し，肺炎や腎盂腎炎などの細菌感染症では白血球の増加がみられることが多いが，敗血症などでは逆に減少することも多い．また，肺結核やウイルス性疾患ではリンパ球が増えることが多い．血球は骨髄で産生されることから，白血病など骨髄疾患では白血球や赤血球，血小板の著明な増加や減少がみられ，さらに末梢血中に骨髄でみられる幼若な血球が認められる場合がある．アレルギー性疾患や寄生虫疾患では好酸球が増えることが多い．

[※1] Mean Corpuscular Volume（平均赤血球容積：Ht値を赤血球数で割った値（基準値：87-100fℓ））

(3) 止血・凝固・線溶系検査

止血には，出血部位での血管の収縮，血小板の粘着・凝集および血液の凝固が必要である．その止血に関連した検査は，末梢血検査の血小板数とその機能をみる検査，血液内に含まれる凝固因子に関連した検査，および止血過程で形成された凝血塊を溶解する機序に関連した線溶検査に分けられる．出血が止まりにくい，または，血管内での血の塊（血栓）ができやすい場合にこれらの検査が実施される．凝固系の異常をみる検査には，血小板数に加え，毛細血管の異常や血小板機能の障害をみる出血時間（耳朶などを穿刺し，止血する時間を測定），血液中の凝固因子の欠乏をみるプロトロンビン時間（PT），活性化部分トロンボプラスチン時間（APTT）などがある．たとえば，先天的に凝固因子が欠乏し出血を繰り返す血友病では，第Ⅷ因子（血友病A）や第Ⅸ因子（血友病B）の欠乏によりAPTTの延長がみられる．また，肝障害や肝での凝固因子産生に必要となるビタミンKの欠乏では，PT，APTTの延長がみられる．また，心臓の人工弁や心房細動などの不整脈で血栓予防目的でワルファリンが投与される場合には，PT値によって投与量が調整される．

線溶系検査の主なものには，凝固によって生じたフィブリンおよびフィブリノゲンの分解産物（フィブリン/フィブリノゲン分解産物：FDP）やD-ダイマーの検査などがあり，体内で血栓が生じた場合に高値となる．

(4) 生化学検査

1) 総蛋白・アルブミン・グロブリン

血液中には80種以上の蛋白（総蛋白）が存在し，アルブミンと残りのグロブリンに分類され，グロブリンはさらに電気泳動検査で a_1，a_2，β，γ分画に分けられる．肝臓で産生されるアルブミンは，血液中の種々の物質を輸送する蛋白であり，また，血管内から外（間質）への水分の移動（浮腫）を防ぐものである．感染症や炎症，悪性腫瘍ではグロブリンが増加するとともにアルブミンの産生低下や消費により，ネフローゼ症候群では尿への多量の蛋白喪失によって，アルブミン低下がみられる．多発性骨髄腫では，異常な免疫グロブリンの著明な産生により総蛋白が増加する．

2) 血糖検査

血糖検査は，血液中のブドウ糖量を測定するものである．検査室での血糖測定に加え，ベッドサイドや在宅での簡易機器による測定が可能となり，糖尿病患者では自己血糖測定（SMBG）が行われている．糖尿病の診断では，空腹時血糖が126mg/dl以上，随時あるいは糖負荷試験2時間の血糖値で200mg/dl以上が診断基準となっている．また，血糖値が70mg/dl以下では低血糖と診断される．

3) 脂質検査

脂質は，中性脂肪（トリグリセライド），コレステロールの形で腸管から吸収されて血液中にリポ蛋白の形で含まれる．リポ蛋白は，比重によりカイロミクロン（リポ蛋白の最大のもの），VLDL（超低比重リポ蛋白），LDL（低比重リポ蛋白），HDL（高比重リポ蛋白）に分類される．脂質検査では，主に血液中の総コレステロール（遊離コレステロールとエステル型コレステロールの和），中性脂肪（トリグリセライド），HDLコレステロールの測定，LDLコレステロール値の推定[※2]，あるいは実測され，高コレステロール血症や高中性脂肪血症などの脂質代謝異常の分類が行われる．女性ではエストロゲンの減少により，閉経後に増加する．家族性高脂血症や甲状腺機能低下症，ネフローゼ症候群，糖尿病などではコレステロール，中性

[※2] LDLコレステロール＝総コレステロール－HDLコレステロール－（中性脂肪/5）で求められる．

脂肪が高値となる．一方，甲状腺機能亢進症，肝硬変，消耗性疾患，副腎皮質ホルモン低下などでは，コレステロール，あるいは中性脂肪が低値となる．

4）酵素検査

酵素は生体内でのエネルギー産生，物質の分解などの代謝に欠かせないものであるが，臨床的には，組織の障害による血液への酵素の逸脱，酵素合成の亢進などによる検査値異常として問題となる．代表的な検査とその異常をきたすものを**表6.1.1** に示す．トランスアミナーゼには，アスパラギン酸アミノトランスフェラーゼ（AST：慣用的にはGOT）とアラニントランスアミナーゼ（ALT：慣用的にはGPT）があり，どちらもほとんどの細胞に含まれるが，ASTは心臓，肝臓，筋への含有率が高く，ALT は比較的肝臓に多く分布している．したがって，ALT ＞ AST の場合には肝細胞障害を考える．乳酸脱水素酵素（LDH）もあらゆる組織に分布する酵素であり，とくに白血病やがんなどでは他の酵素に比べて高値となることがある．アルカリフォスファターゼ（ALP）は，骨疾患や胆汁うっ滞などで上昇がみられる酵素である．成長期（骨由来）や妊娠後期（胎盤由来）には生理的に上昇がみられることも特徴である．骨芽細胞が増殖する骨肉腫や転移性骨腫瘍，甲状腺機能亢進症などで上昇し，また肝内の限局性病変（腫瘍や膿瘍など）では黄疸がない状態でも高値となることがある．γグルタミルトランスペプチターゼ（γ GT）は，肝胆道疾患，膵疾患で上昇がみられるものであるが，アルコールや薬剤でも上昇がみられることや男性が女性よりも基準値が高いといった特徴がある．とくに，アルコール性肝障害や胆汁うっ滞では高値となる．アミラーゼは，デンプンやグリコーゲンなどの多糖類を分解する酵素で，膵臓や唾液腺などに多く分布するため，膵炎や耳下腺炎などで

表6.1.1 生化学検査（酵素）と主な疾患・状態

酵素検査	高値となる代表的疾患・状態
ALT（GPT）	肝炎（ウイルス性・薬剤性・自己免疫性など）・脂肪肝
AST（GOT）	肝疾患・心筋梗塞・心筋疾患・血液疾患（溶血）
LDH	血液疾患（溶血），肝疾患・心筋梗塞／心筋疾患・筋疾患・腎梗塞・悪性腫瘍（リンパ腫等）
γ GTP	アルコール多飲（アルコール性肝障害）・胆道閉塞（閉塞性黄疸）
アルカリフォスファターゼ	骨疾患・成長期・肝／胆道疾患
CK	筋疾患（心筋を含む）・中枢疾患など
アミラーゼ	膵疾患・唾液腺疾患・腎不全・消化管穿孔など

高値となる．また，腎排泄性のため，腎不全でも上昇がみられる．クレアチンキナーゼ（CK）は，筋の炎症や筋細胞の融解がある場合に血液中への逸脱がみられる．心筋梗塞や多発性筋炎，筋ジストロフィーの診断の参考にされる．

5）クレアチニン・尿素窒素・尿酸

クレアチニンは，筋に存在するクレアチンの最終代謝産物で，腎の糸球体から濾過され尿細管で再吸収されにくいため腎機能（糸球体濾過量：GFR）評価に用いられる．クレアチニンの血中濃度と尿中排泄量により求められたクレアチニンクリアランスは，GFR[※3] の代用とされるが，GFR が通常の $1/2 \sim 1/3$ に減少して始めて血中クレアチニンが異常値となるため，軽度の腎機能低下では変化は少ない．尿素は，蛋白の分解産物であり，同様に腎から体外に排出されるため腎機能評価に用いられる．血清中で尿素窒素（Urea Nitrogen：UN）濃度として測定される．腎機能障害に加え，大量の蛋白摂取や組織の蛋白異化，消化管出血の場合にも高値となる．尿酸は，核酸を構成するプリン体の最終代謝産物として主に尿中に排泄される．この

[※3] 最近は，血清クレアチニン濃度，年齢，性別から簡易推定値（eGFR）が求められることが多い．

尿酸塩結晶が関節液中で生じ沈着することで，痛風発作，腎に沈着し痛風腎を引き起こす．尿酸は，7.0mg/dl以上で高尿酸血症とされる．腎不全では排泄が障害され，白血病などでは核酸の代謝が亢進し高値となる．

6) 電解質検査

成人では体重の約60％（乳児では約80％）は水分であり，そのうち，40％は細胞内，20％は細胞外に分布する．さらに細胞外では15％が組織間に，5％が血管内にある．この水溶液中に含まれ，陽イオン，陰イオンに電離する物質を電解質という（**表6.1.2**）．

表6.1.2 細胞内・血液（細胞外）液に含まれる主な電解質

イオン (mEq/l)		細胞内	細胞外 (血液内)
陽イオン	Na$^+$	15	142
	K$^+$	150	4
	Ca^{2+}	2	5
	Mg^{2+}	27	3
陰イオン	Cl$^-$	1	103
	HCO$_3^-$	10	27
	PO$_4^-$	100	1
	SO$_4^-$	20	2
	有機酸	—	6
	蛋白質	63	16

① ナトリウム（Na$^+$）・クロル（Cl$^-$）

細胞外液の主たる陽，陰イオンで組織外液量（循環血液量）の維持や浸透圧の調整を担っている．NaおよびClの濃度は水と相対的なバランスによって決定され，発汗や腎での濾過，再吸収・分泌により調整されている．体液量の減少した状態である脱水時には，水分とNaの喪失の差の大きさにより血漿Na値が変わり，高張性（喪失量が水分＞Naで高Na血症），低張性（喪失量が水分＜Naで低Na血症），等張性（喪失量が水分とNaが同量でNa値は基準範囲内）脱水に分類される．一方，腎での水分の再吸収に働く抗利尿ホルモンが中枢性疾患や薬剤などにより異常に分泌されると，水の再吸収が多くなり低Na血症となる．逆に，尿崩症では抗利尿ホルモンが低下し，腎での水分喪失により高Na血症となる．ClはNaとほぼ同じ動態をとるが，同じ陰イオンである重炭酸（HCO$_3^-$）の増減により相反的に変動し，たとえば，下痢など重炭酸が多く喪失し，低HCO$_3^-$となると高Cl血症となる．

② カリウム（K）

細胞内液の主たる陽イオンであり，血中Kの変化は筋肉系の障害や心電図変化とともに不整脈の原因になるため，狭い範囲で調整されている．この調整には腎からの排泄，レニン，アルドステロンなどのホルモン，血液pHの変化による細胞内外の移動などが関与している．したがって，腎不全や副腎皮質不全（アジソン病など），酸血症などでは高カリウム血症を，アルドステロン症や副腎皮質機能亢進（クッシング症候群など），アルカリ血症では低K血症を生じる．

③ カルシウム（Ca）・リン（P）

体内には骨や歯など約1kgのカルシウム（Ca）があるとされ，血液や軟部組織にはその1％が存在する．Caは骨，歯の形成だけでなく，神経・筋肉の興奮性や血液凝固などに影響する．血中Caは副甲状腺ホルモン（PTH）や活性型ビタミンDにより上昇し，カルシトニンにより低下する．細胞内の主要な陰イオンであるリン（P）は，Caと同様に骨や歯に体内の約80％，残り約20％が細胞内に含まれ，エネルギー代謝に必須のものである．P代謝にはCaと同様にビタミンDやPTHが関与する．多くの場合，CaとPは相反的に動くが，骨腫瘍などによる溶骨ではどちらも高値になる．

7) 血液ガス分析

血液中のpH，血液中に含まれる酸素分圧（PO$_2$），炭酸ガス分圧（PCO$_2$），重炭酸濃度（HCO$_3^-$）を測定する検査であり，動脈血が検体となる．健常人の血液pHは年齢に関わらず

7.40 とやや弱塩基性であり，PCO_2 は 40mmHg 程度であるが，PO_2 は 80 ～ 100mmHg で高齢になるにつれて減少する．体内においては常に代謝に伴って酸が生じているが，腎での H^+ の排泄と HCO_3^- の再吸収，および肺での CO_2 の排泄によって pH の狭い変動幅で調整されている．その破綻により pH の変動が起こり，呼吸機能および代謝の異常状態を知ることができる．血液中の炭酸ガスが蓄積する，または，重炭酸濃度が低下すると血液 pH は下がり，酸血症（アシデミア）を呈する病態をアシドーシスという．種々の原因での過換気により炭酸ガスが体外へ排泄されて血液中の濃度が下がる（呼吸性），または，血中の重炭酸濃度が増加する（代謝性）と血液 pH は上がりアルカリ血症（アルカレミア）となる病態をアルカローシスという．アシドーシスおよびアルカローシスをきたす代表的なものを**表 6.1.3** に示す．

表6.1.3 血液pHが変化する病態分類と原因

病態		疾患
アシドーシス	呼吸性	気道閉塞，呼吸不全，中枢神経疾患による呼吸抑制など
	代謝性	尿毒症や副腎不全，糖尿病や飢餓状態など
アルカローシス	呼吸性	過換気状態
	代謝性	多量の嘔吐時，副腎皮質ホルモンの過剰状態など

8）グリコアルブミン・ヘモグロビン A1c（HbA1c）

糖尿病では，血糖コントロール状況をみることが重要で，その指標となるのがグリコ（糖化）アルブミン，ヘモグロビン A1c（HbA1c）である．前者はアルブミンに，後者はヘモグロビンにブドウ糖が結合した糖化蛋白質である．各々の代謝の違いから前者では直近 2 週間前，後者では 1 ～ 2 カ月前の血糖状態の指標となる．

（5）血清免疫検査

1）自己抗体・補体

微生物などの外来物質（抗原）に対する防御機構は，白血球などの細胞や小さな蛋白分子である抗体，補体などから構成される．抗体は IgG，IgA，IgM，IgE，IgD の免疫グロブリンからなるが，自己の体内成分を標的抗原として反応する抗体が産生される場合があり，自己抗体と呼ばれる．代表的な自己抗体には慢性関節リウマチのリウマトイド因子，慢性甲状腺炎やバセドウ病を引き起こす抗マイクロゾーム抗体や抗サイログロブリン抗体，膠原病の原因となる抗核抗体や抗 DNA 抗体，溶血性貧血を起こす抗赤血球抗体などがある．補体は抗体が結合した細菌や血球などを溶解する因子であり，免疫反応による消費で量，あるいは活性が低下する．血清補体価（CH_{50}）や補体成分の C3，C4 測定が行われ，急性溶連菌性糸球体腎炎や全身性エリテマトーデスなどの疾患で血清補体価の減少がみられる．

2）炎症反応検査

① 赤血球沈降速度（赤沈・血沈：ESR）

専用のガラス棒に緩衝液と混合した血液を満たし，垂直に立て静置した後，血球成分が 1 時間，2 時間の間に沈殿する距離（mm）を測定する．炎症や細菌感染症などで沈降する速度が早くなり，高値になる．

② C-反応性蛋白（CRP）

C-反応性蛋白は，感染症や炎症により生じるサイトカインによって肝臓で産生され，炎症の発症から数時間後から上昇し，炎症の軽減，終息により減少，正常化する．炎症マーカーとして血沈とともに頻用されるが，血沈よりも経過による値の動きが速い検査である．

（6）内分泌検査

ホルモンは，体の生理状態を調整する情報伝達物質であり，大部分は内分泌腺（視床下部，

下垂体，甲状腺，上皮小体，副腎，膵臓，卵巣／精巣などの性腺）で産生されるものである．内分泌検査では，血液，尿に含まれるこれらのホルモンおよびその代謝産物が測定される．また，ホルモン分泌は各種の刺激によって変化することを利用して刺激前後で測定し，その分泌能が評価される．主な臓器と産生されるホルモンを**表6.1.4**に示す．

表6.1.4 内分泌腺とホルモン

組織		代表的ホルモン
下垂体	前葉	成長ホルモン（GH）・甲状腺刺激ホルモン（TSH）・副腎刺激ホルモン（ACTH）・性腺刺激ホルモン（FSH, LH）・プロラクチン
	後葉	抗利尿ホルモン・オキシトシン
甲状腺		甲状腺ホルモン（T3，T4）・カルシトニン
副甲状腺		副甲状腺ホルモン
副腎	皮質	コルチゾール・アルドステロンなど
	髄質	アドレナリン・ノルアドレナリン
性腺		エストロゲン・プロゲステロン・テストステロン

（7）腫瘍マーカー

腫瘍が特異的に産生する物質で，腫瘍の有無やその種類，進行度などの指標となるものである．腫瘍マーカーとして代表的なものを**表6.1.5**に示す．

表6.1.5 代表的な腫瘍マーカー

腫瘍マーカー	上昇しやすい代表的な腫瘍
CEA	大腸がん・肺がん・胃がん・乳がん
αフェトプロテイン	肝細胞がん・肝芽腫・精巣がん
CA19-9	膵がん・胆嚢がん・大腸がん
CA125	卵巣がん
CA15-3	乳がん
PSA	前立腺がん

（8）輸血関連検査

1）血液型検査

血液中には赤血球の膜表面の糖鎖を抗原とし，他の血液型の血球抗原と凝集反応を起こす凝集素（A型血液には抗B抗体，B型血液には抗A抗体など）が含まれ，その反応を利用し血液型を判定する．すなわち，既知のA型赤血球，B型赤血球と被験者の血清を混合（おもて試験），また，抗Aおよび抗Bの標準血清と被検者の赤血球の混合（うら試験）を行い，凝集結果によりABO式血液型を判定する．RhD式血液型ではD抗原が最も重要で，D抗原を有しないRh（D）陰性（−）が日本人では約0.5％存在する．

2）輸血検査

輸血では，ABO，Rh式血液型が合致した献血を投与することが前提であり，それ以外の赤血球に対する不規則抗体（ABO式血液型以外の血液型に対する抗体）による輸血反応をチェックする目的で交差適合試験（クロスマッチテスト）が行われる．反応がみられた場合には，輸血液としては不適と判定される．

（9）微生物検査

一般的な細菌検査は，顕微鏡で調べる塗抹検査，培地を用いた細菌の分離培養およびその菌の同定検査，さらに，細菌の抗菌薬に対する感受性試験からなる．塗抹検査は，ガラススライド上に検体を薄く塗り（塗抹），染色液による染色性の違いを利用し，顕微鏡で観察するものである．培養の困難な梅毒，特別な培養が必要なマイコプラズマ，クラミジア，ウイルスなどでは，その細菌に対する血液中の抗体の有無および期間をおいた抗体の上昇を測定する検査が行われる（血清抗体価測定）．また，迅速な診断のため微生物の菌体成分を抗原として検出する方法（抗原検出法）や遺伝子の特徴的な部位を増幅するPCR（ポリメラーゼ鎖反応）などが

用いられることも多い．抗原検出法は，ウイルスや菌体成分などの抗原を標識した抗体と反応させて検出するもので，インフルエンザやアデノウイルスなどに対して簡易測定キットが使われている．

(10) 遺伝子・染色体検査

1) 遺伝子検査

近年，遺伝子検査の応用が拡大しており，従来の親子鑑定などの個人の識別や遺伝性疾患の診断ばかりでなく，白血病やがんなどの病型診断や抗がん剤の効果予測，あるいは，遺伝性腫瘍の保因者かの判定にも用いられている．検査には特定の核酸配列を増幅する核酸増幅法（PCR 法）や遺伝子の塩基配列を決定する DNA シークエンス法，遺伝子（DNA）チップ（基板上に DNA を配列し，それにがん遺伝子など調べたい遺伝子を載せてその発色から遺伝子の発現量を測定するもの）などが用いられる．

2) 染色体検査

人間の染色体は，22 対の常染色体と 2 個の性染色体（男性では XY，女性では XX）からなる．染色体検査は，この染色体に異常の有無をみるものである．代表的なものがダウン症で，第 21 染色体が 3 個ある（21 トリソミー）例が多い．その他，ターナー症候群（X 染色体が 1 個のみで 45XO），クラインフィルター症候群（X 染色体が 1 個余分で 47XXY）などの性染色体異常が疑われる場合や，白血病における染色体の異常を調べる場合などに検査が行われる．

（石田　博）

6.1.3　生理機能検査

(1) 生理機能検査の概要

生理機能検査は，患者の体に各種のセンサーを装着し，その信号を記録することにより臓器の機能を評価する目的で行われる検査である．検査室や病室で臨床検査技師または医師が実施し，記録された波形や各種計測値，診断レポートなどが検査結果として報告される．

(2) 心電図

心臓が拍動するときに生ずる起電力の時間的変化を波形として記録する検査である．

心筋細胞は，神経細胞や骨格筋同様電気的な興奮性を有しており，この興奮に引き続いて収縮が生ずる．心臓では右心房にある洞房結節に周期的な興奮が発生し，この興奮が特殊心筋である刺激伝導系を通って心臓全体に伝えられる．心電図は，体表面に伝導された心臓全体の起電力の推移を電位変化の波形として記録する．

図 6.1.4 に心電図の基本的な波形を示す．洞房結節の興奮はまず左右心房に伝導され P 波を形成する．興奮は次に房室結節内を伝導し（P と Q の間），この間に心房内の血液が心室に流入する．房室結節の興奮は次にヒス束を通って急速に左右心室の興奮を引き起こし（QRS 群），血液が大動脈，肺動脈に駆出される．心室の興奮・収縮は，平坦な ST 部分（前期再分極）を

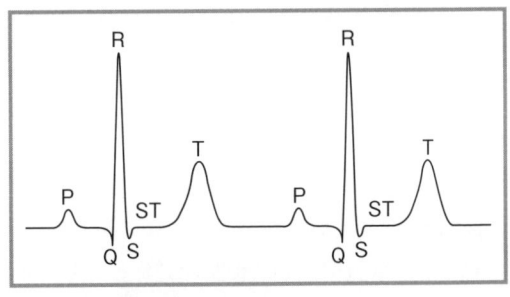

図6.1.4　心電図の基本波形

経て T 波（後期再分極）で終了する.

1）12誘導心電図

両手首・足首と，胸部の6箇所に電極を配置し，通常安静臥床の状態で20〜30秒間の記録を行う検査である. 心疾患のスクリーニングの目的で日常的に実施され，各心房，心室の負荷や肥大を評価することができ，不整脈の診断にも必要である. ST 部分は心筋虚血を反映し，狭心症の発作時に下降（異形狭心症では上昇）する. また心筋梗塞では心筋壊死の進行により，ST 上昇→ abnormal Q（広く深い Q 波）の形成→ST 復帰と冠性 T 波（対称性で陰性＝下向きの T 波）の形成のように経時的に波形が変化し，急性および陳旧性梗塞の診断に有用である.

心電計には自動診断機能を備えたものが多いが，診断精度は十分とは言えず，医師による確認が必要である.

2）ホルター（Holter）心電図

記録装置付きの携帯型心電計を装着し，24時間の心電図波形を記録する検査である. 装着後に通常の生活をしながら発作の有無などを記録してもらい，後で波形を解析する.

不整脈の有無，種類，頻度，身体活動や自覚症状との関係を知ることができ，不整脈の診断や治療方針の決定，治療効果の評価に有用である. また上述の通り心筋虚血の発作時に ST 部分が変動し狭心症の診断にも用いられる.

3）負荷心電図

心電図記録を行いながら運動を行わせ，心臓に負荷を与えて反応を調べる検査である. 階段昇降による Master 2 階段試験，ベルトコンベアの上を歩かせるトレッドミル運動負荷試験，エルゴメーター負荷試験などがある.

運動により心筋の酸素消費量が増し，狭心症患者では心筋の虚血を生じて，心電図の ST 部分の低下や T 波の陰転が検出される. 狭心症の診断のほか，運動耐容能の評価の目的でも行われるが，検査中に心筋梗塞を発症したり，不整脈や心停止の危険があるため，検査には医師

の立会いが必要である.

（3）肺機能

1）スパイロメトリー（Spirometry）

肺の換気機能を調べる検査で呼吸器疾患の診断のほか，全身麻酔を行う手術の術前検査としても行われる.

患者にマウスピースをくわえさせて呼吸を行わせ，流量を測定する. 最大吸気位からゆっくり呼出させ，最大呼気位に達するまでの呼気量が肺活量（VC：Vital Capacity）である. 肺活量は性別，年齢，身長に依存するため，これらの値から健常者として予測される肺活量を計算し，この予測肺活量に対する割合（% VC）として肺活量を評価する.

一方，最大吸気位から患者にできるだけ速く呼気を行わせたときの呼気量を努力肺活量（FVC：Forced Vital Capacity）と呼ぶ. この際最初の1秒間の呼気量を1秒量（FEV1.0），その FVC に対する割合を1秒率（FEV1.0 %）と呼ぶ.

これらの計測値を用いて，換気障害は拘束性（% VC ＜ 80 %），閉塞性（FEV1.0 % ＜ 70 %）および混合性換気障害（%VC＜80%かつFEV1.0 % ＜ 70 %）に分類される. 拘束性換気障害には，肺線維症，無気肺，神経・筋疾患による換気障害などが含まれ，閉塞性換気障害には，肺気腫を代表とする慢性閉塞性肺疾患（COPD）や発作時の気管支喘息などが含まれる.

2）その他の肺機能検査

機能的残気量（最大呼気時に肺内に残っている気量），静肺コンプライアンス（肺のふくらみやすさ），気道抵抗，呼吸抵抗，肺拡散能などの検査が肺機能の精査の目的で行われる.

（4）脳波・筋電図等

1）脳波

頭皮上に配置した電極により，大脳表面の神経活動を電位変化として検出し，記録する検査

である．脳波は電極下の多数の神経細胞の集合電位となっており，周波数や振幅の分布から脳の機能をおおまかに捉えることができる．

脳波は周波数の順に徐波（δ波，θ波），α波，速波（β波）に分類され，健常者の安静覚醒閉眼時には後頭部を中心に 10Hz 前後の α 波がみられる．脳波は意識の混濁や脳の機能の低下により徐波化し，てんかんでは病型ごとに特徴的な波形（発作波）が出現するため，その診断のために不可欠な検査である．発作波の検出感度を上げるために，閃光刺激，過呼吸，睡眠，薬剤投与などの賦活が行われる．また脳波は睡眠の段階ごとに特徴的なパターンを示し，PSG検査にも利用される．

2）誘発電位

感覚刺激に対して誘発される神経系の電位反応を検出する検査である．刺激を反復しながら脳波を加算し，反応波を抽出する．刺激に対する中枢神経系内の伝導経路の障害を推定することができる．体性感覚誘発電位，視覚誘発電位，

聴性脳幹反応（ABR：Auditory Brainstem Response），事象関連電位等があり，ABR は昏睡患者における脳幹機能の判定が可能なため，脳波の平坦化とともに脳死判定に用いられる．

3）PSG 検査（Polysomnography：睡眠ポリグラフィー検査）

睡眠中に脳波，呼吸，眼球運動，筋電図，心電図，動脈血酸素飽和度等の生体信号を同時記録する検査で，睡眠時無呼吸症候群（SAS：Sleep Apnea Syndrome）等の診断に用いられる．

4）筋電図・末梢神経伝導速度

針筋電図は，細い針電極を筋肉に刺入して筋活動を調べる検査である．脊髄前角細胞，神経筋接合部，筋の機能が検出され，ALS や筋ジストロフィーなどの神経・筋疾患の診断に用いられる．末梢神経伝導速度は運動・感覚神経の伝導速度を計測するもので，末梢神経疾患の診断に用いられる．

（松戸隆之）

6.1.4 病理検査

病理検査とは，生体から採取された材料（検体）を検査することにより診断する検体検査の一つである．複数の専門職のチームによって実施され，病理専門医，組織標本を作製する臨床検査技師，細胞診を専門的にスクリーニングする資格をもつ臨床検査技師（細胞診断士）により構成される．

（1）病理検査の意義

病理検査は多くの場合，診断を最終的に確定する検査であり，疾患の種類（腫瘍性病変，炎症性病変，退行性病変など）を決定し，その悪性度や進行度を判断する．病理診断には，組織診，細胞診，術中迅速診断があり，それぞれ対

象検体や実施方法などは異なるが，悪性腫瘍をはじめとした臨床的に重要な疾患の治療方針決定の基礎になる資料を提供することが多い．したがって，病理検査は的確な診療を進めるために欠かせない．

（2）病理検査の種類

1）組織診断

病変部を含む検体をホルマリン固定し，パラフィン包埋，薄切，染色の処理を経て標本を作製後，光学顕微鏡下で観察して病理診断を行うことである．通常はヘマトキシリンエオジン染色が行われ，光学顕微鏡で観察を行い診断する．一方，尿や粘液，粘膜擦過物などについては，

スライドガラス上で塗抹標本を作製して染色後，細胞診（例：婦人科検診）を行う．近年は液状細胞診が普及しつつあり，従来の塗抹標本より細胞の観察が容易で見落としの少ない標本作製が行われている．さらに，抗原抗体反応を利用して目的のタンパク質を可視化する免疫組織化学染色法やウイルス感染を特定するための遺伝子検査法があり，確定診断する上で有用な検査方法である．これらは通常，数日以上を要するため，手術時には術中迅速診断が行われる．凍結組織から切片を作製後，染色し，十数分以内に良悪性の診断や手術断端にがん病変が存在するかを診断し，術式や切除範囲を決定する．

2) 細胞診

血液や尿などの体液成分，痰や粘膜などの生体の分泌物については，スライドガラス上で塗抹標本を作製して，乾燥しないように迅速にアルコールで固定したのち，染色して，顕微鏡で観察する細胞診を行う．通常，パパニコロウ染色（PAP）が行われる．代表的な例として，喀痰での肺がん検診，膣分泌物での子宮頸がん検診がある．ほとんどの場合，悪性腫瘍の診断を目的としている．

3) 剖検

死後の病理検査として病理解剖（剖検）があるが，生前の臨床診断や病態，死因を形態学的および分子生物学的により正確に理解すること

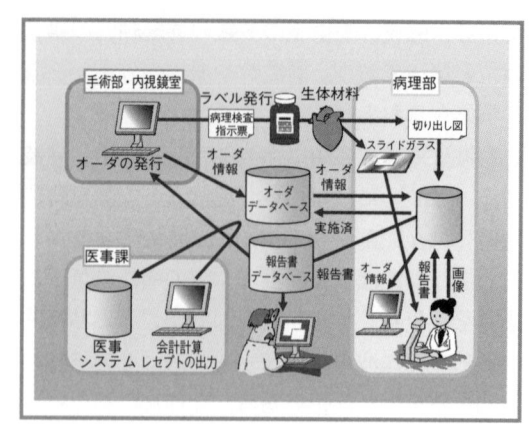

図6.1.5　病理検査の全体のながれ

が可能であり，医学生や若手医師の医学教育においてもきわめて重要な検査である．

(3) 病理検査の報告書作成

病理専門医は依頼内容を見て，標本を観察して報告書を作成する．報告書作成については，この診断が確定診断になるので，病理専門医によるレビューと承認サインの後，診断コード（SNOMED）に沿って登録する．報告書の作成には通常数日を要するが，術中迅速診断では，15～30分以内で手術室へ報告する必要があるので，まず簡易的な報告書を作成し，後日正式な報告書を送付することになる（**図6.1.5**）．

（西平　順）

6.1.5　各科固有の検査

(1) 耳鼻咽喉科の検査

1) 耳鼻咽喉科の検査の特徴

耳鼻咽喉科での検査スタイルは，そのほとんどが自科のブースで完結するという特徴を有する．取り扱う疾患として嗅覚・味覚・顔面神経・聴覚・平衡覚の異常があり，これらの診断には

特殊な生理学的検査機器が使用されることが特徴である（**図6.1.6**）．また，これらの検査の多くは患者の協力が必要なものが多く，協力の得られない小児では，異なる検査方法と機器で検査を行う場合がある．

さらに，検査によっては薬剤により鎮静あるいは睡眠状態にする必要性もある．生理学的検

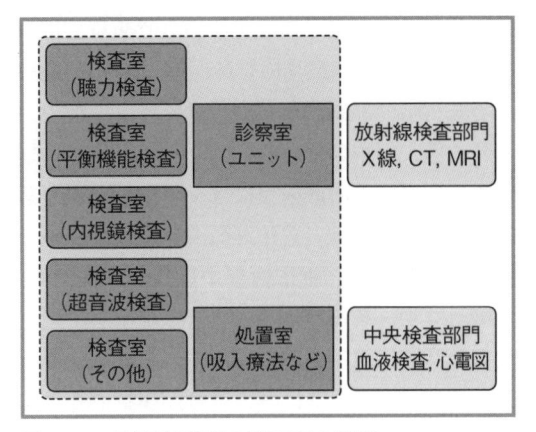

図6.1.6　耳鼻咽喉科の診察室の構造

査ではノイズの除去が必要な場合が多く、シールド室や防音室が必要になる。同時に内視鏡および超音波検査が多用されるが、これらも自科ブースで行われる場合が多い。以下、代表的な検査について述べる。

2）聴力検査

通常の聴力検査は、医師が行う場合もあるが、主に言語聴覚士（ST）、看護師、臨床検査技師によって行う。検査は自科のブースに設置された防音室で行う。ルーチンの聴力検査の一つに標準純音聴力検査がある。125 Hz から 8,000 Hz までの 7 つの純音を倍音（1 オクターブ）ごとにレシーバを介して聞かせて、聴力閾値を測定するものである。検査に際しては、患者に説明を行って協力を得ることが必要である。一般的な評価方法として、500 Hz の閾値（dB 表示）、1,000 Hz の閾値の 2 倍、2,000 Hz の閾値の合計を 4 で除した数値が使用される（四分法）。小児では本検査は不可能であるので、聴性脳幹反応（ABR：Acoustic Brainstem Response）が用いられる。レシーバから音を聞かせ、その刺激による脳幹部での電位を頭皮上より記録した加算波形である。S/N 比を高くするために、小児では入眠させて行う。ABR は脳死の判定にも用いられている。本検査も主に言語聴覚士、臨床検査技師によって行われる。

3）平衡機能検査

検査は、主に臨床検査技師によって行う。内耳や脳幹の障害でめまいを生じた場合には、眼球が無意識にリズミックに動いている。この動きを眼振といい、眼球の動きにより変化する網膜と角膜の電位差の変化を電気信号として誘導し、波形情報に変換して導出したものが、ENG（Electric Nystagmography）である。眼振には、ある方向への早い動き（急速相）と反対方向へのゆっくりした動き（緩徐相）があり、緩徐相の速度、数などが分析される。

近年では、ENG 波形を高速フーリエ変換の手法による A/D 変換によりコンピュータ分析

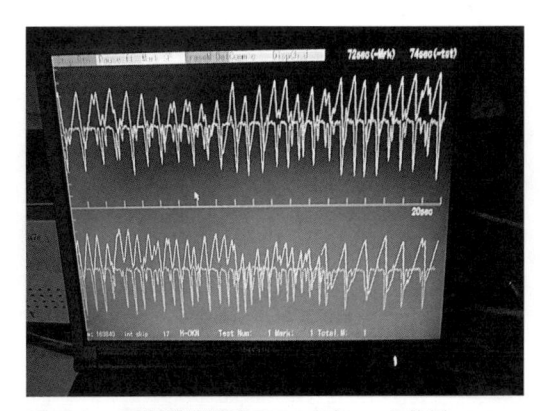

図6.1.7　平衡機能検査のコンピュータ分析

することが一般的である。この ENG 検査は、内耳や視覚を刺激する専用の装置、暗室などを必要とする。また、ヒトの重心の揺らぎを開眼時と閉眼時に記録する重心動揺検査も行われており、高速フーリエ変換の手法によりコンピュータ分析される（**図 6.1.7**）。

4）味覚検査

味覚とは人が生きて行く上で重要な情報を得るための感覚の一つで、必要な物、不要な物、有害な物を取捨選択する役割を果たしている。

検査法には、電気味覚検査（EGM）と濾紙ディスク法があり、いずれの検査も舌の複数の部位に対して検査を実施する。以前は医師等が検査を実施していたが、法律の改正により近年

は臨床検査技師が実施することが多くなってきている.

5) 嗅覚検査

嗅覚とは, 空気中に浮遊する揮発性の低分子化合物を捉える機能であり, 人の感情に影響を与えるとともに, 人に対して有害な物, 危険な物を捉えるなどの重要な感覚である.

検査方法には, 基準嗅力検査と静脈性嗅覚検査がある. 基準嗅力検査は, 5種類の嗅覚測定用基準臭について7または8段階の濃度を使用するため閾値を求めることができ, 近年, 臨床検査技師が実施している. 一方, 静脈性嗅覚検査は有臭注射液であるアリナミンを静脈内に投与するため医師により実施される.

（中川　肇・長原三輝雄）

(2) 眼科の検査

眼科では大部分の検査を自科の診察室の中で行う. このため検査をオーダして臨床検査部門や放射線部門で実施するという診療フローとは異なり, 現行の電子カルテシステムでは十分な対応がとれていない. そこで, 眼科専用システムを導入し, 診察結果をレポートとして電子カルテシステムに転送する形がとられている場合が多い.

眼科検査にはいくつかの特徴がある.

1) 自覚検査が多い

眼科検査の特徴の一つは自覚検査が多いことである. 検査結果が数値で表されるとしても, それは患者本人の反応により変化する数値であり, 完全な再現性を持つものとは言えない. たとえば視力検査においては, 実際の視力とは異なり, わざと0.2の視標までしか見えないと答えると検査結果は0.2となってしまう. 自覚検査は意識がない人, 幼児や認知症の人などでは行えない. こうした自覚検査には, 矯正視力検査・視野検査・色覚検査などがある.

2) 光環境に影響を受ける

眼科の特徴は, さまざまな診察や検査におい

てまわりの光環境が影響することである. このため眼科では, 診察や検査を明室（明るい部屋）と暗室（暗い部屋）を使い分けて行う. 視力や調節・色・斜視の検査などは明室で行うし, 眼の中を観察する眼底検査には, 暗室が必要である. 細隙灯顕微鏡（立体顕微鏡）を使って眼の前から奥までを詳細に検査する細隙灯検査や, 直接センサーを角膜にふれて行う精密眼圧測定検査などは, 暗室の中で行う. これは明室で行うと, 周辺光のために眼の詳細が観察できなくなるからである. 直接眼科医が診察を行う際や, 視野検査・眼底写真撮影なども暗室の中で行う必要がある.

3) 眼科医自身が検査を行うことが多い

眼科検査のもう一つの特徴は, 眼科医自身が診察室（暗室）内で行う検査が多いことである. 眼球運動・瞳孔反応・精密眼圧・眼底検査・細隙灯顕微鏡検査などは, 主に眼科医が暗室内で行う. これらの検査は診療行為の一連として実施されることが多いため, 適切に保険請求できるよう運用やシステム設計上の工夫が必要である.

4) 検査結果データがさまざまなフォーマットで記録される

眼科検査の結果データは, 視力検査結果などの特殊な数値表記, 造影検査である蛍光眼底写真や網膜など眼の奥の状態を詳細に表示できるOCT画像などのさまざまな画像, 視野検査等の固有のグラフフォーマットが混在する（**図6.1.8**）. これらの異なったフォーマットのデータを同時に見ながら診断をつける必要があるため, データ表示に当たっての工夫が必要である. さらに, 前述のように自覚検査であるかどうか, 確定診断のためのデータであるのかどうかなど, データの特徴を理解する必要がある.

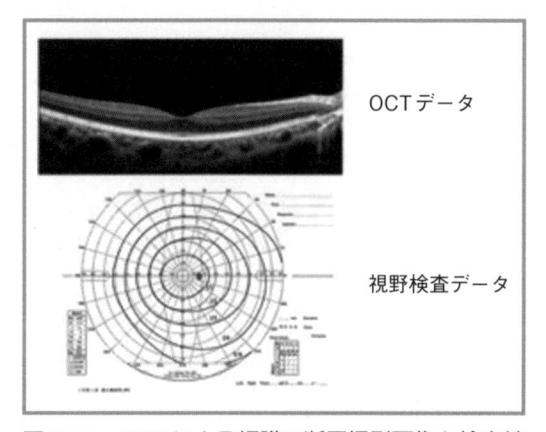

図6.1.8 OCTによる網膜の断層撮影画像と検査結果をプロットして作成する視野測定結果図
データ形式・表示フォーマットが異なる情報を同時に参照する必要がある.

（永田 啓・長原三輝雄）

（3）泌尿器科の検査

泌尿器科での検査は生殖器も扱うため，検査において患者の差恥心やプライバシーにはとくに配慮が必要である.

1）尿検査

試験紙法でのpH，蛋白，糖，潜血，比重，ビリルビン，ケトン，白血球の検査に加え，遠心分離した沈渣を検鏡する尿沈渣を行い，赤血球，白血球，細菌，塩類，円柱などの数を調べる.

2）尿細菌培養・薬剤感受性検査

尿路感染症を疑うときに行い，結果に基づき抗菌薬の選択を行う.

3）尿細胞診

尿中のがん細胞の有無を調べる. スクリーニングとして用いられることが多い.

4）腫瘍マーカー

前立腺がんの腫瘍マーカーとしてPSA（Prostate Specific Antigen：前立腺特異抗原）が頻用される. 前立腺がんのスクリーニング目的で測定されるだけでなく，治療の効果判定，経過観察中の再発の有無などの判断にも用いられる.

5）腎機能検査

① 総腎機能検査

血中クレアチニン，血中尿素窒素以外に蓄尿中のクレアチニンにより糸球体で1分間に濾過される血漿量（クレアチニンクリアランス）を算出し，抗がん剤や抗菌薬など腎排泄性の薬剤量の決定を行う.

② 分腎機能検査

両側にある腎臓の機能を，それぞれ別々に測定する（分腎機能）ための検査として，経静脈性腎盂造影（IVP，DIP）やアイソトープを静脈注射して行う腎シンチグラムがある.

6）超音波検査

簡便に施行でき，泌尿器科では腎尿路の観察に頻用される. 腎では腫瘍，嚢胞，水腎症，結石などの有無，膀胱では腫瘍，結石の有無を検査する. 排尿後の残尿や前立腺の大きさを計測することもできる.

7）画像検査

① X線検査法

a）腎膀胱部単純撮影（KUB：Kidney, Ureter and Bladder）

臥位で撮影する. 尿路結石の診断で撮影される.

b）腎盂造影（IVP：Intravenous Pyelogram, DIP：Drip Infusion Pyelogram）

経静脈的に造影剤を注入後，時間をおいてレントゲン撮影を行い，腫瘍や結石の有無，尿路の通過状態をみる.

c）逆行性腎盂造影（RP：Retrograde Pyelogram）

膀胱鏡下に腎盂内に尿管カテーテルを挿入し，腎盂を造影する. 侵襲的であること，CTなど他の画像検査の発達により，あまり行われなくなった.

d）膀胱造影（CG：Cystogram），排尿時膀胱造影（VCG：Voiding Cystogram）

外尿道口より細いカテーテルを挿入し，膀胱内に造影剤を入れてレントゲン撮影を行う. 尿

失禁や膀胱尿管逆流症，膀胱瘤の検査で行われる．

e）尿道(膀胱)造影(UCG：Urethrocystogram)

外尿道口より造影剤を注入しながらレントゲン撮影を行う．尿道狭窄や前立腺全摘後の尿道吻合部の確認などで行う．

② CT，MRI

腫瘍の診断のために施行されることが多い．

8）核医学検査

分腎機能を調べるレノグラム，腎シンチグラムや骨転移の有無を調べる骨シンチグラムがある．

9）内視鏡検査

① 尿道膀胱鏡検査

膀胱がんの場所や数，大きさ，形状などがわかる．膀胱結石や尿道狭窄の診断にも用いる．

② 腎盂尿管鏡検査

麻酔が必要なため入院を要するが，腎盂尿管に腫瘍が疑われる場合や腎出血のときなどに行われ，必要があれば生検や止血術を行うことができる．

10）尿水力学的検査

尿流量測定検査は，普通に排尿することで，排尿パターンや尿流速度などを検査できる．膀胱内圧測定は侵襲的な検査であり，症例を選んで行うが，神経因性膀胱や過活動膀胱などで行われる．

11）生検

① 腎

超音波ガイド下に腎に針を刺して組織を採取する．腎疾患の診断や腎移植後の検査で行われる．

② 前立腺

PSA検査，直腸診，画像検査より前立腺がんが疑われる場合には，確定診断のため前立腺針生検を行う．経直腸的あるいは経会陰的に超音波ガイド下にて行う．

（石井亜矢乃，長原三輝雄）

(4) 産婦人科の検査

産婦人科特有の検査機器として，分娩監視装置と超音波診断装置がある．

1）分娩監視装置

胎児のwell-being検査を目的として，胎児の心拍数と子宮収縮を連続的に検出記録する装置であり，妊娠中のNST（ノンストレステスト）から分娩時まで広く利用されている．

① 胎児心拍数の検出法

a）胎児心音信号

胎児心音マイクロホンにより，腹壁上から胎児心音を検出する方法である．外界音，胎動，子宮収縮などにより影響を受けやすいため，現在はほとんど使われていない．

b）Doppler心音信号

外界音や子宮収縮に影響を受けにくいため，臨床的にも使いやすい．実時間自己相関心拍数計を用いたDoppler信号により，心拍数の細かい変動（細変動，LTV）の評価まで可能である．

c）直接誘導胎児心電信号

経腟的に胎児の頭部もしくは臀部に心電電極を直接装着し，胎児心電信号を得る方法である．破水後しか利用できず，Doppler信号を用いた実時間自己相関心拍数計の実用化により，最近はあまり用いられない．

d）母体腹壁誘導胎児心電信号

腹壁誘導胎児心電は，母体腹壁上から間接的に胎児心電信号を検出する方式である．外界のノイズの影響を受けやすいこと，羊水量の多い妊娠30週前後や，胎児の向き，胎盤の位置などにより信号が検出困難な場合があり，安定して利用しにくい点がある．

② 子宮収縮の検出法

子宮収縮の検出には，羊水腔にカテーテルを挿入し直接圧力を測る内測法と，腹壁上から間接的に子宮壁の硬さの変化を測る外測法がある．内測法は胎児への負荷を直接的に検出する方法

であるが，破水後にしか利用できず，感染に注意する必要がある．外測法は腹壁の状態や妊婦の呼吸運動などにより影響を受けやすいが，妊娠中から分娩まで応用できる．

③ 胎動計

胎児の well-being の評価において胎動の検出も重要である．胎動に関しては，母体の胎動自覚が用いられるが，最近の分娩監視装置では，超音波信号の中から胎動成分を検出することにより，心拍数と子宮収縮と平行して胎動に関しても連続的に記録できるようになっている．

これら複数の検出法のうち，最近は妊娠中の NST から分娩まで比較的安定して信号の得られる Dopller 法と外測陣痛計測の組み合わせが多い．

2) 超音波診断装置

超音波診断装置の導入により妊娠管理法は大幅に変わり，現在では，受精前の排卵の診断から，妊娠初期胎芽生存の確認，胎児発育の判定，胎児の形状，羊水量の確認などによる出生前診断など，妊娠に関することはもちろん，子宮筋腫や卵巣腫瘍の診断まであらゆる診断に用いられるようになっている．

① 妊娠週数の確定

妊娠管理において最も基本となるパラメータは妊娠週数であり，現在は超音波を用いて，すべての妊娠において妊娠初期に週数が確定されている．妊娠週数の確定には，経腟プローブによる CRL（頭臀長）と BPD（児頭大横径）が有用である．

② 胎児各部分の計測と発育曲線

胎児発育の指標として，妊娠週数や児体重と相関の高い部位が計測される．骨格は変形しにくく輪郭が明瞭であるため，軟部組織より正確に計測できる．骨格としては BPD と大腿骨長（FL），脊椎の長さ（LV）が，軟部組織として

表6.1.6 胎児体重推定式

$EFW\,(g) = 1.07 \times BPD\,(cm)^3 + 3.42 \times APTD\,(cm) \times TTD\,(cm) \times FL\,(cm)$
$EFW\,(g) = 1.07 \times BPD\,(cm)^3 + 0.30 \times AC\,(cm)^2 \times FL\,(cm)$

EFW：Estimated Fetal Weight	推定胎児体重
BPD：Biparietal Diameter	児頭大横径
APTD：Antero-Posterior Trunk Diameter	躯幹前後径
TTD：Transverse Trunk Diameter	躯幹横径
FL：Femur Length	大腿骨長
AC：Abdominal Circumference	躯幹周囲長

は躯幹が計測される．妊娠中期以降になると，BPD に加え胸郭径，腹囲，大腿骨長，上腕骨長，脊椎の長さなど，胎児のあらゆる部分が計測可能となる．現在これらのパラメータ以外にも，頭部周囲長，眼窩間隔，さらに心臓や肝臓など，胎児諸臓器の大きさが測定され，これまでに多数の正常発育曲線が報告されている．

③ 児体重の推定

児体重推定のために非常に多数の数式が考案されている．児体重と胎児各部分との相関についてみると，躯幹断面積（AREA），躯幹周囲長（CIRCUM），躯幹前後径（APTD）×躯幹横径（TTD）の順になる（**表6.1.6**）．

最近は，

推定体重$(g) = 1.07 \times BPD\,(cm)^3 + 3.42 \times APTD\,(cm) \times TTD\,(cm) \times FL\,(cm)$

推定体重$(g) = 1.07 \times BPD\,(cm)^3 + 0.30 \times AC\,(cm)^2 \times FL\,(cm)$

などが利用されている．

これらの検査機器で実施した検査結果や妊婦健診で計測される数値，および医師や助産師が指導した内容をまとめてプレグノグラム（妊娠経過図）が作成される．これを医師，助産師および妊婦が情報共有することにより，妊娠経過の適切な管理が行われている．

（原 量宏，長原三輝雄）

6.2

医用画像診断

6.2.1 医用画像診断の概要

放射線画像検査は，患者本人が直接検査室に来て行われるために予約と検査時の患者の管理が重要である．ここではシステム化の理解のために検査の手順を重視して説明する．検査の適応については，時代変遷や施設にも依存するので日本医学放射線学会の画像診断ガイドラインなどを参考にされたい．

(1) 読影について

画像の読影には，（1）探査，（2）認識，（3）判断のステップがあると言われている．その間違いの発生率は順に30，25，45％との報告もある．（1）探索に絞っても，① 撮影条件の確認，② 正常構造の把握，③ 異常陰影の発見の順がある．① の撮影条件の確認は，正しい方向の撮影であるか，十分な X 線量が使われたか，ノイズや人工的な異常影（アーチファクト）の出現はないかなどを確認することがある．② の正常構造の把握には，空気，脂肪，水，軟部組織，骨の X 線吸収の差で見えるいくつかの線を同定して確認する．本来，正常構造がどのように見え，どのような生体のバリエーションがあるか，見えるもの，見えないもの（見えすぎないこと，たとえば胸部単純正面像で肺野の血管影は胸膜手前で見えなくなる．胸膜まで見える場合は間質の肥厚を考える）を確認する．③ の異常陰影とは，腫瘍自体，腫瘍の石灰化，

動脈硬化の石灰化や胸水，腹水などの異常な水，胃穿孔時の横隔膜下のガスなどがあり，どのような疾患で，どのような所見がどのような頻度で存在するかを知っておく必要がある．

(2) CAD (Computer Assisted Diagnosis)，人工知能，機械学習，深層学習

医用画像がアナログ画像からデジタル画像に移行するにあたって，アナログ画像とデジタル画像の画質評価がされ，その後コンピュータによる診断あるいは診断支援のシステム開発が1990年代に発展した．胸部単純撮影や乳房撮影などで，放射線診断専門医と同等の病変の検出能（腫瘍自体の存在の有無ではなく所見の有無の判断）が報告された．次に専門医が CAD の結果を参考に読影することにより，診断能が良くなることを示す論文発表が続き，米国ではクリントン政権時代に診療経費に認められるようになり，普及した．2015年頃からは人工知能（Artificial Intelligence）の第3の波として機械学習（Machine Learning）が発展している．なかでも，深層学習（Deep Learning）は自動で多層のニューラルネットワークによりパターン認識するもので，GPU（Graphical Processing Unit）を用いて短時間に機械学習し良い結果を得ている．この応用として2017年の RSNA ではレポートシステム（DICOM-SR）において，

事前に人工知能により緊急性のある読影依頼を判別しその順番を変えたり，読影者の専門分野領域に読影依頼を変更したりするシステムが提案された．

6.2.2 単純撮影

1895 年，W.C.Röntgen 教授による X 線の発見によって始まった X 線の人体の透過像による疾病の診断方法である．単純撮影は X 線の電圧，電流，撮影時間を決めて撮影する．体を透過した X 線を二次元のセンサーで画像化することが単純撮影である．電圧を変えると X 線のエネルギー分布が変わり，軟部組織，骨などの吸収率が変化し画像も変化する．透過 X 線は体で散乱し，散乱 X 線がセンサーに画像を作ると像がぼけるため，散乱線除去のために「グリッド」をセンサーの前に置く．グリッドの空間周波数とデジタル画像の空間周波数が近いとモアレ状のノイズが発生する．透過 X 線による画像を作る二次元センサーには，① スクリーン・フィルムシステム，② 輝尽蛍光体システム（Storage Phosphor System），③ 平板検出器（Flat Panel Detector）などが用いられる．

① のスクリーン・フィルム系とは従来のフィルムシステムで，X 線がスクリーンに当たることにより発する蛍光でフィルムを感光させる仕組みである．カセッテと呼ぶ板状の箱に入れ光を遮断する．カセッテの内側両面にスクリーンを張り，その間にフィルムを挟む．撮影時に X 線管球，被写体，グリッド，カセッテの順に置いて撮影する．現像された X 線フィルムは X 線に応じて黒く感光する．スクリーンとカセッテは何度も使用する．フィルムはセンサーであり，画像保管媒体であり，表示装置になる．フィルムをシャウカステンにかけて画像を見て診断する．フィルムの黒化度は，透過光量の比の常用対数を用いて表す．最高の黒化度 OD

（Optical Density）値は，3 から 4 程度である（1/1,000 から 1/10,000 の光量）．この OD 値と X 線量をグラフ化すると S 字状のカーブになるが，これを特性曲線と呼ぶ（**図 6.2.1**）．ちょうど良い X 線量で撮影すると，階調カーブのコントラストの良い部分に撮影したい部位が描出される．X 線量が多すぎると右にデータはシフトし，黒い画像になる（Over Exposure と呼ぶ）．少ないと白っぽい画像になってしまう（Under Exposure と呼ぶ）．両者とも再撮影となる．他に再撮影の原因には患者が動く場合，不適切なグリッドの配置による濃度の不均一，フィルムの管理が悪かった場合の銀塩の黒化などがある．部位により必要に応じて種々の特性曲線のフィルム・スクリーン系が用いられる．フィルム・スクリーン系のシステムはアナログシステムであり，フィルム・デジタイザーにより電子化する．最近では②，③を導入し，直接デジタル画像を得るところが多い．ただ，院内の単純撮影をデジタル化しても，紹介患者の場合，紹介状とともにフィルムが持ち込まれる

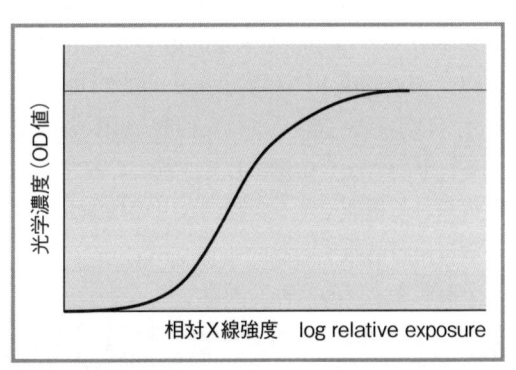

図6.2.1　特性曲線
フィルム濃度は最高3から4OD程度

場があり，フィルム・デジタイザーを用いて電子化保存する機能が必要である．最近ではデジタル化が広がり，CD-ROM にデジタル画像を記録し紹介状とともに持ち込まれることも増加している．この場合には DICOM 形式，IHE-PDI 準拠などが，日本医学放射線学会，日本放射線技術学会等の「患者紹介等に付随する医用画像についての合意事項」に定められている．

②は一般名で，商品名では CR（Computed Radiography）が使われる．輝尽蛍光体は X 線を受けると内部にエネルギーとして蓄積し，レーザー光などで励起すると一定の波長の蛍光を X 線量に応じて発する性質を利用している．スクリーン・フィルム系と類似してイメージング・プレートをカセッテに入れて撮影し，イメージング・プレートをスキャナーに入れてレーザー光でスキャンし，発光する蛍光から画像を作る．イメージング・プレートは何度も使用する．

③の平板検出器は平板のセンサーを用いるもので，X 線エネルギーを直接電気信号に変えるものと蛍光体による蛍光を電気エネルギーに代えるものとがある．カセッテのような板状の機器からコードが延びて，パソコンなどに電子化した画像を送る．単純撮影のデジタル化の歴史では，フィルム・デジタイザー画像とフィルム画像の比較やフィルム画像と CR 画像の比較した読影実験（ROC 解析）が 1980 年代後半から 1990 年代に行われた．現在，胸部写真程度でマトリックス 2,000 × 2,500 から 4,000 × 5,000，濃度階調 10 ～ 12 ビット，画素（pixel）サイズは 100 ～ 200 ミクロン程度が用いられている．階調カーブを操作して，種々の特性曲線が得られる機能やエッジ強調などの機能が表示装置に用意されている．

分解能を上げるために画素サイズを小さくすると，X 線量が少なくなりノイズが多くなる．X 線の電圧を変えると X 線のエネルギー分布が変わり，骨や軟部組織の X 線吸収が変化す

る．胸部単純撮影で高圧で撮影すると，骨の吸収が軟部に対して相対的に減る．2 種のエネルギーで撮影して適当に重み付けして減算すると，骨のない画像を作ることができる．このような方法で得られる画像をエネルギー・サブトラクション画像と呼ぶ．この手法は単純撮影では一般使用されていないが，CT 検査装置で実装され出している．

単純撮影法（Plain Radiography）では，頭部，胸部，腹部，四肢，乳房など各部位の病変をみるための多くの撮影方法あるいは撮影方法のセットを用いる（**図 6.2.2**）．たとえば，頭部三方向撮影とは，正面と両側面，副鼻腔を診断するウォータース，中耳，内耳の検査に用いるシューラー，ステンバース撮影などが存在する．これらの撮影の方向や撮影条件の設定は専門性が必要であり，放射線技師は撮影後画像を見て確認し，不適切な場合には再撮影を行う．

このような行為のシステム化したものとして検像システムがある．CT，MRI の普及により最近では少なくなっているが，簡単に施行できる検査として存在する．フィルム系では X 線が被写体をよく透過する肺の部分は黒くなり，心臓，肺炎などで吸収された部分は白くなる．

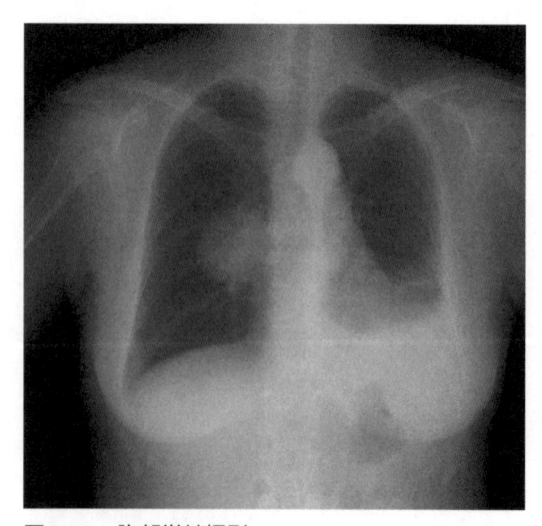

図6.2.2　胸部単純撮影
右肺門部の腫瘤と左胸水と無気肺，両肺野に大小の転移巣がみられる．

黒くなった部分は明るい．肺炎などで吸収された部分は暗いと呼ぶ．

なお，骨折線の確認では乖離が少ない場合には，CT のように厚みのある断層像では見えないこともあり，単純撮影の有効性がある．

(1) デジタルマンモグラフィ

マンモグラフィの検診が実施され，検診の精度管理がされている．マンモグラフィでは，微細な石灰化を描出する必要性から $50\ \mu m$ 以下の読取画像が要求されている．モニタ診断でも 5 MP 以上（画像ピッチ $165\ \mu m$ 以下）のマンモグラフィ用モニタ 2 面とサブモニタによるワークステーションでマンモビューワ・ソフト，

講習会受講の読影診断医，診療放射線技師が要求される．

(2) 断層撮影とデジタル断層撮影

最近では，ほとんど撮影されなくなった単純撮影に断層撮影がある．CT 出現以前では，胸部断層は肺腫瘍の肺血管や気管支との立体的な位置関係の把握に欠かせない検査方法であった．

デジタル断層撮影は，アナログでの断層撮影が 1 回の走査で 1 枚の画像を撮影するのに対して，1 回の走査中に得られる画像をずらして加算することにより，複数の断層像が得られる方法である．

6.2.3 造影検査

造影検査とは，X 線撮影において，X 線を吸収する物質（バリウムやヨウ素を含む造影剤），あるいは軟部組織よりも吸収しない物質（空気など）を用いて単純撮影することにより単純撮影では得られない情報を得る X 線検査である．生体では多くの管腔構造があり，これらの構造を見ることができるようになる．消化管系では，造影剤としてバリウムと空気を用いて行う胃透視，注腸検査，低緊張性十二指腸造影，小腸造影検査が存在する．これらは空気で拡張した消化管の内面にバリウムをのせて微妙な凹凸，粘膜の形状を見て腫瘍，炎症などを診断する．

胃透視は，前夜から食事制限をして，検査直前に鎮痙剤の筋肉注射を行って胃の動きを止める．ただし，この薬は，狭心症，緑内障，前立腺肥大では禁忌のため使用しないか，別の薬を考える．

次に発泡剤を服用し，胃，十二指腸を拡張し，経口でバリウムを飲んでもらい，体位変換により，食道，胃，十二指腸の内側の表面にバリウ

ムを付けて X 線画像を得る．検査後には下剤による便秘対策も必要である．適応は，以前は胃がんの集団検診で中心的存在であったが，現在は生検による確定診断が可能な胃内視鏡検査が増加している．

一方，注腸 X 線検査は前日に下剤で腸管をきれいにしておき，胃透視同様，鎮痙剤にて腸の動きを止めて，肛門から造影剤，次に空気を注入し，大腸を拡張させ，体位変換にて大腸の内腔表面にバリウムを付けて X 線撮影する（**図 6.2.3**）．検査後の下剤により，バリウムを早期に排泄させることが必要である．大腸内視鏡検査法の技術の進歩により，大腸がんの検査では注腸検査は必ずしも第一選択にはならない．大腸がんの初期はポリープが多く，内視鏡で切除が可能であることから内視鏡検査が増加している．

小腸造影では，経口あるいはチューブにて小腸に造影剤を入れて X 線撮影を行う．

経口造影剤による検査の後の CT 検査では，

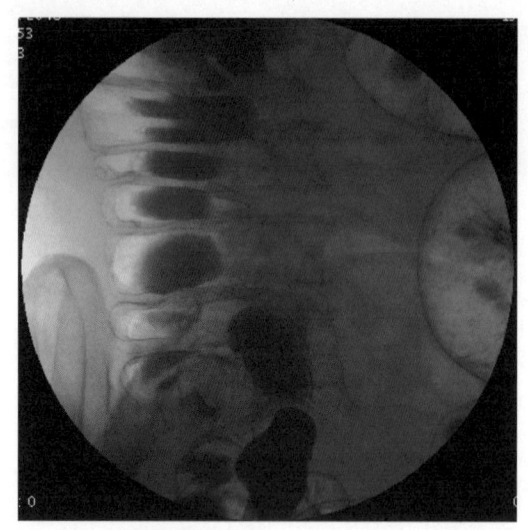

図6.2.3 注腸検査
大腸は空気で膨らませ，造影剤により内腔壁の凹凸をみせる．

これらの造影剤が残存しているとアーチファクトが発生するので，CT検査を胃透視や注腸検査の前にスケジュールする．

一方，ヨード系の造影剤を血管中に投入する造影検査では，血管造影，DSA（Digital Subtraction Angiography），心臓カテーテル検査，尿路造影，胆嚢造影がある．

内視鏡を用いて管腔に逆行性に注入する検査として，内視鏡的逆行性胆管膵管造影検査（ERCP），逆行性腎盂尿管造影検査（RP）がある．

経皮経肝的胆管造影検査（PTC）は，胆管閉塞による肝内胆管拡張時に細い穿刺針を用いて経皮経肝的に肝内胆管を穿刺し，胆管造影を行うもので，X線透視下あるいはCTまたは超音波下で施行する．穿刺部から太いドレーンチューブを挿入して外部に出す方法として，経皮経肝胆管ドレナージ（PTCD）を行う．

また，婦人科疾患では子宮卵管造影検査がある．

経静脈性尿路造影検査は，静脈内にヨード系の造影剤を静脈注射し，腎臓，腎盂，尿管，膀胱に造影剤が流れてゆくタイミングに応じて撮影するものである．

胆嚢造影検査では，胆管に集積する性質のある経口造影剤を内服し，X線撮影する経口胆嚢造影検査と，点滴静脈注入すると胆嚢に集積する造影剤を用いる点滴静注胆嚢胆管造影検査（DIC：Drip Infusion Cholangiography）がある．DICの場合は，胆管，十二指腸への排泄がX線撮影される．胆嚢収縮剤の投与後にも撮影し，胆嚢の収縮機能を見ることもある．胆石，胆嚢がん，胆嚢ポリープ，胆管結石，胆道がん，慢性膵炎，膵頭部がんなどで適応がある．

内視鏡的逆行性胆管膵管造影（ERCP）は，内視鏡を用いて十二指腸のファーター（Vater）乳頭の胆管，膵管出口から造影剤を注入してX線撮影をするものである．膵臓がん，胆管がん，胆道結石などの診断に用いる．逆行性に注入するため急性膵炎に注意が必要である．

血管造影検査は，大腿動脈あるいは上腕動脈などを穿刺し，セルジンガー（Seldinger）法によりカテーテルを種々の血管内に挿入し，造影剤を注入しながらX線撮影をするものである．造影剤を注入して撮影した血管の名前から胸部大動脈造影，腹腔動脈造影，上腸間膜動脈造影などと呼ぶ．注入時の撮影タイミングにより動脈相，実質相，静脈相の画像を得る．動脈の狭窄，閉塞，動脈瘤などの診断や供給する動脈から腫瘍の原発臓器や浸潤範囲などの判断を行う．しかし，最近ではCT，MRIの発展により，診断目的の血管造影は副腎静脈の採血など以外は行われなくなった．

心臓カテーテル検査は，大腿動脈（静脈）あるいは上腕動脈（静脈）などを穿刺し，カテーテルを右心房，右心室，肺動脈，大動脈，左心室，冠状動脈などに誘導し，造影剤を注入しながらX線撮影を行うもので，先天性心奇形，弁膜症，虚血性心臓疾患などが適応であったが，血管造影同様にCT，MRI，心臓超音波検査の発展により，形態診断のみの目的で行われることは珍しくなった．外から計測できない弁前後などの圧測定，あるいは冠状動脈の狭窄／閉塞

部位の拡張，不整脈の異常伝導路の焼却術など IVR を目的に施行される．

静脈造影検査は，深部静脈血栓症などの診断に末梢血管より造影剤を注入して X 線撮影を行うものである．閉塞した深部静脈は造影されず，側副血行路が造影される．

(1) IVR (Interventional Radiology)

IVR とは，画像診断（X 線透視装置，超音波，CT，MRI など）を施行しながら行う，主にカテーテルテクニック，穿刺技術を用いた治療のことである．「カテーテル治療」や「血管内治療」とも呼ばれる．体内の状態をリアルタイムに観察しながら，針やカテーテルを血管や胆管などの管腔臓器に進め，病変部の治療を行う．

外科手術に対し，局所麻酔下で行われる IVR の利点は，緊急対応が可能，手術ができないような全身状態の厳しい患者に施行することが可能，穿刺部分が小さく低侵襲のため入院期間が短縮されることなどである．対象疾患は，血管造影手技に基づく血管系 IVR と，それ以外の非血管系 IVR に分けることができる．

1) 血管系 IVR

1. 血管塞栓術（出血時の止血，血管病変に対する予防的塞栓術，術前に行い手術出血を減少させるものなど）
2. 血流改善（血管形成術，血栓溶解療法，血管内ステント留置術など）
3. 動注化学療法（肝がん，子宮がん，乳がん，頭頸部がんなど，皮下埋め込み式リザーバー治療）
4. 血管内異物除去術

2) 非血管系 IVR

1. 各種ドレナージ術（膿瘍，閉塞性黄疸，水腎症など），結石除去，ステント留置含む．
2. 経皮的アルコール注入療法（肝細胞がん，巨大肝嚢胞など）
3. 経皮的脊椎（椎体）形成術（圧迫骨折に対する骨セメント注入療法）
4. 磁石圧迫吻合術
5. 組織生検

3) 注意事項

1. X 線透視下で手技を行う場合の被曝線量は検査のみよりも増加する．
2. 血管，管腔臓器の損傷，出血，正常組織への塞栓物質などの漏れは組織壊死の危険がある．
3. ステント，カテーテル，塞栓物質など新規開発が進むが高額になる．

四肢動脈血栓の血栓除去術，四肢動脈の狭窄症，腎血管性高血圧などの動脈硬化による血管狭窄や閉塞の場合の血管拡張術，肝臓がんや子宮筋腫，血管腫に対する塞栓術，動静脈瘻の閉鎖術，悪性腫瘍に対する抗がん剤の動脈注入，脳動脈血栓症の局所血栓溶解剤投与など治療目的で施行される．

(2) カテーテル，ステント，塞栓物質

血管造影，心臓カテーテル検査で用いるカテーテルは細いチューブで，用途に応じて種々の形状をしたものを使用する．血管拡張術ではバルーンを膨らませて拡張した後，ステントと呼ばれる金属製のバネ状の拡張器を設置する．大動脈瘤では，長く太いステントを用いる．大動脈弓部や腹部では，分枝する血管にあわせた形状のステントを用いる．逆に塞栓術では，血管の塞栓物としてスポンゼルと呼ばれる一定期間後に吸収される材料から，金属コイル，凝固する樹脂など永久に残るものを目的に応じて材料として選択する．

最近では，超高齢者などの大動脈弁狭窄症に対し，カテーテル操作で人工弁置換を行う経カテーテル的大動脈弁置換術（TAVR（タバ）：Transcatheter Aortic Valve Replacement）が行われる（同じ治療法は経カテーテル的大動脈弁留置術 TAVI（タビ）：Transcatheter Aortic Valve Implantation ともいう）．特殊であるが新生児の心臓血管系疾患では，ボタロー管開存

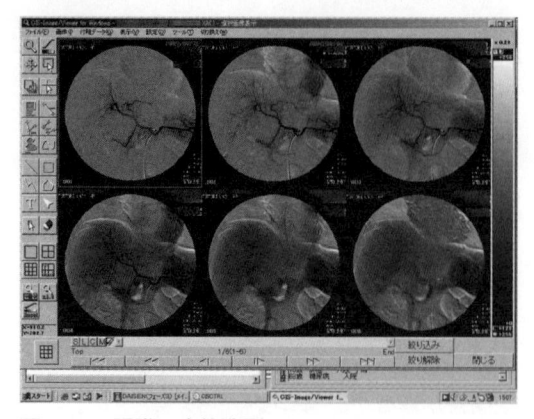

図 6.2.4　肝臓の血管造影
腹腔動脈の造影像造影効果は動脈相，実質相，静脈相に分けて考える．

症の閉鎖など多くの IVR が行われる．

(3) DSA（Digital Subtraction Angiography）

　フィルムを使用していた血管撮影に変わりデジタル画像を作成する撮影装置である．造影剤の入る前の画像を撮影し，造影剤の注入後の画像との差分画像を作り，少量の薄い造影剤でコントラストの画像を得る（**図 6.2.4**）．静脈から

大量の造影剤を注入して，心臓，肺，心臓を経由して動脈の画像を得ることもできる．

(4) 造影剤

　バリウム以外の造影剤は，ヨードを含むため重症甲状腺疾患患者には禁忌である．また，過敏症の発症が比較的多いので，過敏症の既往歴に注意が必要である．昔はイオン系造影剤が使用されたが，最近ではアレルギー反応の少ない非イオン系造影剤が一般的である．造影剤は血管床と血管外の細胞間隙に広がり造影能を示す．また，腎臓排泄のため腎毒性があり，腎疾患患者では腎機能を低下させるため禁忌である．使用するには一定以上の腎機能が要求される．胆道系の造影剤は胆道排泄する性質のものを用いる．消化管穿孔が予想される場合，バリウムは禁忌で水溶性造影剤を用いる．

　血管系造影剤は，脳槽・脊髄腔内に投与すると重篤な副作用があり（間違いにより死亡事故あり），脳槽・脊髄腔造影には専用の造影剤がある．

6.2.4　CT検査

　コンピュータ断層撮影（CT：Computed Tomography）は，X 線などを利用して物体の外から得られるデータをコンピュータ処理して物体の内部の断層画像を構成する技術・機器のことである．広義の CT は，ポジトロン断層法（PET）や単一光子放射断層撮影（SPECT）や核磁気共鳴画像法（MRI）などの総称になるが，ここでは X 線 CT を扱う．X 線 CT は，1967 年，ハンスフィールドらによって発明された．多くの方向からの透過 X 線の吸収値から断面の X 線吸収係数を画像化したものである．構造はドーナツ状の本体（ガントリー）とその中心に被写体を置く台からなる．台はスライドして多く

の断面を撮影する．ガントリーは傾斜可能で，体軸に対して傾斜した断面をスキャンできる．本体には X 線管球と X 線センサーがセットされ，ライン状のセンサーで多くの角度から透過 X 線の量を収集し，1 断面を 512 ピクセル四方の格子断面の吸収係数を計算するものである．

　最近では回転しながら患者の台を移動させ，らせん状に（ヘリカルに）データを収集して一気に撮影する．ラインセンサーを複数並べて一度に撮影するボリュームを増加させている（Multi Law Detector CT）．64 列の CT では 1 回の呼吸停止で胸部，腹部など全体をスキャンできるようになった．現在 320 列のラインセン

サーを持ったものも開発され，ヘリカルスキャンをしなくても心臓の検査に十分なボリュームが得られるようになった．これにより，心臓の収縮拡張の動きの立体的データ（四次元データ）が取得できるようになっている．

画像の吸収率の単位は空気を1,000，水を0と定義して求められるハンスフィールド・ユニット（HU：Hounsfield Unit）を用いるCT値と呼び，軟部組織は20から40前後，骨，石灰化は100以上の数字になる．ちなみに，脂肪は−100程度である．水は蛋白の含有により吸収値を増す．

撮影方法には単純CT（Plain CT），造影CT（CECT：Contrast Enhanced CT），ダイナミックCTがある．造影CTでは，X線吸収率の高い造影剤を末梢の静脈内に注射してから撮影を行う．

ダイナミックCTでは，造影剤を急速静注した後，動脈早期相，動脈晩期相，実質相（肝臓では門脈相），静脈相などの画像を得る．肝臓や膵臓，腎臓の腫瘍の診断に有効である．具体的には，肝臓腫瘍の肝細胞がんと血管腫の鑑別などに用いる．

造影剤は注入後，全身の血管，毛細血管から血管外の細胞外液を拡散し，各種臓器の実質を染める．血管床や，血流が豊富な組織は濃く（白く）描出され，画像のコントラストが明瞭になる．多くの腫瘍あるいは炎症では，周囲の正常組織より血管，血流が豊富であり，血管の透過性も高いので濃染する．

しかし，腫瘍でものう胞形成，壊死部や虚血部分は造影されない（黒く描出される）ため，病変を診断できる．脳では血液脳関門があり，この機能が保たれていると造影剤は血管外に漏出しない．腫瘍や脳梗塞などでこの機能が破壊されると実質に漏出し，濃染される．造影剤は粘稠で一定の時間内に一定の容量を注入する必要があり，一般的に専用のポンプを用いる．時に，造影剤が血管外あるいは血管壁に注入され

る事故が発生する．造影剤は浸透圧が高いため，水を吸収し腫脹するので早期の対応が必要である．

特殊な造影CT検査では，CTアンギオなどがある．CTアンギオは，カテーテルを動脈に挿入し，造影剤を注入しながらCT撮影を行うもので，選択した血管の支配領域の造影CT画像を得，立体的に精度の高い情報を得る．CTガイド下穿刺法は，IVRの一つで，細胞診を行うための材料を取る生検針を刺す位置のガイドにCTを用いるものである．

(1) Dual Energy CT

異なるX線エネルギー帯域に対する物質の減弱係数の違いから異なるX線エネルギーのCT画像を収集して，骨と造影剤のような2つの異なる組成の分離や，脂肪・軟部組織・造影剤のような3つの異なる組成を識別する物質弁別画像を生成する．あるいは，アーチファクトの少ないコントラストの良い画像が得られる．近年普及しつつある．

・画像読影時の注意事項

1）CT画像のアーチファクト

CT画像では，画像作成の段階でさまざまな原因から偽像が構築される．これをアーチファクトと呼び，画像診断時に注意する必要がある．たとえば，義歯や人工関節などの金属があるとそこから線状アーチファクトが発生する．ガントリーを傾斜させ，病変部分が同じ平面にないような画像を作成する．胃透視，注腸検査のバリウムが残存している場合も同様で，検査スケジュールに配慮が必要である．

2）部分体積効果（Partial Volume Phenomenon）

CTは単位体積のX線吸収の平均を示すため，吸収値の異なる物質が混在するとその画素値は平均化される．小さな石灰化が水や空気の近くに存在すると石灰化のCT値は得られない．その場合，スライス厚を通常の1cmか，5mm，1mmなどのThin Sliceで撮影する（**図6.2.5**，

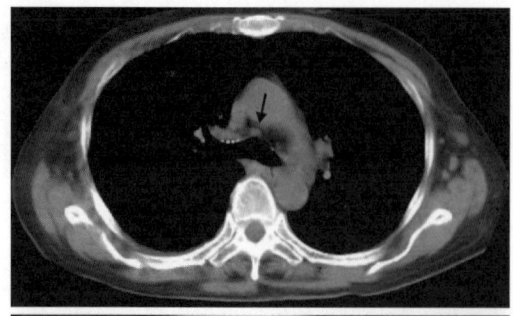

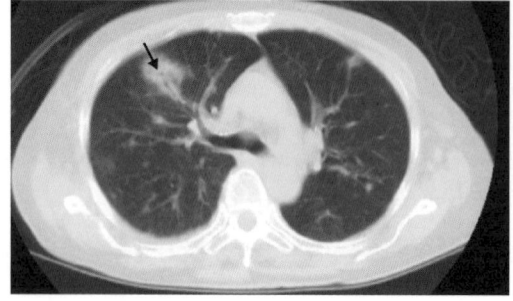

図6.2.5　胸部CT
同じCT像の上図は縦隔条件，下図は肺野条件の表示，上図では気管分岐部の前にリンパ節をみる．下図では肺がんと大小の肺内転移をみる．

図6.2.6）．

3）CTの撮影パラメータと表示パラメータ

　撮影する部位により基準になる平面が異なる．必ずしも患者の体軸に垂直な断面で撮影するとは限らない．ガントリーを傾けて撮影することもある．X線管球の電圧，電流も変更できる．断面の厚さ，断面の間隔，断面の大きさなども変更できる．

　画像のマトリックスは現在使用されているものは512×512である．画像診断時には撮影部位により階調を変える．Window幅と中心の値を決める．脳はWindow中心35，幅80から100程度，腹部はWindow幅250から300，中心20から40程度，問題の組織を中心にして病変や石灰化をグレースケールの濃淡で判断できるようにする．肺野はWindow幅1,500程度，中心−600で表示することにより，血管や気管支などの構造と肺がん，肺炎などの病変をみることができる．

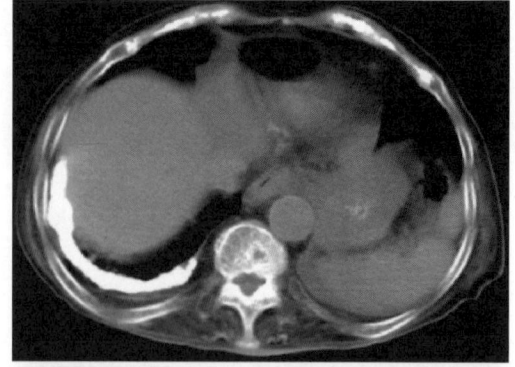

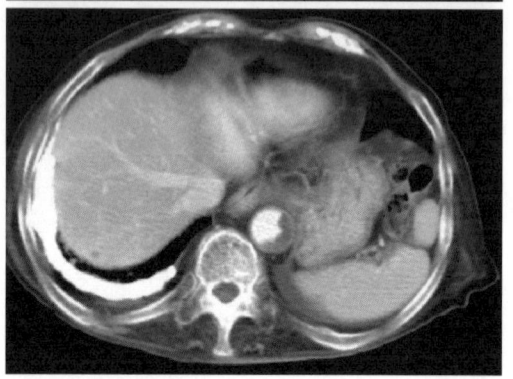

図6.2.6　CT画像
上腹部レベルの単純CTと造影CT．大動脈，肝臓の静脈，心臓，脾臓，胃粘膜の造影効果がみられる．大動脈の血栓が造影によりわかる．

4）CT画像の再構成

　最近のCTでは，高速スキャンにより1回の息止めで検査が終了することもあるようになった．一辺0.5mmから1mmの立方体（voxel）のX線吸収係数を示すことになり，ボリュームデータとして立体的に処理する表示方法が種々存在する．

① 任意断面再構成

　CT画像は，体軸に直行する断面の画像として作成されるか，三次元的にデータがあるために任意の断面の画像を作成できる（図6.2.7）．立体的な理解には，矢状断，冠状断が一般的であるが，肝がんから肝静脈までの距離など斜めの位置の距離計測では，両者が存在する断面で計測することにより正確な距離が計測できる．歯列に沿った曲面上で再構成してオルソパントモのような画像を作る方法や，動脈硬化により

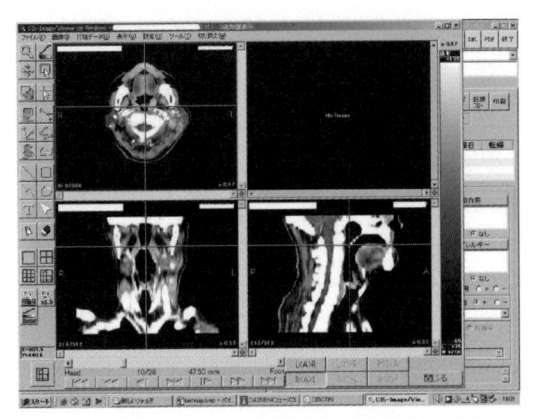

図6.2.7 頸部造影CTの冠状断と矢状断の再構成

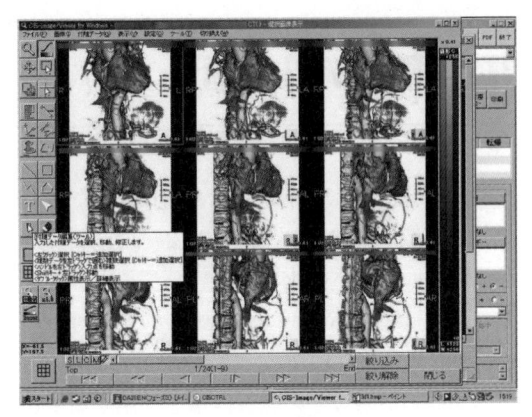

図6.2.8 CTによる三次元画像

蛇行し，管径不整のある動脈の径の変化を直線的に表示する方法などがある．

② 三次元レンダリング

適切な陰影付け・遠近感を施し，人間が直感的に把握できる三次元グラフィックスとして表示できる（**図6.2.8**）．断層像では，認識しにくい複雑な脈管構造や立体的な構造把握の難しい部位（頭蓋骨など）の診断に威力を発揮する．とくに，造影剤を末梢から急速注入して動脈相にスキャンして得られた吸収値の高い動脈のみをCT画像から三次元表示したCT Angiographyは，血管造影検査を減少させた．

視点を気管内や大腸内に置き，これら臓器の内面を立体的に表示する「バーチャル内視鏡」も実用化されている．大腸内面を大腸内視鏡の画像のように表示する「バーチャルコロノスコピー検査」は，大腸スクリーニングに用いられる．内視鏡検査に比べ，バーチャルコロノスコピー検査は，① 大幅に非侵襲的で，② 静脈内鎮静法や鎮痛剤が不要で，③ 体位変換が必要ない，などの利点を有している．

(2) PET-CT

ブドウ糖代謝の活動を見るFDG-PETでは，腫瘍と一部の正常組織が集積を示すが，腫瘍組織の範囲，転移巣などの部位の詳細がわからない．同時にCTを撮影することにより正確な病変の範囲がわかる．また，治療により腫瘍組織が活動を停止してもCT画像上わからない場合，PETを施行することにより機能状態がわかる．同時に撮影することにより位置のズレが発生しない．このような理由から，機能画像である核医学検査と空間分解能の良いCTを同時に行う検査機器が開発され利用されている．

(3) コーン・ビームCT

ヘリカルCTでラインセンサーのライン数が増加し，面で検出するようになってきたことを述べたが，被写体を中心にして，単純撮影で使用する平面センサーと管球を回転撮影し，断面像を作成する機器が開発されている．

(4) ハイブリッド手術室

手術室にCTやMRIを設置し，手術中に画像を撮影できるようにした手術室や，手術室に心臓カテーテル検査装置あるいは血管造影検査装置を設置し，この検査用の平面センサーと管球を回転させ，コーン・ビームCTとして3D画像も得られるように，術中画像診断が可能な手術室が導入されている．

6.2.5
MRI検査

MRI（Magnetic Resonance Imaging, 核磁気共鳴画像）（**図6.2.9**～**図6.2.12**）は，高い静磁場においてヒトの水素原子核（プロトン）とラジオ波（RF：Radio-frequency）と呼ばれるFMラジオ程度の周波数（数十MHz）で弱いエネルギーの電磁波との相互作用を利用する．この微弱な相互作用をNMR（Nuclear Magnetic Resonance）現象と呼ぶ．現在，人間に使われるMRIは水素原子の核磁気共鳴を利用する．CTが組織の電子密度，X線吸収係数のみを表すのに比べると，MRIでは組織のプロトン密度だけではなく，縦緩和時間（T1），横緩和時間（T2），動き，局所磁場の不均一性，拡散などの多数の因子を画像の濃淡（信号強度）で表す．そのためMRIの撮像法は複雑である．プロトン密度強調画像，T1強調画像，T2強調画

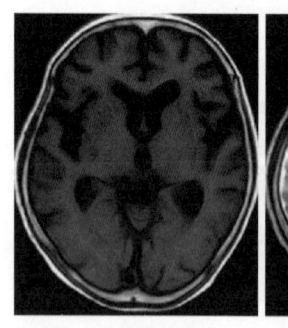

図6.2.9　頭部T1強調MR像矢状断

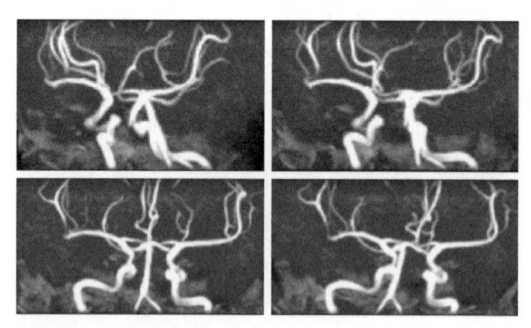

図6.2.11　頭部MRA
図6.2.10の患者のMRA内頸動脈に狭窄を認める．二次元の断面像から再構成した画像で，15度ずつ回転させた像である．寄り目にして対の画像の左画像を右目で，右画像を左目で見ると立体的にみえるようになる．

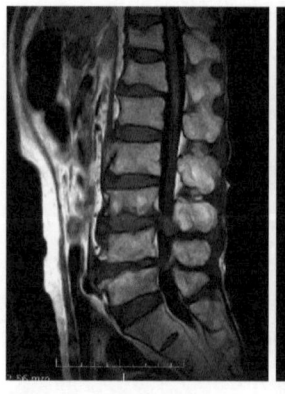

図6.2.10　頭部MR
右はT1強調像，左はT2強調像尾状核頭部，基底核はT1強調像で低信号，T2強調像で高信号を示し，虚血性変化と考える．

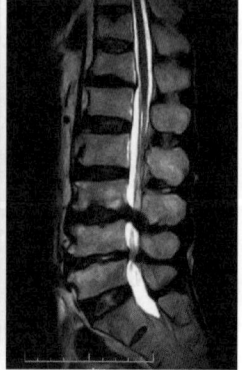

図6.2.12　腰椎MR
左がT1強調画像，右がT2強調画像．第3, 4腰椎間の椎間板ヘルニアがみられる．

像，脂肪抑制 T2 強調画像，拡散強調画像，Perfusion Image など，あるいは動きがあるものの信号を捉えて MR アンギオ（MRA），水の信号を捉えて MR 胆管膵管画像（MRCP）などがある．

(1) 装置と検査の実際

静磁場の強度は，0.3 T（テスラー）位から現在 3T までが生体への使用が許されている．高磁場ほど得られる信号は強くなり精度が上がるが，渦電流による発熱などの問題がある．

磁石には，永久磁石あるいは超伝導電磁石が使用される．超伝導電磁石を使用する場合，超伝導状態を得るために液体ヘリウムで冷却している．液体ヘリウムは液体窒素で冷却しているが，停電などで冷却が停止すると気化して急激にボリュームが大きくなり，機器の破壊の危険や液体ヘリウムが検査室に漏れて検査室内の酸素欠乏の危険がある．また，高磁場であるため，電子機器に障害が発生する可能性があり，心臓ペースメーカー装着者，人工内耳装着者は検査できない．人工関節，動脈がんのクリップなど金属がある患者は金属の種類によっては検査中に動くため，検査できない場合がある．装飾品，金属成分のある化粧品，刺青では渦電流での熱傷の報告がある．

患者搬送のストレッチャー，点滴台，酸素ボンベなどが磁石に引き寄せられての事故もあり，検査室の入退室の管理が重要である．また，CT よりも検査時の患者空間は狭く，検査時間も長く騒音も大きいため，閉所恐怖症の患者は検査できない場合がある．

画像は信号強度を白黒の濃淡で表す．高信号は白，低信号は黒である．とくに単位はなく，相対的な強度である．画像のマトリックスは受信コイルや傾斜磁場とサンプリングなどの設定で 256 × 256，512 × 512，256 × 512 などに変えられる．

プロトン密度強調画像では水素原子の濃度に

より白くなる．T1 強調画像で高信号，すなわち白く映し出される組織・病変は，脂肪（脂肪腫，奇形腫，皮様嚢腫など），下垂体後葉（神経顆粒の phospholipid による），亜急性期出血（融解した赤血球のメトヘモグロビンによる），メラニン，粘液，血流（Flow Related Enhancement），鋼や鉄の沈着物，ガドリニウム（Gd）など常磁性微量金属の軽度の沈着（MRI 用経静脈性造影剤である Gd-DTPA を含む）である．

T1 強調画像で低信号（黒）を示すのは，水，出血あるいは水素原子のない空気などである．T2 強調画像で高信号（白）のものは，水，血液，脂肪などであり，低信号（黒）のものは，出血，骨皮質，高度の石灰化，靭帯，線維化など，空気，急性期 / 陳旧性出血（赤血球内のデオキシヘモグロビン（急性期の出血），あるいはメトヘモグロビン / 出血部周囲に集積したマクロファージ内のヘモジデリンの沈着による），メラニン，高濃度の粘液，比較的速い血流（High Velocity Signal Loss），鉄などの常磁性微量金属の比較的多量の沈着，肝臓など網内系に分布する．MRI 用造影剤である Fe3＋ の超常磁性体酸化物（SPIO）などがある．

(2) MRI 造影剤

MRI 造影剤には現在ガドリニウム製剤，SPIO，経口消化管造影剤などがある．

ガドリニウム製剤には T1 短縮作用があるため，造影剤投与後のコントラストは T1 強調画像で明瞭化しやすい．このため，通常の造影 MRI では T1 強調画像が撮像されることが多い．MRI 造影剤には常磁性のガドリニウムや鉄などが使用され，近傍の水素原子核との相互作用により緩和時間を短縮し造影効果を示す．腫瘍など病変のコントラストを増強し，画像診断に有用である．投与量は X 線検査のヨード造影剤よりも少ない．静注されると，血管内から漏出して細胞間質に移行しヨード造影剤に類似した分

布を示し，腎より尿中に排泄される．血液脳関門は通過しない．急速静注しながら連続的に撮像し，局所の血行動態を観察する dynamic study や，血管のイメージを得る MR angiography も行われる．

Gd-DTPA の副作用はヨード造影剤よりも少ないが，ショックによる死亡例もあり，アレルギー歴，喘息，ヨード造影剤副作用歴は危険因子である．なおMRIでは，造影剤を使用せずに，動きの信号や水の信号を捉えて管腔のイメージも得ることができる．

MR アンギオでは，脳動脈の狭窄，くも膜下出血の原因になる動脈瘤のスクリーニングに使用されている．胆管系，膵管系の検査としてMRCP（MR Cholangio-Pancreaticography）も普及している．

従来，ERCP でないと画像化できなかった胆管系，膵管系が造影剤を使用しない非侵襲的検査として行われるようになった．

(3) アーチファクト

CT とは異なったアーチファクトが存在し，読影のときにその知識が必要である．

6.2.6 核医学検査

(1) 核医学検査の原理と特徴

核医学検査（核医学イメージング，シンチグラム）は，体内に投与された放射性医薬品（薬品に放射性同位元素［RI，放射性核種］を標識したもの）が放出する放射線（γ 線）を体外から測定することによって，放射性医薬品の体・臓器内での分布を画像として得る検査である（RI トレーサ法）．

検査は放射性同位元素等による放射線障害の防止に関する法律（通称，放射線障害防止法）に基づき，管理区域で行わなければならない．

(2) 放射性医薬品

放射性医薬品は，体内での代謝などの特徴に基づき分布するため，検査目的により使用するものは異なる．また，投与から撮像が開始できるまでの時間は放射性医薬品によって異なる．核医学検査では，臓器や病変などの生理的・機能的な情報を画像として得ることができ，数値として定量することができる機能的画像である．

RI は放射線を放出して時間とともに減少する．元の量が半分になる時間を半減期という．半減期は RI ごとに異なり，核医学検査で使用される RI は短半減期のものである（**表6.2.1**）．RI には，単光子（γ 線など）放出核種（γ 線のエネルギーが核種により決まる）と陽電子放出核種がある．核医学検査で通常使用される RI は単光子放出核種であるが，最近では ^{18}F のような陽電子放出核種を用いた PET 検査も普及している．

放射性医薬品には，① 標識された状態で販売されるものと，② 標識用のキット製品で販売され検査時に院内でジェネレータから得られる ^{99m}Tc を標識して使用するものとがある．① は検査ごとに発注する必要があるが，② では検査は限定されるが，検査の自由度があがる．放射性医薬品は静脈注射で投与されるが，^{123}I による甲状腺イメージングでは経口投与である．**表6.2.2** に，現在一般に行われている主な核医学検査と使用される放射性医薬品を示す．

(3) シンチカメラ

シンチカメラは体内の放射性医薬品の分布を

表6.2.1 核医学検査で使用されるRIと半減期

^{99m}Tc（6時間），^{123}I（13時間）
^{201}Tl（73時間），^{67}Ga（78時間）
[PET検査] ^{18}F（110分），^{15}O（2分）

表6.2.2 主な核医学検査の種類と放射性医薬品

[一般の核医学検査]
脳血流：^{99m}Tc-HMPAO，^{99m}Tc-ECD，^{123}I-IMP
心筋血流：^{99m}Tc-MIBI，^{99m}Tc-TF，^{201}Tl
心筋脂肪酸代謝：^{123}I-BMIPP
心筋交感神経機能：^{123}I-MIBG
骨：^{99m}Tc-HMDP，腫瘍・炎症：^{67}Ga
肺血流：^{99m}Tc-MAA
[PET検査]
腫瘍：^{18}F-FDG

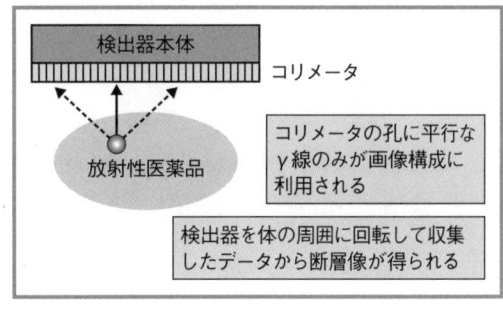

図6.2.13 シンチカメラ

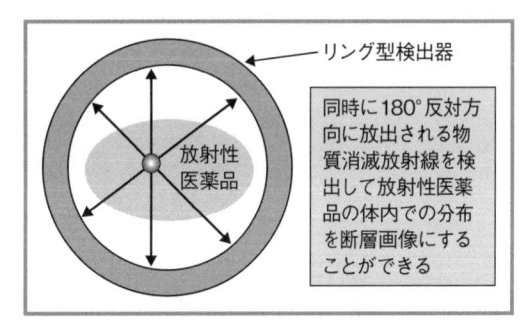

図6.2.14 PETカメラ

画像にする装置で，放射線の方向を揃えるコリメータという部品が装着されている（**図6.2.13**）．コリメータは核種のγ線エネルギーにより異なったものを用いる．

　装置の性質上，核医学画像は解像度が他の放射線画像に比べて低いが定量性はよい．1方向からの平面像のほか，体軸に沿って検出器を回転して収集した投影像から断層像（Single Photon Emission CT［SPECTと略］）が得られる．

(4) PET

　PETはPositron Emission Tomography（陽電子放出断層像）の略称である．放射性同位元素の中には，プラスの電子（陽電子［ポジトロン］という）を放出するものがある（^{11}C，^{13}N，^{15}O，^{18}Fなど）．

　^{18}Fは半減期が110分と比較的長く，^{18}F-FDGは腫瘍のPET検査として広く用いられている．放出された陽電子は物質中の電子と結合して消滅し，同時に180°反対方向に1対のγ線（物質消滅放射線という）を放出する．この放射線を体の周囲360°方向から同時計測して，放射性医薬品の体内での分布を断層画像にすることができる（**図6.2.14**）．このような装置は，

PETカメラと呼ばれ，SPECTよりも分解能と感度が高い．

　最近では，PET装置とX線CTを組み合わせたPET-CT装置が普及してきている．PET画像とCT画像を重ね合わせる（フュージョン画像）ことによって，解剖学的な部位の判断が容易となり診断上有用である．

(5) 代表的な核医学イメージング

1) 脳血流SPECT

　脳血流量（脳組織100g当たりの血流量として ml/min/100g で表す）が定量でき，脳内の血流分布が断層像として得られる．脳血管障害では，CTやMRIより早期に診断が可能である．また，ダイアモックス負荷で血流の予備能が評価できる．

2) 心筋血流SPECT

　心筋血流分布を画像化する検査で，狭心症や心筋梗塞の診断に用いられる．狭心症では，運動または薬剤負荷の検査が行われる．

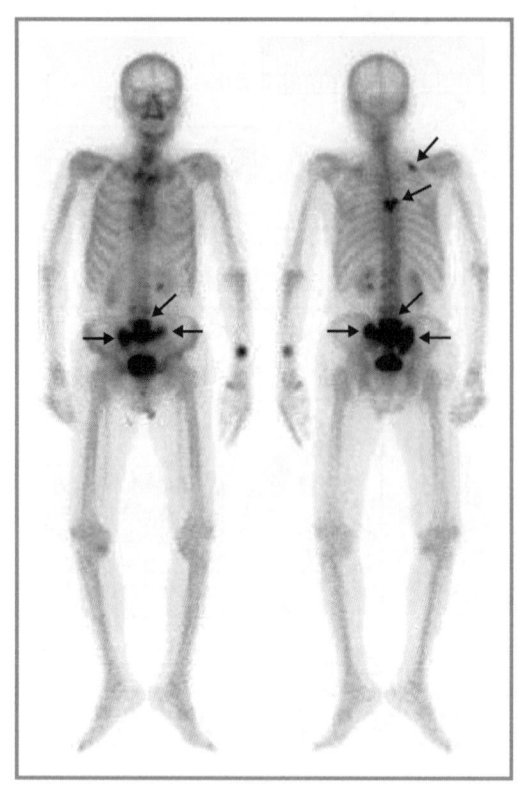

図6.2.15　全身骨シンチグラフィ
（矢印は骨転移部位を示す）

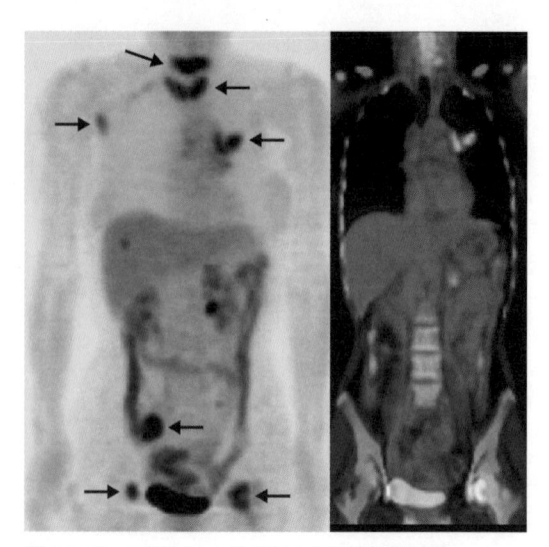

図6.2.16　FDGによるPET-CT前額断層像
（左：PET像，右：フュージョン像．左の肺がんおよび転移にFDGの集積がある）

3) 骨シンチグラフィ

^{99m}Tc-HMDP は骨のカルシウム代謝の盛んな部位に集積し，骨転移や骨折などの部位が画像化できる（**図6.2.15**）．投与3時間後から全身像を撮像する．

4) 肺血流シンチグラフィ

肺の血流分布が画像化でき，肺塞栓症の診断などに利用される．

5) 甲状腺シンチグラフィ

^{123}I や類似の体内動態を示す ^{99m}TcO4$^-$ により，甲状腺のホルモン産生機能を示す画像が得られる．

6) ^{67}Gaシンチグラフィ

^{67}Ga は腫瘍や炎症の部位に集積するため，腫瘍・炎症シンチと呼ばれるが，CT の普及により検査は減少している．腫瘍シンチとしては，扁平上皮がんと悪性リンパ腫にはよく集積する．とくに後者は全身に広がることが多く，全身検査が一度にできるため有用性はある．不明熱の炎症病巣の検索に用いられることもあるが，トレーサ発注の必要性と静注後2日から3日後にスキャンするため検査結果を得るために時間を要する．

7) FDG-PET

FDG（フルオロデオキシグルコース，ブドウ糖類似物質）は，体内のブドウ糖代謝の盛んな部位に集積し，代謝凍結されて残存する．がんなどの悪性腫瘍組織はブドウ糖代謝が亢進しているため FDG が集積し，画像化できる．種々のがんを対象とした人間ドックなどでも利用される（**図6.2.16**）．

(6) 核医学検査の特徴と注意点のまとめ

① 放射性医薬品と検出装置（シンチカメラ・SPECT 装置，PET 装置など）が必須である．

② 特定の管理区域で検査を行い，RI の使用記録や使用後の注射器などの廃棄物の管理と記録が必須である（放射線同位元素等による放射線障害の防止に関する法律）．

③ RI はそれぞれ決まった半減期に従って減衰するため，検査ごとに購入・標識する必要が

ある.

④ 検査ごとに放射性医薬品の投与（通常は静注投与）から撮像開始までの時間が異なる.

⑤ 複数の核医学検査を同一患者に予定する場合, 他RIの影響がないよう検査順序に注意を要する.

（近藤博史）

6.2.7 超音波検査

超音波検査とは, 生体に超音波を照射し, その反射波を受信・解析・表示して, 生体内の構造について診断を行うための検査で, エコー検査とも呼ばれる. 医療以外では, 海中の魚の存在を探る魚群探知機に同様の仕組みが利用されている（**図6.2.17**）.

超音波検査は通常の使用においては生体に侵襲がなく, 安全な検査として多用されており, 妊婦・胎児の診断をはじめ, 心臓機能の観察や腹部臓器の損傷など診断には必須の検査となっている.

超音波検査機器は一般に可搬性に優れ, 片手で運搬できる小型のものも導入されており, 往診先やベッドサイドでも簡便に使用可能で, 第二の聴診器とも呼ばれている. また, 対象臓器の動画像をその場で観察できることから, 迅速に病態を判断することが可能で, 種々の処置に際して, 対象臓器や病変の位置確認にも利用される. 通常の検査では, 医師が単独で検査を施行する場合と, 超音波検査技師が画像を描出・記録し, 医師が読影・診断を行う場合とがある.

超音波の特性から, 骨や空気の影響が強い脳・呼吸器などでは限定的にしか使用されない. また, 肥満の強い症例などでは観察能力が低下する.

近年, 多くの機器にドプラー機能が搭載され, 血流の方向・速さが画像化できるようになり, 循環器領域において重要な役割を担っている.

(1) 超音波検査の対象臓器

超音波検査の対象としては, 心臓, 腹部・骨盤臓器, 表在器官（甲状腺・乳房・末梢血管・運動器など）が挙げられる.

また超音波は, 侵襲的な検査（穿刺による体液吸引や生検など）のガイドとしても多用される.

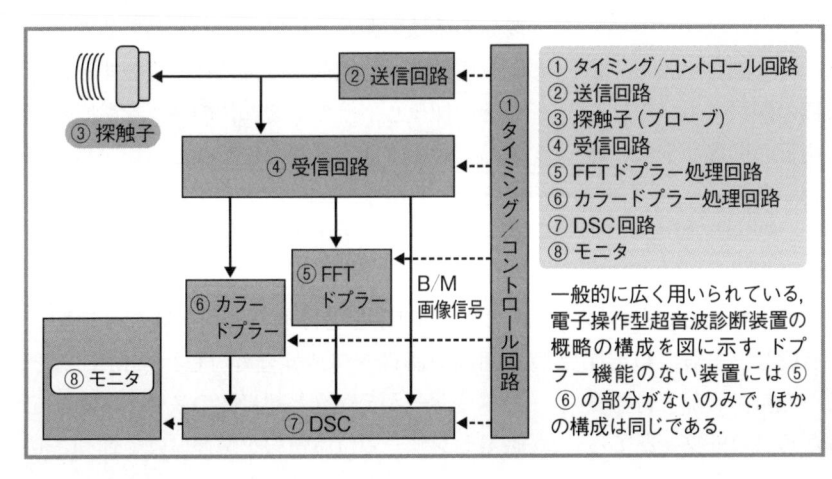

① タイミング/コントロール回路
② 送信回路
③ 探触子（プローブ）
④ 受信回路
⑤ FFTドプラー処理回路
⑥ カラードプラー処理回路
⑦ DSC回路
⑧ モニタ

一般的に広く用いられている, 電子操作型超音波診断装置の概略の構成を図に示す. ドプラー機能のない装置には⑤⑥の部分がないのみで, ほかの構成は同じである.

図6.2.17
超音波診断装置の構成

1）循環器（心エコー図検査）

常時運動している心臓を経時的に観察する．ドプラー機能により，弁膜症の評価を行うほか，心筋の運動性を非侵襲的に判断することができ，心筋梗塞などによる心不全の評価も可能である．

ある1本の軸について，弁の動きなどを経時的に記録するMモードエコーが特徴的である．心臓カテーテル時，非常に細径のプローブ（探触子）で行う血管内超音波（IVUS）は，冠動脈狭窄の評価に用いられる．

近年，画質の向上と処理速度の高速化により超音波診断装置においても3D画像による観察ができるようになった．さらに3D画像の動画による4D画像を実現し，立体的に心臓の動きが観察できるようになってきている．

2）腹部・骨盤臓器

腹部臓器に対して超音波検査を施行する分野は，消化器科系・泌尿器科系・産婦人科系の3つである．

① 消化器科系

消化器科系の主な検査対象は肝臓・胆嚢・膵臓・脾臓などであるが，近年は内部にガスがあり，通常は不適とされていた消化管に対しても積極的に使用され，診断の一助になっている．

通常は体表からプローブをあて検査を行うが，細径プローブを内視鏡の鉗子孔に挿入し，胆道や膵臓内の腫瘍のほか，胃腸など消化管の腫瘍内部などを詳細に観察できるようになった．

② 泌尿器科系

泌尿器科系においては，腎・副腎・尿管・膀胱・前立腺など多くの臓器の観察に用いられる．前立腺の検査などには，腸管の影響が少ない経直腸エコーが行われることがある．

③ 産婦人科系

放射線被曝のない超音波検査は，産婦人科領域において最も多用される検査である．産科の検診では，胎児の発育の状態など多岐にわたり情報を得ることができる．通常の腹部・骨盤臓器の観察と同様に，体表からプローブをあてる方法と，膣内用のプローブで行う経膣エコーがある．後者は腸管などの影響を受けにくいという特長がある．

3）表在甲状腺・副甲状腺・唾液腺・頸部リンパ節・頸部/下肢血管など

超音波では質的診断に限界があり，本検査のみで最終診断となることは少ないが，術後の再発の有無などフォローアップに多用される．また，末梢血管の狭窄・閉塞の評価には大変有用である．血管のエコー検査は循環器領域の担当者により行われることが多い．

（2）近年の超音波検査の動向

1）画像検査機器としての超音波検査機器

超音波画像の特徴は動画像であることである．近年，ストレージ容量の増加により，動画のデジタル保存が機器本体やネットワーク接続された先のサーバで行うことが通常のこととなった．そのため，患者説明においても，専門医によるレポートだけでなく動画を利用した説明が行われるようになってきている．

2）造影超音波

超音波造影剤の開発により，微細な血流の違いなどを観察し，肝臓における腫瘍の正確な診断などが可能となってきた．

3）エラストグラフィ

超音波を用いて組織の弾性（硬さ）を検出し，非侵襲的・客観的に評価するための新しい画像診断の手法である．探触子を押し当てることにより圧迫された組織の変位の様子，ひずみの分布を画像化し，その病変部位の硬さを診断情報として評価する．乳がん検診などに用いられている．

4）他モダリティのボリュームデータとの連動表示

CTやMRIなどは通常，水平断など定型的な断面で画像を生成するが，CTやMRIなどのボリュームデータと超音波のスライス断面を磁気センサーで位置情報を関連付けて連動させ

た断面を表示することにより，超音波検査時と同様な体を斜めにスライスした画像を提供する（**図6.2.18**）．これにより超音波画像だけでは観察しにくい病変に対して，超音波ガイド下の穿刺や治療を正確に行うことが可能となる．

5）整形外科エコー

近年，装置のデジタル化，高周波化により画質が飛躍的に向上した超音波診断装置が，X線・CT・MRIに加えて用いられてきている．リアルタイムに運動器の損傷状態，動的な異常，血流，組織弾性を診察室において評価することができる超音波画像診断装置は，整形外科診療にとって必要不可欠なモダリティとなっている．

（横井英人，長原三輝雄）

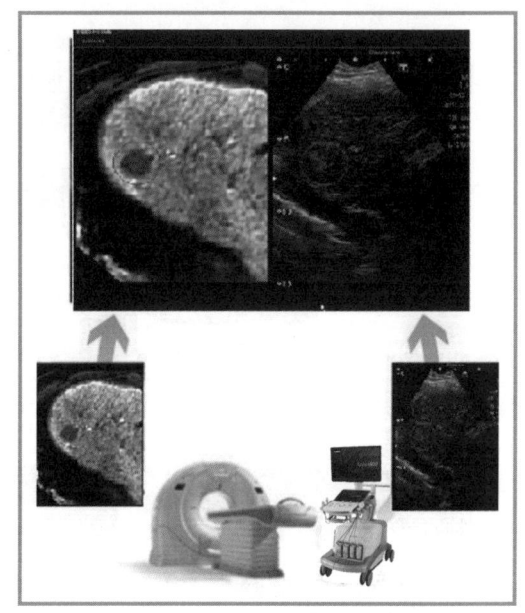

図6.2.18　他モダリティのボリュームデータとの連動表示
超音波プローベを当てたのと同じ位置，角度に相当する画像をCTやMRI画像から生成する（資料提供：キヤノンメディカルシステムズ株式会社）．

6.2.8　内視鏡検査

内視鏡は構造がさまざまであり，また，検査を行う部位によってもいろいろの呼び方がある．以下，内視鏡の種類，部門，部位による分類を示す．

（1）内視鏡の構造的種類による分類

1）硬性鏡

内視鏡の最も古いタイプであり，筒の両端にレンズがついたシンプルな構造のものである．膀胱鏡，胸腔鏡，腹腔鏡などがある．

2）ファイバースコープ

柔軟な素材を用いたもので光学系はグラスファイバーを用いる（**図6.2.19**）．多くの内視鏡は光学系とは別の経路をもっており，局所の洗滌・気体や液体の注入・薬剤散布・吸引・専用デバイスによる処置などが可能である．また手元の操作で先端の向きを自在に変えられるものが多い．

3）電子スコープ

ファイバースコープのファイバーを使わず，レンズからの映像をCCDで捉え，電気的に画像を送り，モニタに描出する構造を持つ．

4）拡大内視鏡

ファイバースコープでは，レンズで画像を拡大する光学的拡大法を用いて行っていたが，電子内視鏡では電気的に，また光学的に拡大を行い，2つの方法を組み合わせる場合もある（**図6.2.20**）．

5）カプセル内視鏡

デジタルカメラと光源，モーターを内蔵した小型カプセル型のものである（**図6.2.21**）．患者が飲み込んだ内視鏡が消化器官を撮影し，画

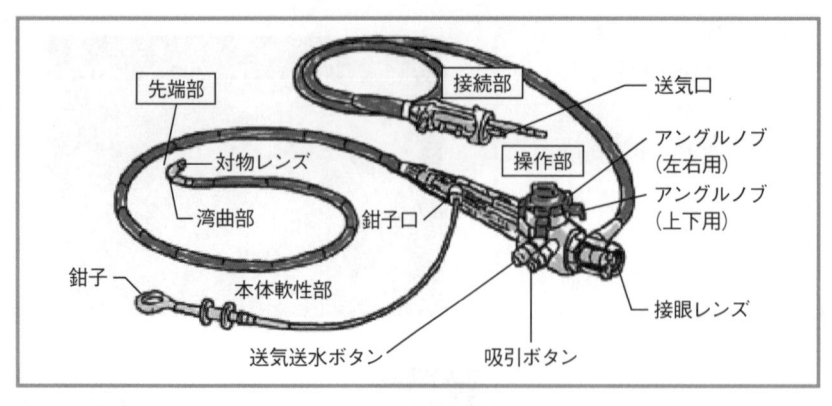

図6.2.19
ファイバースコープの
構造

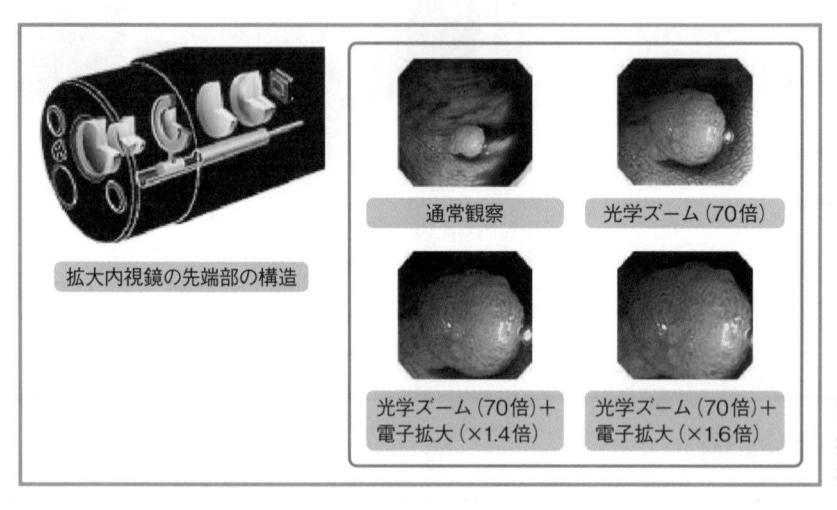

拡大内視鏡の先端部の構造

通常観察　　光学ズーム（70倍）

光学ズーム（70倍）＋
電子拡大（×1.4倍）

光学ズーム（70倍）＋
電子拡大（×1.6倍）

図6.2.20
拡大内視鏡の構造と
拡大像

像を体外に送信して体外のモニタに映す.

6) 超音波内視鏡

内視鏡の先端に超音波を取り付けたもので，潰瘍や病巣（びょうそう）の深達度診断や，膵臓・胆道などの内視鏡では直接観察することが困難な深部の臓器の精密検査に用いられる（**図6.2.22**）.

(2) 内視鏡検査の適用部位による分類

内視鏡検査は適用部位により，使用されるファイバーの構造も変わる.

1) 耳鼻咽喉科部門

① 耳鏡（中耳：硬性鏡，ファイバースコープ，電子スコープ）

鼓膜，中耳などを観察する.

② 鼻鏡（鼻，副鼻腔：硬性鏡，ファイバースコ

ープ，電子スコープ）

鼻孔，鼻甲介や副鼻腔などを観察する.

③ 咽頭，喉頭鏡（咽頭，喉頭部：ファイバースコープ，電子スコープ）

鼻腔，咽頭，喉頭，食道の一部を観察する.

2) 循環器内科部門

① 血管内視鏡（冠動脈など：ファイバースコープ，電子スコープ）

心カテーテル検査時に内視鏡を挿入し血管内の状況を観察する.

3) 胸部内科，外科部門

① 気管支鏡（気管・気管支：ファイバースコープ，電子スコープ）

口から挿入し気管，気管支を観察する.

② 胸腔鏡（胸腔，縦隔：硬性鏡）

胸壁から硬性の内視鏡を挿入，胸腔や縦隔を

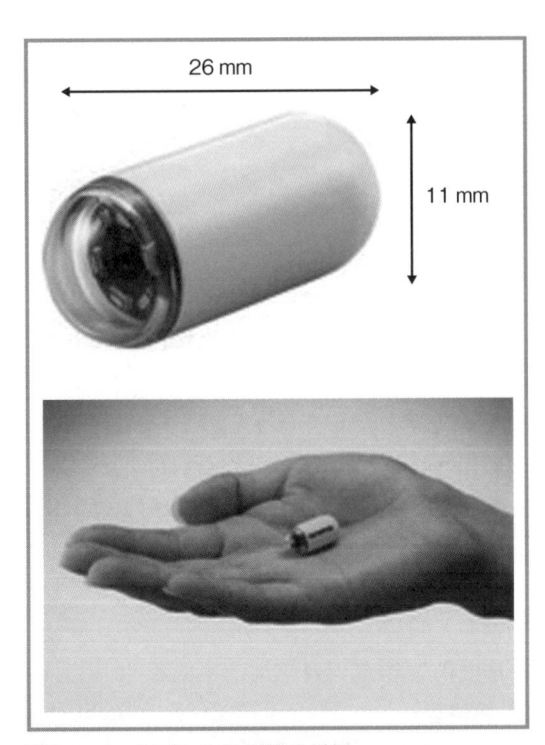

図6.2.21　カプセル内視鏡の外観

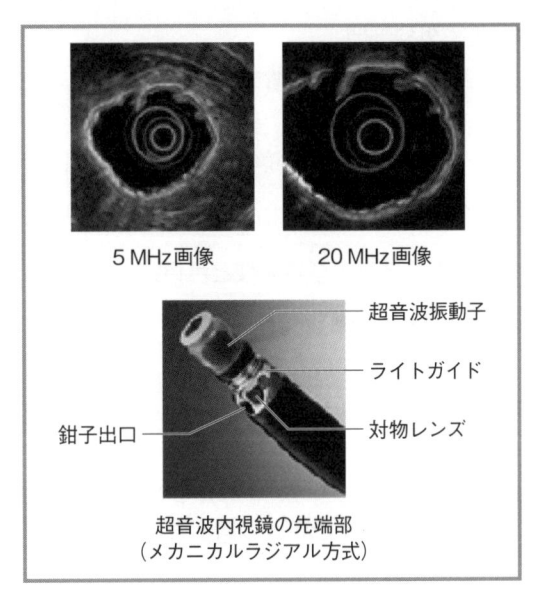

図6.2.22　超音波内視鏡の外観と超音波画像

観察する.

4）消化器部門

① 胃内視鏡，経鼻胃内視鏡（食道，胃，十二指腸：ファイバースコープ，電子スコープ，拡大内視鏡，カプセル内視鏡）

　口から（鼻孔から）内視鏡を挿入し，食道，胃，十二指腸の一部を観察する.

② 胆管内視鏡，膵管内視鏡（胆管，膵管：ファイバースコープ，電子スコープ）

　総胆管，肝内胆管，膵管を観察し，また処置を行う.

③ 小腸内視鏡（小腸：ファイバースコープ，電子スコープ，拡大内視鏡，カプセル内視鏡）

　ダブルバルーン小腸内視鏡など，小腸を観察する.

④ 大腸内視鏡（大腸：ファイバースコープ，電子スコープ，拡大内視鏡，カプセル内視鏡）

　肛門から内視鏡を挿入し，回盲部，上行結腸，横行結腸，下行結腸，S字状結腸，直腸，肛門などを観察する.

⑤ 肛門鏡，（直腸，肛門：硬性鏡，ファイバースコープ，電子スコープ）

　肛門から内視鏡を挿入し直腸，肛門を観察する.

⑥ 腹腔鏡（腹腔：硬性鏡）

　腹壁に小さな穴を開け，内視鏡を挿入し腹腔内を観察する. 主に肝臓の外表面，胆嚢などを観察する.

5）泌尿器科部門

① 膀胱鏡（膀胱，尿道：硬性鏡）

　尿道口から内視鏡を挿入し，尿道や膀胱内部を観察する.

② 尿管鏡（尿管：ファイバースコープ，電子スコープ）

　尿道口から内視鏡を挿入し，膀胱から尿管内を観察する.

6）産婦人科部門

① コルポスコピー（硬性鏡）

　膣から内視鏡を挿入し，子宮頸部を観察する.

② ヒステロスコピー（子宮：硬性鏡，ファイバースコープ，電子スコープ）

　膣から子宮腔まで内視鏡を挿入し，子宮内部を観察する.

7）整形外科部門

① 関節鏡（関節内：硬性鏡，ファイバースコープ，電子スコープ）

関節に外部から内視鏡を挿入し，関節内部を観察する．

(3) 内視鏡検査の基本手技と合併症

1）検査前全身状態の評価と前処置

検査の前には，既往歴やアレルギー，使用薬剤などを問診し，検査の目的，方法，注意事項，検査の合併症などについて説明し，同意を得ておくことが多い．また，あらかじめ絶食や飲食制限，抗凝固薬の中止などの指示や処置を行う．検査直前には，バイタルサインなどの全身状態を観察し，検査が行えるかのチェックの後，検査のための直前の前処置（胃内視鏡であれば，鎮静剤や胃運動の抑制剤の投与）を行う．

2）基本的手技（局所麻酔，挿入，生検，擦過診，色素散布）

① 局所麻酔

検査のための直前の局所麻酔（胃内視鏡であれば，咽頭麻酔）を行う．

② 挿入

被検者にできるだけ苦痛を与えないように内視鏡を挿入し，観察する．必要があれば写真やビデオで記録を残す．

③ 生検・擦過診

内視鏡での観察時に，必要があれば組織の一部を生検鉗子で摘出したり，擦過して病理診断を行うことがある．

④ 観察をより詳しく行うために，異常があると思われる部分に鉗子孔から散布チューブや局所注射針で色素を散布し，局所の表面の状態をより鮮明にして観察することがある．

⑤ 内視鏡手術や処置が行われるようになり，検査と同時にポリープ切除術，粘膜切除術，観血術などが行われることもある．

3）合併症

粘膜への損傷，穿孔，出血，死亡などが挙げられるが，頻度は少ない．

（宮本正喜，長原三輝雄）

治療・処置

　医療においては，診断後の経過観察の場合を除き，患者への何らかの医療的な介入がなされる．本章では，治療一般の概論とともに薬物治療以外の代表的な治療行為である，処置，リハビリテーション，精神専門療法，放射線治療について解説する．

　治療とは何かといった概要，および，本章で取り上げた，一般の医療の中で広く行われている治療・処置における代表的な治療行為に対する基本的な理解がなされることを期待している．

　治療行為には，医師のみで実施されるものとさまざまな職種のスタッフが加わり，実施されるものがあるが，それらが円滑，的確に実施されるために医療情報システムが果たす役割とその運用についての理解が求められる．すなわち，治療行為の指示オーダとともに，その指示受け，薬剤や医材などの払い出しと準備，あるいは，治療行為を行う施設・部屋の手配，スタッフ間の情報連携や実施記録の作成とともに医事における適切な診療報酬請求がなされるための「もの」，「ひと」，「情報」の流れの視点から理解することである．それにより医療現場のスタッフとの普段における円滑なコミュニケーションばかりでなく，システム構築や連携などの際の要点の理解に役立てられることを期待している．

　なお，治療の主要な柱のひとつである薬物治療については，5.2章にまとめられているので参照されたい．

（石田　博）

7.1

治療

7.1.1　治療の種類

(1) 治療法の分類

治療法の分類には，さまざまな用語が用いられており確立された定義がない．手術を行う場合には，「外科的治療あるいは観血的治療」，手術を行わないで薬物を主として行う場合には「薬物治療，内科的治療あるいは非観血的治療」という．非観血的治療の中には，放射線，レーザー，凍結など物理エネルギーを使用するものも含む．生体の治療に対する負担が大きいものを「侵襲的治療」，きわめて少ないものを「非侵襲的治療」という．また，主として悪性腫瘍の症例で使用される用語であるが，腫瘍を根治させる目的で行うものを「根治的治療」，症状を和らげる目的で行うものを「姑息的治療」という．

(2) 治療の方法

治療には，前項のように，① 薬物を使用する薬物治療，② 生体に対して直接的に何らかの侵襲を加える処置，手術，③ 生体に対して物理エネルギーを用いる治療がある．③ は放射線が代表的であり，レーザー光線も使用される．本項では，治療，処置について解説する．放射線治療は別項で扱う．

治療には，医師が自ら行うものと，コメディカルスタッフに指示をして行うものがある．前者の代表的なものは手術であり，医師が施行する．手術オーダにより，手術室，介助ナース，麻酔医，手術器械が用意される．人工心肺を使用する手術では，臨床工学技士もアサインされる．また，手術室配属の診療放射線技師や臨床検査技師も配置されている病院が多い．コメディカルが行う治療の代表例が作業療法士（OT）による作業療法，理学療法士（PT）による理学療法，言語聴覚士（ST）による言語聴覚療法であり，それぞれの専門性を発揮して治療が行われる．

処置では，医師自らが行うものとコメディカルに実施の指示を出すものとがある．処置の指示を出すことを「指示出し」と呼び，指示を出されたスタッフは，処置に必要な物品を準備する．これを「指示受け」と呼ぶ．「指示出し」「指示受け」の手順を確立することは，医療安全上きわめて重要である．処置実施時には，処置内容を確認し，実施したあと，実施者が記録する．これが「実施入力」である．処置行為に対する患者の反応を記録する必要があり，これが「処置記録」である．また，近年では医療安全上の観点から，患者のリストバンドをバーコードで読み取ることで，本人確認がされ，指示内容と照合し，実施入力するシステムもある．

7.1.2 処置の種類

診療報酬点数表に基づいた処置の分類とその説明を**表 7.1.1** に示す.

処置は，簡単な傷の手当てである『創傷処置』や，やけどの処置である『熱傷処置』から蘇生を目的とした『心臓マッサージ』まで多岐にわたる．また，何科の医師であっても施行しうる一般処置から，泌尿器科，耳鼻咽喉科，眼科などの診療科で行われる専門的処置がある．一般処置の穿刺のうち，ドレナージとは，膿，血液などの病的な貯留を排出させるために，管を挿入して，外界との交通をつけることである．ブジーとは，食道や尿道が狭窄した状態に対して，管を挿入して拡大を図ることである．救急処置は，主に救命目的で行われる．カウンターショックとは，心室細動に対して電気ショックを与え，洞調律に戻す方法であり，公共施設などに「AED」と表示され設置されているものとほぼ同じである．栄養処置とは，鼻腔から栄養チューブを胃に留置し，そこから栄養分を入れるものである．専門医により行われる処置行為として，泌尿器科処置では，導尿などの尿路の管理，整形外科処置では，ギプスを巻くなどの骨折の治療，耳鼻咽喉科処置では鼻出血の止血など，診療科の専門的な手技と医療材料，医療器具を必要とするものである．

病院情報システムにおける処置オーダは，注射オーダと並んで運用設計がきわめて難しい．急性期病院では，患者の病態が時々刻々と変化するため，処置の内容，頻度などが頻繁に変更，追加されるためである．また，処置に使用する物品は，患者に請求できる物品（特定保険医療材料），患者に請求できないが，高額で厳重な管理を要する物品，ガーゼなどの衛生材料と種類が多く，これらの管理方法も病院によって大きな違いがある．多くの病院では，処置に使用する物品を『○○処置セット』という名称を付けて，ガーゼ，綿球などの衛生材料，シャーレ，ビーカ，シリンジ，鉗子などの鋼製小物などを

表7.1.1　診療報酬点数表に定める処置分類

一般処置	創傷処置・熱傷処置 穿刺 　ドレナージ 吸引 酸素吸入 高圧酸素 ブジー 人工腎臓 など
救急処置	気管内洗浄・胃洗浄 ショックパンツ など
皮膚科処置	軟膏処置 など
泌尿器科処置	導尿 など
産婦人科処置	子宮出血止血 など
眼科処置	結膜異物除去 など
耳鼻咽喉科処置	鼻出血止血 など
整形外科処置	関節穿刺 など
栄養処置	鼻腔栄養，滋養浣腸
ギプス	四肢ギプス包帯 など

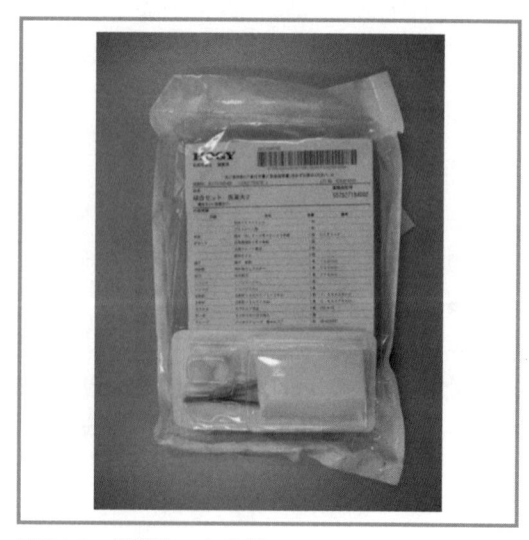

図7.1.1　処置キットの例

ひとまとめにして滅菌して梱包し，いつでも使用可能な状態にして定数配置してある．最近では，キット（**図7.1.1**）も市販されているが，病院によって組み合わせは大きく異なるが，標準化をめざすためにはキット導入は有用である．一方，処置オーダにおける処置行為マスターと物品マスター，医事マスターとの整合性をとることに労力を要し，医事連携に対しても工夫を要する．処置範囲によっても医事の点数が異なることがあり，また，患者の病態によっては1日に複数回の処置を要することがある．この場合には，処置の実施入力は複数回なされ，医事システムには送信されるが，医事会計の算定上は1回とみなされる．

処置名称あるいは処置に使用する医療材料が病院によって種々であるとともに，SPD（Supply, Processing, Distribution）が近年，導入される傾向にあり，経営面で有利とされているが，SPDシステムとの連携を必要とし，この点も処置オーダの開発設計が難しい一因である．処置に伴う医療材料の原価が容易に把握できれば，病院の原価計算がさらに精緻化されるため，処置オーダ，実施入力は多くの施設で導入され始めている．

（中川　肇）

7.1.3 リハビリテーション

(1) リハビリテーションとは

リハビリテーション（以下リハ）＝機能回復訓練と捉えられることも多いが，元来の意味は人間としてふさわしい権利・資格・尊厳・名誉が傷つけられた状態を回復することを意味している．医学的なリハは，神経系や骨関節系など臓器レベルの診断・治療とともに，日常生活動作など障害に対応する医療である．広く障害を治療対象とし，病気の薬物治療や外科手術だけでは社会生活への復帰が困難な場合に，機能訓練や補装具の処方をはじめ，さまざまな取り組みにより最善の社会復帰を支援する医療の一分野である．

(2) 障害の分類

疾病について国際疾病分類（ICD）があるように，リハの治療対象の障害にもWHOが定めた国際分類がある．1980年にICDの補助として発表された国際障害分類（ICIDH：International Classification of Impairments, Disabilities and Handicaps）が定められた．2001年には，障害と健常の間に境界を置かず一連のものとしての生活機能と捉えなおされ，障害分類から生活機能分類となって，国際生活機能分類（ICF：International Classification of Functioning, Disability and Health）に改められた．ICFでは人間の生活機能と障害を，「心身機能・身体構造」「活動」「参加」の3つの次元と「環境因子」と「個人因子」の背景因子で構成され，約1,500項目に分類している．

(3) 病期に応じたリハビリテーション

以前は，原疾患の治療が一段落して，「後はリハビリですね」と言われて遠隔地にあるリハ専門病院でリハが実施されることが一般的であった．しかし，急性期に治療のために過度の安静をとることの問題点が明らかになり，脳卒中の急性期からの介入で治療成績が改善することが示されている．また，医療経済的な圧力もあり，疾病は治ったが家に帰れない状況は困るということで，廃用予防という観点でのリハが行

われたり，がんリハとして機能低下してゆく病態に対してのリハが行われたりしている．

大腿骨頸部骨折や脳卒中のリハにおいて，地域連携パスという考え方で急性期，回復期，維持期とリハの機能を分担し，回復期においては生活の場での実地に近い訓練を十分な頻度で行うことが必要とされ，回復期リハ病棟として診療報酬が定められた．診療報酬において政策誘導が行われており，十分な数のスタッフを確保し365日の集中的なリハを提供することが推奨されている．

回復期を過ぎた機能維持については，介護保険を利用してリハを提供するという考え方で通所リハ，訪問リハなどが提供されている．地域包括ケアの実現においても地域でのその人らしい暮らしの再構築と支援という点でリハの関与が重要である．地域包括ケア病棟の施設基準にもリハを提供する職員の配置と提供実績などが求められている．

（4）病院でのリハビリテーションと関連職種

日常生活の自立を妨げ社会生活を困難にする身体的障害や精神的障害を生じる病気はさまざまであるが，とくに整形外科，神経内科，小児科，老年病科，精神神経科などと緊密に連携して診療に当たっている．がんのように機能低下していく状態の中で残された機能を最大限に生かしてQOLの維持に努める取り組みもあり，すべての診療科と関わりを持っている．救急部門や放射線部門などと並んで病院の中央診療部門として位置づけられている病院も多い．

原疾患の主治医より依頼を受け，リハ医が障害を診断し，リハ依頼箋（処方箋）を書くことによって，理学療法，作業療法，言語聴覚療法などのリハが始まる．療法士は専門性を持ち，評価・治療に当たるが，医師の指示に基づいて治療を行っている．理学療法は温熱，水治などの物理療法，関節可動域（ROM）訓練，筋力強化訓練，麻痺の回復を促す訓練，歩行訓練な

どを行っている．作業療法は上肢の機能訓練のほか，日常生活動作（ADL）訓練，スプリントや自助具の制作・調整，工芸などのアクティビティを行う．病棟でのナースコールの特殊なスイッチ，食べやすい特別な食器など病棟生活の支援も行っている．言語聴覚療法は失語症や構音障害に対し言語聴覚訓練を行い，摂食嚥下療法にも参画する．

最近のトピックとして，リハ栄養が言われており，訓練の負荷に応じて十分な栄養を提供する．栄養が十分でない場合には負荷を減じないと筋の異化が進み，かえって訓練効果が得られないことも明らかになっており，栄養管理との連携も求められている．

リハのチームメンバーは，理学療法士，作業療法士，言語聴覚士，看護師，介護福祉士，臨床心理士，義肢装具士，MSW，職業カウンセラー，エンジニア，管理栄養士などが含まれる（**図7.1.2**）．それぞれのメンバーは専門的立場から患者を評価し，治療を分担する．リハ医は，オーケストラの指揮者や団体競技の監督に喩えられ，医学的知識でチームを指導しまとめる立場である．

リハチームは，リハ医をリーダーとして患者・家族もチームの一員として，定期的に開かれるカンファレンスで情報を共有し，短期目標，

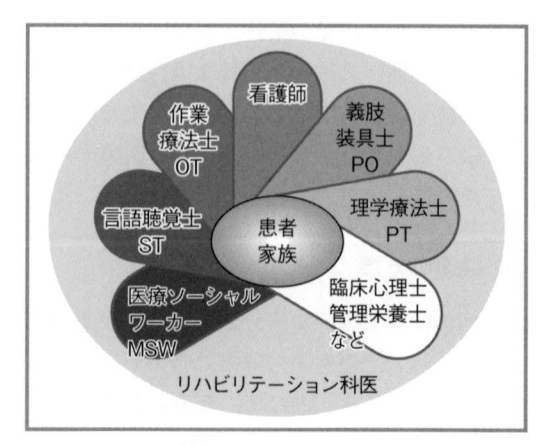

図7.1.2　リハビリテーションのチーム
患者が中心でリハ科医がチームをリードする．

長期目標を定めて日常生活動作（ADL）の自立を目指す．カンファレンスの結果などリハの進行状況や回復の限界，治療目標について患者・家族にも説明しながらリハを進めている．その際にリハ実施計画書，リハ総合実施計画書という文書を用いた定期的な説明が求められている．

(5) リハビリテーションの診療報酬

診療報酬上は疾患別のリハとして分類され，心大血管疾患リハ，脳血管疾患等リハ，運動器リハ，廃用症候群リハ，呼吸器リハの5つに区分されている．それぞれが施設の設備，職員の数などで数段階に分かれて1単位（20分）の点数が定められている．また，1日当たりの実施訓練の上限が変わる算定基準日数が，疾患ごとに定められている．その他に集中治療室での早期からのリハ，がんリハ，摂食機能療法，難病患者リハ，障害児（者）リハなどが定められており，種目によっては訓練単位について包括さ

れた診療報酬の訓練もある．

訓練前には医師が診察し，訓練が安全に行えることを確認し，リハを行う．訓練中の安全確保のため適切なモニターを行いながら訓練を行うこと，リハ特有の感染予防対策も求められる．外来でリハを行う場合は訓練前の診察が必要とされていたが，病状が落ち着いている状況で頻回の外来リハを行う場合には，定期的に包括的な診察を行って外来でのリハ訓練を行える外来リハ診察料が設定されている．急性期を過ぎて，リハを集中的に行う病棟として回復期リハ病棟が定められ，重症度などにより6段階の包括された入院料が設定され，入院中のADLの改善度，在宅復帰率等に応じて入院料の設定が変わるP4P（Pay for Performance）が導入され，365日リハや十分な単位数を実施した際の加算など診療報酬の改定があるたびに数多くの変更が加えられている．

（根本明宜）

7.1.4 精神専門療法

精神障害の治療には薬物療法と並んで精神（心理）療法が非常に重要である．精神療法とは，心理的影響によって精神障害を治療する方法ということができる．ここではそれらのうち代表的な治療法についてその概略を紹介するが，いずれも詳細は成書を参照されたい．

(1) 支持療法

支持療法とは，文字通り患者の自我を支えて，情緒的な安定を図り，適応能力を回復させようとするものであり，最も広く用いられる．

誰でも大きな悩みを持ったり，辛いことや嫌なことがあり精神的に落ち込んだりした際，家族や友人などが十分に話を聴いてくれると，特別なアドバイスはなくても気持ちが落ち着いた

経験を持っているであろう．平たくいえば，このような対応を治療の場で行うことが支持療法である．

「受容」と「傾聴」とがこの治療法の根幹をなす．受容とは，患者を批判，非難せずに，人間としての尊敬を持って受け入れることであり，そのために，患者の話に（批判や評価をせずに）十分に耳を傾けることが傾聴である．

さらに，患者の辛さや苦しさに「共感」することや，患者の気持ちや訴えが尤もなことであると「保証」することも，患者の安定や，良好な治療者-患者関係を築くために必要な事柄とされる．

（2）洞察療法

1）精神分析療法

　元はフロイト（Freud S）のヒステリー研究に端を発した治療法であるが，その後種々の神経症の治療を中心に用いられるようになった．基になる考え方は，無意識的な心的葛藤が，神経症などの症状を惹き起こしているとするものである．精神分析は，心に浮かんだことを自由に話してもらう「自由連想法」により，無意識的内容を意識化することを目指している．

2）非指示的精神療法

　来談者（クライエント）中心精神療法ともいう．主としてカウンセリングの場で，カウンセラーが指示を出さず，来談者の話を傾聴するに留め，これを繰り返してゆくことによって，来談者自身が自分自身で洞察に至れるように導くものである．

（3）訓練療法

1）森田療法

　神経症に陥りやすい人は，自己の心身の変化に過敏に反応して，すぐに不安や恐怖感情が起こりやすい素質を持っており，これを「ヒポコンドリー性基調」という．この不安や緊張から生じた症状や観念へのとらわれからの解放の手段として，それらの症状を入院環境などを利用して「あるがまま」に受け入れることを目標とする．

2）内観療法

　徹底的な内省により，自己洞察を深めさせようとする治療法である．自分が過去に身近な人たちから「してもらったこと」，「して返したこと」，「迷惑をかけたこと」について，繰り返し思い出させて報告させることを特徴としており，神経症等の治療に用いられる．

3）認知療法

　人は，その時点で起こってくるさまざまな物事を，その生育史の中で形成された固定的なスキーマ（物の見方，捉え方）によって解釈しよ

うとする．そのスキーマが歪んでいる（認知の歪み）と，さまざまな行動異常や精神の症状が出現すると考え，その認知の歪みを修正しようとするのがこの治療法である．歪んだ認知として，「自動思考」，「思い込み」，「過度の一般化」などが知られている．これらの認知の歪みに気付き，現実と照らし合わせてその妥当性を検討し，修正してゆく手法が開発されており，うつや不安障害，ストレス障害，および物質依存などの治療に使われている．

4）自律訓練法

　心身がリラックスした状態を，一種の自己催眠法を用いて作り出そうとするもので，神経症を始めとして，種々の不安・緊張状態に広く適応がある．リラックスした状態では，筋肉の弛緩のために，腕や足が重く感じ，また血流の増加のために，四肢が暖かく感じる．この現象を利用して，静かな，ゆったりとした環境で，「気持ちが落ち着いている」（背景公式），「両腕，両足が重たい」（第1公式），「両腕，両足が温かい」（第2公式）などの公式を心の中で繰り返す．ここまでを習得した後に，必要に応じて第3〜6公式の器官練習に移る．指導者による直接指導のほかに，テープ，ビデオなどでの習得も可能である．

（4）芸術療法

　患者が児童であったり，精神的に未熟であったりして，言語による接近が困難な場合によく用いられ，また芸術を作ったり触れたりすることで精神機能の回復と維持とを図る．

1）絵画療法

　自由画と課題画とがあり，後者には木や人物や風景を画かせたりするものがある．

2）音楽療法

　演奏をする能動的音楽療法と，鑑賞を主とした受動的音楽療法とがある．

3）箱庭療法

　箱庭を自由に作らせることによって精神の内

COLUMN

その他の精神療法

（1）交流分析療法

精神分析の口語版とされ，自我構造の分析をより容易にわかりやすくしたものである．交流分析では，自我の状態を，次の3つに分ける．

- ① 親の状態（parent）〔P〕：親やそれに代わる人から受け入れた思考や行動パターン；批判，規範，保護，無報酬の愛情
- ② 成人の状態（adult）〔A〕：合理的・客観的に判断する部分；コンピュータ的な思考
- ③ 子どもの状態（child）〔C〕：幼児期の遺物である感情や行動パターン：天真爛漫，他人への迎合

まずエゴグラムと呼ばれる質問紙法で，個人の中のこれらのバランスを知ることにより，自分の行動様式の特徴を認識する．次いで，ある個人のP，A，Cと別の個人のそれらとがどのように交流をしているかを分析することによって，対人関係における問題点とそれに伴う症状について検討し，新たな交流様式を獲得することによって，症状の緩和を図る．

（2）行動療法

人の思考や行動はすべて学習されたものとする学習理論に基づく治療法である．症状の基となる異常な思考や行動様式は，誤った学習や不適切な条件付けによって形成されたものであり，これらを適切な再条件付けによって修正してゆくための技法がいくつも考案されている．

〈条件付けとは〉

【古典的条件付け（レスポンダント条件付け）】

「パブロフの犬」の実験でよく知られているもので，餌を与える前に鈴の音を聞かせることを繰り返すと，鈴の音（条件刺激）だけで唾液が出る（条件反射）ようになるという反応．これは，犬の脳の中で，条件刺激と条件反射とが結びついた（条件付けられた）結果と考えることができる．

【道具的（オペラント）条件付け】

ネズミを箱に入れて，バーを押すと餌が出るように設定する．ネズミがバーを押すと餌が出ることを学習した後に，箱の中が明るいときのみバーを押すと餌が出るように設定する．すると，ネズミは部屋の明かりがついたときにのみバーを押すようになり，ネズミは明暗の弁別の学習をしたことになる．このように動物が随意的に環境に働きかけて環境を操作するタイプの条件付けをオペラント条件付けという．

---

① 系統的脱感作法

ある特定の状況に対して強い不安や恐怖を抱いて，その状況を回避する状態を，不安に反応しやすくなっている状態（感作状態）と考え，これをリラクセーションを用いながら段階的に減じてゆく治療法．不安や恐怖を惹起する最も強い状況から最も軽い状況まで階層表を作り，自律訓練などのリラクセーションを行った後に，軽いものから順に想像する．不安が出現しなくなれば次の強さの階層に移るという手順を踏んで，特定の状況と不安・恐怖との条件付けの解除を図る．

② 暴露法

不安を感じる状況にあえて患者を置き，実際には何の危険も起こらなかったことを体験・認識させる方法で，恐怖症に適応されることが多い．

③ オペラント条件付けを利用した療法

報酬学習ともいわれ，好ましい行動が取れた場合に何らかの報酬を与えて，その行動を強化しようとするもの．拒食症で体重減少がある場合に，入院させて，電話や面会，外出などの種々の行動を制限し，体重が増えるごとにその制限を解除してゆく（これが報酬となる）方法もこの治療法の一つである．

的世界を表現させるものである.

(5) 作業療法

園芸,陶芸,手工芸,調理などの作業活動を

用いて精神障害者の日常生活や社会生活上の障害を予防,軽減しようとするものである.

(岡田宏基)

7.1.5 放射線治療

(1) 放射線治療の背景

放射線治療は,主としてがん(悪性腫瘍)に対する治療の一つである.放射線を照射すると細胞が傷つき,細胞が死滅する性質を利用している.がんの治療は,(1)外科(手術)療法,(2)放射線治療,(3)化学療法,(4)免疫療法に分類される.また,これらの治療法は単独で行われる場合もあるが,2者あるいは3者を併用して行われることが多い.

表7.1.2 にがん治療の比較を示す.今までその実力が十分に評価されていない分野が放射線治療である.放射線治療は,CT や MRI などの画像診断技術の発達に伴い 1980 年代以降飛躍的に進歩し,現在では,空間的な治療精度が1～2 mm となっており,放射線治療だけで治るがんも増加している.

表7.1.2 がん治療

	治療法	特徴
1	外科(手術)療法	局所療法.肉眼で確認し摘出すれば治療効果は確実.
2	放射線治療	局所療法.画像診断による腫瘍位置の把握が治療精度に影響.腫瘍の感受性による.
3	化学療法	全身療法.腫瘍の感受性を調べ,治療効果の予測ができるようになった.
4	免疫療法	全身療法.自己の免疫力(防護力)により,がん細胞を取り除く.

がん治療では,放射線治療が大きな役割を占めるようになってきている.欧米では,がんと診断された患者の約6割が何らかの形で放射線治療を受けていると言われているが,わが国では,まだ割合が低く,今後さらに放射線治療が増加すると考えられる.

(2) 放射線治療の特徴

放射線治療は,外科療法と同様に病巣部にのみ作用する局所的な治療法である.がんの部位に放射線を照射し,その周囲の正常組織には,最小限の放射線照射とすることが必要である.

局所療法である放射線治療は,CT,MRI,PET などの画像検査で事前に病巣範囲を把握し,その病巣に放射線を集中して照射し,反対に病巣周囲の正常組織には,ほとんど放射線を照射しないことが理想である.実際には,体内の深い場所に病巣がある場合は,体外から放射線を照射するとどうしてもその通り道の線量を減らすことは困難である.がん病巣の線量が大きければ大きいほど治療成績の向上が期待できるが,正常組織の線量が増えると障害も増加するため,線量のトレードオフがある.

放射線治療に先だって,正確に病巣を画像診断などで把握し,治療計画装置を用いて放射線照射する方向を定め,また,実際の線量分布を計算して最適の治療方法を決定する.最近は,放射線を四方八方からがんのある部位へ集中して照射し,周囲の正常組織の線量を従来の放射

線治療より減少させる照射方法（定位照射（Stereotactic Radiotherapy：SRT））が開発され，ガンマナイフ，サイバーナイフ，強度変調放射線治療（IMRT），回転型強度変調放射線治療（VMAT）などの照射方法が研究・開発されている.

　使用する放射線の種類には，X 線，電子線のほかにも，粒子線と呼ばれる陽子線や炭素イオン線がある．これら粒子線は，ブラッグピークと呼ぶ特殊な深部線量率曲線が得られ，選択的に病巣部位の線量を高める治療が可能である.

(3) 放射線治療の種類

　照射方法には，(1) 外照射，(2) 腔内照射，(3) 小線源照射がある．外照射は，病巣に対して体外から放射線を照射する方法で，最も普及している方法であり，放射線治療全体の約8割を占める．装置は，ライナックと呼ばれる（**図7.1.3**）．腔内照射は，食道がんや子宮がんなどに行われる照射方法であり，内腔のある臓器に小線源の放射性同位元素を挿入して照射する方法である．小線源照射（brachytherapy）は，直径1 mm 長さ2〜5 mm 程度の針状の放射性同位元素を体内に刺入して，放射線治療を行う方法であり，前立腺がんで用いられている.

(4) 照射の精度向上

　放射線照射の治療成績を向上させるためには，

『病巣に線量を集中し，周囲の正常組織の線量低減すること』が重要である．このような照射を行うために，ロボットアームに照射装置を取り付け，あらゆる方向から人体に串刺しのように放射線を照射するサイバーナイフ（**図7.1.4**）や100 個以上の小線源から一点へ照射するガンマナイフ（**図7.1.5**）が開発されている.

　放射線照射を行うには，数分から数十分の時間がかかるが，その間に，目標の病巣が，呼吸，腸管の蠕動，脈拍によって移動している場合があるので，その移動に伴って照射部位を補正する技術が検討されている．このような照射野の補正を行うには，体動や呼吸をモニターするためにセンサーを付けたり，X 線装置で病巣を透視しながら放射線治療を行う画像誘導放射線治

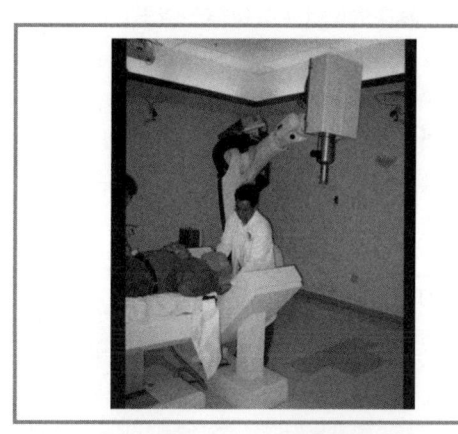

図7.1.4　サイバーナイフの治療風景

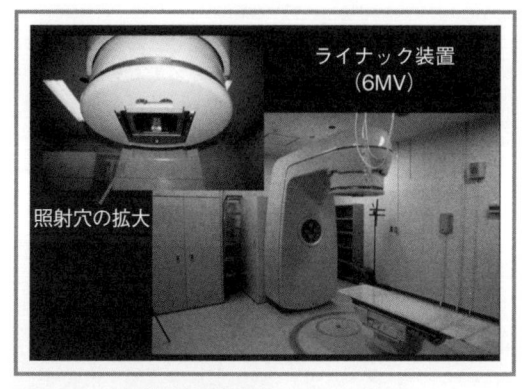

図7.1.3　放射線治療装置（ライナック）

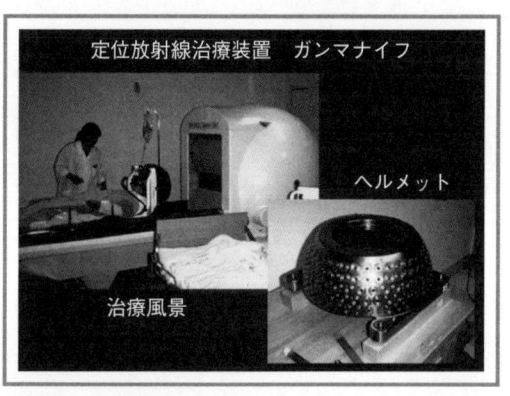

図7.1.5　ガンマナイフ
主に脳の悪性腫瘍に対して使用する.

療（IGRT）が開発されている.

(5) 照射録の保存

放射線治療の記録で重要なのが照射録である. 診療放射線技師法には,『第28条 診療放射線技師は, 放射線を人体に対して照射したときは, 遅滞なく厚生労働省令で定める事項を記載した照射録を作成し, その照射について指示をした医師又は歯科医師の署名を受けなければならない.』と規定されている.

照射後数年から数十年の期間で照射された正常臓器からがんが生ずる可能性がある（2次発がん）. また, 同じ患者に再度照射するときに, 前回の照射野や照射線量を把握するために照射録が必要となる.

照射録は, 法律的には保存期間が定められているが, 臨床的には永久保存が望ましいものである.

照射録は, 医師または歯科医師の署名・押印を受けなければならないため, 電子的に保存する場合は, 電子署名等が必須であることを留意する必要がある.

(6) 放射線治療のワークフロー

ワークフロー（**図7.1.6**）は, 治療計画オーダ

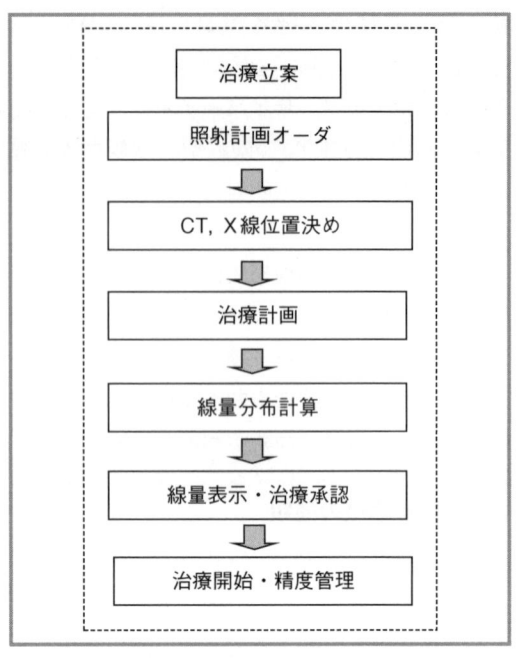

図7.1.6 放射線治療のワークフロー

に始まり, 位置決めCT撮影し, 治療計画を立案し, 線量分布を計算し, 治療計画を承認後, 治療開始となり, 計画どおりに照射されたかをチェックする（精度管理）. 一連の治療は5～40回程度行われ, 毎日の照射のオーダや実施情報が正しく管理される必要がある.

（安藤 裕）

診療録および
その他の医療記録

　本章の表題は前版までの表記を踏襲して「診療録およびその他の医療記録」としているが，「医療記録」という言葉は，診療の現場における公的書類を表す表現としては正式には用いられてはおらず，医師法ならびに医療法他，診療に関する諸法規において，「診療録」および「診療記録等」として規定されているものであることを，まずはお断りしておく．その上で，本章で紹介される記録の種類・内容について理解されることが大切である．

　3点を述べる．第一点は，「診療記録は誰のものか」という命題について．診療記録が医療提供者の専有ではなく，受療者のもの，ないし少なくとも共有物であり，したがって診療録（医師記載による狭義のカルテ）のみならず，広く診療記録等についても，受療者の要求に応じて開示を行うべきものであることは今や常識である．したがって，その記載形式や内容について，医療者と受療者が共有できるに足る構造ないし記載の質が担保される事が大切で，この観点を常に基軸にしつつ，診療記録の現状ならびに，あり方について考察することが大切である．

　第二点．地域包括ケアの時代となり，多くの医療ケア機関で診療情報を共有しつつ健康管理を実践する形が大前提になっている．大震災等の災害によって，診療の情報が特定の機関にとどまり，共有できないことの不都合がさらに浮き彫りにされた．診療情報がいつでもどこでも，どのような医療・ケア者であっても共有でき，適切に利用できるような共通の枠組みや記載の仕組みの早急な構築が待たれている．この視点で本章の内容を俯瞰いただきたい．

　さらに第三点として，診療情報は，受療者の情報が受療者にとって適時適切に活用されるものであると同時に，個人情報保護を十分に働かせつつも，個々の診療情報を適切に収集統括することで，疫学的検討や薬機産業の資源，経営や施策のための資料にもなすべきものであり，この二次的な有効利活用が，ひいては国民の福祉・健康につながってゆくものであることを認識していただきたい．

（渡邉　直）

医療記録の作成と管理

医療に関わる記録といえば，まず，医師が記録する診療録（カルテ，あるいは診療記録）を想起する．しかし，現代医療は医師だけで完結できないことは周知のとおりである．個々の患者をサービスの中心に据えた医療を効果的かつ継続的に展開するために，医療記録は，関係する医療専門職が，それぞれの役割に応じて組織的医療を展開するツールとしての記録である．

8.1.1　医療記録の目的

医療記録は，医療行為の単なる記録ではない．医療記録は，健康に係る個人情報（個人健康情報 PHD：Personal Health Data）の集まりであり，それに基づいて，医療専門職ができるだけ患者の意思に近づける努力をし続けるための基本媒体と位置づけられる．

PHD には以下のような多様な利用目的がある．医療対象者への医療サービスのプロセスに不可欠であるばかりではない．それが医療給付，診療報酬請求の証しとなり，費やした医薬材料や労務量とのバランス評価に活用され，社会システムとしての医療の経営判断のよりどころにもつながる（図8.1.1）．

以上をまとめると，個人健康情報（PHD）の利用目的は，

（1）医療過程における医療専門職の思考のよりどころ

（2）患者と医療専門職とのコミュニケーショ

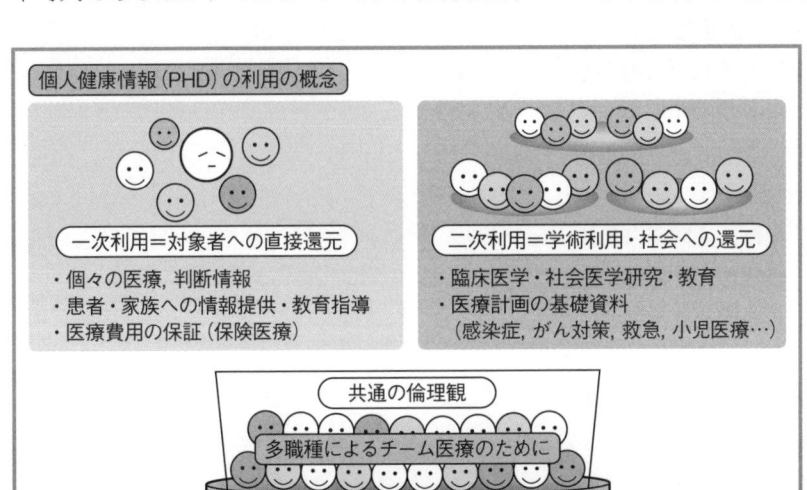

図8.1.1　個人健康情報（PHD）の利用の概念
一次利用は対象者本人のために，二次利用は一般社会および学術発展のために．

ンのよりどころ
（3）多職種によるチーム医療の共通媒体
（4）医療行為の公式証明のよりどころ
（5）医療施設などの経営のよりどころ
（6）学術研究・教育のよりどころ
（7）公共社会の健康安全と危機管理のよりどころ
（8）医療経済運営のよりどころ
に整理できる．
　上記の（1）〜（4）は，患者および当該患者に

直接関わる医療専門職間での情報の共通利用による適切な医療の展開に資するという点で，患者に直接利益を還元できる利用であり，それを「個人健康情報の一次利用」と定義する．さらに，（5）〜（8）は，当該の患者には直接還元されることは少ないが，社会全体の利益のため（公益）の利用という観点から利用目的の概念を区別する．それらを「個人健康情報の二次利用」と定義する．

8.1.2 医療記録の体系

　わが国の医療は，診療を医師・歯科医師が行いその他の医療専門職が補助するという形態から，チームで行う医療へ進展してきた．したがって医師・歯科医師が記載する記録を診療録と，その他の医療専門職が記載すべき記録をそれぞれの保健師助産師看護師法などの身分法[※1]によって分けている．しかし実質的には，最近の「電子化された記録」では，医療は医師・歯科医師を中心に，看護師，薬剤師，管理栄養士，検査技師，放射線技師，リハビリ（理学・作業療法師・言語聴覚）療法士，および，ケア・マネージャー（社会福祉士）・介護福祉士などが協働して患者の医療にあたり，それぞれの専門職の専門性と，誰が記録したかがわかるように記録するようになっており，ここではそれらを「医療記録」と包括することにした．
　また大規模病院では，診療録は入院用と外来に分けられているのが紙の時代には一般的であった．小規模病院では，両者を同じファイルに閉じているところがあり，電子カルテでは両者を一つに一連のものとしていることが一般的となった．
　医療記録の電子化が進む現在，前述のように診療録の固定的な様式が崩れつつある．最近は，

医師の記録だけでなく，看護記録，服薬指導記録，リハビリテーション記録が統合的に同一のブラウザに記録されるか，さらに必要に応じて，ある専門職種だけのブラウザに分けて記録を抽出できるようになっているものが一般化している．

[※1] 身分法：医療が国民の健康に直結するきわめて重要なものであることから，医師法・歯科医師法において，医師・歯科医師はじめ，保健師助産師看護師法，薬剤師法などの資格等を，その責任，義務ともに定めている．

8.1.3 / 医療記録に関する定義と法令（表8.1.1）

(1) 医療記録の定義と記載義務

　医師法第24条（歯科医師にあっては第23条）に医師による患者に対する診療に際して遅滞なく「診療録」の記載の義務を規定している。「遅滞なく」とは，時間の規定はないが，通念上，事象の発生後24時間以内とされる。記載すべき事項は，①診療を受けたものの住所，氏名，性別及び年齢，②病名及び主要症状，③治療方法（処方や手術措置など），及び，④診療の年月日が示されている。さらに保険医療機関及び保険医療養担当規則（以下，療担則，第22条）においては，一定の様式による記載を義務付けている（後述）[※2].

　さらに，医療法（第6条4項）では，病院又は診療所の管理者は，患者を入院させたときには，当該患者の診療を担当する医師又は歯科医師により，次に掲げる事項を記載した書面の作成，並びに当該患者又は家族への交付およびその適切な説明を行わなければならない（「入院診療計画書」）。入院診療計画書の作成に当たっては，当該病院または診療所に勤務する医師，歯科医師，薬剤師，看護師その他の従業者の有する知見を充分に反映させるとともに，それぞれの専門的役割を連携した医療（チーム医療）

[※2] 助産師には保健師助産師看護師法に，助産録の記載義務が課せられている。
1.妊産婦の住所，氏名，年齢及び職業，2.分娩回数及び生死産別，3.妊産婦の既往疾患の有無及びその経過，4.今回妊娠の経過，所見及び保健指導の要領，5.妊娠中医師による健康診断受診の有無（結核，性病に関する検査を含む），6.分娩の場所及び年月日時分，7.分娩の経過及び処置，8.分娩異常の有無，経過及び処置，9.児の数及び性別，生死別，10.児及び胎児附属物の所見，11.産じょくの経過及びじょく婦，新生児の保健指導の要領，12.産後の医師による健康診断の有無

の提供に努めることを，病院又は診療上の管理者に対して義務付けている。

　一般の「医療機関」においては「診療に係わる諸記録」と定義して，過去2年間の病院日誌，各科診療日誌，処方箋，手術記録，看護記録，検査所見記録，エックス線写真，紹介状，入院患者及び外来患者の数を明らかにする帳簿，並びに入院診療計画書があげられている。

　地域医療支援病院には，上記に加え，「病院の管理及び運営に関する諸記録」として，救急医療の提供の実績，地域の医療従事者の資質の向上を図るための研修に実績，患者紹介の実績を明らかにする帳簿があげられている。

　特定機能病院には，上記の「診療に係わる諸記録」に加え，「病院の管理及び運営に関する諸記録」に加え，過去2年間の従業者数を明らかにする帳簿，高度の医療の提供の実績，高度の医療技術の開発及び評価の実績，高度医療の研修の実績，閲覧実績，紹介患者に対する医療提供の実績，入院患者，外来患者及び調剤の数のほか安全管理，医療感染管理に関する体制，措置などを記録しておかなければならない。

(2) 「保険診療録」の記載にかかわる規程

　中でも保険診療録は，ほとんどの医療が保険適用の医療を行っているわが国ではその記載を知ることは重要である。「保険医は，患者の診療を行った場合には，遅滞なく「様式1号またはこれに準ずる様式の診療録に，当該診療に関し必要な事項を記載せねばならない」（保険医療機関及び保険医療養担当規則第22条）ということになり，保険医が様式一号を記載することが義務付けられている。さらに様式一号は1号様式から3号様式に分かれる。1号用紙には受診者（被保険者）の氏名，生年月日，住所，

表8.1.1 法律上作成・保存が求められている医療記録（健康政策六法より収集改変）

作成者	作成すべき書類	記載事項	根拠条文		保存期間	保存義務者	根拠条文		備考
医師	診療録	＊1	医師法	第24条	5年間	病院又は診療所の管理者（作成医師）	医師法	第24条	
歯科医師	診療録	＊1	歯科医師法	第23条	5年間	病院又は診療所の管理者（作成歯科医師）	歯科医師法	第23条	
助産師	助産録	＊2	保健師助産師看護師法	第42条	5年間	病院，診療所又は助産所の管理者（作成助産師）	保健師助産師看護師法	第42条	
歯科医師	歯科技工に係る指示書	＊3	歯科技工士法	第18条	2年間	病院，診療所又は歯科技工所の管理者（作成歯科技工士）	歯科技工士法	第19条	
救急救命士	救急救命処置録	＊4	救急救命士法	第46条	5年間	病院，診療所の管理者，消防機関の長，救急救命士	救急救命士法	第46条	
歯科衛生士	記録	－	歯科衛生士法施行規則	第18条	3年間	歯科衛生士	歯科衛生士法施行規則	第18条	実施した業務の記録
診療放射線技師	照射録	＊5	診療放射線技師法	第28条	－	診療放射線技師	－	－	照射指示の医師・歯科医師の署名が必要
医師	処方箋	＊6	医師法	第22条	－	－	－	－	医師の記名押印又は署名が必要
－	調剤済み処方箋	－	－	－	3年間	薬局開設者	薬剤師法	第27条	薬剤師の記名押印又は署名が必要
薬剤師	調剤録	＊7	薬剤師法	第28条	3年間	薬局開設者	薬剤師法	第28条	
病院の管理者	診療に関する諸記録	＊8	医療法	第21条	2年間	病院の管理者	医療法施行規則	第20条	
地域医療支援病院の管理者	＊9	－	医療法	第22条	2年間	地域医療支援病院	医療法施行規則	第21条の5	
特定機能病院の管理者	＊10	－	医療法	第22条の2	2年間	特定機能病院	医療法施行規則	第22条の3	
病院又は診療所の管理者	＊11	－	医療法施行規則	第30条の21，2	5年間	病院又は診療所の管理者	医療法施行規則	第30条の21	
病院又は診療所の管理者	＊12	－		第30条の23	2年間	病院又は診療所の管理者		第30条の23	
保険医	保険診療録	（様式1）	保険医療機関及び保険医療養担当規則	第22条	5年間	保険医療機関	保険医療機関及び保険医療養担当規則	第9条	
保険医療機関の管理者	＊13	－		第8条	3年間	保険医療機関		第9条	
保険薬剤師	調剤録	－	保険薬局及び保険薬剤師療養担当規則	第10条	3年間	保険薬局	保険薬局及び保険薬剤師療養担当規則	第6条	
保険薬局の管理者	＊14	－		第5条	3年間	保険薬局		第6条	

表8.1.1 （続き）

作成者	作成すべき書類	記載事項	根拠条文		保存期間	保存義務者	根拠条文	備考
診察若しくは検案をし，又は出産に立ち会った医師	診断書（死亡診断書・死体検案書を含む）	＊15	医師法	第19条	－	－	－	－

＊1　患者の住所，氏名，性別，年齢，病名及び主要症状，治療方法（処方及び処置），診療年月日

＊2　妊産婦の住所，氏名，年齢，職業，分娩回数，生死産別，妊産婦の既往疾患の有無及びその経過，今回妊娠の経過，所見，保健指導の要領，妊娠中医師による健康診断受診の有無，分娩の場所，年月日時分，分娩の経過及び処置，分娩異常の有無，経過及び処置，児の数，性別，生死別，児及び胎児附属物の所見，産褥の経過，じょく婦，新生児の保健指導の要領，産後の医師による健康診断の有無

＊3　設計，作成の方法，使用材料，発行年月日，発行歯科医師の住所，氏名，指示書で歯科技工が行われる場所が歯科技工所であるときその名称

＊4　救急救命処置を受けた者の住所，氏名，性別，年齢，救急救命処置を行った者の氏名，救急救命処置を行った年月日，救急救命処置を受けた者の状況，救急救命処置の内容，指示を受けた医師の氏名，その指示内容

＊5　照射を受けた者の氏名，性別，年齢，照射年月日，照射の方法，指示を受けた医師・歯科医師の氏名，その指示内容

＊6　患者の氏名，年齢，薬名，分量，用法，用量，発行の年月日，使用期間及び病院若しくは診療所の名称及び所在地又は医師の住所（施行規則第21条）

＊7　患者の氏名，年齢，薬名，分量，調剤年月日，調剤量，調剤した薬剤師の氏名，処方箋の発行年月日，処方箋を交付した医師，歯科医師，獣医師の氏名，処方箋交付医師等の住所又は勤務する病院等の名称，所在地

＊8　病院日誌，各科診療日誌，処方箋，手術記録，検査所見記録，エックス線写真，入院患者・外来患者の数を明らかにする帳簿

＊9　＊8に加え，看護記録，紹介状，退院患者に係る入院期間中の診療経過の要約，共同利用の実績，救急医療の提供の実績，地域の医療従事者の資質向上を図るための研修の実績，閲覧実績，紹介患者に対する医療提供及び他の病院又は診療所に対する患者紹介の実績を明らかにする帳簿

＊10　＊8に加え，看護記録，紹介状，退院患者に係る入院期間中の診療経過の要約，従業者数を明らかにする帳簿，高度の医療の提供の実績，高度の医療技術の開発及び評価の実績，高度の医療の研修の実績，閲覧実績，紹介患者に対する医療提供の実績，入院患者，外来患者，調剤の数，安全管理・院内感染対策の体制の確保の状況

＊11　エックス線装置等の測定結果記録，放射線障害が発生するおそれのある場所の測定結果記録

＊12　エックス線装置等の使用時間に関する帳簿，診療用放射線照射装置等の入手に関する帳簿

＊13　療養の給付の担当に関する帳簿，書類，その他の記録

＊14　療養の給付に関する処方箋，調剤録

＊15　診断書若しくは検案書又は出生証明書若しくは死産証書　（死亡診断書・死体検案書［記載事項：医師法施行規則第20条に規定］）

電話番号，被保険証などの記号・番号，有効期限のほか，保険者に関する保険情報（保険者番号，事業所所在地，名称，保険者所在地，名称），傷病名，開始，修了，転帰ならびに期間満了予定日，労務不能に関する意見，および公費負担医療の需給者番号などを記載する．これらは医師・歯科医師が原則記載することになっているが，医師事務補助者，医事課職員が代行記載し，保険医が承認する方式がとられている．

2号用紙には既往症・原因・主要症状・経過等と処方・手術・処置等が事象の発生日時刻と記載者の署名が記載される．その際，2号用紙にあたる部分を医師は自ら行った治療内容をPOS（SOAP方式）で記載することが多いが，「保険用語記載」が義務付けられていることを銘記しなければならない．

3号用紙には時系列での事象発生，診察，検査，放射線などの種別ごとに時系列（月日ごと）で保険点数及び負担金徴収額，食事療養算定額及び標準負担額を記載することになっている．3号用紙も医事課事務職員が記載し医師が承認することが一般に行われている．

（3）診療録の保存・保管の義務

診療録の保存期間は医師法第 24 条（歯科医師法第 23 条）に，病院または診療上の管理者，および作成医師（歯科医師）が，さらに保険医療機関は，患者の診療録にあっては，「（診療の）完結の日から 5 年間」の保存が義務付けられている（保険医療機関及び保険医療養担当規則第 9 条）[※3]．

上記の「診療録」以外の，検査記録や画像写真，手術所見，及び安全管理の体制確保の状況など「診療に関する諸記録」（医療法第 21 条）については，病院管理者に対して作成日から 2 年間の保存が義務付けられている（医療法施行規則第 20 条）．

さらに，調剤薬局開設者に対して，調剤済み処方箋，及び，薬剤師が記載する調剤録は 3 年間（薬剤師法第 28 条，保険薬局及び保険薬剤師療養担当規則第 6 条）の保存を義務付けている）．

地域医療支援病院及び特定機能病院の管理者に対しては，診療ならびに病院の運営に関する諸記録の管理に関する責任者，及び担当者を定め，適切に分類して管理することを求めている（医療法施行規則第 9 条 16 項 4・20 項 4）．

8.1.4　医療記録の医療安全と継続性

医療は，医師だけでなく看護師，薬剤師，検査技師をはじめ，管理栄養士，理学療法士，作業療法士，言語聴覚療法士などの多くの医療専門職が協同して行うことが不可欠である．

そこで，前項の入院診療計画書，および退院時療養計画書に代表される医療記録は，一連の記録として参照できるよう協働記載することが望ましい．

とくに介護医療の分野では介護福祉士，社会福祉士などが，医療機関において患者および家族の生活面の支援に当たる社会福祉系の専門職（以下，MSW）および，心理的支援に当たる心理学専門職などが，受益者である患者・家族との間に介在する．

さらに，患者も自ら受ける医療の内容を知って，医療に参画することが効果を高めるとされている．このように，対象者の抱える問題点を多面的に捉えることによって，全人格的な医療が展開できる．

（1）医療の継続性の保証

医師による診療記録，手術・麻酔記録のみならず，看護記録，リハビリテーション記録，薬剤管理指導記録，栄養指導記録，医療相談に関する記録などを有機的に連携して記載することにより，医療チーム内で意志統一の基盤ができる[※4]．その際，多職種による医療行為の相互関係が分かるように，記載の区切りと綴り方（ファイリングの構造）を工夫する必要がある．

1）医療記録の構造化

当該患者に対する医療サービスの目標（身体・心理・社会生活面から短期および中長期的な到達目標）を明確にする．到達目標に即した実行計画を明示して，継続した医療のプロセスを，情報分析の際に概括できる構造化された記

[※3] 当該患者の退院後の療養に必要な保健医療サービス，又は福祉サービスを提供するものとの連携が図られるよう努めなければならないことも規定している（同条同 4 項の 5）．

[※4] 電子カルテでは，それぞれの医療専門職向けの記録を統合的に運用できるようになっている．

述が求められる.

時系列に進行する医療過程（ケアプロセス）をエピソード（事象・現象・課題・問題点）に沿って記載することが基本である. 記載時点だけの視点だけでなく，入院前から入院後のケアに継続した視野で記載する（過去の経過を通覧し，現在および未来を念頭に記載する）. 他の医療チームの専門職が記載した問題点，エピソードについても検討して，それについても自らの立場からコメントする.

新たな診療・看護行為を行った場合（面談・観察・計測・評価・診断・計画・処置・治療行為・成果評価のすべてを含む），発生ごとに日時を記載する. 原則，以下のフィードバックサイクルで医療の進行に従って記録し綴じる（電子的記録においても同じ考え方でファイリングする）.

2) 時系列・医行為の連関を明示

電子化医療記録（Electronic Health Record：EHR）の場合は，とくに，検索時の即応性，分析，判断支援のために，記事の関連性，連続性を考慮したファイリングが不可欠である.

一般的な過程は，以下の通りである.

・患者をはじめとするクライエントからの情報取得（愁訴・診察・検査などの Subjective Problems ／ Objective Problems）

↓

・評価の集約（複数・多職種にまたがる医療専門職による多角的な分析・推論・考察情報などの Assessment）

↓

・計画立案・選択（追加の検査・治療法・看護法の計画などの to Do ／ Plan）

↓

・医療の実施（処置治療・教育指導などの Intervention ／ Treatment ／ Education ／ Instruction（Done））

↓

・成果情報の取得（処置治療後の患者の反応など，治療効果情報などの Outcome）

↓

・総合評価（診療・看護組織，過程および結果の総合評価などの Over-all Evaluation）である.

(2) 概括性の保証（記録の構造化）

緊急時や休日夜間など，主治医，担当医が不在の際に当直医が診療に当たる際，あるいは，上級医が回診の際に，限られた時間内に経過が把握できるために，次の諸要件が求められる. 原則，時系列に「問題点」「専門職の判断」「対応策」「成果」の経過が容易に理解できるように記載する.

・患者（家族）の訴え・愁訴（患者の主観情報：Subjective Problems），および診察所見，検査情報（客観情報：Objective Problems）に反映される問題点を集約（現病歴）し，評価（査定）Assessment する.

・これらの情報は，医師のみでなくすべての医療者の多角的な視点からの情報収集が必要である.

・経過情報は，断片的な検査，治療内容の「事実データ（Fact Data）」の，対象患者の既往歴，生活歴，職歴，家族歴など社会的病歴など時系列の流れが多面的に表現された情報（Narrative Information）の集合である.

・したがって，病歴は過去の健康状態と診療・看護過程，その成果を容易に概括できるよう，構造化して記録することが求められる（医療の流れが分かるテンプレート（定型書式）化が有効であると考えられる）.

・経過中に発生するエピソードについての分析（Analysis），評価（Assessments），実行計画（to Do ／ Plans），医療の実施（対応）（Execute of Interventions ／ Treatments ／ Educations ／ Instructions），および患者への影響・効果成果（Outcomes），の総合評価（Overall Judgment），次の段階への計画を

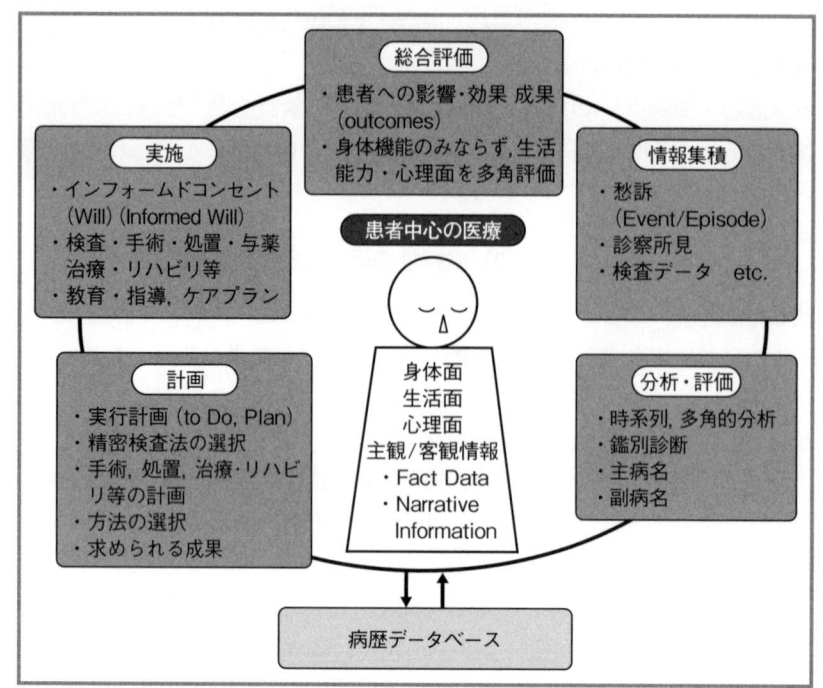

図8.1.2　患者情報の処理過程

簡潔に記載する（**図8.1.2**）.

（3）真正性の保証

・医療記録には，社会的に証拠能力を有する公式文書という位置づけがある.

・あくまで，記載者の責任において事実にてらし客観的に記載する. とくに推測，推論部分は正確な動詞表現を行う必要がある.

・記載時に最新のデータを記述する. 原則，三交代制をとっている組織では，エピソード発生後8時間以内に記載することが望ましい.

・医師法24条の「医師は患者を診療したときは遅滞なく診療に関する事項を診療録に記載しなければならない」規定の「遅滞なく」の意味を当日内（24時間以内）と解釈することが多いが，専門職が分業するチーム医療が一般的である現在，他に最新のデータを提供する必要がある.

・「指示記録」はとくに安全性に関わる. 指示，指示受け，実施前確認を系統的に記載する.

・指示の途中変更および中止は明示する.

・エピソードの発生時刻を正確に記録（とくに多職種が関わっている場合は時刻（タイムスタンプ）が一致していることを相互に確認）する. 記録者間での時刻の不一致は許されない.

・口頭指示は原則行わない. 緊急時などやむを得ない場合は，指示受け者が「口頭指示受け用紙」「指示簿」などに記載して入力し，「事後記録」として，「口頭指示」であったことを明示する[5].

・手書きの医療記録は訂正を行う場合は，原則として訂正前の内容が判るように二本線を引き，修正点を新たに記載する（修正液，砂消

[5] 口頭指示：指示内容を書面や画面で確認することができず，薬剤名や用量・用法などを間違える原因となるので，原則として行わない. やむを得ない場合は各病院のルールに従わなければならない. 口頭指示により医療行為を行う場合，指示を受けたものは，その内容を復唱し，指示をした医師名，指示を受けたものが，何時，何をすべきかを「口頭指示受け用紙」，「指示簿」や「指示記録」に口頭指示であったことを記載，指示をした医師は，事後承認を記録する.

しゴムは使用してはならない).

記載途中の文脈を損なわない程度の記載ミスは, 訂正前の内容が判読できるならば, 逐次の訂正印や署名は不要である.

- 電子医療記録では, パーマネントファイル（公式保存ファイル）に登録した記録（内容が確定した記録）は上書き変更・削除できないよう設計する.
- 誤記, 考え違いなどによる内容の誤りは積極的に訂正し, 原則, 訂正日時刻, 元情報の日時刻, 訂正前後の内容, 訂正者名を明示する.
- 「署名」は, 責任性を担保するためにエピソードごとに記載する. 担当者氏名（楷書フルネーム）と署名（イニシャル）の両者を事前に施設として登録しておくことを薦める. 電

子医療記録の場合は, 入力開始時に ID, パスワードないしは生体情報認識によって, 記載責任を担保する[6].

（4）原本性の保証

- 公式記録（正本）として確定した情報を種類ごと（保険診療録1号様式, 経過記録, 指示記録, 経過表, 手術・麻酔記録, サマリおよび検査結果など）に明示する.
- 手書き記録と電子記録とが併用されている医療施設は, 情報の種類ごとにどちらを正本（公式の医療記録）とするかを明示する.
- 備忘録（メモ書き）も重要な情報である. 電子的には"一時記録ファイル（temporary file）"を作成して保存する場合もある.

8.1.5 診療に関わる情報の提供

患者などに対する診療に関わる情報の提供については, 以下の厚生労働省医療政策局長通知（平成15年9月）によって, 医療機関はそれを順守することを指針として求めた.

- この指針は, 先に示したインフォームド・コンセントの理念や, 個人情報保護（プライバシー保護）の考え方を踏まえ, 医師, 歯科医師, 薬剤師, 看護師その他の医療専門職及び医療機関の管理者（以下, 医療専門職等）の診療情報の提供に関する役割や責任の内容の明確化・具体化を計るものである.
- 「診療に関わる情報の種類」（開示すべき医療記録）とは診療録, 処方せん, 手術記録, 看護記録, 検査所見記録, エックス線写真, 紹介状, 退院した患者に係わる入院期間中の診

療経過の要約その他の診療の過程で患者の身体状況, 病状, 治療などについて作成, 記録又は保存された書類（電子医療記録）の内容である[7].

- 「診療に関わる情報の提供の原則」とは, 医療専門職等は患者等が患者の診療記録の開示を求めた場合には, 原則としてこれに応じなければならないことをいう.
- 「診療に関わる情報の提供の方法」とは, ①口頭による説明, ②説明文書の交付, ③診療記録の開示等, 具体的な状況に即した適切な方法により, 患者等に対して診療情報を提供することをいう.
- 診療に関わる情報の提供に際して, 患者等が補足的な説明を求めた場合は, できる限り速

---

[6] 代行入力：事前に入力する権限のあるものが, 代行者を指定して, 代行者は, 自らの ID, パスワードを用いて入力する.

[7] 電子医療記録：書類は手書き時代の呼び名の慣習である. 電子カルテシステムを採用している場合には, 書類を電子記録に置き換える.

やかにこれに応じなければならない．その際担当の医師等が行うことが望ましい．

・医療機関等の管理者は，診療情報の提供（診療情報の開示手続きなど）に関する規程を整備しなければならない．原則は以下の通りである．

① 患者本人の求めに応じて，患者本人に提供する．

② 患者本人の許諾する日常生活を共にするか，または生活上のパートナーに提供できる．

③ 患者本人が判断できない場合は乳幼児，高度の認知障害のある人などは，当該患者の利益を代表する特定の代理人（保護者，生活上のパートナー，成年後見人など）に情報を提供する[※8]．

④ 代理人の選定は，医療，福祉介護，民生委員などの複数の者があたる必要がある．

⑤ 病院，施設の管理者は，情報開示の申請窓口を設置しなければならない．

(1) 診療に関わる情報の提供を拒み得る場合

① 診療情報の提供が第三者の利益を害するおそれがあるとき（たとえば，患者の状況などの情報を，患者の家族や関係者が医療専門職に提供している場合に，これらのものの了解を得ないで患者自身に情報提供することで，患者と家族や関係者との人間関係を悪化させる恐れがある場合）

② 診療情報の開示が患者本人の心身の状況を著しく損なう恐れがある場合

(2) 遺族に対する診療情報の提供

① 医療専門職等は，患者が死亡した際には遅滞なく，遺族に対して，死亡にいたるまでの診療経過，死亡原因等についての診療情報を提供しなければならない（患者の死後の情報取り扱い）．

② 遺族に対する説明，及び拒む場合は前項までの定めを準用する．

③ 開示を求め得る者の範囲は，患者の配偶者，子，父母及びこれに準ずる者（法定代理人を含む）．

④ 遺族に対する診療情報の提供に当たっては，患者本人の生前の意思，名誉等を充分に尊重する必要がある．

(3) 他の医療専門職との患者情報の交換

① 医療専門職は，患者の診療に必要がある場合には，患者の同意を得て，他の医療専門職から情報の提供を受けることができる．

② 他の医療専門職から診療情報の提供を求められた医療専門職は，患者の同意を確認した上で，診療情報を提供する．

(4) 診療情報の提供に関する苦情対応

① 医療機関の管理者は適切かつ迅速な処理の体制の整備に努めなければならない．

② 苦情処理体制も含めて，院内掲示を行うなど，患者に対して周知徹底を図らなければならない．

③ 苦情処理に当たっては，都道府県等が設置する医療安全支援センターや医師会が設置する苦情処理機関などの患者・家族からの相談に対応する窓口を活用できる．

（石川　澄）

[※8] 成年後見人制度：認知症，知的障害，精神障害などの理由で事の良否，是非を判断できない人に対して，不動産や預貯金などの財産の管理や，身のまわりの世話のために介護などのサービスや，施設への入所などの契約を結ぶことなど，対象者が生活を送る上で，社会的に支援を行う制度．家庭裁判所が「成年後見人」を指定する．

8.1.6 診療記録の監査

(1) 診療記録の監査の目的

　診療記録は，当該医療機関における治療・ケア（以下，まとめて「医療」と表現する）のための（a）基礎情報→（b）課題列挙（プロブレムリスト）→（c）医療計画→（d）実行記録から成り立つ．さらに，医療の専門性の先鋭化と，複数疾患を慢性的に有する患者の増加という受療側の構造変化から，単一部門・機関での医療の完結が不可能となった現在，多科・多職種・多施設での医療連携が必須となっており，この観点から（e）診療記録の要約（サマリ）の重要性がますます高まっている[11,12]．

　診療記録は，医療ないし健診機関等にかかった患者ないし個人の健康記録（Personal Health Record：PHR）の一端であり，本来患者に属する（患者が保有の権利を有する）ものであって，次の医療機関において伝承・利用可能なものでなければならない．この観点から，必要な情報を過不足なく（過剰だと伝承困難となる）収載したものでなければならず，その正確性や必要十分性，伝達性の観点から点検，是正（適切化），すなわち監査（audit）を行うことが，医療に携わるものの義務として存在する，と認識されるべきである．診療記録における監査の目的・意図は何か，まずはこれを明確に意識しておく必要がある．

　上記の（a）から（e）の各項目は，すでに1960年代末にはPOMR（Problem-Oriented Medical Recording；POS（Problem-Oriented System）ともいう）の基本的フレームとして確定されており[13]，このもとで診療記録を行うようにしていれば，それぞれのフレームにおいて，正確性・必要十分性・伝達性の観点から監査を行える．監査する側にとっても，受ける記載者側にとっても，お互いに記載の位置づけが明確になっている上でのチェックであり，POS記載遵守は，監査の容易性や，臨床医療教育の観点からも重要である[14]．

　さらに，医療健康福祉分野での連携の重要性が高まった現在，とくに（e）のサマリをいかに適切に整えるか，に医療記載における監査の重点がシフトしていると考えるべきである[12]．

(2) 診療記録の監査のレベル

　監査には，1）量的監査と2）質的監査がある．

　1）量的監査は，文字通り，① 定められた必要事項の記載があるか，② 規定された場所や量の制限内で記載されているか，③ 定められた期限内に完成されているか，などの観点からのチェックを行うものである．病院機関においては，通常この業務は診療情報管理士が担い，種々チェックリストを利用しつつ実践している．電子カルテシステムの中には，その有無チェック等において自動点検アルゴリズムを入れて，その作業の確実化，効率化を図っているものもある．

　2）質的監査は，記載の内容の正確性・必要十分性・伝達性を点検するものである．内容を問うのであるから，専門にわたる医療の質の観点からの評価（たとえば当該疾患群に関連して必要な検査を実施し，そのデータが記録されているか）も求められることとなり，機械的なチェックになじみにくく，監査者（専門医）の考えや監査姿勢に左右され，あいまいなレベルに終始するきらいがあった．しかるに，診療記録の情報の真正性と有効性を維持向上するためには，質的監査の洗練が不可欠であることは疑いがない．たとえば，適切な医療記載を行える研修医は，適切な情報を的確につかみ，それをも

とに診療を行ったのである．指導医は，記載の適切性の判定やこれに基づくフィードバックを通じて，健康情報の収集能力や判断力，ひいては医療者として患者に対する姿勢までも教育できる．

　診療記録における質的監査の洗練は，電子カルテ化のプロセスにおいて，いわば取り残された，医療記載の専門家として取り組むべき喫緊の最重要課題の一つである．

（3）質的監査の標準化に向けて

　質的監査をできる限り点数化ないし有無のチェックという量の要素に還元し，客観性をもって比較可能としようとする取り組みがなされて

いる．その例を挙げると，①毎日の電子カルテ経過記録がコピーペーストでなされ，量的豊富にかかわらず内容が乏しく，実際の変化が見えにくいという事例が多い．これに対して，同一文字列の頻度を一覧比較できるアルゴリズムを入れて経過記録を経日比較し，たとえば90％以上同一内容の記載であるものを抽出して「貧内容記載」とし，フィードバックする．②略語検出ツールを導入し，施設として定められ，現代的観点から他科・多施設・他職種でも理解できるとして認められたもの以外の略語を使用している事例をピックアップし「伝達性欠落」としてフィードバックする．③文法チェックアルゴリズムで不適切な文章を是正する，など

表8.1.2　退院サマリの監査項目　聖路加国際病院・医療記録audit委員会2012

No	監査のポイント（0：基準に満たない　1：不十分　2：基準を満たす　NA：該当なし）
①	適切にプロブレム抽出列記されているか？ （退院時診断名付与基準による）注：書ききれない場合は既往歴欄での記載も可
②	プロブレムについて発生日の適切な記載，必要コメントの記載がなされているか？
③	プロフィールを記載しているか？（家族構成，key person，サポート情報，ADLレベル，認知度，職業，宗教や信念，advance directive，性格的特徴など）
④	主訴は適切か？（病状から判断，主観的状態の記載か？）
⑤	現病歴，既往歴がいつから？どこで？の観点できちんと書かれているか？
⑥	現病歴欄に入院にいたる判断が記載されているか？
⑦	アレルギーならびにアラート情報がきちんと収載されているか？
⑧	（既往歴欄）嗜好情報は？
⑨	（既往歴欄）常用薬情報は？（退院時処方欄への統合も可能）
⑩	家族歴が適切に記載されているか？（必ずしも必要でない場合がある）
⑪	入院時身体所見における身長体重・バイタルサインの記載がなされているか？
⑫	入院中経過所見内に判断が記載されているか（なぜ行ったのか，なぜそう考えられたのか）
⑬	プロブレム（主，副）に関連して適切な身体所見や検査結果が記載されているか？
⑭	手術・手技記録がきちんとなされているか（摘出内容・病理所見を含め）
⑮	退院時患者の状態の記載
⑯	退院時処方（項目9—常用薬情報—とあわせ当面の処方の全貌が掴めることが必要）
⑰	退院後follow upの方針が記載されているか？（単純な次回外来予約の記載ではだめ．予定検査や未report検査の存在指摘，全身的観点からのf/u方針などの記載）
⑱	全体を通じて不適切な略語が使われていないか？
⑲	全体を通じて不適切表現がないか？（誤字，誤変換を含め）
⑳	閲覧者の立場からみて，簡潔で読みやすく，正確であるか？

である.

しかし,これらは質的監査としても第一階層的な対策であり,その先には,診療内容の観点から適切かつ必要十分かの監査が控えている.そして,これこそが医療記載を真に価値あるものとして伝達するための必須の監査取組みなのである.同部分については,監査を実施する指導医・指導者の頭の中にある「暗黙知」(tacit knowledge)[15)]に依存するところ大であり,それだけに当該監査者の能力や判断の差異に影響されて客観性を欠く基となってきた.暗黙知を「形式知」(propositional or descriptive knowledge)に置き換えることで評価を可視化,標準化する試みが報告されており[16)],この中ではネフローゼ症候群という疾患についての診療録・サマリを監査する際に,この疾患の記載として必要な項目をあらかじめ専門医の立場か

らリストアップしておき,それが記載されているかを3段階評価して評点していた.各疾患においてこのような標準チェックリストが作成されれば,診療の実質的な部分での記載の客観的な妥当性を評点という定量的な評価に還元して標準化呈示できることになろう.

聖路加国際病院で実施している,退院サマリ評点の評価基準チェックリストを**表8.1.2**に示した.それぞれの項目において十分であれば2点,記載があるが不十分な場合は1点,ないものは0点として評点する.項目内には,その評価基準としてなお監査者の暗黙知に依存している部分があるが,順次その内容を形式知化することで,さらに監査が標準化され,その精度と妥当性が高められるものと期待される.

(渡邉　直)

医療記録の構成要素（書き方）

8.2.1 問題志向型診療記録（POMR）とは

　問題志向型診療記録（Problem-Oriented Medical Record：POMR）とは，いわゆる問題志向型解決システム POS（Problem-Oriented System）の基本的思考過程に沿って記載する診療情報記録法である．1968年，ウイード（LL Weed）が提唱し，その後医師記録（診療録）のみならず，看護師，OT，PT，管理栄養士，薬剤師など多職種の分野で活用されている．基本的思考過程とは，患者の問題点に注目してそれをマネジメントシステム的に解決する考え方である．つまり患者を取り巻く問題点を分析・列挙し，その問題点ごとに解決するための計画を立案・実行して，問題点が解決されなければさらに新たな計画を立て，実行して，問題点解決にいたる手法である（**図 8.2.1**）．この方法は問題点を疾病名のみに注目するのではなく，患者を取り巻く心理的，社会的などいろいろな観点から注視し，その解決のための計画は診断，治療，患者への説明と多面的な方向から検討する患者中心の医療を目指したところに意義がある．また患者の問題点の整理から続く思考過程は計画，実行，チェックというマネジメントサイクルになっているため，解決，つまり目標到達に至りやすい．

　POMR の作成模型図を**図 8.2.2** に示す[17]．ここで注意しなければならないことは，本図に示したことは POS 全体のシステムからみると第

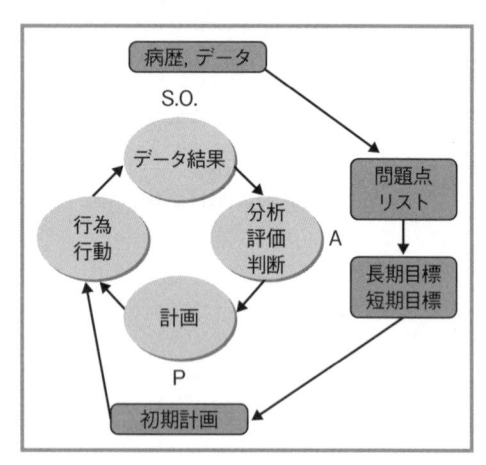

図8.2.1　診療情報記載の基本

データベース	問題点リスト	初期計画	経過記録	退院時要約
医師 看護師 検査結果 その他	＃1… ＃2…	＃1… 1. 診断計画 2. 治療計画 3. 教育計画 ＃2 1. … 2. …	＃1 S… O… A… P… ＃2 S… O… A… P…	

図8.2.2　POMRの作成模型図

一段階であり，さらに第二段階として POMR の欠陥を発見するための監査（Audit）があり，

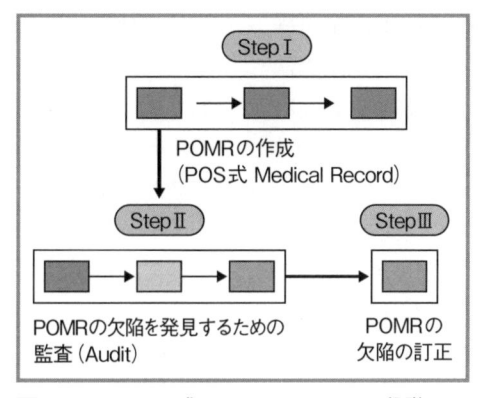

図8.2.3　Weed式POSシステムの3段階

表8.2.1　問題点リスト

問題点 Active problem	発生年月日 date	解決済問題 Inactive problem	解決年月日 date
＃1 急性心筋梗塞	2010年2月10日		
＃2 糖尿病	1991年7月		
＃3 高血圧	1995年12月		
＃4 糖尿病性網膜症	2009年3月	レーザー光凝固療法で治療済	2011年4月

第三段階として第二段階で見つかった誤りに対して，欠陥を訂正することがある．これによって記録は正確なものとなる（**図8.2.3**）[17]．監査は医師記録の場合，医師同士，多くは上級医師が行うピアレビュー（同僚評価）の場合と，診療情報管理の観点からは診療情報管理士が行う場合とがある．監査（点検）は患者が退院してからの診療録について行われていたが，電子カルテが普及しつつある今日，診療プロセスの中で行われるべきものであろう．

監査については医療記録の監査の項で詳しく述べられるが，記録上①正確性，②必要十分性，③伝達性の3つが担保されていることをチェックすることが重要である[18]．①②③の内容を具体的に行うには，上級医師や監査者の考え方（暗黙知「tacit knowledge」）をテキスト化・マニュアル化（形式知「propositional knowledge」化）し，ナリッジマネジメントを行う必要がある．このことにより監査の精度を上げることができる[19]．

（1）書き方の基本

患者を取り巻く医学的・社会的状況から問題点を列挙する．この元となるデータは現病歴，既往歴，社会歴，職業歴，現症などである．**表8.2.1**に問題点リストの例を示す．問題点の列挙順は重要度の高い順，あるいは発生順に並べるなど決まっていないが，重要度を優先する方が重要な問題点を把握しやすい．発生年月日，解決年月日，解決済みなどの項目に必要事項を記載する．問題点を列挙した後，それぞれに診断計画，治療計画，患者教育計画を立てる（**図8.2.2**）．そこを起点にして経過記録では，いわゆるSOAPの項目ごとに記載してゆく．Sは

Subjective（患者の主観的所見），O は Objective（医療者の客観的所見），A は Assessment（評価），P は Plan（計画）を意味する．問題点は関連が強いものは経過の中で一つにまとめられてゆく場合もあるし，全く独立しているものは問題点ごとの記載のままである．

　記述に際して大事なことは患者を取り巻く問題点，状況，所見等を多職種医療従事者が共有できるようになっていなければならない．POMR は診療情報を共有可能とする有用な方法であるが，医師や医療従事者が頭の中で考えていること（暗黙知）をわかりやすく正しく言葉として（形式知）表現することは大切である．そのための経験，訓練は大事であろう．

(2) 利点

　患者の問題点を中心にして網羅的にチェックしていることから，疾病中心ではなく，患者中心の医療を達成できるシステムである．マネジメントサイクルに沿った思考過程になっているので，診断過程，治療過程が合理的であり，論理的矛盾に陥りにくい．このシステムは問題点解決，あるいは目標を達成しやすいシステムで

あり，かつ不確実性の起こりやすい医療にとっては方針や計画の見直しにも柔軟に対応できる．さらに大事なことはそれぞれの記載項目が系統的，構造的に明確に示されているので，データの定義が容易になることである．そのために医療者が情報共有するのに有用であるばかりでなく，それぞれの定義を電子カルテ上でタグとして使えば電子カルテでも情報共有や検索が行いやすくなる．

(3) 欠点

　項目として挙がった問題点の間に関連がなければそれぞれに初期計画を立て，経過記録にはSOAP 方式の記載がされる．近年高齢化が進む中，患者を総合的に診てゆくと，問題点の列挙が多くなる可能性があり，記載は煩雑になる．したがって日常診療で忙しいときに完成させるには手間がかかるという指摘もある．問題点が多くなると，アクティブなものと，インアクティブなものとの区分けがしにくく煩雑になる傾向がある．ただ，診療能力の高い医師は問題点を焦点化するにも，記載の仕方にも優れているといわれる．

8.2.2 患者基本情報

　患者基本情報は，診療録の様式第一号用紙に記載される内容で，いわゆる患者属性を示している．属性とは本人を特定・特徴づける性質を表すもので，ここでは診療を行う上での基本的必須項目である．

　療養担当規則では，1 号用紙（Top Sheet）の様式と記載項目，つまり患者基本情報が決められている．患者識別番号，氏名，生年月日，年齢，性別，患者本人住所，職業，被保険者との関係，傷病名，診療開始年月日，終了年月日，転帰に加えて，保険者番号，被保険者証の記

号・番号・有効期限，被保険者氏名，資格取得年月日，保険者の名称・所在地，診療の点数など診療報酬請求に必要な事項の記載が必要である[20, 21]．転帰とは疾病経過の帰趨で，治癒（退院時に退院後外来通院の必要がないかそれに準ずるもの），軽快（診療結果に改善がみられたもの），寛解（血液疾患などに対して化学療法などで一時的な改善がみられるが，再発の恐れがあるもの），不変（入院前の状況と退院時の状況に差がないもの），増悪（治療を行ったが改善がみられず悪化したもの），死亡，中止，

その他がある．該当する転帰を選択する（退院時要約参照）[21]．

記載項目は決められているが，それらの配置についての規定はないので医療機関によって独自のスタイルにデザインされている．医療機関によってはアレルギー情報，禁忌薬や感染症情報（梅毒，結核，肝炎など），血液型を記載する欄を設けているところもある．アレルギーや禁忌薬情報は赤色で表現したり，あるいは禁忌薬と処方オーダと連携して，禁忌薬がオーダされると注意を喚起しているシステムもある．

8.2.3 初期記録

初期記録とは，初診時あるいは入院直後に記載される記録である．入院時記録の基本的記載事項は，前項の患者基本情報に加えて，①主訴または入院理由，②問題点リスト，③入院時診断名（主傷病名と副傷病名）（ICD10 コードを付ける），④現病歴・既往歴・家族歴・生活歴・処方歴，⑤現症，⑥医療目標，⑦コミュニケーション能力，⑧入院診療計画書から構成される[22]．

(1) 主訴

主訴は患者が最も訴えたいこと，あるいは受診した理由である．なるべく端的かつ具体的に記載する．たとえば頭痛，胸痛，嘔吐，下痢，言葉が話しにくい，激しい咳等々である．回りくどい表現にならなければ患者の言葉を使って記載するとよいともいわれる．

(2) 問題点リスト

問題点リストは当該の入院の契機となった医療上，健康上，あるいは家庭・社会生活上の問題点を優位順に箇条書きで記載する．通常，#1，#2のように番号をふる．ちなみに#はナンバーを意味する．問題点は現病歴，既往歴，家族歴，処方歴，現症，さらには健康診断結果，さらには家庭・社会環境などさまざまなデータを集約して列挙する．未解決で重要度の高い問題点から，問題点，発生年月日，解決済問題，解決年月日の順に記載する（**表 8.2.1**）．この集約能力は上級医師ほど高いとされる．入院の時点では別々の問題点でも診療が進む中で1つの問題点に絞られてくる場合もあるし，逆に新たな問題点が派生する場合もある．問題点の列挙とその経緯を問題点シートとして表にまとめているシステムもある．**図 8.2.4** に POMR による問題点表示と初期計画の例を示す．

(3) 現病歴，既往歴，家族歴など

現病歴は当該の入院となった傷病あるいは問題点について，入院までの経過を時系列的に記載する．患者の訴える通りに記載すると文脈が合わないことが多い．よく整理して文脈を整え

問題点の表示

#1糖尿病
#2糖尿病性神経障害

計画（problem-related plan）

診断：1）ルーチン検査
2）空腹時血糖，HbA1c
尿糖定性定量，尿中微量アルブミン，
尿中CPR
3）血糖日内変動
4）腎機能検査，循環器系検査
5）神経内科受診，眼科受診
治療：糖尿病食
説明：食事指導
運動療法

図 8.2.4 問題点の表示，計画，経過記録（1）

る必要がある．略語は使わない．

　既往歴は患者が今までにかかった疾患名，あるいは治療中の疾患について，時系列に罹患時の年齢，治療法，転帰，診療機関を記載する．生活習慣病の有無は必ず聴取する．健康診断結果もここに含まれる．

　家族歴は患者の家族についての疾患名と治療および転帰を記載する．遺伝性疾患の把握はとくに重要である．生活歴には職業，習慣，嗜好物，喫煙，飲酒などについても記載する．渡航歴，持参薬の確認も必要である．

(4) 現症

　現症は入院時の身体所見であり，診察によって得られる所見である．原則として全身についての身体所見（Physical Examination）を記載する．全身の状態をチェックすると多項目にわたるので，異常所見のみにチェックをつける（CBE：Charting by Exception）記載法もある．専門分化が進む中，専門臓器だけの所見に限定していると大事な全身疾患を見逃す恐れもあるので注意が必要である．たとえば，外科で蜂窩織炎と診断されたとしても基礎疾患として糖尿病があるかもしれない．ただ優れた専門医は自分領域の疾患と全身的疾患との関連を熟知していることにより，要を得た診察と所見の記録が

記載できるはずである．

(5) 医療目標

　医療目標を立てることは診断上，治療上の計画を作成する上できわめて大切である．近年，目標志向型の記録が推奨されるようになっており，診断，治療，教育，看護，リハビリテーションなどの観点から短期目標，長期目標を立てそれに対する実行計画を記載する．入院診療計画書やクリニカルパスにも医療目標の設定が行われる．目標を定めることは退院や他の医療機関への紹介の目安を考える上で有用である．

(6) コミュニケーション能力

　コミュニケーション能力はインフォームドコンセントを確立する上できわめて重要な要素の一つである．患者が医療者やまわりの人物とどの程度までコミュニケーションが取れるかを記載する．会話能力（可，否，聴力低下，発語力低下），文字認識（可，否，視力低下），筆頭記述（可，否），認知判断能力（良，否）などのレベルを表示し，これらの情報について他の医療者と共有する．

(7) 入院診療計画書

　8.2.5 項に示す．

8.2.4 　経過記録（Progress Sheet）

　経過記録は入院から退院に至るまでの診療経過を示すものである．入院時の診断・治療・教育方針に沿って診療がなされているのか，実際に行われた内容は論理的に納得がゆくものかどうか，想定されていた経過と異なる場合にはなぜそのような経過になり，その新たな方針・対応は納得のゆくものかどうかがわかるものになっている必要がある．この文脈がわかりやすい

のは POMR の SOAP 形式に則った記録であるが，そのようになっていなくてもこの流れに準じた記載法が推奨される．

　診療経過は時系列的に記載する．急性期の場合は年月日の記載とともに，時刻を記載することが望ましいとされる．大事なことは診察後に速やかに記載することである．記載内容は，入院時に挙げた問題点ごとに，患者の訴え，身体

経過記録
　○月○日
＃1
　　S：昨日は検査などで，ほとんど運動できなかった．本日眼科を受診し，異常ないと言われた．口の乾きも
　　　　ない．手掌や足底部のしびれは変わりない．
　　O：血圧124/80mmHg（右），脈拍80（整），胸腹部異常なし，四肢浮腫なし，体重70kg.
　　　　血糖値日内変動
　　　　　　　　　　　 7：00　11：30　17：30　21：00
　　　　　　8月5日　122──268──179──224 mg/dL
　　　　　　　　6日　142──240──122──198 mg/dL
　　　　　　　　7日　183──167──116──269 mg/dL
　　A：徐々にではあるが，血糖のコントロールは改善している．運動した日の方が血糖値が高い傾向がみら
　　　　れるが，運動強度が関係しているかもしれない．
　　　　間食についてもチェックの必要性あり．
　　　　しびれについては，神経内科の回答にあるように，糖尿病性神経障害と診断してよいであろう．→＃2
　　　　糖尿病性神経障害とする．
　　P：運動強度と血糖値との関係をチェック．
＃2
　　A：＃2についてはビタミンB12の投与を考える．血行改善剤についても検討．
　　P：○月○日より
　　　　Rpメコバラミン（0.5 mg）3錠/n3＊1　14日分

図8.2.5　問題点の表示，計画，経過記録（2）

症状，その時の診察所見，検査所見，手術・処置，注射や処方内容，その他の治療実施状況である．これらの症状・結果は前回の診察時からどのように変化したのか，変わらないのか，改善に向かっているのか，悪化しているのかなどの評価をする．この評価に基づいて必要ならば新たな診療計画を記載する．問題志向型記載（POMR の SOAP の項目別による記載）はそのために有効である（**図8.2.5**）[23]．

各種の検査所見，検査診断結果は見ていない場合や，見ていても診療録に記載していないと見ていないことと解釈されるので，異常なし所見も含めて必要所見は必ず記載する．症状，状況に特に問題がないので記載しないという場合があるが，問題がなければ問題がないとか経過良好とか簡明な所見・評価を記載する必要がある．記載されていることのみが実施されたことと判断される．

患者に対する説明内容もそのつど記載することが必要である．その際，説明の日時，内容，説明者，同席者などをもれなく記載するとともに患者あるいは家族が理解しているかどうかも記載する．最近では，医師とコ・メディカルスタッフ間の情報交換と記録の不整合を防止する目的で，記録を共有することが推進されているが，その際は署名のほかに職種の記載が必要である．電子カルテシステムでは各職種はそれぞれのシートに記載しているので，医師は医師記録のみを見ていると総合的評価を見誤ることがある．電子カルテシステムの機能を駆使して必要に応じて多職種との記録の共有を図る必要がある．

説明と同意書等，患者の意思決定の書類

医療のあり方は患者中心の医療であり，診療は患者と医療者との協働作業である．したがって治療計画については両者がよく理解・認識し，重要な医療行為について患者の意思決定を確かめる必要がある．これらに関係する書類として，① 入院診療計画書，② 治療経過中の説明・同意書，③ 計画変更書，④ 退院療養計画書，状態評価がある．

(1) 入院診療計画書

入院初期に関係職種が協力して診療計画を作成し，早期退院に向けた診療体制の構成とその計画を患者に文書で説明することを目的とする．したがって，患者・家族の理解と納得が得られるようにわかりやすく記載し，説明する．このことは患者および家族が医療に参加するという意義もある．作成後，一部は患者へ，一部は診療記録として保存する．必要記載事項は，患者氏名，病棟，病室，主治医名，主治医以外の担当者名（看護部長，主任），在宅復帰支援担当者名，病名，症状，治療計画，検査内容および日程，手術内容および日程，推定入院期間，栄養摂取に関する計画，感染症，皮膚潰瘍など皮膚疾患に関する対策，看護計画（記入者名必要），リハビリテーション計画（記入者名必要），退院に向けた支援計画，入院期間の見込み等である．

この計画書は，入院早期に患者および家族に示されるもので，診断名が確定できないこともある．この場合には入院時として最も可能性の高い診断名を記入し，診断を確定することも診療目的になっていることを説明する．悪性腫瘍などが確定していて患者本人に病名を告知しない方がよいと医師が判断し，家族も同様に望む場合には，別に家族への説明内容を記録しておくことも必要であろう．診療計画はチーム医療を前提として各職種の協働による作成が求められており，主治医，担当医，担当看護師，その他関係する医療者が署名することになっている．最近では入院診療計画書への患者の署名を求めている施設も多く，患者，家族（生活のパートナー）などの同席者の意向，および同意しない場合も記載しておくことは重要である．病名告知については入院時にあらかじめ患者の意思を確認しておくとよい．

(2) 説明と同意書(Informed Consent：IC)

医療は準委任契約とされ，医療行為の前にはその内容を十分説明して了解を求める必要がある．その前提としての説明と同意書を得るには診療情報の開示が基本であり，患者の理解，自発性，さらには患者への強制や操作が及んでいないという非支配性も大事である．この説明は，医療専門家としての「助言」「提案」であり，同意，不同意の決定は「患者および家族（パートナー）」の意思に委ねられる必要がある．手術・麻酔や内視鏡検査，心臓カテーテル検査など身体への侵襲が大きい検査や手術に対しては説明と同意書は必須である．

記載内容は，病名あるいは病状，診断，予後，治療方法，薬の副作用などで，医師がとろうとする処置に対して患者は理解し，納得して，承諾することが必要である．説明にあたって医師は指導性をもつとともに，複数の選択肢を示し，優先順位をつけて説明する．実際に説明内容は，① 病名と病気の現状，② これに対してとろうとする治療の方法，③ その治療方法の危険度（危険の有無と程度），④ それ以外の選択肢としての可能な治療方法とその利害得失，⑤ 予後，すなわち，その患者の疾病についての将来

予測である．これらを記載しておくことは医療の不確実性を補うという意味もあるという．とくに決まった書式があるわけでないが，上記のことをきちんと記載する形になっていることが必要で，同意書には説明内容と患者の同意あるいは不同意を記載し，説明者と，説明を受け，同意あるいは不同意した患者の署名押印が必要である．説明書と同意書とを分けて記載する方法もありうる．

(3) 診療計画変更時の説明と同意に関する記載

医療はもちろん診療計画に沿って行われるが，医療そのものの不確実性のために計画の変更はしばしばみられる．こういう場合，変更の理由とその後の医療計画について患者・家族への説明した内容を記載する．

(4) セカンドオピニオンのための情報提供に関する記載

診断や治療について，当該の診療にかかわっていない専門家に現在の診療について意見あるいは助言を求めるときに記載する記録である．

現在行っている診療（傷病名，既往歴，家族歴，病状経過，検査結果，治療経過，処方内容など），および患者が知りたいとしている問題点およびどのような助言を求めているのかを示す．必要に応じて画像記録や検査記録も添付する．情報提供書は相手方に渡すので，その写しは診療記録に留めておく．

(5) 退院療養計画書

退院に先立って，退院時の説明に関する記載が必要である．その内容としては退院後治療計画，療養指導，連携・紹介による療養の継続留意点などである．退院後必要な保健医療サービスは医師，看護師，理学療法士などが共同で計画を策定する．記載事項は，① 患者氏名，② 病棟，③ 主治医以外の担当者名，④ 予想される退院日，⑤ 退院後の治療計画，⑥ 退院後療養上の留意点，⑦ 退院後必要となる保健医療サービスまたは福祉サービス，⑧ 主治医名などである．この計画書に基づき，退院後の治療方針，受診日，他院における治療の選択肢などを分かりやすく説明することが重要である．

8.2.6　医師の指示・依頼記録（Doctor's Order Sheet）

(1) 指示記録

症状，身体所見さらには検査所見などから新たな評価とアクションが行われる．それが指示（処方，検査，食事，注射，処置，他の専門医への依頼やコ・メディカル部門などへの協力依頼など）となって表現される．したがって，指示内容は症状や所見と整合性があるべきである．所見がなくて指示だけが記載されている場合や，または所見があってもそれに対応する指示がないこともしばしばみられる．指示記載がなく実

施され，不都合事象が発生した場合は主治医と実施者の双方が責任を負うことになる．指示内容を診療記録に記載してから指示簿への記載（指示出し）と実際の指示伝票（指示票）に指示内容を記述する．指示簿には継続指示，一時指示，口頭指示（原則として行わない）あるいは事後記載なのか，さらには臨時指示・指示変更・中止指示・口頭指示などの記載をはっきりさせる．

看護師関係への指示はその内容を看護師がワークシートに写し取り（指示受け），実施する．

指示受け者と実施者さらには指示者の確認・署名（実施確認）によって一連の指示行為が完成する．指示が確実に伝わり，間違いなく実施されるには読みやすい文字で，内容に誤解が生じない記載が重要である．

　近年オーダエントリシステムが発達し，オーダリングで指示が確定したと考えやすいが，オーダリングシステムではシステムによっては指示内容を相手に送っていることのみを示していて，受け手が了解したことを電子的に確認できる機能がないことがある．この場合には必ず紙面に出力し確認の記録を残す必要がある．診療記録には必ずその内容を記載しなければならない．医師の指示は指示をした医師の自筆，または直接入力が法令上も求められるが，やむを得ず代筆・代理入力をする場合は，指示をした医師が確実に確認してサインをすることが必須である．オーダエントリシステムの場合には，ログイン時の適切に管理された ID，パスワードが署名にあたる．

(2) 指示記録・指示簿・ワークシートなどの指示関連記録の記載

　指示出し・指示受け・実施（済み）の実行者がサインなどで確認できる必要がある．指示を出した医師が，それが確実に実施されたか確認できる記載方式が望ましい．臨時指示・口頭指示などには手順の整備とその遵守が求められる．

　電子カルテシステムの場合のフローを**図8.2.6**に示す．医師は診療録上で① 指示をオーダーする．指示内容は，② 指示記録と指示簿に記載される．指示受け者（看護師や部門関係

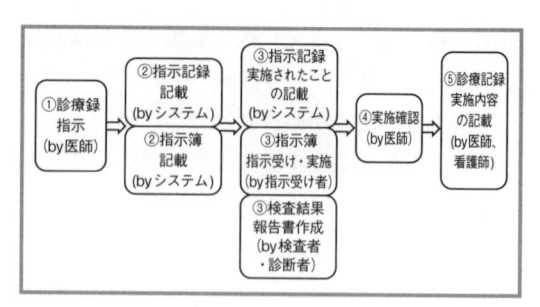

図8.2.6　指示と指示確認のフロー

者など）は③ 指示受けを行い，指示内容を実施する．指示簿と指示記録には色の反転などにより実施されたことが反映される．ここで検査について，たとえば X 線 CT，病理などは専門医が読影し，診断結果を報告書に記載する．オーダーした医師は，④ 指示の実施，あるいは診断結果を確認する．結果や指示についての必要事項は，⑤ 診療録や看護記録に記載される．

　医師の実施確認は前述のように必須である．検査の出しっぱなし，読影結果の見逃しなどはあってはならないことであるが，POMR がきちんと行われておれば，必然的に記載されるはずである．

　「人間であれば誰でもエラーをおかす（To Err is Human）」と指摘されているように指示から指示結果確認までの一連のプロセスにおいて間違いが生じる可能性がある．間違いが起きないようなシステム（ソフトウェア・ハードウェア的にもライブウェア的にも）を構築することは当然であるが，これからは診療情報管理の視点から点検・監査の必要性もますます重要になってくるであろう．

（山内一信）

8.2.7　カンファレンス記録

　医療におけるカンファレンスとは，患者の現在の病態を評価し，今後の治療方針，サポート方法，退院支援などを定期的，または病状の変化や治療方法の変更が生じた場合など不定期に

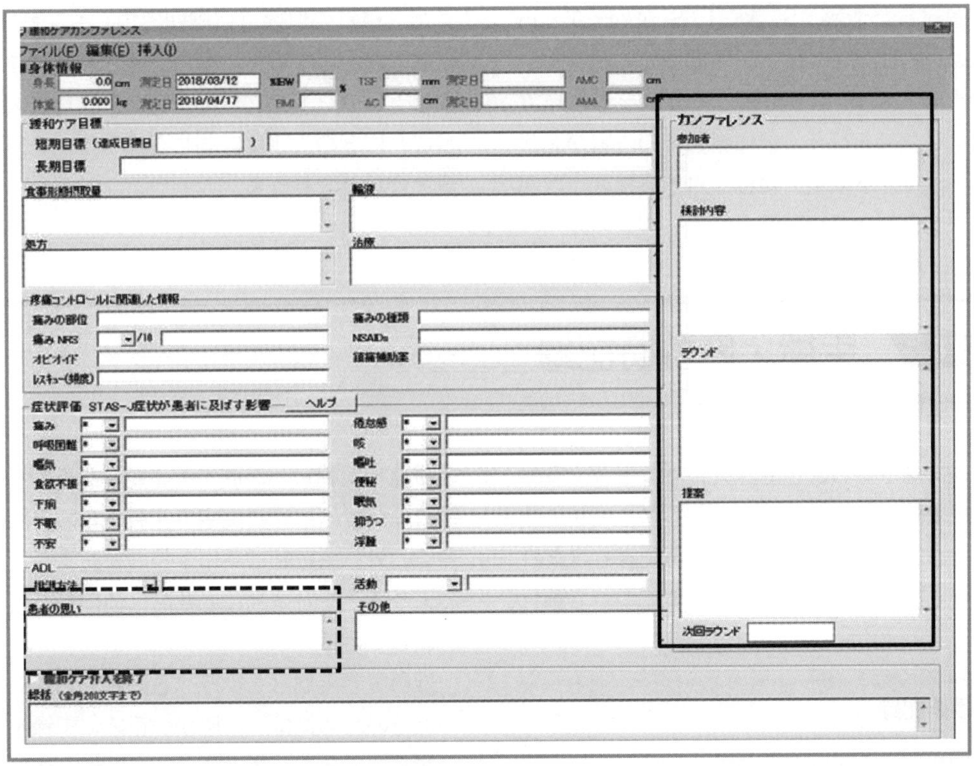

図8.2.7 緩和ケアカンファレンスのテンプレート例

開催される会議体を意味する．主に入院患者を対象に行われるが，必要に応じ外来患者にも行われる．これらのカンファレンスでの検討内容を記録するものがカンファレンス記録であり，患者の評価，今後の方針を決定するために重要な記録である．

以前は単一診療科内でのカンファレンスが主であったが，現在は多職種参加によるチーム医療が主流のため，参加メンバーは医師，看護師のほか，問題点によって，薬剤師，臨床検査技師，作業療法士（OT），理学療法士（PT），言語聴覚士（ST），管理栄養士など多職種がチームとして関与する．主なものでは，緩和ケアチーム，感染症対策チーム，栄養管理チーム，褥瘡対策チーム等が活動している．また，入退院支援カンファレンスも行われる．今後の治療方針を多職種で共有して，各々の専門性を生かした議論を行って決定する．これらは医療の質の

向上に寄与する目的がある．

記載はプログレスノートに直接記載することもあるが，多くの場合，テンプレートに記載し，多職種が記載の権限を有する．

カンファレンス記録に記載すべき事柄として参加者，目的，患者の経過と問題点，解決の方策と手順，評価方法が挙げられる．診療ガイドラインから得られた知見をもとにカンファレンスを行った場合にはガイドライン名などの出典も記載しておく．また，病床にある患者の心理状態や患者家族のサポート体制も記載することが必要である．さらに，カンファレンスに患者自身が参加した場合には，患者の希望等の発言内容や患者の反応も記載することが重要である．

図8.2.7 には緩和ケアカンファレンスで使用されているテンプレートを例示した．緩和ケア目標を定めて，電子カルテから自動取得できる情報，食事，輸液，治療内容，疼痛コントロー

ルに関連した情報，STAS-J（Support Team Assessment Schedule の日本語版）に基づく患者の影響，ADL 等を記載してそれをもとにカンファレンスを行う．参加者とその内容が記載され，ラウンド結果，緩和に対する提言，次回ラウンド日程などが記載される（実線囲み内）．

また，患者の思い（点線囲み内）も記載され，家族の思いはその他の欄に記載される．このようなカンファンス記録は患者ケアプロセスの時点ごとにどのように評価し介入したかを残す貴重な資料となりうる．

8.2.8 手術・麻酔時記録

狭義には手術および麻酔実施時に術者，麻酔担当医が記載作成するものであるが，広義には担当看護師が作成する手術時看護記録も含まれる．ここでは医師が作成するものについて触れる．

(1) 手術記録

医師法により医師のみが医療行為として人体に切開を入れることを許されている（傷害罪にならない理由）．このため，手術が適正に実施されていることを示す必要があり，その記録が手術記録である．手術記録には，患者の氏名等手術記録を識別できる情報，執刀医師名，介助医師名，指導師氏名，手術施行日，開始および終了時刻，予定術式，実際に施行した術式，麻酔方法，出血量，輸血量，病名を手術終了後，

遅滞なく記載し，作成する必要がある．手術手技については，単に文字で記載するのみならず，多くの外科系医師は手術手技の特記すべき項目および所見を時系列に必要時，色鉛筆も使って記載している．

外科医の宝物ともいうべき記録であるが手術の上達のためには，的確かつ正確に記録することが必要である．術者によって表現方法に差異が大きいが手書きがほとんどである（**図 8.2.8**，**図 8.2.9**）．いわゆるオペレコと呼ばれるスケッチ（シェーマ）であるが，この記録をスキャン処理し，電子署名，タイムスタンプを付与して電子文書化し保存する施設もある．

医療安全の観点からは，WHO 推奨の（www.anesth.or.jp/guide/pdf/20150526guideline.pdf）「タイムアウト」と称して，手術直前に執刀医，

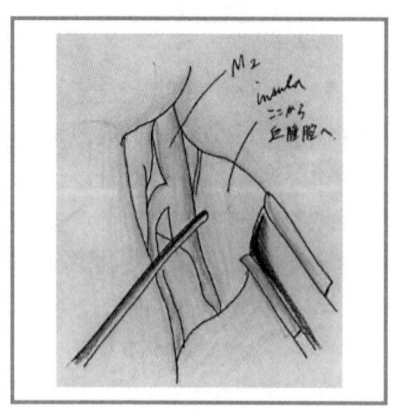

図8.2.8　脳神経外科医による手術記録

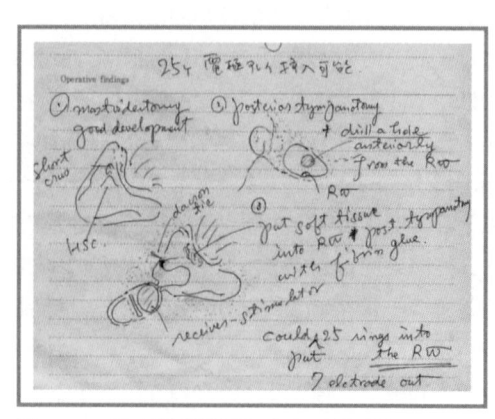

図8.2.9　耳鼻咽喉科医による手術記録

No	項目	出した数	開創後	OK/NO	術野確認
1	X-Pガーゼ	70	70	OK/NO	
2	ミクリッツガーゼ			OK/NO	
3	綿球(大)			OK/NO	
4	綿球(中)			OK/NO	
5	電気メス先端（一般）	1	1	OK/NO	
6	カテラン針22G			OK/NO	
7	注射針23G	2	2	OK/NO	
8	角針2			OK/NO	
9	角針3			OK/NO	
10	丸針3	2	2	OK/NO	
11	メス刃No.20			OK/NO	
12	メス刃No.10	1	1	OK/NO	
13	メス刃No.11	1	1	OK/NO	
14	メス刃No.15			OK/NO	
15	ジェルコ14G(内筒・外筒)			OK/NO	
16	血管テープ（赤・太）			OK/NO	
17	血管テープ（赤・細）			OK/NO	
18	血管テープ（青・太）			OK/NO	
19	血管テープ（青・細）			OK/NO	
20	血管テープ（黄）			OK/NO	
21	テトロンテープ			OK/NO	
22	電気メス先端（カバー付き・冠）	1	1	OK/NO	
23	14Fr吸引チューブ	1	1	OK/NO	
24	ツッペルM	5	5	OK/NO	
25	綿棒	5	5	OK/NO	
26				OK/NO	
27				OK/NO	
				OK/NO	

図8.2.10　サインアウトの記録

麻酔医，看護師が一斉に手を止めてカルテ，リストバンド，マーキングなどを用いて患者氏名，手術部位，術式やさらに手術器具数を確認する．このタイムアウトの記録も残すことも重要である．

さらに，現在では医療安全の観点から，「サインアウト」と称して，手術終了時に手術器具数，ガーゼカウントなどを手術前に用意した数と一致しているか記録に残している（**図8.2.10**）．

(2) 麻酔記録

患者の氏名等それぞれの麻酔記録を識別でき

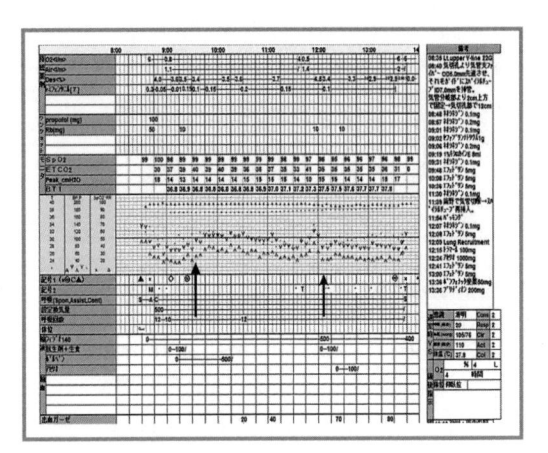

図8.2.11　麻酔記録（チャートの実際）

る情報，麻酔医名，麻酔実施日，麻酔開始時刻および終了時刻，麻酔法，術式，麻酔に使用した薬剤の名称および量，血圧などのバイタルサイン，身体状況を時系列的に記載する．全身麻酔，腰椎麻酔，局所麻酔，伝達麻酔，静脈麻酔すべての麻酔実施時に作成されるものである．麻酔記録は麻酔中から作成し始められ，麻酔終了し，患者が手術室から退室する時点ではほぼ完了している．バイタルサインについては各種モニターからのデータが麻酔部門システムに取り込まれて自動取得される項目が多い．一方で，気道確保法（経鼻，経口などやチューブの固定位置），輸液量，尿量，出血量，麻酔の維持や病態変化に対応した薬剤の名称，投与量，ルートなどは手入力する．**図8.2.11**は麻酔記録であるが術中，低血圧傾向を示したので．昇圧剤（エフェドリン）が投与されていることが分かる（矢印）．

8.2.9　処置記録

電子カルテでフルオーダ化がなされている病院では，処置オーダが発行されている．その中で処置予定日時，処置行為，使用器材，使用医薬品が指示されている．

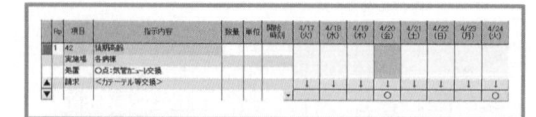

図8.2.12 処置カレンダーの例

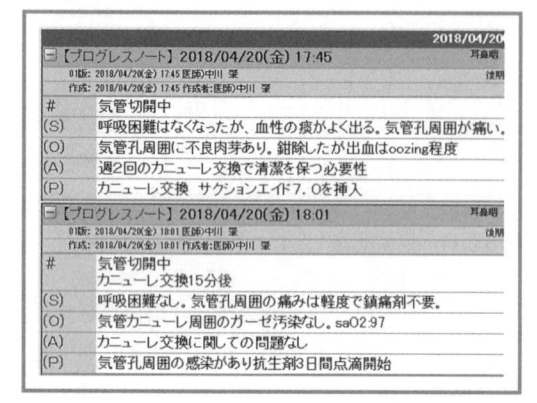

図8.2.13 カニューレ交換の記載（ダミー記載）

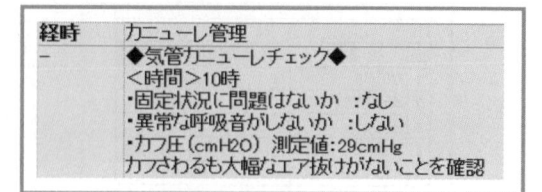

図8.2.14 看護記録での記載

一方で，紙運用では紙の指示箋による処置の指示もある．処置記録とはこれに基づいた処置行為が適正に行われたかを記載するものである（**図8.2.12**）．実施時刻，処置行為名，実施医師名，使用器材，使用医薬品を記載する．特定保険材料ではサイズ等の詳細な記載も必要である．さらに人体に侵襲を加える処置には，気管切開術（分類上は手術コードが振られている）やカニューレ交換，中心静脈カテーテル（IVH）挿入，胸腔ドレナージなどがあるが，処置を必要とした病態，手順および処置中・処置後の患者の状態を詳細に記載することが必要である．処置オーダの「指示出し」，「指示受け」，「実施入力」は医療安全上，保険診療上も正しい記録を残すことが重要である（**図8.2.13**，**図8.2.14**）．

処置記録については，処置ごとに専用テンプレートを作成する場合と通常のプログレスノートに直接記載する方法がある．

(中川 肇)

8.2.10 検査記録

患者の診療の意思決定上，各種の検査を行い，その結果を確認，解釈，評価することは重要である．各種の検査に対する報告書は，検査室が中央化されている施設では検査部門システムにて作成される．各診療科や診療科に隣接した検査室において検査を実施した場合，検査機器から自動的に作成される場合以外は検査を担当した医師等によって検査報告書が作成される．検査報告書の解釈，評価は主治医が行うべきものであり，診療方針の意思決定とどのように関係するのか，思考過程が明瞭にわかるように経過記録に記載する必要がある．

検査記録には，①検体検査報告書，②生理機能検査報告書，③内視鏡検査報告書，④病理組織検査報告書，⑤放射線検査報告書，⑥放射線治療報告書，⑦輸血に関する記録，などがある．

(1) 検体検査報告書

検査部門システムが導入されている医療機関では，血液・尿・髄液などの検体は自動分析装置で検査が実施され，検査結果はデータチェックや再検査等の手順を経た後，電子カルテシステム等に送信される．電子カルテシステム等の

端末では，検査日別に検査結果が表示され，異常値には色やマークをつけて表示して注意を喚起したり，基準範囲が表示されている．時系列的，俯瞰的に検査値の推移が把握できるので，主治医は検査結果を電子カルテシステム上にコピーアンドペーストして表形式で保存する場合も多い．これらの情報の評価を経過記録に記載して意思決定上どのように反映されたかわかるようにしなければならない．電気泳動，染色体検査では画像情報も含まれる．また，検査センターによる外注検査についても，医療機関内で実施される検査結果と一元的に管理，利活用できる必要がある．

(2) 生理機能検査報告書

生理機能検査は，心電図，脳波などでは波形情報，超音波検査では画像情報，肺機能検査ではテキスト情報と波形情報など，多様なオリジナルデータで構成されており，時には膨大な情報容量となる．これらの検査から所見を要約し，検査結果から考え得る診断等を記載したものが生理機能検査報告書（レポート）である．生理機能検査システムが導入されている場合，オリジナルデータとレポートは発生源で電子保存される．電子カルテシステムの端末上から，参照ツールを起動することにより，テキスト主体のレポートとともに，画像や波形等のオリジナルデータの参照も可能である．ウェブブラウザ形式での参照方式が多くとられているが，専用ツールで原画像や波形を参照するものもある．主治医は，これらの情報を解釈し，評価を加えて，意思決定上どのように反映したかわかるように診療記録に記載しなければならない．

1) 心電図

一般的な胸部12誘導では自動解析システムで行われた結果が示されるが，医師の確認が必要である．検査依頼時に専門医による判読を希望できる運用をしている施設もある．また，負荷心電図，ホルター心電図では専門医による診断が記載される．

2) 脳波検査

脳波のオリジナルデータは膨大である．記録時間も患者により異なり，30分以内から，30分以上や終夜に渡る場合がある．検査報告書には，記録方式，安静・覚醒・閉眼時の基礎律動の波形や刺激時の異常な波形の出現などについてだけでなく，臨床検査技師による検査時の患者の様子などの情報も含まれる．さらに，専門医により判読が行われ，診断等がレポートに記載される．

3) 肺機能検査

専用の測定機器を使用して検査が実施され，肺活量，一秒率などの情報は数値として，最大努力呼吸時の気流の状態は画像情報として報告書に記載される．精密な検査を実施する場合には医師により薬剤負荷を行い，その前後において検査を実施するため，それを考慮した報告書の設計が必要となる．また，評価は専門医によって記載される．

4) 超音波検査

専用の検査機器を使用して検査が実施されるとともに，レポートを作成するために専用のシステムが導入されていることが多い．超音波検査では静止画だけでなく動画がオリジナルデータとして保存される．保存された静止画や動画より特徴的な画像を利用して報告書が作りあげられる．また，超音波画像を説明するために検査を実施した医師や臨床検査技師により作成されたシェーマも含まれる場合がある．これらの抽出された画像やオリジナルデータの動画をもとに専門医により評価が記載される．

(3) 内視鏡検査報告書

内視鏡部門システムが導入されている場合，内視鏡施行医（専門医）が内視鏡画像のうち異常所見がみられたキー画像を選択し，その所見および考えられる病態，疾患名をレポートとしてシステムに保存する．紙運用の場合もあるが，

電子カルテシステムが導入されている施設では，電子カルテシステムの端末より内視鏡部門システムのレポートを参照できる運用も行われている．病理組織学的検査のために検体を採取した場合には，採取部位も報告書に正確に明記する．同時に，病理オーダを発行するが，複数箇所で採取した場合には，検体の番号と病理オーダでの番号に不一致がないか注意を要する．この際，内視鏡オーダ発行医師，内視鏡施行医師，病理オーダ発行医師，患者に結果を説明する医師が異なる場合が多く，報告書の見落としに注意する必要がある．

(4) 病理組織検査報告書

病理組織検査のために病理部門に送られてきた標本に対して病理専門医が診断した記録である．胃全摘など提出された標本が大きい場合には，肉眼観察所見（マクロ）をまず記載する．ついで顕微鏡で観察された所見（ミクロ）を記載するが，染色法等の検査条件を記載することが診断に有効である．病理部門システムが導入されている場合には，レポートは部門システムで電子保存されるが，電子カルテシステム上からは，生理機能検査と同様に，テキスト主体のレポートとともに画像などオリジナルデータの参照も可能である．病理検査結果は術中迅速病理検査を除き，数日から1週間，特殊染色をし

た場合にはさらに時間を要する．この場合，追加報告がなされる．また，病理オーダの発行医と患者に説明する医師が別の場合もあり，インシデントも少なからず報告されているので，レポートの見忘れがないように注意するべきである．すなわち，「未読」，「既読」のみではなく，「説明済み」を含めたレポートのステータス管理をシステムで行う仕組みが必要で，すでに検討，開発されているシステムもある．

(5) 放射線検査報告書

単純 X 線，CT，核医学，造影，MRI（放射線は使用しないが放射線部門で撮影される）などの放射線検査を放射線専門医が読影し，その結果を記載したものである．放射線部門システムが導入されている場合には，放射線画像のうち異常所見がみられたキー画像を選択し，その所見および考えられる病態，疾患名を記載する．複数回，同一の検査が施行されている場合には，前回までの画像所見との比較を記載することが役立つ．また，電子カルテシステムが導入されている施設では，電子カルテシステムの端末より放射線部門システムのレポートを参照できると同時に，CT のスライスの画像を連続で参照できる運用も行われている．

また，内視鏡や病理組織の検査報告書と同様に報告書の見落としに注意をする必要がある．

8.2.11 他科・他施設受診依頼記録

(1) 他科受診依頼記録

患者の病態の多様化と医療の専門化に伴い，医師それぞれの専門領域のみでは診療が完結できない場合がある．その場合，他の専門領域の専門医からの助言を求める．このときに他科依頼記録（対診依頼書，コンサルテーションオー

ダなど施設によって呼び方が異なる）を医師が作成する．電子カルテシステム上では，専用のシートが用意されている．他科依頼記録で重要なことは，患者の病歴と病態を簡潔明瞭に記載した上で，依頼された側に何を求めているかが理解できることである．依頼された医師は，依頼内容を踏まえて診療を行った後，診察の結果

および依頼側の要求内容について専門的な根拠を明らかにしつつ，簡潔明瞭にまとめて，遅滞なく，返書に記載する．他科受診（対診，コンサルテーション）は患者を中心とした専門医と専門医の連携であり，専門医相互の連絡が密でないと患者に不利益を生ずる．そのため，電子カルテシステムにおいて，他科受診がなされたか，返書は記載されているか，依頼医が確認したか（既読の状態）などを検索できる機能により対診を支援しているシステムもある．

(2) 他施設受診依頼記録

医療が従来の病院完結型から地域完結型に移行するに伴い，医療施設の機能分化が進み，病病・病診連携がより頻繁に行われるようになっている．このときに作成される記録が一般に「紹介状（診療情報提供書）」と呼ばれる記録である．患者を診療所や病院から専門性を有する病院に紹介するときには，これまでの病歴，検査結果，治療の概要および経過，現在の病態・病状を簡潔明瞭に記載した上で，紹介先の医師に求めている内容を記載する．一方，治療が終わって紹介元に今後の治療や経過観察を依頼することを逆紹介と呼ぶが，ほぼ同様な内容を記載する．診療の質の向上のため，画像を媒体にコピーしたり，検査結果をコピーして提供する場合もある．近年では，地域連携システムの導入により，紹介や逆紹介をシステム上行ったり，紹介された患者の過去の診療情報を参照したり，紹介した患者の診療情報を参照するなど，継続的な医療が実現されてきている．

8.2.12 サマリ

(1) サマリはなぜ作成するのか

サマリとは，患者のこれまでの病状の変化や治療内容を時系列的に，かつ簡潔にまとめ，その評価およびそれに基づき予定している医療行為を記載した医療文書である．退院の際に記載する退院時サマリがとくに重要である．また，同一病院における転科の際に作成されるサマリも重要である．転科サマリと呼ぶべきであろうが，ある医師・ある診療科における診療にひと区切りがついた時点という意味合いでは退院時サマリと基本的に同一なものとして扱われる．診療中に治療方針が変更された場合や主治医が代わった場合などには中間サマリが作成される．

サマリは，医師にとっては患者の診療内容をサマライズすることにより，これまでの医療行為に対して評価を加える資料ともいえ，さらに，チーム医療，医療連携における他職種，他施設への情報共有のための最も有効な文書ともいえる．また，患者が診療内容の説明や開示を求めた場合，サマリを提示することにより，これまでの診療内容を時系列的，俯瞰的に把握することのできる有効な資料である．キャリアアップの面から，医師の専門医認定の際には診療実績として症例の病歴要約が求められる（注：専門医の認定は学会単位ではなく，平成26年発足の（一社）日本専門医機構が行う）．このようにサマリは医療プロセスのエッセンスといえ，情報提供，情報共有はもとより，各種医学研究，疫学研究，診療報酬請求の根拠であり，その意思決定の過程が簡潔明瞭にわかるように，可及的速やかに記載しなければならない．

(2) サマリの記載事項と監査

退院時サマリの記載事項として，①最終診断名，主傷病名，副傷病名，合併症・続発症，

病理検査が実施されていれば病理診断名，②手術名，処置名，主要な検査名，③入院日と退院日（各科で作成されるため DPC の退院日とは異なることに注意），④転帰，⑤入退院経路，⑥入院中の主な医療行為とそれに対する効果と経過，⑦退院時処方，⑧退院後の診療方針，⑨記載者，担当医グループ名などである．転帰は治癒，軽快，不変，増悪，死亡で分類される．略語は使用せず，時系列的に日本語で記載する．電子カルテでは入院日，手術名，退院時処方などは自動取得，あるいは候補を提示することにより入力の簡便化が図られている．

また，グループ診療をしている大学病院や臨床研修指定病院では，研修医などがサマリを記載した後に指導医，病棟医長，医局長，診療科長などの上級医にサマリの監査（audit）を求める．上級医は内容を点検し，不備があれば差し戻す．修正がなされて内容に問題なければサインを行って（カウンターサイン）サマリが確定保存される流れである．

サマリの早期作成は重要である．診療録管理体制加算１の要件から，２週間以内が一つの目安となっているが，スムーズな診療継続のためには可及的速やかに作成することが望ましい．電子カルテシステム上で作成状態をチェックするツールも開発されている．

（中川　肇，長原三輝雄）

8.2.13 看護記録

(1) 看護記録の定義

日本看護協会の「看護業務基準」によれば「看護実践の一連の過程は記録される」と記載されており，看護記録とは，看護実践の一連の過程を記録したもので，看護職の思考と行為を示すものである．吟味された記録は，他のケア提供者との情報の共有や，ケアの連続性，一貫性に寄与するだけでなく，看護ケアの評価や看護ケアの開発の貴重な資料となる．必要な看護情報をいかに効率よく，利用しやすい形で記録するかが重要である．

(2) 看護記録に関する法的規定[24]

看護者が行う記録には，看護記録，助産録，指定訪問看護等の提供に関する諸記録等がある．助産師が記載する助産録については，保健師助産師看護師法第 42 条で記録が義務付けられている．しかし，その他の記録については，「医療法施行規則」における施設基準，「保険医療機関および保険医療養担当規則」，および厚生労働省からの通知「基本診療料の施設基準等及びその届出に関する手続きの取り扱いについて」に施設基準として記載されているのみで，法的な規定はない．

(3) 看護記録の目的

看護記録の目的としては，次のようなものが挙げられる．

1) 提供された看護を明らかにする資料

対象患者の状況や看護過程が明示することによって，どのような看護が提供されたか把握できる．

2) 他職種，患者との情報共有の手段

看護記録を通して医師や看護師，その他の医療従事者との情報交換や共有が可能となる．

3) 看護の質の保証

提供された看護行為の根拠や看護師の思考過程，実施評価などが明らかになる．

表8.2.2　看護記録の構成要素

基礎（個人）情報	看護を必要とする人についての属性・個別的な情報が記載されたものである．看護を必要とする人を理解し，現在あるいは今後必要とされる看護ケアの問題を判別したり，看護ケアを計画し，実行したりするうえで基礎となるものである．
看護計画	看護を必要とする人の問題を解決するための個別的な看護ケアの計画を記載したものである．看護計画は，患者に説明し，患者・家族の同意を得ていることを記録する．入院後速やかにその患者に応じた看護ケアを提供するため，患者・家族のニーズを考慮し，24 時間以内に立案することが望ましい．なお，標準看護計画とは，看護を必要とする人の特定の問題を解決するために研究結果を活かした共通する看護実践をあらかじめ記載したものである．実際に患者に適用する場合には個別性に配慮し，追加・修正を行う．
経過記録	看護を必要とする人の問題の経過や治療・処置・看護ケア・看護実践を記載したものである．経過記録には，叙述的な記録と経過一覧表（フローシート）がある．叙述的な記録には，経時記録，SOAP，フォーカスチャーティングなどがある．経過一覧表（フローシート）は，ルーティンの看護ケア，アセスメント，特定の問題の経過等について，項目を設定し，図や記号などで簡潔に状況を記載するものである．
看護サマリー	看護を必要とする人の経過，情報を要約したものであり，必要に応じて作成する．施設をかわる際や在宅ケアへの移行の際に，看護ケアの継続性を保証するために送付する．

日本看護協会編．日本看護協会　看護業務基準集2007年改訂版．日本看護協会出版会，2008：121「表1　看護記録の構成要素」より引用（一部改変）

4）看護師の教育，研究の資料

看護データを，情報，知識と体系化していく上での貴重な資料となる．

5）法律的証拠

訴訟などの医療裁判では，重要な証拠書類として扱われる．

看護記録は，看護師のみならず，医療の他職種にも活用され，また患者，家族に対する情報開示の対象となる．とくに看護記録の電子化が推進されている現在，その使用方法は目的によってさまざまであり，看護の標準化やスリム化，提供された看護サービスの量的，質的評価には欠くことができないものとなっている．

（4）看護記録の構成[25)]

看護記録は，基本的に，**表 8.2.2** に示したように，基礎（個人）情報，看護計画，経過記録，看護サマリの４つの要素より構成される．経過記録には，患者に関わるすべての職種が同じ場所（用紙）に記載する場合もあるが，医師，看護師，薬剤師など，職種によって記載する場所（用紙）が異なる（分離されている）場合も多い．病院において看護職が記載するものとしては，

このほかにも，入院期間の短縮に伴い，転倒転落リスクや栄養リスク，退院支援の必要性など，さまざまなアセスメントを目的としたアセスメントシートや，緩和ケアや栄養管理，感染管理活動など，医師，看護師，薬剤師などの多職種で構成された組織横断的に活動するチームにおける活動記録などがある．

（5）看護者が行う記録の保存期間

看護記録，助産録，指定訪問看護等の提供に関する諸記録のそれぞれの最低保存期間（2～5 年）は，医療法，保健師助産師看護師法等，根拠となる法令によって異なる．看護記録等の諸記録の保存期間は，法による規定を最低限とし，医療の継続性や医療データの二次利用を可能とするためにも可能な限り長期間に設定することが望ましい．したがって，看護にかかる諸記録に関しても電子化を推進し，長期間，省スペースで保管されることが望ましい．

看護記録の内容[26]

患者に関する基本（個人）情報や，初期の問診情報，既往歴・現病歴・家族歴，家族構成・日常生活の状況，生活習慣など，多種多様な情報が収集され，記録に記載される．これらの情報は，医師，看護師，その他の医療職者，事務職員などから収集され，診療録，看護記録等，記述される記録も異なる．患者・家族は，これらの情報について，繰り返し同じ質問を受け，重複した内容が記録される可能性があるので，患者の負担に配慮すれば，項目を決めて分担して聴取した方が効率的である．また，収集する情報項目は，標準化されたもので，記載された内容は，共通理解できることが望ましく，医療記録の電子化もこれらを推進する効率的な手段となる．

経過表は，一定期間の情報を記載することができる表分割になっている場合が多く，患者の変化を一目で把握することも可能である．

そのため，経過表に記録したい情報項目が増えてきている．一般的には，バイタルサイン（体温・呼吸数・脈拍数・血圧）が経時的に記録され，水分出納（輸液総量・飲水総量・尿量），排便，食事摂取状況，検査処置，投薬状況，看護ケアなどが，グループ項目別に記録されている．電子カルテシステムでは，経過表の記載項目を増やすことは可能であるが，画面サイズによる表示項目数には制限があり，どの情報項目を，どの位置に表示させるのか，患者の状態や，治療によって変化する情報項目をどのように追加・削除するのかなど，運用ルールを決めておく必要がある．

経過記録には，観察された内容が多く記載されている．後でわかりやすくするために，普段はPOSによる看護記録の記載としてSOAP形式で記録する施設が増えている．一方，「重大医療事故発生時には，記録方式を経時的記録に変える」という指針に則って，経時記録が行われている[17]．

提供した看護を，誰もが「見える」ようにし，「評価できる」記録を作成するには，個々の看護師が，看護記録の役割や内容について正確な認識を持つこと，看護記録の構成要素を満たすこと，可能な限り標準化された看護用語で記述し，電子化を目指すことが重要である．

（石垣恭子）

看護諸記録

(1) 保険医療機関等の施設基準に係る看護記録

現行の保健師助産師看護師法では，助産録を除いて看護記録に関する規定はない．前項において，看護記録の概念や構成について述べたが，病院，訪問看護ステーションの施設，運営に関する基準等を満たす上で，看護職の記録にはさまざまな要件が義務付けられている．また，健康保険法及び老人保健法の規定に基づき，「保険医療機関及び保険医療養担当規則」等において，保険医療機関は，療養の給付の担当に関する帳簿及び書類その他の記録を，その完結の日から3年間保存しなければならないと規定され

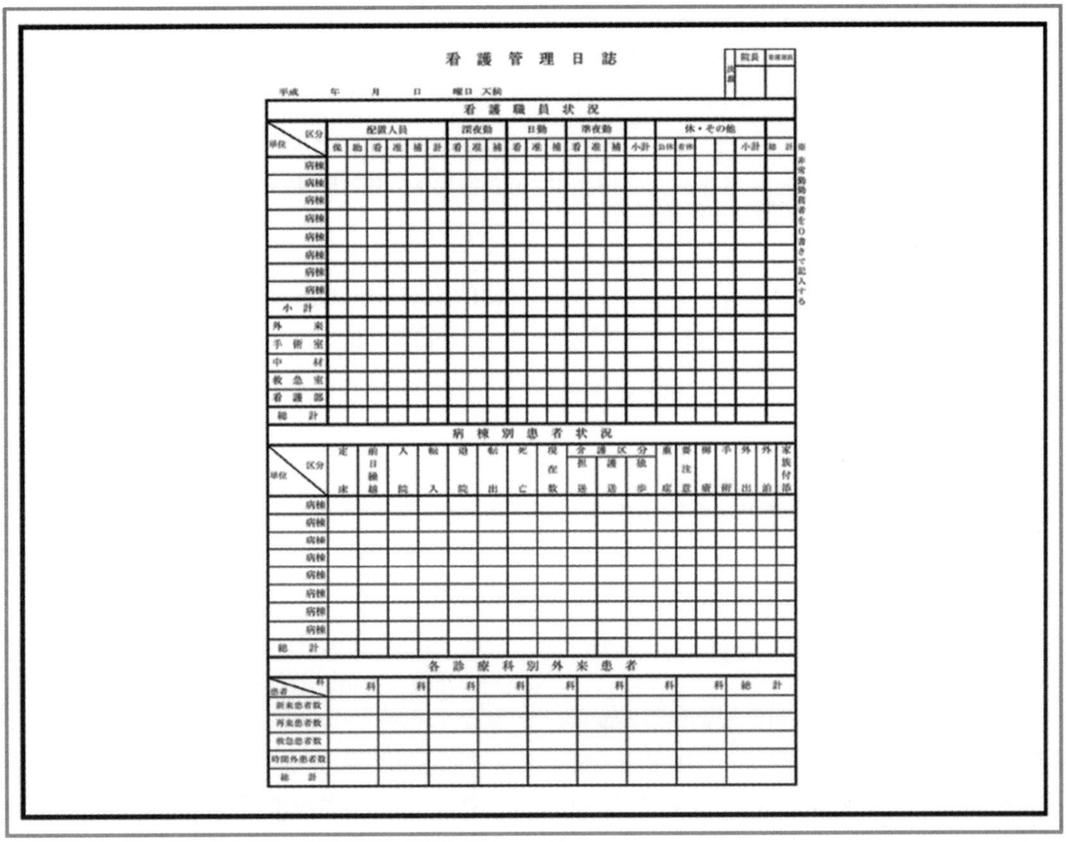

看護管理日誌

平成　年　月　日　曜日　天候

決裁	院長	看護部長

看護職員状況

区分／単位	配置人員						深夜勤			日勤			準夜勤				休・その他					
	保	助	看	准	補	計	看	准	補	看	准	補	看	准	補	小計	公休	有休			小計	総計
病棟																						
病棟																						
病棟																						
病棟																						
病棟																						
病棟																						
病棟																						
病棟																						
小計																						
外来																						
手術室																						
中材																						
救急室																						
看護部																						
総計																						

注　非常勤勤務者を○書きで記入する

病棟別患者状況

区分／単位	定床	前日継続	入院	転入	退院	転出	死亡	現在数	介護区分			重症	要注意	[illegible]	手術	外出	外泊	家族付添
									担送	護送	独歩							
病棟																		
病棟																		
病棟																		
病棟																		
病棟																		
病棟																		
病棟																		
病棟																		
総計																		

各診療科別外来患者

科／患者	科	科	科	科	科	科	科	科	総計
新来患者数									
再来患者数									
救急患者数									
時間外患者数									
総計									

図 8.2.15　看護管理日誌

ている．

入院基本料の届出を行った病棟においては，看護体制の 1 単位ごとに，患者の個人記録として経過記録と看護計画に関する記録がなされている必要がある．ただし，その様式，名称等は各保険医療機関が適当とする方法で差し支えない．また，病状安定期においては診療録の温度表等の余白にその要点を記録する程度でもよいとしている．

さらに，看護業務の計画に関する記録として，看護業務の管理と計画に関する記録が義務付けられている．管理に関する記録は，患者の移動，特別な問題を持つ患者の状態およびとくに行われた診療等に関する概要，看護要員の勤務状況並びに勤務交代に際して申し送る必要のある事項等を，勤務帯ごとに記録するものである．通常，病棟管理日誌，看護管理日誌と呼ばれており，① 0 時～ 24 時で区切る，② 病棟全体の入院患者の状況（**図 8.2.15**），③ 病院全体の外来患者の状況，④ 看護要員の勤務状況，⑤ 各診療科担当医師氏名，⑥ 夜間管理看護師長巡視，⑦ 管理上把握すべき特記事項，⑧ 看護部門責任者と病院長の決済が必要な項目とされている．また，看護業務の計画に関する記録は，看護要員の勤務計画及び業務分担並びに看護師，准看護師の受け持ち患者割当等について看護チームごとに掲げておくものである．具体的には，勤務計画表として，① 各病棟単位に 1 カ月の暦日にそって作成する，② 病棟看護師長と看護部門責任者，病院長の決済（勤務命令書となる）が要件となっている．

上述したような看護業務の管理と計画に関す

る記録は，いずれもシステム化の対象となる．また，システム化することによって，看護現場の負荷を軽減でき，正確性，迅速性，再現性を保証することができる．

(2) 入院基本料等の届出における前提条件に係る看護職の記録

入院基本料または特定入院料[※1]の届出においては，看護実質配置，看護師比率，平均在院日数の基準が決められているが，これらとは別に算定に際しての前提として，① 入院診療計画，②院内感染防止対策，③ 医療安全管理体制，④ 褥瘡対策，⑤ 栄養管理体制に係る要件を満たすことが必要である．これら5つの前提条件の中で，①，④，⑤については，患者個々に必要な記録が義務付けられており，看護職が重要な役割を果たしている．

① 入院診療計画は，総合的な診療計画を医師，看護師等が共同で策定し，患者に対し文書により説明し，用いた文書の写しを診療録に貼付することが義務付けられている．

④ 褥瘡対策では，日常生活の自立度が低い入院患者につき褥瘡に関する危険因子の評価を行い，褥瘡に関する危険因子のある患者及び既に褥瘡を有する患者につき，褥瘡対策チームの医師及び看護師が適切な褥瘡対策の診療計画の作成，実施及び評価を行うこととされている（図8.2.16）．

⑤ 栄養管理体制は，入院時に特別な栄養管理が必要と医学的に判断される患者について，患者ごとの栄養状態の評価を行い，医師，管理栄養士，薬剤師，看護師その他の医療従事者が共同して，入院患者ごとの栄養状態，摂食機能及び食事形態を考慮した栄養管理計画を作成し

ていることとされている．

これらは入院基本料算定に不可欠な記録であるため，記載漏れを防ぐために，テンプレート化したり，電子カルテシステム内で記録間の整合性を保つ仕組みを構築したり，さまざまな工夫が行われている．

(3) 看護技術に関連する特掲診療料[※2]に係る看護職の記録

看護職の特性に着目した診療報酬は，医学管理等や在宅医療を中心に，特掲診療料の中にも数多く設定されている．項目によっては，その専門性を担保するために，施設基準を設けたり，看護職員の専従，あるいは専任レベルでの配置を義務付けたりしている．たとえば，外来化学療法加算は，「化学療法実施時間帯に，化学療法の経験を5年以上有する専任の常勤看護師の勤務が必要」とされている．従事した看護師は，その間患者に必要な観察，処置，ケア等を行い，記録し，算定要件を満たしている根拠としている．

このような傾向は，患者への情報提供の充実，インフォームドコンセントの充実，チーム医療の推進，他の医療機関等との連携の強化，根拠に基づく医療（EBM）の推進等を目的として，今後も拡大していくことが予想される．これらを支援する電子カルテシステム機能についての期待が大きい．

(4) 訪問看護ステーション運営に関する看護記録

健康保険法及び老人保健法（現高齢者医療確保法）の規定に基づく厚生労働省令「指定訪問

[※1] 特定入院料
特定入院料とは，施設基準適合の医療機関で特定の症状，疾患の患者に対して包括医療を行うICUや救急の集中治療室，小児科病棟など特別のケアが必要な病棟に入院した場合の医科診療報酬のことである．

[※2] 特掲診療料
保険点数は，基本診療料と特掲診療料を合算して算定する．基本診療料とは「初・再診料」のことで，病状や処置法によって特掲診療料とは対応が大きく異なる．すなわち，基本診療料のような包括的な算定にはなじまないので，個々の行為を評価し，算定している．

別紙3

褥瘡対策に関する診療計画書

氏 名 ＿＿＿＿＿＿＿＿＿＿ 殿 男・女　病 棟 ＿＿＿＿＿＿＿＿＿＿　計画作成日 ＿＿＿．＿＿

明・大・昭・平　年　月　日 生　（　歳）　記入医師名 ＿＿＿＿＿＿＿＿＿＿
記入看護師名 ＿＿＿＿＿＿＿＿＿＿

褥瘡の有無　　1. 現在　　なし　あり （仙骨部、坐骨部、尾骨部、腸骨部、大転子部、踵部、その他（　　））　褥瘡発生日 ＿＿＿．＿＿
　　　　　　　2. 過去　　なし　あり （仙骨部、坐骨部、尾骨部、腸骨部、大転子部、踵部、その他（　　））

＜日常生活自立度の低い入院患者＞

日常生活自立度	J(1, 2)	A(1, 2)	B(1, 2)	C(1, 2)		対処
・基本的動作能力　（ベッド上　自力体位変換）			できる	できない		「あり」もしくは「できない」が1つ以上の場合、看護計画を立案し実施する
（イス上　坐位姿勢の保持、除圧）			できる	できない		
・病的骨突出			なし	あり		
・関節拘縮			なし	あり		
・栄養状態低下			なし	あり		
・皮膚湿潤（多汗、尿失禁、便失禁）			なし	あり		
・浮腫（局所以外の部位）			なし	あり		

危険因子の評価

＜褥瘡に関する危険因子のある患者及びすでに褥瘡を有する患者＞

褥瘡の状態の評価〈DESIGN-R〉

深さ	(0)なし	(1)持続する発赤	(2)真皮までの損傷	(3)皮下組織までの損傷	(4)皮下組織をこえる損傷	(5)関節腔、体腔に至る損傷	(U)深さ判定が不能の場合
滲出液	(0)なし	(1)少量：毎日の交換を要しない		(3)中等量：1日1回の交換		(6)多量：1日2回以上の交換	
大きさ(cm²)　長径×長径に直行する最大径	(0)皮膚損傷なし	(3)4未満	(6)4以上16未満	(8)16以上36未満	(9)36以上64未満	(12)64以上100未満	(15)100以上
炎症・感染	(0)局所の炎症徴候なし	(1)局所の炎症徴候あり（創周辺の発赤、腫脹、熱感、疼痛）		(3)局所の明らかな感染徴候あり(炎症徴候、膿、悪臭)		(9)全身的影響あり（発熱など）	
肉芽形成　良性肉芽が占める割合	(0)創閉鎖又は創が浅い為評価不可能	(1)創面の90%以上を占める	(3)創面の50%以上90%未満を占める	(4)創面の10%以上50%未満を占める	(5)創面の10%未満を占める	(6)全く形成されていない	
壊死組織	(0)なし	(3)柔らかい壊死組織あり		(6)硬く厚い密着した壊死組織あり			
ポケット(cm²)　（ポケットの長径×長径に直行する最大径）－潰瘍面積	(0)なし	(6)4未満	(9)4以上16未満		(12)16以上36未満	(24)36以上	

合計点

留意する項目		計画の内容
圧迫, ズレ力の排除（体位変換、体圧分散寝具、頭部挙上方法、車椅子姿勢保持等）	ベッド上	
	イス上	
スキンケア		
栄養状態改善		
リハビリテーション		

看護計画

［記載上の注意］
　1　日常生活自立度の判定に当たっては「「障害老人の日常生活自立度（寝たきり度）判定基準」の活用について」
　　（平成3年11月18日　厚生省大臣官房老人保健福祉部長通知　老健第102-2号）を参照のこと。
　2　日常生活自立度がJ1～A2である患者については、当該評価票の作成を要しないものであること。

図8.2.16　褥瘡対策に関する診療計画書

看護の事業の人員及び運営に関する基準」において、訪問看護計画書及び訪問看護報告書についての作成、整備等が義務付けられている。作成に際して、准看護師を除く看護師等は、利用者の希望、主治の医師の指示及び心身の状況等を踏まえて、療養上の目標、当該目標を達成するための具体的な指定訪問看護等の内容等を記載した訪問看護計画書を作成しなければならないとしている。また、作成した計画書の主要な事項について、利用者又はその家族に説明することを義務付けている。一方、指定訪問看護事業者に対しては、従業者、設備、備品及び会計に関する諸記録と、利用者に対する指定訪問看護等の提供に関する諸記録を整備し、その完結の日から2年間保存しなければならないと定めている。

訪問看護サービスを受ける対象は、医療保険と介護保険の両方のサービスを受ける場合が多く、記録の効率化と請求事務の簡素化を目指して、電子化が急速に進んでいる領域である。

（宇都由美子）

8.2.16 薬剤師が記載すべき医療記録

薬剤師が記載すべき医療記録には、処方箋による調剤を行った調剤録や処方箋に疑義がある場合に問い合わせを行った結果を示す記録、患者への薬剤に関する指導を行った薬剤管理指導記録や薬歴、さらに薬剤師の病棟での活動を記録する病棟薬剤業務実施記録など、種々の記録がある。ここではその中でもとくに、病院薬剤部門で診療報酬に関係の深い薬剤管理指導記録と病棟薬剤業務実施記録について述べる。

(1) 薬剤管理指導記録（服薬指導記録）

薬剤管理指導業務の目的は、薬剤師が患者を中心とした医療チームの一員として医薬品の適正使用を推進し、安全でより効果的な薬物療法の実現に寄与することにより、患者により良い医療サービスを提供することにある。

薬剤管理指導業務は、薬剤師が医師の同意を得て、直接患者と面談することにより適切な服薬指導、服薬支援等、その他の薬学的管理指導（処方された薬剤の投与量、投与方法、投与速度、相互作用、重複投薬、配合変化、配合禁忌等に関する確認並びに患者の状態を適宜確認することによる効果、副作用等に関する状況把握を含む）を行った場合に週1回に限り算定できる。服薬指導と得られた情報から薬物療法の問題点を検討することにより、薬剤の適正使用情報とともに医師をはじめとする医療チームのスタッフに還元・提案等により情報の共有を図ることが挙げられる。

薬剤管理指導記録に記載すべき項目を**表 8.2.3**に示した。薬剤管理指導記録は、最後の記入の日から最低3年間保存する。

薬剤管理指導記録は、問題指向型システム（POS：Problem Oriented System）の理念に基づき SOAP 形式により記載されているが、記録方法についてはとくに定められていないことから、各施設において考案することも可能である。医師等、他の医療スタッフにも理解しやすい形式が望ましいと考えられる。

薬剤管理指導業務に必要とされる事項を網羅した記録書式には、服薬指導記録用紙薬剤管理表、退院時服薬指導、薬歴管理、薬剤管理表等がある。なお、従来はこれら記録は紙による記録が大半を占めていた。最近では業務を電子化しているところも増えている。

表8.2.3 薬剤管理指導記録に記載すべき項目

薬剤管理指導料の算定に必要	・主として業務開始（初回インタビュー）時：患者の氏名, 生年月日, 性別, 入院年月日, 診療録の番号, 副作用歴, アレルギー歴などの患者基本情報 ・入院中：投薬（内服・外用）・注射歴, 副作用歴（入院時に判明した場合）, 薬学的管理指導の内容（重複投薬, 配合禁忌などに関する確認事項を含む）, 患者への指導および患者からの相談事項, 薬剤管理指導などの実施日, 記録の作成日およびその他の事項など ・退院時：退院年月日
麻薬管理指導加算の算定に必要 （薬剤管理指導料の算定患者が対象）	・麻薬に関わる薬学的管理指導の内容（麻薬の服用状況, 疼痛緩和の状況など） ・麻薬に関わる患者への指導および患者からの相談事項 ・その他麻薬に関わる事項
退院時薬剤情報管理指導料の算定に必要	患者の入院時に当該患者が服薬中の医薬品などについての情報 当該患者に対し入院中に使用した主な薬剤の名称（副作用が発現した場合については, 当該副作用の概要, 講じた措置などを含む）に関して当該患者の手帳に記載する情報 当該患者の退院に際して当該患者またはその家族に対して, 退院後の薬剤の服用などに関する必要な情報

表8.2.4 病棟薬剤業務

① 医薬品の投薬・注射状況の把握
② 医薬品の医薬品安全性情報等の把握及び周知並びに医療従事者からの相談応需
③ 入院時の持参薬の確認及び服薬計画の提案
④ 2種以上の薬剤を同時に投与する場合における投与前の相互作用の確認
⑤ 患者等に対するハイリスク薬等に係る投与前の詳細な説明
⑥ 薬剤の投与にあたり, 流量又は投与量の計算等の実施
⑦ その他（業務内容を具体的に記入すること.）
※当該病棟以外の場所で実施した病棟薬剤業務についても, 実施場所とともに記載すること.

(2) 病棟薬剤業務実施記録

薬剤師の病棟での業務は,「医療スタッフの協働・連携によるチーム医療の推進について」厚生労働省医政局長通知（医政発0430第1号）にあるように薬剤管理指導業務以外にも数多くある. これら業務について, 薬物療法の有効性, 安全性の向上に資する業務（以下, 病棟薬剤業務）を実施すると, 入院基本料の加算として病棟薬剤業務実施加算が算定できる[29].

この病棟薬剤業務は, 薬剤師が**表8.2.4**に示す業務を実施している場合に週1回算定するものである. ただし, 療養病棟又は精神病棟に入院している患者については, 入院した日から起算して8週間を限度とするとしている[30].

なお, この算定には, 1病棟1週間につき20時間相当以上（複数の薬剤師が一つの病棟において実施する場合には, 当該薬剤師が実施に要した時間をすべて合算して得た時間が20時間相当以上）実施する必要があり, これら業務に関する記録（病棟薬剤業務日誌）を作成し, 作成の日から5年間保管しなければならない. この病棟薬剤業務日誌は, 各病棟単位にその日の当該業務時間の集計とともに, 誰がどの業務をいつ行ったかの項目が必要となっている.

（池田和之）

8.2.17 リハビリテーション記録

リハビリテーション医療はチーム医療であり，多職種が連携するために記録が重要である．地域医療連携や医療介護連携においても重要な要素であることから，リハビリテーション記録の重要性は高まっている．

ここでは，リハビリテーションにかかわる医師，看護師，理学療法士（PT），作業療法士（OT），言語聴覚士（ST），医療ソーシャルワーカー（MSW）などの職種による診療記録の記載について述べる．

(1) 医師の指示書

リハビリテーション医療を担う専門職種である理学療法士，作業療法士が理学療法，作業療法を業として提供する場合は，医師の指示が必要である（理学療法士及び作業療法士法第2条3項）．また，言語聴覚士が言語訓練，嚥下訓練，人工内耳の調整その他厚生労働省令で定める行為を業として行う場合も医師又は歯科医師の指示が必要である（言語聴覚士法42条）．

保険医療機関におけるリハビリテーション医療は，心大血管疾患リハビリテーション，脳血管疾患等リハビリテーション，廃用症候群リハビリテーション，運動器リハビリテーション，呼吸器リハビリテーション，摂食機能療法，視能訓練，難病患者リハビリテーション，障害児（者）リハビリテーション，がん患者リハビリテーション，認知症患者リハビリテーション，リンパ浮腫複合的治療，集団コミュニケーション療法などに区分され，それぞれに対して対象疾患が定められている．

医師の指示書には，患者の病状や治療目的，指示内容，注意事項とともに，疾患別リハビリテーション区分が記載される．

(2) 評価記録

リハビリテーションにおける評価は，患者の抱える障害（機能障害，活動制限，参加制約）を明らかにすることであり，障害の解決や改善のための支援策の思考過程の根拠となるよう，客観的に記載される必要がある．

患者のADLの評価方法としては，Barthel index，FIM が広く用いられている[31]．また，生活機能と背景因子をあわせた生活の全体像を表す目的でICFが使われる．

Barthel index は，身体活動10項目について各2〜3段階評価したものである．満点（全自立）は100点である．

FIM（Functional Independence Measure：機能的自立度評価表）は，運動項目（13項目），認知項目（5項目）の合計18項目について，自立度・必要な介助量を7段階評価（各項目7点〜1点）したもので，最高126点（全自立），最低18点である．

ICF（International Classification of Functioning, Disability and Health: 国際生活機能分類）は，生活機能（心身機能，身体構造，活動，参加）および背景因子（環境因子，個人因子）について，具体的な項目ごとに障害の程度や阻害因子の大きさを評価，コーディングする国際分類である．項目数は，第1レベルが34，第2レベルは362，第3，4レベルでは1,424ある．ICFの特徴の1つとして，活動を評価する際は「できる活動」（能力）と「している活動」（実行状況）を分けて捉えることがあり，支援策を考える過程における活用が期待されている．

(3) 実施計画書

医師は，リハビリテーションの実施にあたっ

て，定期的な機能検査等を基に効果判定を行い，リハビリテーション実施計画を作成しなければならない．診療録にはその要点が記載される．

リハビリテーション総合実施計画書は，医師，看護師，理学療法士，作業療法士，言語聴覚士，MSW など関係する多職種で作成した計画書である．

(4) 実施記録，経過記録

治療実施記録，治療経過記録は，診療報酬請求の根拠となる重要なものである．診療報酬請求の算定要件としては，治療開始時刻と治療終了時刻が明記されていることが必須である．治療時間 20 分を 1 単位として請求される．

実施記録に記載すべき項目としては，治療開始時刻と治療終了時刻のほか，治療開始前の訴え・状態，具体的な治療内容，治療中の様子，

治療終了時の様子，診療報酬の区分・単位数・加算（有無・種類）・その他，実施場所，次回の計画がある．

経過記録は，SOAP 形式で記載されることが多い．

チーム医療で情報を共有できるように，一般的に用いられる用語で記載されることが望ましい．

(5) その他

多職種によるカンファレンス記録は，チーム医療を実践するうえで不可欠である．

初期評価から退院（転院）までの評価結果・経過・問題点・目標について簡潔にまとめた要約書（サマリ）が重要である．

患者が他の医療施設に転院する際には，診療情報提供書が作成される．

8.2.18 栄養指導記録

栄養食事指導の目的は，外来患者が，あるいは入院患者が退院後に，自己の栄養管理を行うことができるよう，患者に対して自己管理方法を教育することである．

保険医療機関における食事栄養指導においては，厚生労働大臣が定める特別食を医師が必要と認めた者，またはがん患者，摂食機能または嚥下機能が低下した患者，低栄養状態にある患者のいずれかに該当する患者に対して，当該保険医療機関の管理栄養士が医師の指示に基づき，患者ごとにその生活条件，嗜好を勘案した食事計画案等を必要に応じて交付し，概ね 30 分以上（2 回目以降は概ね 20 分以上），療養のため必要な栄養の指導を行った場合に栄養食事指導料を算定できる．

したがって，医師から管理栄養士への指示，管理栄養士から患者に対する指導内容及び指導

時間の記録が，診療報酬上の栄養食事指導料の要件として必要である．

医師から管理栄養士への指示事項は，熱量・熱量構成，蛋白質量，脂質量についての具体的な指示を含む，当該患者ごとに適切なものでなければならないとされている．

管理栄養士は，患者ごとにその生活条件，嗜好を勘案し，食品構成に基づく食事計画案または具体的な献立を示した栄養食事指導記録を作成する．指導内容の要点は，経過記録に記載するなどして，診療中に容易に参照できる必要がある．

8.2.19 クリニカルパス記録

(1) クリニカルパスの機能

　クリニカルパス（以下，パスと略す）は，産業界の工程管理における最適化手法の医療への応用を端緒として，一定水準以上の医療サービスを最小の医療資源の投入で短期間のうちに達成するための一連の治療計画を表すために用いられるようになった．診療記録の視点からは，単に治療計画を表すだけではなく，治療の結果や目標に対する評価を記録する機能が重要である．正しく運用することにより，チーム医療，医療の標準化，医療安全，医療の評価の推進，PDCA によるプロセスの改善等が期待される．

(2) クリニカルパスの種類

1）オーバービューパス

　横軸に時間，縦軸に達成目標（アウトカム）と介入項目（タスク）を並べたスケジュール表形式のものである．パスといえばこの形式を指すことが多い．一連の治療計画を視覚的に把握しやすいという利点がある．横軸の期間は，入院から退院までとすることが多いが，必ずしもそうである必要はない．

2）ユニットパス

　入院から退院までといった全期間をいくつかの期間に分けたパスを作成しておき，個々の患者の病態や病期に対応したパスを組み合わせて使うことにより，必ずしも一定の経過をたどるとは限らない疾患や病態に対してもパスを使用することが可能となる．単位となるパスごとに適用基準・終了基準を設ける．ステップアップパス，フェーズパス，ミニパスとも呼ばれる．

3）患者用パス

　患者も含めたチーム医療を実践するためには，医療者と患者でパスを共有する必要がある．と

くに患者に対する説明を目的として作成したパスを患者用パスと呼ぶ．オーバービュー形式で，わかりやすい用語を用いて，イラストを入れたものがよく用いられる．

　なお，患者用パスと入院診療計画書の内容は重複する項目が多く，患者用パスをもって入院診療計画書を兼ねることも可能であるが，その場合は保険診療で定められている入院診療計画書に求められている記載項目を含む必要がある．

4）地域連携パス

　地域包括ケアにおいて，複数の施設で共用されることを前提に作成されたパスである．

　連携の流れの視点からは，大きく分けて一方向型と循環型がある．一方向型は，大腿骨頸部骨折や脳卒中のように，手術等の急性期治療を行う施設，リハビリ等の回復期治療を行う施設，退院後の在宅療養を担う施設へと，患者および情報の流れが主に一方向となるパターンである．循環型は，がんや慢性疾患のように，病状が安定したのちに専門医とかかりつけ医が共同して診療を続けるパターンであり，双方向性の情報の流れが発生する．

　診療報酬上は，大腿骨頸部骨折と脳卒中について，地域連携パスに基づく患者個別の診療計画を作成して文書で説明した場合に，地域連携診療計画管理料が認められる．また，5 大がん（肺・胃・肝・大腸・乳腺）をはじめとするがんについて，がん診療連携拠点病院が退院前の患者に対して地域連携パスによる説明を行う等，所定の条件を満たした場合に，がん治療連携計画策定料が認められる．

(3) クリニカルパス記録の書き方

1）適用開始時の記載

　患者に対してパスを適用する場合は，該当の

パスに設定された適用基準および除外基準について評価を行い，パスの治療計画を対象患者に適用することが適当であることを確認したうえで，適用を開始する．このとき，適用基準・除外基準に関する評価結果，および適用可能／不可と判断した結果を記録する．

2）適用中の記載

パスに設定されたアウトカムを評価する．達成区分（達成か未達成か）を記録し，未達成の場合はバリアンス情報を記録する．

3）適用中止時の記載

脱落と分類される重大なバリアンスが発生してパスの継続が不可能となり，パスの適用を中止する場合には，速やかにパス中止と記録し，パスに予定された治療計画が続行されてしまわないように必要な処理を行う．電子カルテシステムなどを使って，適用中のパスの情報をチームで共有している場合には，脱落情報を速やかに共有することが医療安全上重要である．

4）適用終了時の記載

パスの終了基準が達成された場合，あるいは予定されたパスの適用期間が終了した場合には，パスの終了判定を行い，終了基準として設定されたアウトカムに関する評価結果を記録する．

8.2.20　チーム医療に必要な記録

医療の高度化・複雑化に対応し，質の高い安全・安心な医療サービスを提供するためには，旧来の医療，すなわち1人の主治医による判断や指示のもとに行われる医療では対応できなくなっている．そこで，多種多様な医療スタッフが各々の専門性を発揮して業務を分担しつつ，互いに連携・補完・協働する，チーム医療が必要であり，診療報酬上の加算が認められている（**表8.2.5**）．

診療記録の視点からは，多職種による記録，情報の共有，および診療報酬上の加算の根拠となる記録が求められる．

具体的に必要となる記載項目はチームによって異なる部分もあるが，介入依頼の記録，プロブレムリストの記録および管理，共有できる経過記録，カンファレンス記録等が必要となる．このほかシステムの機能として，危険度が高い患者を検索する機能，対象となった患者を管理する機能，統計機能が必要である．

チーム医療の例として褥瘡対策チームと栄養サポートチームを取り上げて，具体的な記録について述べる．

表8.2.5　診療報酬上の加算と関連するチーム医療（抜粋）

加算区分	加算名称	関連するチーム（チーム名称は一例）
A233-2	栄養サポートチーム加算	栄養サポートチーム，NST
A234	医療安全対策加算	転倒転落対策チーム，薬剤安全対策チーム
A234-2	感染防止対策加算	感染対策チーム，ICT
A236	褥瘡ハイリスク患者ケア加算	褥瘡対策チーム
B001 22	がん性疼痛緩和指導管理料	がん相談サポートチーム
B001 23	がん患者指導管理料	がん相談サポートチーム
B001-7	リンパ浮腫指導管理料	がん相談サポートチーム
H004	摂食機能療法	摂食嚥下チーム

(1) 褥瘡記録

褥瘡発生に関する危険度評価，発生予防のために立案した計画および実施したケアの内容，褥瘡が発生した場合にはその状態および経過に関する記録が含まれる．褥瘡発生危険度は，患者の日常生活自立度，病的骨突出や栄養状態などの危険因子をもとに判定し，患者ごとに記録する．危険度に応じて，体圧分散マットレスの使用をはじめとする看護計画を立案し，褥瘡対策に関する診療計画書を作成する．発生した褥瘡については，創の部位および状態を記録する．創の状態は DESIGN-R® 分類スケールで評価するのが一般的である[33]．

診療記録を電子化する場合は，個々の患者の褥瘡記録を電子的に作成するだけでなく，褥瘡対策チームへの報告や介入依頼，褥瘡発生統計，発生誘因の調査，対策の有効性の評価が可能となるようなシステム化が望まれる．

(2) NST記録

NST（栄養サポートチーム）に関わる記録としては，患者の栄養状態を改善させることを目的とした主治医からチームへの介入依頼の記録と，介入後に医師，看護師，薬剤師，管理栄養士，臨床検査技師，言語聴覚士など関係する職種のチームで定期的に行われるカンファレンスおよび回診記録（経過記録）がある．血中アルブミンなどの生化学検査値，BMI などの身体計測値，栄養摂取量など，栄養指標の経時的変化の記録は，主治医に栄養投与法やモニタリング項目を提言する際の根拠として重要である．

関係する職種によって共同で作成される栄養治療実施計画書，および治療終了時または退院・転院時に治療結果を評価して作成される栄養治療実施報告書を診療録に添付することは，診療報酬上の栄養サポートチーム加算の要件となっている．

8.2.21　医療相談記録

社会保障制度の複雑化に伴い，患者からの医療相談に対応するためには高い専門性が求められるようになっている．医療費の助成に関する質問，職場復帰に関する相談，転院先施設に関する相談，在宅医療に移行する際の介護保険制度の利用に関する質問など，さまざまな事項が相談の対象となる．

医療相談を担う職種としては，医療ソーシャルワーカー（MSW：Medical Social Worker）として勤務する社会福祉士のほか，退院支援看護師がある．

これらの医療相談にあたり患者から得られた情報，患者に説明した記録は重要な診療情報であり，適切に記録，管理される必要がある．さらに，経済的な問題や家族内の機微な情報も含

まれることがあるため，興味本位の閲覧がなされないように，病歴情報と同等以上の注意が必要といえる．

退院支援加算や退院時共同指導料など，診療報酬で認められている事項については，その根拠としての記録が必要である．

(1) 退院支援

地域として良質な医療を提供するためには，地域の医療・福祉・介護の連携が重要である．支援が必要な患者，すなわち退院困難な要因を有する患者に対して，入院早期から退院に向けた支援を行うことにより，適切な退院先に適切な時期に退院することが可能とる．このような退院支援に対して，退院支援加算が設定されて

いる．

　退院支援加算の算定要件としては，① 退院困難な要因を有している患者を抽出すること，② 患者および患者家族と退院後の生活について話し合い，関係職種と連携して，退院支援計画の作成に着手すること，③ 退院支援計画に基づいて退院支援を行うにあたっては，病棟および退院支援部門の看護師並びに社会福祉士等の関係職種が共同してカンファレンスを行った上で計画を実施すること，④ 退院支援計画は文書で患者または患者家族に説明を行い，交付すること，⑤ 退院先を診療録に記載すること，などが必要とされている．また，退院支援加算1については，当該病棟または退院支援部門の退院支援職員が，他の保険医療機関や介護サービス事業所等を訪れるなどしてこれらの職員と面会し，転院・退院体制に関する情報の共有等を行うことも求められている．

　退院支援計画には，患者氏名，入院日，退院支援計画着手日，退院支援計画作成日，退院困難な理由，退院に関する患者以外の相談者，退院支援計画を行う者の氏名（病棟責任者，退院支援部門それぞれ記入），退院に係る問題点・課題等，退院に向けた目標設定，支援機関，支援概要，予想される退院先，退院後の利用が予測される福祉サービスと担当者名などを含むこととされている．

(2) 退院時共同指導

　退院後に在宅で療養を行う患者に対して良質な医療福祉介護サービスが円滑に提供されるためには，入院中の医療を担う医療機関のスタッフと，退院後の在宅療養を担う医療機関等のスタッフが，患者や患者家族を交えて一同に集まって，患者の状態や今後の治療介護等の方針を共有して，在宅療養に関する説明や指導を行うことが有効である．

　入院中の病院にて，医師または看護師等と，退院の在宅療養を担う医療機関の医師もしくは看護師または訪問看護ステーションの看護師等と共同で，退院後の在宅での療養上必要な説明および指導を行った場合，所定の条件を満たすことにより退院時共同指導料が算定できる．

　患者に対する説明および指導は，文書によって情報提供する必要がある．患者に提供する文書の書式に関する規定はないが，共同指導を行った日時，場所，参加した医師，看護師，MSW，ケアマネージャー等の氏名，入院中の経過，身体状況，介護度，社会保障の受給状況，退院後の医療処置，身体援助，治療および生活上の課題，緊急時の対応方針等を記載して患者側に渡し，説明を受けた患者または患者家族の署名付きで，写しを（紙媒体ないしスキャンファイルの形で）診療記録内に保存する．

8.2.22 電子文書の保存

　電子カルテシステムの導入によってほとんどの診療記録が電子的に作成されるようになった状況においても，他院からの診療情報提供書や，署名のある説明同意書など，紙媒体で発生する情報が残ることは避け難い．これらの紙媒体で発生する文書等をスキャナ等でイメージ化して電子的に保存することができれば，最初から電子的に作成された情報と統一的に運用することによって，診療業務の合理化が可能となる．

　保存義務のある文書についても，一定の条件を満たせば，スキャナ等で読み取った電子化情報をもって法的な保存を行うことも可能であり，その場合は元の紙の保存が不要になるというメリットがある．一方，スキャナ等で電子化した

情報は専ら運用上の利便性のために用い，法的な保存は従来どおり紙媒体で行うという方法もある．

本項では，スキャナ等で電子化した電磁記録をもって法的に保存義務のある文書として扱うための要件，関連する法令等について述べる．

(1) 関連する法令・通知

1999年4月，厚生省（当時）からの通知「診療録等の電子媒体による保存について」によって，従来は紙媒体で保存する必要があった診療録等の電子保存が可能となった．この通知では，電子保存を認める条件として，3基準および留意事項が示された．3基準とは真正性，保存性，見読性（いわゆる電子保存の3原則）であり，留意事項は，① 運用管理規程の策定と実施，② 証拠能力・証明力，③ 患者の個人情報保護，である．実際の運用は各医療機関の自己責任で行うこととされた．

2001年4月から施行された電子署名法によって，本人による電子署名が行われていれば，法律上，手書きの署名や押印と同等に扱われるようになった．

2005年4月から施行されたe-文書法によって，法令で義務付けられている書面（紙）による保存等に代わり，電子的な保存等が行えることになった．これにより，最初から電子的に作成された文書だけでなく，紙文書をスキャンした画像ファイルについても，一定の要件を満たせば電子文書として保存が認められるようになった．

(2) 電子化保存の要件

診療録等の電子保存の3基準である真正性，保存性，見読性について，e-文書法および医療情報システムの安全管理に関するガイドライン[34]（以下，ガイドライン）に基づいて要点を述べる．

1) 真正性

e-文書法では，電磁的記録の保存を行う場合に行うべき措置として，「保存すべき期間中における当該事項の改変又は消去の事実の有無及びその内容を確認することができる措置を講じ，かつ，当該電磁的記録の作成に係る責任の所在を明らかにしていること．」が要求されている（同省令第4条第4項第2号）．

ガイドラインでは，真正性の確保として，（ア）故意又は過失による虚偽入力，書換え，消去及び混同を防止すること，（イ）作成の責任の所在を明確にすること，とされている．一般的な情報セキュリティの用語では，前者は完全性，後者は責任追及性と呼ばれるものであり，真正性は両者をあわせた概念といえる．

2) 見読性

ガイドラインでは，「必要に応じて肉眼的に見読可能な状態に容易にできること，必要に応じて直ちに書面に表示できること」とされている．見読性とは，行政などによる監査における利用を想定した「人が見て読めること」という要件であり，一般的な情報セキュリティ用語における可用性に対してやや狭い概念といえる．

3) 保存性

ガイドラインでは，「保存すべき期間中において，復元可能な状態で保存することができる措置を講じていること」とされている．保存すべき期間中において真正性と見読性が保たれること，と考えるのがわかりやすい．

なお，e-文書法における電子化保存の要件は，「見読性」，「完全性」，「機密性」，「検索性」の4種類である．このうち，医療関係の文書に対して法的に要求されるものは，見読性と完全性である．

(3) 電子署名とタイムスタンプ

電子署名とタイムスタンプの組み合わせは，電子化された文書の真正性確保のために有効である[35]．すなわち，電子署名とタイムスタン

プによって改ざんの有無を検証できるため，電子署名とタイムスタンプが付与された文書は，① 電子署名が示す責任者によって作成されたこと，② タイムスタンプ時刻以前に存在していたこと，③ その後検証する時刻までに改ざんされていないことを証明することが可能となる．なお，電子署名は信頼された認証局が発行したものである必要があり，タイムスタンプは一般財団法人日本データ通信協会の認定を受けたタイムスタンプ局から発行されるものでなければならない．電子署名とタイムスタンプには有効期限が設定されているため，有効期限を超えて長期間保存するためには，その時点で有効な電子署名とタイムスタンプを改めて付与する必要がある．

(4) 運用上の留意事項

電子文書で保存を行うためには，システムが技術的に適合していることに加えて，運用管理規程を設けて，それに従った運用を行う必要がある．

運用管理規程には，情報作成管理者の設置，電子署名とタイムスタンプが遅滞なく付与されるなど真正性を確保するための規定等，運用上の事項を記載する．

情報作成管理者は，スキャナ等により読み取った電子情報と元の文書等から得られる情報とが同等であることを担保するとされている[34]．すなわち，十分な精度のスキャナを用いて，文書の取り違え，重なり，欠損等が生じないように適正な手順でスキャン作業を行うなど，確実な作業が実施されるように措置を講じる責任を担う．

紙媒体の情報を入手してからスキャンを行い，電子署名とタイムスタンプを付与するまでの期間については，改ざんの動機が生じないと考えられる1〜2日程度以内に，遅滞なく行わなければならない[35]．

新たに発生する紙媒体の文書をその都度電子化するのではなく，過去に蓄積された紙媒体等をスキャナ等で電子化して保存するためには，実施計画書の作成，対象となる患者に対する周知，患者からの異議申し立てに対する対応，外部監査の実施等，高いハードルが設けられている．

（岸　真司）

医療に関わる諸記録の取扱い

医療法に定める病院の運営・管理に関する記録

2007年の医療法改正により，病院が備えておくべき「診療に関する諸記録」として「看護記録」が新たに加えられ，また「入院診療計画書」の作成も義務付けられるなど，病院における記録の管理上の変更がいくつか行われているので，それらを含めて医療法で定めるところの「病院の運営・管理に関する記録」について改めて整理してみる.

まず，病院として備えておかなければならない記録は，医療法第21条において「診療に関する諸記録」と定められている．具体的には，医療法施行規則第20条に明記されており，過去2年間の「病院日誌」，「各科診療日誌」，「処方箋」，「手術記録」，「看護記録」，「検査所見記録」，「エックス線写真」，「入院患者及び外来患者の数を明らかにする帳簿」，そして「入院診療計画書」，以上の9つの記録を整備しておくことが求められている．なお，地域医療支援病院と特定機能病院においては，これら9つの記録に加えて「紹介状」と「退院した患者に係る入院期間中の診療経過の要約」も整備しておく必要がある.

これら「診療に関する諸記録」のうち，保険診療において個々の患者の診療に際して記録として作成されたものについては，「保険医療機関及び保険医療養担当規則（略して「療養担当規則」）」の第9条において，診療の完結した

日から3年間の保存が義務付けられているので，「病院日誌」と「各科診療日誌」，それに「患者数に関する帳簿」以外の記録については，事実上は3年間の保存義務があると理解したほうがよい．さらに，医師法では「診療録」を5年間保存しなければならないとされている，診療録に含まれる記録と解されるもの，たとえば「処方箋」や「手術記録」などの個々の患者の記録については，5年間の保存義務が課せられていると考えるべきであろう．なお，医師法には診療録の保管期間の起算日は明記されていないが，療養担当規則の第9条において，診療の完結した日から5年間と規定されている．したがって，最終の診察日を起算日として解釈する必要がある.

ところで，この医療法に定める「診療に関する諸記録」については，「入院診療計画書」を除けば，記録としての書類の様式などを個別具体的に示してはいない．しかし，療養担当規則において書類としての具体的な様式，記載すべき事項が規定されているものがあるので注意が必要である．一方，「病院日誌」や「各科診療日誌」については，どのような様式で何を記載すべきなのかなどは具体的に示されていない．そのため，一般的にはそれぞれの病院が独自の様式の書類を作成し，診療日ごとに病院全体の入院患者数と外来患者数，および病床利用率，あるい

は診療科別の患者数と診療担当医などを記録しているところが多いようである．しかし，保健所による立ち入り検査などの際には，研修会などの行事も記録するように助言や指導されたりすることがある．さて医療法では，地域医療支援病院と特定機能病院については「診療に関する諸記録」のほかに，「病院の管理及び運営に関する諸記録」も備えておくことを求めている．地域医療支援病院に関しては，医療法第22条において病院に求める法定施設等の一項目として，「病院の管理及び運営に関する諸記録」が整備義務のあるものとして明記されている．また，医療法第16条によって「診療に関する諸記録」とともに体系的に管理し，患者のプライバシーを害さない範囲で院外の医師にも閲覧できるようにしておかなければならないとされていて，特定機能病院についても同様に，諸記録の体系的な管理と閲覧に関する規定が定められている．これら地域医療支援病院と特定機能病院には，医療法施行規則第9条において「診療並びに病院の管理及び運営に関する諸記録の管理に関する責任者及び担当者を定め，諸記録を適切に分類して管理すること」とされており，さらには「閲覧に関する責任者と担当者及び閲覧の求めに応じる場所」も定めることになっている．この責任者及び担当者は，業務が適切に実施されていれば，必ずしも専任の者でなくとも差し支えないとされていたが，2015年の医療法改正後は，特定機能病院においては専任の者を配置することとされた．なお，諸記録の管理方法は，病院の実情に照らし適切なものであれば，必ずしも病院全体で集中管理する方法でなくとも差し支えない．また，分類方法についても，病院の実情に照らし，適切なものであれば差し支えないとされている．

ところで，前述の2015年の医療法改正では，臨床研究中核病院の制度も創設されている．この臨床研究中核病院においては，前項の「診療に関する諸記録」および「病院の管理及び運営

に関する諸記録」の他に，「臨床研究に関する諸記録」の整備も求められている．「臨床研究に関する諸記録」とは，「研究計画書」，「同意説明文書」，「症例報告書」，「倫理審査委員会に関する記録」，「利益相反に関する記録」，「重篤な有害事象への対応に関する記録」，「医薬品の臨床試験の実施の基準に関する省令」，「医療機器の臨床試験の実施の基準に関する省令及び再生医療等製品の臨床試験の実施の基準に関する省令に基づき医療機関において保存することとされている諸記録」である．また，「診療，臨床研究並びに病院の管理及び運営に関する諸記録の管理に関する責任者及び担当者」は，専任の者を配置することが望ましいとされている．

さて，「病院の管理及び運営に関する諸記録」の具体的な内容は，地域医療支援病院については医療法施行規則第21条で決められており，「共同利用の実績」，「救急医療の提供の実績」，「地域医療従事者の資質の向上を図るための研修の実績」，「閲覧実績」，「紹介患者に対する医療提供及び他の病院又は診療所に対する患者紹介の実績を明らかにする帳簿」などである．特定機能病院でも，「病院の管理及び運営に関する諸記録」については高度医療や安全管理に関する記録の整備が求められていて，具体的には医療法施行規則第22条に示されていて，過去2年間の「従業員数を明らかにする帳簿」，「高度医療の提供の実績」，「高度の医療技術の開発及び評価の実績」，「高度の医療の研修の実績」，「閲覧実績」，「紹介患者に対する医療提供の実績」，「入院患者，外来患者及び調剤の数を明らかにする帳簿」などである．それ以外に，医療安全管理に関する記録の整備も必要であり，たとえば「専任の医療安全管理者の配置状況」や「専任の院内感染対策担当者の配置状況」，さらには医療法において実施義務が課せられている職員向けの教育・研修の実績なども書類として整備しておく必要がある．臨床研究中核病院については，医療法施行規則第1条の11及び第

表8.3.1 医療法施行規則第1条の11及び第9条より

- ・従事者を明らかにする帳簿
- ・医療に係る安全管理のための指針の整備状況
- ・医療に係る安全管理のための委員会の開催状況
- ・医療に係る安全管理のための職員研修の実施状況
- ・医療機関内における事故報告等の医療に係る安全の確保を目的とした改善のための方策の状況
- ・特定臨床研究の適正な実施の確保のための委員会の開催状況
- ・特定臨床研究の適正な実施の確保のための規程及び手順書の整備状況
- ・特定臨床研究の適正な実施に疑義が生じた場合の情報提供を受け付けるための窓口の設置状況
- ・病院管理者の業務執行の状況を監査するための委員会の開催状況
- ・特定臨床研究の実施の支援を行う部門の設置状況
- ・専従の特定臨床研究の実施の支援に係る業務に従事する者の配置状況
- ・特定臨床研究の実施の支援に係る業務に関する規程及び手順書の整備状況
- ・特定臨床研究を実施するに当たり統計的な解析等に用いるデータの管理を行う部門の設置状況
- ・専従の特定臨床研究を実施するに当たり統計的な解析等に用いるデータの管理を行う者の配置状況
- ・特定臨床研究を実施するに当たり統計的な解析等に用いるデータの管理に関する規程及び手順書の整備状況
- ・医療に係る安全管理を行う部門の設置状況
- ・専任の医療に係る安全管理を行う者
- ・専任の特定臨床研究において用いられる医薬品等の管理を行う者及び特定臨床研究に係る安全管理を行う者の配置状況
- ・特定臨床研究に係る安全管理業務に関する規程及び手順書の整備状況
- ・倫理審査委員会の設置状況
- ・倫理審査委員会が行う審査に係る規程及び手順書の整備状況
- ・利益相反委員会の設置状況
- ・利益相反委員会が行う審査に係る規程及び手順書の整備状況
- ・専従の知的財産の管理及び技術の移転に係る業務を行う者の配置状況
- ・知的財産の管理及び技術の移転に係る業務に関する規程及び手順書の整備状況
- ・臨床研究に関する広報及び啓発に関する活動を行う体制の整備状況
- ・当該病院が実施する特定臨床研究に関し，研究の対象者又はその家族からの相談に適切に応じる体制の整備状況

9条で決められており，**表8.3.1**に示すとおりである．

そして，これらの諸記録の保管場所や分類方法を明記した一覧表についても，通知・通達などによって具体的な様式が定められていて，それに準拠した形で予め作成しておくことが求められている．また，それらの書類や各種の実績などを「業務報告」として，地域医療支援病院の場合は都道府県知事に対して，特定機能病院および臨床研究中核病院の場合は厚生労働大臣に対して，毎年提出しなければならない義務なども課せられている．

なお，「病院の管理及び運営に関する諸記録」としては位置付けられてはいないが，医療法では病院に対してさまざまな書類や記録の整備を義務付けており，それらに関しても体系的に整理し保管しておくことが必要である．また，医療法など医療関連の法律等に定めてはいないものの，一般的な事業者として，あるいは事業を行う法人として備えておくべき書類などが種々の法律で規定されているので，それらについても適切に整備することを怠らないように注意しなければならない．さらに，法律などでは規定していないが，現実には「病院の管理・運営」に日々必要な記録や書類は多数あり，とりわけ経営に直結するデータなどは最重要のものとして十分な精度と内容で整備しながら，病院を効率的に管理・運営するために活用していくことが望まれる．

（寺崎　仁，服部建大）

その他の健康記録

医療法や医師法などに定める診療に関する諸記録以外にも，公的な仕組みによって作成される個人の医療や健康に関する記録は種々あるが，ここでは利用者自身が管理しなければならない記録をいくつか例示的に取り上げて，併せて一般の事業者や学校および保険者が管理すべきものとされている健診記録についても述べる．

診療録などの診療記録を作成する義務や保管し管理する責任は，医師や医療施設の管理者などの医療提供者側に課せられている．しかし，「母子手帳（母子健康手帳）」や「お薬手帳」，「糖尿病連携手帳」などは該当する利用者自身に対して交付されるものであり，医療機関などを受診する際には，それらの手帳などを持参するように患者・利用者に対して呼びかけていて，記録の管理は利用者の側に委ねられている．これら手帳型の健康記録メディアの活用により，患者・利用者に関係する医療関係者間の情報共有が推進されるとともに，患者・利用者自身の健康管理意識を高める効果が期待される．

「母子手帳」は，市町村が妊娠の届け出をした者に対して母子保健法第16条に基づいて交付されるものであり，妊娠を行政的に把握し，妊娠の初期から出産後までの妊産婦と児の乳幼児期までの一貫した母子保健対策を実施するためのものである．この「母子手帳」は，妊娠，出産，育児に関する継続した健康記録であり，妊産婦健康診査，乳幼児健康診査，またその後に行われる児の定期健康診査の結果を，医師・保健師などが記載して母子保健に活用するとともに，利用者に妊娠と乳幼児に関する行政情報や保健・育児情報の提供のために用いられている．最近では，妊産婦の健康に対するパートナーの理解の促進，および父親の育児への参加を促すために，「父子手帳」と称する副読本を作成して配布する自治体もある．このように母子手帳は，個人の健康記録としての側面のほかに，利用者などへの母子保健関係の情報提供や教育・啓発にも活用されるものとなっている．

「お薬手帳」も利用者自身が保管して，医療機関を受診したり薬局で薬をもらったりするときに利用するものであるが，この手帳は何らかの法律に基づいて作成されているのではなく，診療報酬において「薬剤情報提供料」を算定する際に記載することになっている患者の「手帳（薬剤の記録用の手帳）」である．この手帳は，患者名や生年月日，連絡先，そしてアレルギー歴や副作用歴，および既往歴などを記録するための欄があり，処方した薬剤名なども随時記載できるような形式になっていれば，それ以外の部分は患者自身が自分用の手帳として自由に作ってもよいことになっている．しかし，診療報酬の算定要件として記載しなければならない項目が決められているので，通常は薬局や医療機関が予め手帳を準備していて，最初に薬が投与されるときなどに患者に渡すことが行われている．

この「お薬手帳」は，平成20年に始まった「後期高齢者医療制度（長寿医療制度）」において，複数の医療機関で同効薬を重複して処方されることを防ぐ仕組みとして活用されることになっており，75歳以上の高齢者は手帳を1人1冊だけ持つように指導され，また患者の薬剤服用歴が経時的に管理できるものとして利用することが進められている．そして，前述した患者名などの必須項目の記載欄以外については比較的自由に工夫して使うことができるので，血液などの検査結果の記録なども記入するようにして，個人の医療に関する記録として利用することなども行われるようになっている．また，大災害

時に医療機関に保管された病歴が失われた場合でも，「お薬手帳」を携帯していれば，医療機関に自分の処方履歴を提供することもできる．

「糖尿病連携手帳」は，公益社団法人日本糖尿病協会により平成22年から発行されている．かかりつけ医と専門医，歯科医師，眼科医，ケアマネージャー，かかりつけ薬局が情報共有により役割分担し，患者の診療を行うことを目的として発行されたが，現在の第3版では「患者さんがご自身の手帳であることをより一層意識でき，療養支援に重点をおいた糖尿病手帳」と規定し，検査結果（合併症検査）項目記入ページ，日糖協教育資材の広告と記入ページの新設などの改訂が行われた．全国で年間200万部以上が利用されているといわれている．

このように，強く秘匿性が求められる個人の健康や医療に関する情報が記載されている手帳型健康記録であるが，保管などの管理責任は患者自身に委ねられているので，紛失した場合に生じる問題の多くは患者の側に帰することになる．さらに，近年のスマートフォンの普及に伴い，これら手帳型の健康記録機能がスマートフォンのアプリとしてさまざまなベンダから提供されるようになっている．たとえば電子版お薬手帳では，処方情報は薬局で発行された調剤明細書に記載された二次元バーコード（QRコード）を読み込んだり，手入力したりして記録する方法が一般的である．情報はシステム提供メーカーのデータセンターにアップロードされ，データベースとして保管されるので，端末機を機種変更したり，紛失したりしても情報が失われることがない．現状の課題としては，機能やデータ形式などの仕様が提供ベンダによって異なっており，電子母子手帳については，各自治体が採用するベンダによって仕様がさまざまで標準化されていない．今後，個人が管理する電子版健康記録がPHR（Personal Health Record）に発展していくためには，ベンダ間の相互運用性の確保が重要である．

さて，職場の定期健康診断や学校健診などのいわゆる健診記録については，労働安全衛生法や学校保健安全法に基づいてそれぞれ事業所や学校に健康診断の結果を含めて記録の保管義務が課せられている．また，平成20年から行われるようになった40歳以上の国民を対象にした特定健診なども，実施義務のある保険者に対して記録の保存義務が課せられているが，職場健診も含めて成人を対象とした健康診断などの結果については，本人にも確実に伝えることを事業所や保険者に対して義務付けている．そして，定期健康診断の結果を記載した個人票などは事業所において保管することになっているが，このような個人の健康記録を取扱う担当者，たとえば人事労務担当者の守秘義務については，法的な規定が未整備であるなどの問題点がしばしば指摘されていた．しかし，平成17年の個人情報保護法の施行によって，健康記録などを含めた個人情報が法的に保護されることになり，個人情報を取扱う事業者には，就業規則などにおいて職員に対して守秘義務のあることを規程として明記することが求められるようになった．

（寺崎　仁，入江真行）

8.4

医療記録の標準コード

8.4.1 標準コードの必要性

(1) なぜ医療において標準化が必要なのか

Sacket.O により EBM が提唱される以前の医療は，経験に基づいた帰納法的医学ともいえよう．EBM にあってはデータの意味と質の粒度を統一する必要がある．疫学的研究，臨床研究，医療管理学的研究に際しては必須な事柄である．また，他施設とのベンチマークにも必須である．診療においては他施設との連携の際には情報交換・共有のための標準コードの使用が不可欠である．さらにデータ交換のセキュリティを担保した通信規約も不可欠である．このように標準化は医療の質の向上のために大きな役割を果たしている．

(2) 病名の標準化（WHOによる）

傷病名（病名）は，病院における診療情報の管理において重要であるのみではなく，各人の生涯に亘る健康に関する最大の情報としても重要である．傷病名は初診時に可能な限りつけることが望ましいが各種検査後，あるいは検査を兼ねた治療の評価後でなければつけられないことがある．また経過がきわめて急で不幸な転帰をとった場合には主要病態名しかつけられない場合もある．しかしながら，疫学的な統計作成，医学研究としての資料，経営管理面での統計・資料では，標準化，統一された傷病名で疾患を

記述することが必要である．また，病病・病診連携を行う際にも病状を把握し，共有するために必要である．さらに，施設間のベンチマーク分析を行う際には共通な母集団での検討が必須であり，標準化された病名をつけることは重要である．

(3) ICD病名について

異なる国や地域から，異なる時点で集計された死亡や疾病のデータの体系的な記録，分析，解釈および比較を行うため，世界保健機関憲章に基づき，世界保健機関（WHO）が作成した分類である．最新の分類は，ICD の第 10 回目の改訂版として，1990 年の第 43 回世界保健総会において採択されたものである．現在，わが国では，その後の WHO による ICD10 のままの改正の勧告である ICD10（2003 年版）に準拠した「疾病，傷害及び死因の統計分類」を作成し，統計法に基づく統計調査に使用されるほか，医学的分類として医療機関における診療録の管理等に活用されている．なお ICD11 は 2018 年6 月に公表された．

各国で適応に向けた準備がなされ，2019 年 5 月に世界保健総会に提出される．また，平成 30 年度からの DPC 調査では診断情報（主傷病，入院契機，医療資源，医療資源 2，併存症，続発症）については ICD10（2013 年版）の記載が

必要となった.

基本分類として全身症,解剖学的系統別疾患,分娩・奇形・新生児疾患,症状・徴候,障害・外因,保健サービスおよび特殊目的(正式分類前の暫定分類,例:U04 として重症急性呼吸器症候群[SARS])に体系化されている.診療科区分と大きく異なっていることに注意すべきである.具体的にはアルファベット1文字に2桁の数字の3桁で表現される.たとえばアルコール性肝疾患は K70 と3桁で表現されるが,さらに,脂肪肝であれば K70.0,肝炎であれば K70.1 と詳細が表現される.

ICD10 の病名選択のルールとしてはある期間における診療のうち,医療が必要になった原因としての最後に診断されたものを主要病態とする.複数あった場合には最も医療資源が使われた病態を選択する.ICD については次項で説明する.

(4) MEDIS-DC(一般社団法人医療情報システム開発センター)による電子カルテ標準病名マスター

病名情報を医療情報システムで効果的に処理できることを目的として,病名表現の些細な違いをなくして,1疾患に1病名表現,1病名コードを実現された病名の一覧表である.1病名表現に対して一意にコードが割り当てられているが,ICD10 の分類コードが4桁コードまでふられている.2018 年1月 V3.14 では病名基本テーブル数が 25,669,修飾語テーブルが 2,316 である.標準病名マスターのコードとしては,病名管理番号,傷病概念コード,レセ電算処理コード(レセ電),ICD10 分類コードで構成される.病名管理番号とは同一の傷病であっても,異なる用語(表記)ごとに一意に割り当てた番号であり,傷病概念コードとは1傷病に1つランダムに独自にふられた4桁の英数字コードである.レセ電は病名(表記)ごとに一意な7桁コードである.このマスターはダウンロードが可能である.現在,国内のほぼすべての電子カルテシステム,レセプトシステムに導入され,日本の病名コーディングの基盤や医療情報データベース解析における病名情報の解析基盤として役立っている.

(5) DPCにおける診断群分類コード

診断群分類コードは 14 桁で表現される.3層構造をなしており上位6桁「疾患コード」である.冒頭の2桁が主要診断群(Major Diagnosis Criteria)の「MDC コード」で 2018年現在 18 の分類があり,506 の疾患が登録されている.残り4桁が「分類コード」になっている.このコードにはそれぞれ対応する ICD名称が定義されている.たとえば MDC2桁は 06 の消化器疾患で分かるように消化器内科,消化器外科等の従来の診療科の枠を超えていることが特徴である.

(6) 手術コードの標準化と診療報酬制度

従来,診療請求コードのうち,手術の部の区分番号については K コードが用いられてきた.一方,現在,105 の外科系学会が加盟している外保連(一般社団法人外科系学会社会保険委員会連合)では臨床的な観点から,手術をコーディング化する作業を行っている.最新版は第 9.1 版である.外保連コードの基本体系は,7桁の基幹コード STEM7 である.3桁が操作対象部位,2桁が基本操作(患部の切除,止血・出血予防,修復,採取・移植,その他の5つの操作概念の下層に切除,生検などの基本操作を分類,1桁が手術部位への到達法,1桁がアプローチ補助器械となる.この外保連コードは平成 26 年度の診療報酬改定の資料とされ,平成 30 年度の診療報酬改定では K コード再編の基礎データとするために,DPC 調査データに STEM7 を入力することになった.

(7) MEDIS-DCによる標準化

MEDIS-DC では厚労省の委託を受けて，前述の標準病名マスターに加えて，**表8.4.1**に示すような標準マスターを作成してきた．医療機関以外での使用若しくは配布目的で利用する以外は自由にダウンロードが可能である．これらのマスターの特徴は，既存のコードとの対応付けをしているところである．たとえば，医薬品コードマスター（HOT13）では厚労省 12 桁コード，個別品医薬コード，JAN コード，レセプト電算処理コードと対応しており，また，手術検査マスターでは標準検査項目コード（JLAC10 コード）とレセプト電算処理システムで用いられる請求コード（診療行為コード）とを対応付けて収載されている．

(8) 厚生労働省標準規格に採択までの流れ

厚労省では，医療情報連携ネットワークの普及・展開を目指している．この実現には医療情報の標準化が必須である．医療情報交換規約としては SS-MIX2 ストレージが有名であるが，平成 28 年に採択されたのが「厚労省標準規格」である．これを受けて，平成 28 年度診療報酬改定では，電子的診療情報提供料（B009-2 30 点）が新設されたが主流となるべきは SS-MIX2 ストレージである．厚労省が標準規格として周知するまでのプロセスを示す．HELICS 協議会（医療情報標準化協議会）が審査を担当している．まず，規格作成団体が標準案の採択を HELICS 協議会に申請し，理事会の審議を行い，投票により過半数の賛成があれば，医療情報標準化指針として採択され，厚労省の保健医療情報標準化会議で審議され，その結果で標準規格として認められる．平成 30 年現在，16 の標準化指針が採択されている．

現在，SS-MIX2 からデータを収集する事業として糖尿病データベース作成に関する J-DREAMS 事業などが行われており，標準化は医療情報分野にとって，至急取り組むべき大きな課題であり，日本医療情報学会からも委員を出し参画している．

表8.4.1　MEDIS 標準マスター（平成30年現在）

医薬品 HOT コードマスター
病名マスター（ICD10 標準病名マスター）
歯科病名マスター
標準歯式コード使用
臨床検査マスター（生理機能検査を含む）
手術・検査マスター
看護実践用語標準マスター（行為編・観察編）
医療機器データベース
症状所見マスター（身体所見編）
画像検査マスター
J-MIX（電子保存された診療録情報の交換のためのデータ項目セット）

なお，さらに興味ある方は厚労省，MEDIS-DC，HELICS 協議会，外保連，SS-MIX2 普及推進コンソーシアム等のサイトを参照されたい．

（中川　肇）

8.4.2 傷病名の標準コード

傷病名（病名）は，医師が患者に対する診察，検査を通して，病気や怪我の鑑別を行って付けるものであり，その後の治療につなげる重要な情報である．診療情報として記録された病名情報は，その医療施設の医療従事者や病病・病診連携を行う医療機関と共有されるほか，診療報酬請求や疫学的な統計作成，医学研究としての資料，経営管理面での統計資料の用途に用いら

表8.4.2　ICD-10の分類体系（見出し）

全身症	1	感染症および寄生虫症	(A00-B99)
	2	新生物	(C00-D48)
	3	血液および造血器の疾患ならびに免疫機構の障害	(D50-D89)
	4	内分泌, 栄養および代謝疾患	(E00-E90)
解剖学的系統別疾患	5	精神および行動の障害	(F00-F99)
	6	神経系の疾患	(G00-G99)
	7	眼および付属器の疾患	(H00-H59)
	8	耳および乳様突起の疾患	(H60-H95)
	9	循環器系の疾患	(I00-I99)
	10	呼吸器系の疾患	(J00-J99)
	11	消化器系の疾患	(K00-K93)
	12	皮膚および皮下組織の疾患	(L00-L99)
	13	筋骨格系および結合組織の疾患	(M00-M99)
	14	腎尿路性器系の疾患	(N00-N99)
分娩・奇形・新生児疾患	15	妊娠, 分娩および産褥	(O00-O99)
	16	周産期に発生した病態	(P00-P96)
	17	先天性奇形, 変形および染色体異常	(Q00-Q99)
症状・徴候	18	症状, 徴候および異常臨床所見・異常検査所見で他に分類されないもの	(R00-R99)
障害・外因	19	損傷, 中毒およびその他の外因の影響	(S00-T98)
傷病の外因	20	傷病および死亡の外因	(V01-Y98)
保健サービス	21	健康状態に影響を及ぼす要因および保健サービスの利用	(Z00-Z99)
特殊目的	22	特殊目的用コード	(U00-U99)

れる. このとき, それぞれが共通な病状として把握できるためには病名情報が標準化され, 統一された名称やコードで記述されていなければならない. また, 個人が自身の生涯を通した健康を把握できる PHR（Personal Health Record）などの仕組みを今後構築していくうえにおいても, 病名が標準化されていることは重要である.

(1) 疾病, 傷害および死因の統計分類(ICD)

International Classification of Diseases（ICD）は, 世界保健機関（WHO）が作成した国際的に統一された基準で定められた死因・疾病の分類である. そして異なる国や地域で異なる時点に集計された死亡や疾病のデータを体系的に記録し, 分析, 解釈および比較を行うために用いられる. ICD は 1990 年の第 43 回世界保健総会において採択されたのち, これまでに 10 回の改訂が行われているほか, 大小さまざまな改正が定期的に行われている. 現在は ICD の第 10 回目の改訂版が最新である. また, 日本においては, ICD10 のままの改正の勧告である ICD10（2013 年版）に準拠した「疾病, 傷害及び死因の統計分類」（International Statistical Classification of Diseases and Related Health Problems：ICD）を作成しており, これが統計法に基づく統計調査に使用されるほか, 医学的分類として医療機関における診療録の管理等に活用されている. **表 8.4.2** に ICD10 の基本分類を示す.

ICD10 には, 22 の大分類があり, 全身症, 解剖学的系統別疾患, 分娩・奇形・新生児疾患, 症状・徴候, 傷病の外因, 保健サービスおよび

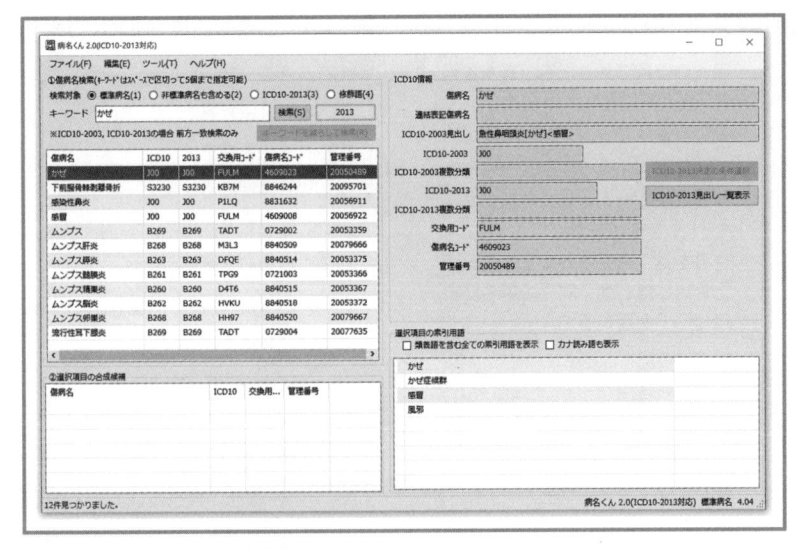

図8.4.1　病名くん2.0の画面
厚生労働省と東京大学，富士ゼロックス情報システムが開発した標準病名マスターに収載された病名・修飾語の検索ソフトウェア．病名・修飾語キーワード・ICD10コード検索に加え，ICD10コード決定支援機能等を利用できる．

特殊目的として体系化されている．この分類はアルファベット1文字と2桁の数字の3桁のコードで表現される．たとえばアルコール性肝疾患はK70と3桁で表現され，さらに脂肪肝であればK70.7，肝炎であればK70.1と詳細が表現される．

また，ICDの派生分類として，国際疾病分類腫瘍学第3版（ICD-O-3）やICD10精神及び行動の生涯に関する分類，国際疾病分類－歯科学及び口腔科学への適用第3版（ICD-DA），国際疾病分類－神経疾患への適用第8版（ICD-10-NA）も策定されている．

公表されたICD11では基礎医学や臨床医学，公衆衛生分野の新たな知見や日中韓の伝統医学の内容が追加される．また，病名コードのみでなく，疾患概念を含めた情報体系となっており，電子環境での活用を前提としている．新たに免疫系の疾患（第4章），覚醒障害（第7章），性保健健康関連の病態（第17章），伝統医学の病態―モジュールⅠ（第26章）とエクステンションコードが追加された．今後，日本においても導入に向けた準備が進んでいくものと思われる．

(2) ICD10対応標準病名マスター

標準病名マスターは，医療情報システム開発センター（MEDIC-DC）が作成する病名とコードの一覧である．ICD10の粒度では，日本において臨床上必要な傷病概念が網羅できていないため，標準病名マスターでは病名や病名に付加する接頭辞，接尾辞が追加されている．

この標準病名マスターは，病名情報を医療情報システムで効率的に処理することを目的として作成されており，システム上での病名表現の些細な違いをなくすため，1つの病気（疾患）に対して1つの病名，および1つの病名コードを付与するようにしている．2018年4月1日現在の最新であるV4.04には25,669語の傷病概念（病名表記）が登録されている．

標準病名マスターのコードは，病名管理番号，傷病概念コード，レセ電算処理コード，ICD10分類コードによって構成される（**図8.4.1**，**表8.4.3**）．

たとえば，「かぜ」と「感冒」では異なる病名管理番号が割り当てられており，異なる傷病と

表8.4.3　標準病名マスターのコード

病名管理番号	・同一の傷病であっても，異なる用語（表記）ごとにユニークに割り当てた番号（表記と1対1に対応）
傷病概念コード	・1傷病（1見出し語）に1つ，ランダムに振られた4桁の英数字コード（1文字目は英字） ・やむを得ず導入された互換表記語と見出し語とは，同一の病名交換用コードを用いる
レセ電算処理コード（傷病名コード）	・病名（表記）ごとにユニークなレセ電算処理用コード：7桁数字
ICD10分類コード	・各病名のICD10分類の4桁コード（一部5桁に対応） ・複数分類コードに対応

して登録されている．一方，ICD10では両者は「急性鼻咽頭炎［かぜ］＜感冒＞」（J00）という同じ分類に属しており，標準病名マスターでも病名交換用コードによって「感冒」と「かぜ」が同じ概念関係であることを表現している．

　標準病名マスターは，現在，国内のほぼすべての電子カルテシステム，オーダエントリシステム，レセプト電算処理システムに導入されており，日本の病名コーディングの基盤や医療情報データベース解析における病名情報の解析基盤として役立っている．

（3）DPCにおける診断群分類コード

　Diagnosis Procedure Combination（DPC）とは，Diagnosis（診断）とProcedure（診療行為）の組み合わせによる診断群分類のことである．また，この分類によって1日あたりの診療報酬を包括的に評価して支払う仕組みをDPC/PDPS（Per Diem Payment System）という．

　診断群分類は14桁コードで構成され，大きく分けて3層の構造をなしている．1層目（1〜6桁）は傷病名に基づく層であり，とくに冒頭の2桁はMDC（Major Diagnosis Criteria；主要診断群）コード，それに続く4桁が分類コードになっている（**表8.4.4**）．分類コードはICD10の分類に基づいて名称・コードが振ら

表8.4.4　主要診断群（MDC）コード

MDC	疾患分類
01	神経系疾患
02	眼科系疾患
03	耳鼻咽喉科系疾患
04	呼吸器系疾患
05	循環器系疾患
06	消化器系疾患，肝臓・胆道・膵臓疾患
07	筋骨格系疾患
08	皮膚・皮下組織の疾患
09	乳房の疾患
10	内分泌・栄養・代謝に関する疾患
11	腎・尿路系疾患及び男性生殖器系疾患
12	女性生殖器系疾患及び産褥期疾患・異常妊娠分娩
13	血液・造血器・免疫臓器の疾患
14	新生児疾患，先天性奇形
15	小児疾患
16	外傷・熱傷・中毒
17	精神疾患
18	その他

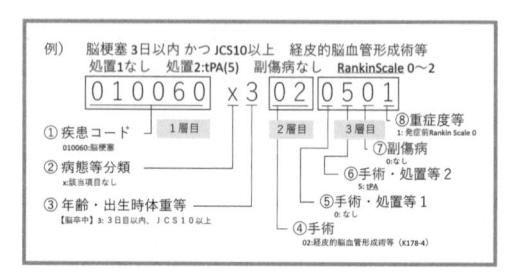

図8.4.2　DPCコード（14桁）の構成

れており，それぞれにICD10のコードが紐付いている．2層目（9〜10桁）は手術の有無に基づく層であり，医科診療報酬点数表の手術に関するコード（Kコード）と紐付いている．3層目（11〜14桁）はその他の層であり，処置，副傷病名（入院時併存症，入院後発症），重症度等が含まれる．1層目から順に選択していく階層構造であることにより，14桁のコード範囲において疾患群分類を表すことができている．**図8.4.2**の例では1層目で「脳梗塞（010060）」を選択すると，2層目の「02」というコードが

「経皮的脳血管形成術等」を施行したということを意味する．DPC コードを選択する際には，1 入院当たり医療資源を最も投入した傷病名に基づいて決定する．

8.4.3 手術処置等の標準コード

(1) 診療報酬コード

診療報酬コードは，診療報酬請求を目的とした日本独自のコードであり，医科診療報酬点数表（**表 8.4.5**）では，手術料と輸血料は区分番号が K から始まる 4 桁のコードで示されているため，とくに K コードと呼ばれる．また，汎用的な処置，救急処置，各科固有の処置料は J から始まるコードで示されているため，J コードと呼ばれる．たとえば，創傷処置は J000 と定義されている．また，それに続くハイフンと数字 1 桁の枝番によって細かく区分が定義されている場合もあり，創傷処置は創の広さによって細かく分類される．

表 8.4.5　医科診療報酬点数表の項立て

	第 1 章　基本診療料				第 2 章	
A	初・再診料	初診料 再診料		G	注射	注射料 薬剤料 特定保険医療材料料
	入院料等	入院基本料等加算 特定入院料 短期滞在手術等基本料		H	リハビリテーション	リハビリテーション料 薬剤料
	第 2 章　特掲診療料			I	精神科専門療法	精神科専門療法料 薬剤料
B	医学管理等			J	処置	処置料 処置医療機器等加算 薬剤料 特定保険医療材料料
C	在宅医療	在宅患者診療・指導料 在宅療養指導管理料 薬剤料 特定保険医療材料料		K	手術	手術料 輸血料 手術医療機器等加算 薬剤料 特定保険医療材料料
D	検査	検体検査料 生体検査料 診断穿刺・検体採取料 薬剤料 特定保険医療材料料		L	麻酔	麻酔料 神経ブロック料 薬剤料 特定保険医療材料料
E	画像診断	エックス線診断料 核医学診断料 コンピュータ断層撮影診断料 薬剤料 特定保険医療材料料		M	放射線治療	放射線治療管理・実施料 特定保険医療材料料
F	投薬	調剤料 処方料 薬剤料 特定保険医療材料料 処方箋料 調剤技術基本料		N	病理診断	病理標本作製料 病理診断・判断料

(2) ICD9-CM（Clinical Modification）

ICD9-CM は，米国で ICD9 を基に作成された手術，処置に関する分類である．16 の基本分類と，それに続く小数点以下 1 桁ないし 2 桁のコードによって構成される．日本では医科診療報酬点数表の K コード，J コードに基づく分類が一般的であり，診療科の枠組みや医療行為名称との乖離があるため，あまり普及していない．

(3) 外保連コード

外科系学会が加盟する外科系学会社会保険委員連合会（外保連）では，医療技術を適正に評価し，原価計算に基づいて算定するために，手術・処置・生体検査・麻酔等のすべての術式について，技術度（難易度），人件費，所要時間，医療材料や機器等の情報収集・分析を行い，客観的根拠に基づく外保連試案を作成している．このコード化された術式に医師数，コメディカル数，時間，難易度から人件費が付加され，さらに材料，機器等の価格を付加すると個々の手術にかかる費用が精緻に計算でき，2010 年の診療報酬改定以降，点数を設定する際の参考資料となっている．

コード体系は，操作対象部位 3 桁（消化器系→大腸→結腸など），手術の基本操作 2 桁（病変の摘出など），手術部位への到達方法 1 桁（皮膚を切開するのかなど），アプローチ補助器械 1 桁（内視鏡を用いるのか）の基幹コード 7 桁で構成され STEM7 と称される．たとえば，結腸がんに対する結腸切除術は Q33A100 と表現され，Q33 は結腸を表す部位コード，A1 は基本操作コードの除（切除），0 は開腹（オープンサージェリー），0 は補助器械がないことを示している．K コードや人名で表現されている手術術式では，実際の手術内容が推測できない場合が多くあるが，このコードを用いることにより，手術の要素を紐づけて，その内容を精緻化することができる．

（谷川琢海，中川　肇）

8.4.4　その他の医療関係コード

(1) 世界保健機関国際分類ファミリー（WHO-FIC：World Health Organization Family of International Classifications）

これまで保健医療福祉分野における統計分類は，国際疾病分類（ICD）を中心に進められてきたが，WHO では，生活機能や障害等，この分野の国際比較のさらなる充実を目的として，国際分類ファミリーという概念を確立し，国際基準の枠組みを明確に定め，健康情報システムの基盤となる国際分類の構築に取り組んでいる（図 8.4.3）．

WHO-FIC は，大きく 3 つのグループからなり，中央に「中心分類」，その両脇に「関連分類」および「派生分類」で構成される．「関連分類」は「中心分類」を一部参照，またはその構成の一部が関連している分類のことを示している．「派生分類」は，「中心分類」の構成や項目をより詳細に分類もしくは追加して見直されたものである．後に述べる国際生活機能分類（ICF）は中心分類に，国際疾病分類-腫瘍学第 3 版（ICD-O-3）は派生分類に属している．

世界的に少子高齢化が進む中，持続可能な健康情報システムを構築し，効果的な対応を図っていくことが重要であり，そのために統計や情報基盤の整備と活用がより一層求められている．

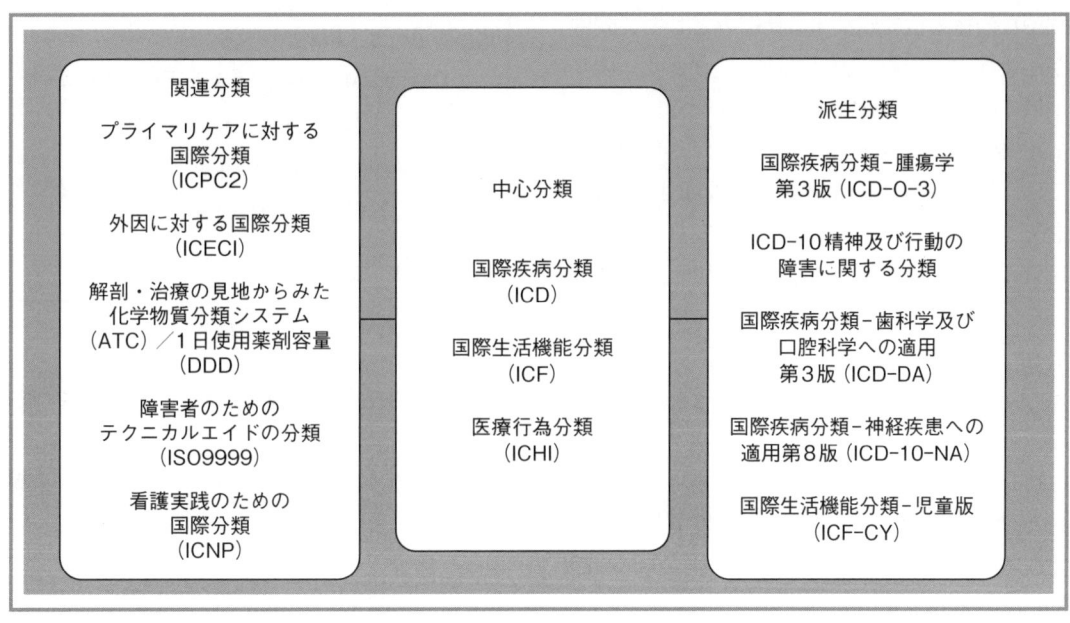

図8.4.3 国際分類ファミリー（WHO-FIC）

（2）国際生活機能分類（ICF : International Classification of Functioning, Disability and Health）

2001年，WHOにおいて，国際生活機能分類が採択され，人間の健康状態に関係する生活機能と障害に関して体系的に分類ができるようになった．ICFは大きく2つの部門に分かれ，5つの領域で体系化されている（**表8.4.6**）.

分類コードは，アルファベットと数字の組み合わせで，それぞれ① 心身機能（bコード），② 身体構造（sコード），③ 活動と参加（dコード：コーディング時に活動a，参加pに頭文字を変更），④ 環境因子（eコード）としており，これらの文字の後に，数字で章番号（1桁目），第2レベル（2桁目），第3，第4レベル（各1桁）と続き，全体では2桁〜5桁で構成される．項目数はレベル4で約1,500項目に及ぶ．さらに各コードには，領域ごとに量的評価を行う「評価点」が設けられている．小数点「.」以下問題ない「0」，問題あり「1〜4」，詳細不明「8」，非該当「9」の数字を組み合わせて評価を行う.

⑤ 個人因子は，背景因子の構成要素である

表8.4.6 ICFコード体系（レベル2）

1. 生活機能と傷害	
① 心身機能（<u>b</u>ody functions）	b110-b899
② 身体構造（<u>s</u>tructures）	s110-s889
③ 活動（<u>a</u>ctivities）と参加（<u>p</u>articipation）	d110-d999
2. 背景因子	
④ 環境因子（<u>e</u>nvironmental factors）	e110-e599
⑤ 個人因子（personal factors）	—

が，社会的，文化的に大きな相違があるためICFでは分類コードを定めていない.

ICFを活用した情報収集は，介護関連や一部の医療分野で取組が進められている．今後，ICDの疾病情報とICFの生活機能に関連した情報を組み合わせて活用できれば，疾病に関連するさまざまな心身機能の障害や活動制限，背景因子等，総合的な情報をより多角的に分析することが可能となる.

（3）国際疾病分類-腫瘍学第3版（ICD-O-3:The International Classification of Diseases for Oncology, 3rd Edition）

がんの診断，治療，生存率等の情報を医療機

関や自治体単位で収集する仕組みとして「院内がん登録」および「全国がん登録」がある．国や地域でのがん対策の立案や評価を行う目的として重要性が高まっているが，このがん登録事業では，「国際疾病分類-腫瘍学第3版（ICD-O-3）」を用いて分類することが定められている．ICD-10第2章の新生物に修正を加え，より詳細な分類が行われている．特徴として，腫瘍の局在（部位 Topography）と形態診断（病理組織診断 Morphology）の組み合わせを用いている．

ICD-O-3を表すには，局在（4桁），形態（4桁），性状（1桁），新生物の異型度あるいは分化度等（1桁）の全体で10桁のコードとなる（**図8.4.4**）．

1) 局在（T）コード

局在（T）コードは，腫瘍がどの部分にあるかを示すコードで，C00.0-C77.9 および C80.9（原発部位不明）の4桁で表示される．ICD-10の悪性新生物のコードと一致する部分も多いが，ICD10の構造上の問題から一部 ICD-O-3 では分類のルールが異なる．

2) 形態（M）コード

形態（M）コードは，腫瘍がどのような性質かを示すコードで，「Morphology」の頭文字Mにハイフン「-」を付け，その後に4桁数字で新生物の組織型（形態）を表し，その後のスラッシュ「／」に続く5桁目で，その性状（良性／0，良性悪性不詳／1，上皮内がん／2，悪性原発部位／3，悪性転移部位／6等）を表し，さらに6桁目に新生物の組織学的異型度あるいは分化度（高分化1，中分化2，低分化3，未分化4等），またそれに相当する白血病とリンパ腫の免疫学的表現型を示す．

(4) SNOMED-CT（Systematized Nomenclature of Medicine-Clinical Terms）

医療分野において最も大きな用語集の1つである．約30万の概念と，約80万の用語数が収

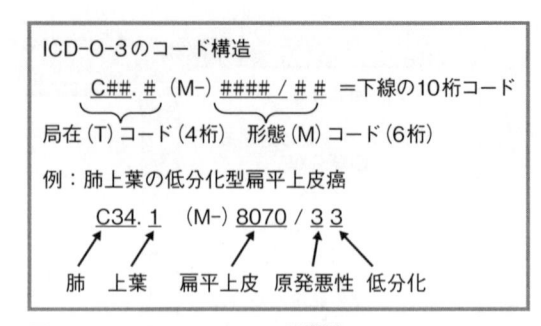

図8.4.4 ICD-O-3のコード構造

められており，世界50カ国以上で使用されている．

SNOMED-CT は，概念間の論理的な意味関係を詳細に表現することができる．そのことにより，診療支援や疫学研究，診療記録の監査，診療報酬の請求，患者サービスなど，幅広い用途に対し，臨床情報の一貫した検索や管理を可能にしており，電子医療記録（EHR）の活用に重要な役割を持つ医療用語集である．

日本国内での利用に際しては，高額なライセンス料の問題，適切な日本語での表現，概念間の明確な関連付けなど，単に翻訳するだけでは解決できない問題があるため，医療機関等での利用や導入は難しい．しかしながら，現在WHO で進められている ICD の改訂作業においては，疾病概念を SNOMED-CT の用語と結びつけるマッピング作業が行われており，国際標準的な医療用語集としての地位を確立している．

(5) 医薬品コード

医薬品に関わるコードには，薬価基準収載医薬品コード，個別医薬品コード（YJ コード），レセプト電算コード，JAN（Japanese Article Number）コード，および標準医薬品マスター（HOT 番号）がある（**表8.4.7**）．この中で HOT 番号は医薬品マスターの基本となる13桁の管理番号である．

HOT 番号は既存の4つの汎用コード（薬価基準収載医薬品コード，個別医薬品コード，レ

表8.4.7 主な医薬品コード

種類	特徴
薬価基準収載医薬品コード （厚生労働省医政局経済課の分類コード（9桁）＋3桁コード：12桁）	薬価単位に設定されているが，官報告示品目に限られている 構成は，薬効分類（4桁），投与経路及び成分（3桁），剤形（1桁），同一分類内での規格単位番号（1桁），同一規格単位内での銘柄別番号（2桁），CD（1桁）
個別医薬品コード （YJコード：12桁）	薬価基準収載医薬品のうちで一般名収載などの場合において，薬価基準収載医薬品コード同一規格単位内の銘柄番号（2桁）を使用して再分類したもの
レセプト電算コード （レセコード：9桁）	厚生労働省レセプト電算処理システムに参加する医療機関が審査支払機関に提出する磁気レセプトにおいて使用する 現在 '62' で始まる9桁でシーケンシャルに付番されている
JANコード （共通商品コード：13桁）	個々の医薬品の販売用包装単位ごとに付与されている流通取引コードである 国際的な流通業の情報システムで利用されている共通商品コードである構成は国コード（2桁），メーカーコード（5桁），商品アイテムコード（5桁），CD（1桁）
標準医薬品マスター （HOT番号：13桁）	処方用（7桁），会社用（2桁），調剤用（2桁）および流通用（2桁）の基本骨格からなる計13桁の番号でシーケンシャルに附番され，既存繁用されている上記4つの医薬品コードとの対応を図っている

セプト電算コード，JANコード）に対応しており，これらの汎用コードを現在使用している場合は，HOT番号への変換を容易に行うことができる（使用しているコードにより変換率は異なる）（**図8.4.5**）.

医療事故防止等のために医療用医薬品へのバーコード表示については，平成24年6月29日付医政経発0629第1号・薬食安発0629第1号厚生労働省医政局経済課長・医薬食品局安全対策課長連盟通知「『医療用医薬品へのバーコード表示の実施要項』の一部改正について」等により，その実施要項が改正された.

この改正により，すでに特定生物由来製品，生物由来製品及び注射剤（生物由来製品を除く）のアンプルやバイアル等へ表示されているGS1（Global Standard One）バーコードの表示に加えて，内服薬のPTP（Press Through Package）包装シートや外用薬のチューブなどにも，GS1バーコードが表示されるようになった.

また，PTP包装シート100枚入りの箱など，販売包装単位に表示されるJANバーコードはGS1バーコードに切り替わり，これらの販売包

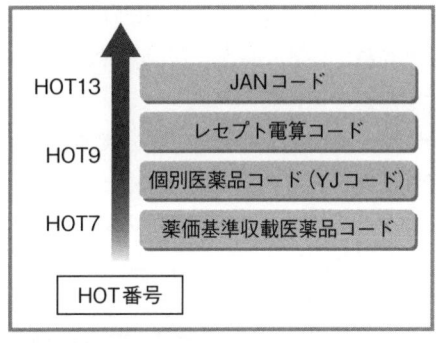

図8.4.5 主な医薬品コード

装単位の箱が10箱入った梱包段ボール等に表示されているITF（Interleaved Two of Five）バーコードは，GS1-128バーコードに切り替わる.

平成27年7月（ただし，年1回しか製造していないもの等の特段の事情があるものについては平成28年7月）以降に製造販売業者から出荷される医療用医薬品は，これらのバーコードに全面的に切り替わるため，流通管理・在庫管理等においての対応が必要である.

（長浜宗敏）

医療関係記録の保存管理
——法的保存期間と方式

医療法では，「診療に関する諸記録」や「病院の管理及び運営に関する諸記録」の整備が病院に義務付けられていて，医療法施行規則において「過去2年間」というような形で保存すべき期間が明記されている．一方で，保険診療を行う際のルールである「療養担当規則」では，療養の給付，つまり保険診療を行ったときには，それに関する帳簿や書類・記録について「その完結した日から3年間保存しなければならない」とされている．また，医師法や歯科医師法では診療録の保存義務年限を「5年間」と定めていて，医療に関する記録であっても法律によって保存義務とされる期間が異なっている．医療に関する記録の保存義務年限の詳しい資料は，他項において根拠法も示しながら表にまとめられているのでそれを参照していただきたいが，輸血などに関する記録は医薬品医療機器等法において，診療録の保存義務年限である5年間を越えて保存することが求められているので，それについて少し詳しく解説してみたい．

平成15年の薬事法（現医薬品医療機器等法）改正によって，輸血用血液などは「特定生物由来製品」として使用記録などの作成保存が制度化されることになった．「特定生物由来製品」とは輸血用血液や人血漿分画製剤などであり，輸血に使われる血液などや各種の血液製剤については，その使用記録を作成して一定期間保存することが義務付けられている．病院・診療所においては，「生物由来製品に関する記録及び保存」として医薬品医療機器等法第68条の22に明記されており，医薬品医療機器等法施行規則第240条では記録の「20年間」の保存義務が課せられている．保存すべき記録とは，「製品名」「製造番号（ロット番号）」「使用した患者の氏名，住所」「使用年月日」であり，記録としての保存義務年限の違いから診療録などとは別に保存して管理すべきものとされている．

このように，長い期間にわたり記録の保存が求められるようになったのは，血液製剤の使用によってHIVに感染し，いわゆる「薬害エイズ」によって命を落としたり，病気に苦しむ患者を数多く発生させたりしたことへの反省から，記録を長期間保存して，万一輸血や血液製剤を介した感染症などが発生したときに，追跡調査が容易に行えるようにするためである．輸血用血液等に関しては，このような苦い経験があるために，他の記録とは比べものにならないくらいの長期間の保存が義務化されているが，輸血などに限らず，医療には長い期間を経て現れる副作用や合併症，あるいは後遺症などもあるため，診療録そのものの保存義務年限を10年間に延ばすことも検討されている．

さて，医療以外の記録についてもさまざまな法律によって保存すべき年限が定められているが，医療訴訟との関係で診療記録の保存期間を検討してみる．まず，医療ミスなどがあると民法上の損害賠償請求が行われたりするが，この損害賠償請求は「不法行為」として訴える場合と，「債務不履行」で訴える場合とがある．「不法行為」とは，医療者側の故意や過失によって損害が生じたとする主張であるが，この時効は損害が生じたことを知ったときから「3年間」

とされている．ただし，損害を生じさせた不法行為そのものは20年間も経たないと時効が成立しないので，かなりの長期間にわたり損害賠償請求の裁判を起こされる可能性もあり得る．したがって，反証として診療記録が有用である場合には，相応の期間にわたって記録を保存しておいたほうが良いこともある．

一方，適切な医療を受けるべく交わした契約が，医療ミスなどで不完全な状態でしか履行されていないとして損害賠償を求める「債務不履行」を根拠とした民事裁判もある．通常の保険診療では，いちいち患者と契約書などを交わして医療を行っているわけではないが，保険診療は「療養担当規則」に基づいて行われる「契約医療」とされており，医療提供者側には「療養担当規則」で定める契約上の債務があるとする考えである．この債務不履行による損害賠償請求の時効は債務の成立から10年間であり，医療提供者側に債務の不履行がないことを証明する，いわゆる挙証責任があるので，それを記録で証明しようとすれば診療記録などを10年間位は保存しておいた方が良いことになる．

しかしながら，診療の記録が必ずしも証拠として医療提供者側に有利に働くという保証はないわけで，記録を長期間保存しておくことが訴訟対策として有効であるとは限らない．大学病院や公的な病院などでは入院診療録を永久保存しているところも多いが，それは訴訟対策という観点からではなく，医学研究などの学術上の価値から診療記録を永久保存として扱っている側面がある．

ところで，このような診療録などの診療記録の保管の方法は，医師，看護師，薬剤師など職種ごとの記録をバラバラに管理するのではなく，一元的に中央管理することが合理的であるとされている．今でも時々見られるが，リハビリテーションの訓練記録や薬剤師による服薬指導記録などを，診療録とは別にリハビリテーション部門や薬剤部門で保管している病院もあるが，患者情報の一元化の観点から，またセキュリティの面からも好ましいことではない．各職種が作成した記録を退院後はひとまとめにして，人の出入りや記録の貸し出しなどを管理できるような診療録管理部門において，診療情報管理士などの専門職を配置して中央管理することが必要である．

また，「一元化」という意味には，職種別の記録をひとまとめにするだけではなく，複数の診療科を受診した場合でも同じ診療録を使うことであったり，さらには複数の入院歴があっても同一患者の記録は一つのところにまとめて保管したりすることも含んでいる．しかし，経過が長く何回も入院しているような患者の場合には，物理的に一か所にまとめることが無理な場合もあるが，原則としてはそのような考え方で記録を管理することが重要である．今後電子カルテシステムが普及してくると，このような診療記録を書類として物理的に一元化することの必要はなくなってくるとは思うが，診療記録の保管管理の原則として「患者情報の一元化」はきわめて重要な概念である．

それ以外にも，「1患者1ID番号」の原則も重要な考え方である．1人の患者には，それに対応したID番号が一つだけあるという非常に当たり前の原則であるが，しばしば入院するたびに別のID番号が付与されたり，同じ病院でも診療科が違うと患者番号も異なっていたりするなど，「1患者1ID番号」とは言えない場面に遭遇する時もある．また，ID番号ではなく患者の名前で「五十音順」で診療録などを保管したりすることは，同姓同名や似た名前の患者の取り違えを誘発する可能性があり，絶対に避けた方がよいとされているので注意する必要がある．基本的には，「ターミナルデジット方式」とよばれる方法が診療録の保管方法として推奨されており，患者番号の最後の2桁で100区分したスペースにカルテを分類収納して保管する方式が合理的とされている． （寺崎　仁）

● 参考文献
[8.1.1-8.1.5]
1）江川　寛，鈴木　信，他．医療と医療記録文書（情報）．医学書院．医療科学 2000；263-284, 2000.
2）「診療情報の提供に関する指針」．厚生労働省（医政局通知），2003.
3）Ishikawa K, Konishi N, et al. A clinical management system for patient participatory health care support— Assuring the patients' right and confirming operation of clinical treatment and hospital administration. International Journal Informatics 2004；73：243-249. Elsevier Issue 3, 2004.
http://www.sciencedirect.com/science?_ob=MImg&_imagekey=B6T7S-4BP3TR4-4-9&_cdi=5066&_user=9244699&_pii=S1386505603001904&_origin=&_coverDate=03%2F31%2F2004&_sk=999269996&view=c&wchp=dGLzVzb-zSkzV&md5=5e9f0349ff2d45dceac7d430a08cd586&ie=/sdarticle.pdf
4）石川　澄，大道　久編．医療記録の記載指針 Ver.6.0．厚生労働省科学研究医療技術評価総合事業報告書，2005.
5）カルテ等の診療情報の活用に関する検討会 報告書概要．厚生労働省，2008.
http://www1.mhlw.go.jp/houdou/1006/h0618-2.html
6）大道　久，石川　澄．開示に堪える医療記録の記載指針．厚生労働科学研究費補助金，医療技術評価総合研究事業，認定病院間の医療事故情報共有による患者安全の推進と医療記録の検証による事故防止策の実施に関する研究，平成 16 年度総括研究報告書．47-79, 2006.
7）Ishikawa K, Ohmichi H, et al. The Guideline of the Personal Health Data Structure to Secure Safety Healthcare— The balance between use and protection to satisfy the patients' needs—. International Journal of Medical Informatics 2007；76, 5-6. May-June 2007.
http://www.emphis.org/events/publichealth/wp7.event.2/file
8）生和秀敏，井内康輝編，石川　澄．患者に対する情報開示，医療における人の心理と行動．培風館 2006；94-99.
9）石川　澄．開示に堪える医療記録—医療の安全と質の説明責任を担保する—．厚生労働省研究費補助金，医療技術評価総合研究事業，2006.
10）石川　澄．第 16 巻「医療情報」，シリーズ生命倫理学 全 20 巻．丸善，160-181, 2013.
[8.1.6]
11）日野原重明，渡辺　直．電子カルテ時代の POS．医学書院，2012.
12）渡邉　直．電子カルテ時代における POS—デジタル化・連携・comorbidity 時代の診療記録．日本 POS 医療学会雑誌 2013；17：17-25.
13）Weed LL. The problem oriented record as a basic tool in medical education, patient care and clinical research. Ann Clin Res. 1971；3：131-134.
14）日野原重明．POS．医療と医学教育の革新のための新しいシステム．医学書院，1973.
15）Polanyi M. The Tacit Dimension. University of Chicago Press, Chicago, 1966.
16）廣瀬弥幸．質的監査の 2 つのアプローチ．日本 POS 医療学会雑誌 2016；20：54-56.
[8.2.1-8.2.6]
17）日野原重明．POS 医療と医学教育の革新のための新しいシステム．医学書院，1973：9.
18）渡邉　直．診療記録の監査．医療情報 第 6 版 医学医療編，篠原出版新社，p.335-337, 2019, 東京.
19）廣瀬弥幸．質的監査の 2 つのアプローチ．日本 POS 医療学会雑誌 2016；20：54-56.
20）日本診療録管理学会倫理委員会．日本診療録管理学会診療録記載指針，2017.
21）診療記録の種類と記載法．診療情報学，p216-388, 医学書院，2015, 東京.
22）厚生労働省科学研究医療技術評価総合事業，Chart Review 検討会．医療記録の記載指針，2005 年 11 月.
23）山内一信．診療録の記載形式．医療情報学 第 2 巻，p56-62, 1997, 東京
[8.2.13-8.2.14]
24）日本看護協会編．看護記録および診療情報の取り扱いに関する指針．日本看護協会出版会，2005.
25）日本看護協会編．日本看護協会 看護業務基準集 2007 年改訂版．日本看護協会出版会，2008.
26）日本医療情報学会医療情報技師育成部会編．医療情報 医学・医療編．篠原出版新社，2006.
[8.2.15]
27）看護関連施設基準・食事療養等の実際．平成 26 年 10 月版．社会保険研究所，2014.
28）厚生労働省．看護記録に関する現行法令上の規定（抜粋）．2016.
http://www.mhlw.go.jp/shingi/2005/10/s1005-14a.html

［8.2.16］
29）平成 24 年度診療報酬改定，改訂の概要．厚生労働省.
入手先 http://www.mhlw.go.jp/bunya/iryouhoken/iryouhoken15/dl/gaiyou.pdf
30）平成 26 年度診療報酬改定，個別改定項目について．厚生労働省.
入手先 http://www.mhlw.go.jp/file/05-Shingikai-12404000-Hokenkyoku-Iryouka/0000037464.pdf
［8.2.17］
31）水野 勝広，大田 哲．リハにおけるアウトカム評価尺度 FIM，Barthel Index．Journal of Clinical Rehabilitation 2005；14, 2：174-179.
［8.2.19］
32）クリニカルパス用語解説集 増補改訂版．日本クリニカルパス学会．2014.
［8.2.20］
33）DESIGN®．一般社団法人日本褥瘡学会.
入手先 http://www.jspu.org/jpn/info/design.html（参照 2015-10-23）
［8.2.22］
34）医療情報システムの安全管理に関するガイドライン 第 5 版．厚生労働省.
入手先 http://www.mhlw.go.jp/stf/shingi2/0000166275.html（参照 2018-02-15）
35）e-文書法におけるタイムスタンプ適用ガイドライン．タイムビジネス推進協議会.
入手先 https://www.dekyo.or.jp/tbf/data/seika/tekiyouguidelineVer1.1.pdf（参照 2018-02-15）
［8.4.2］
36）https://www.mhlw.go.jp/stf/houdou/0000211217.html
［8.4.4］
37）The WHO Family of International Classifications.
http://www.who.int/classifications/en/
38）WHO 国際統計分類協力センター
http://www.who-fic-japan.jp/
39）ICF 国際生活機能分類—国際障害分類改定版．障害者福祉研究会編．中央法規出版，2002.
40）国際疾病分類—腫瘍学（NCC 監修）第 3.1 版 ICD-O（2012 年改正版）．厚生労働省大臣官房統計情報部編．財団法人厚生統計協会，2018.
41）International Health Terminology Standards Development Organisation.
http://www.ihtsdo.org/snomed-ct/

医学研究

　今日の医学の進歩は，これまでの基礎研究および臨床研究によってもたらされている．なかでも臨床における研究は，新しい薬剤や治療法，検査法など，患者に対し直接の医療介入を行い，その効果や診断精度，副作用などを検討する臨床試験，および，日常診療における調査や診療記録等をもとにいろいろな要因との関連を調べる疫学研究，あるいは，観察研究に大別され，医療における重要な知見を生み出している．そして，それらの知見が Evidence-Based Medicine（根拠に基づく医療）や診療ガイドラインにおける根拠の土台となっている．

　病院情報システムは，今やそれらの臨床研究に欠かせないものとなっているが，臨床研究についての基本的な知識は，診療情報による研究を実施する場合のみならず，関連システムの構築や運用，研究支援にあたり，必要となるものである．本章の前半では，臨床研究を行うにあたり知っておくべき倫理指針，研究デザインにもとづく方法と手順，疫学研究における基本的な指標とその影響因子，バイアスなどの基礎的な事項について解説している．後半は，臨床研究におけるエビデンスのレベルとともに，具体的な医学研究を行う際の臨床研究における計画立案，研究登録の手続きといった流れと個人情報保護の観点からの診療情報の取り扱い，最後に新薬等の治験における手続きと情報システムの活用，および，医薬品のリスク管理などの臨床試験の基本的事項について解説している．臨床における研究についての理解が深まるとともに，具体的な医学研究の適正，かつ，円滑な実施への支援などの際の一助となることが期待される．

（石田　博）

医学研究の基礎

現在，われわれが実践している医療は，過去の医学研究の成果に基づいていると言っても過言ではない．また，未来の医療の進展や発展には現在の医学研究は欠かすことができない．医学研究はこのような重要性をもつが故に，有効性の有無や結果の解釈，また，研究自体の再現性が問われることがある．研究参加者を害することなく効率よく科学的に研究を進めるためにさまざまな指針が示されており，研究者はこれを熟知し遵守することが求められる．

9.1.1　研究指針と倫理

研究に関する指針は研究の種類や性質によってさまざまな種類のものが存在するが，ここでは医学研究に注目し代表的なものを概説する．

(1) 人を対象とする医学研究の倫理原則（ヘルシンキ宣言）

1964 年に世界医師会にて採択され，今日に至るまで複数回改定が加えられている．ヘルシンキ宣言では，医学の進歩には人を対象とした研究が必要であるとした上で，医学研究の倫理原則について，前文を含め，37 項目についての記述がなされている（執筆時点）[1]．

(2)「人を対象とする医学系研究に関する倫理指針」

この倫理指針は，人を対象とする医学系研究の実施に当たり，すべての関係者が遵守すべき事項について定めたものである．研究者等の責務，研究計画書，倫理審査委員会，インフォームドコンセント等，個人情報・匿名加工情報，重篤な有害事象への対応，研究の信頼性確保な

どについて記述されている[2]．また，指針に対応したガイダンスやチェックリスト，Q&A が提供されている．

(3)「疫学研究に関する倫理指針」

疫学研究において個人の尊厳と人権を守るとともに，研究者等がより円滑に研究を行うことができるよう倫理指針が定められている．倫理指針における基本的考え方から始まり，倫理審査委員会等，インフォームドコンセント等，個人情報の保護等が記述されている．また，疫学研究，介入研究，観察研究等といった 18 の用語について定義が示されている[3]．

(4)「臨床研究に関する倫理指針」

この倫理指針は，医学系研究の推進を図る上での臨床研究の重要性を踏まえつつ，人間の尊厳，人権の尊重その他の倫理的観点及び科学的観点から臨床研究に携わるすべての関係者が遵守すべき事項を定めることにより，社会の理解と協力を得て，臨床研究の適正な推進が図られ

ることを目的としている．基本的考え方から始まり，研究者等の責務等，倫理審査委員会，インフォームドコンセント，試料等の保存や他の機関等の試料等の利用について言及している[4]．

（3）（4）については平成26年に「人を対象とする医学系研究に関する倫理指針」に統合された．

以下の各用語については，「人を対象とする医学系研究に関する倫理指針」における定義をもとに記述する．

(5) 侵襲，介入

侵襲とは，研究目的で行われる，穿刺，切開，薬物投与，放射線照射，心的外傷に触れる質問等によって，研究対象者の身体又は精神に傷害又は負担が生じることをいう．侵襲のうち，研究対象者の身体及び精神に生じる傷害及び負担が小さいものを「軽微な侵襲」という[2]．

介入とは，研究目的で，人の健康に関するさまざまな事象に影響を与える要因（健康の保持増進につながる行動及び医療における傷病の予防，診断又は治療のための投薬，検査等を含む）の有無，又は，程度を制御する行為（通常の診療を超える医療行為であって，研究目的で実施するものを含む）をいう[2]．

(6) 試料，既存試料，既存情報

人を対象とした研究における試料，つまり人体から取得された試料の定義として，血液，体液，組織，細胞，排泄物及びこれらから抽出したDNA等，人の体の一部であって研究に用いられるもの（死者に係るものを含む）をいう．

既存試料，既存情報とは，試料・情報のうち，次に掲げるいずれかに該当するものをいう．

① 研究計画書が作成されるまでに既に存在する試料・情報．

② 研究計画書の作成以降に取得された試料・情報であって，取得の時点においては当該研究計画書の研究に用いられることを目的としていなかったもの．

(7) モニタリング

研究が適正に行われることを確保するため，研究がどの程度進捗しているか，ならびにこの指針および研究計画書に従って行われているかについて，研究責任者が指定した者に行わせる調査をいう．

(8) 利益相反，COI（Conflict of Interest）

利益相反とは，具体的には，外部との経済的な利益関係等によって，公的研究で必要とされる公正かつ適正な判断が損なわれる，又は損なわれるのではないかと第三者から懸念が表明されかねない事態をいう．公正かつ適正な判断が妨げられた状態としては，データの改ざん，特定企業の優遇，研究を中止すべきであるのに継続する等の状態が考えられる[5]．

(9) 研究不正

文部科学省から提示されている研究活動の不正行為への対応ガイドラインにおいて，次の3つが定義されている[6]．

① 捏造：存在しないデータ，研究結果等を作成すること．

② 改ざん：研究資料・機器・過程を変更する操作を行い，データ，研究活動によって得られた結果等を真正でないものに加工すること．

③ 盗用：他の研究者のアイディア，分析・解析方法，データ，研究結果，論文または用語を，当該研究者の了解もしくは適切な表示なく流用すること．

研究デザイン

研究デザインとは，リサーチクエスチョンの解を探求するためのフレームワークであり，研究課題に対するデータ収集や分析などに関する一連の方法や手順を指す．研究デザインには，研究の課題，仮説，型，変数，データ収集方法，統計手法などが含まれる．

(1) 介入研究

研究者が生物医学的又は健康関連のアウトカムに対する介入の効果を評価できるように，参加者を1つ以上の介入（又は介入なし）を受けるグループに割り当てる臨床研究の一種．参加者は，診断，治療，又は他のタイプの介入を受けることになる．臨床試験，無作為化比較試験は介入研究に分類される．介入研究は，治療法や予防法の有効性や安全性を評価する類の研究に用いられる[7]．

1) 臨床試験

臨床試験とは，人に対する介入を計画に従って実施する臨床研究である．薬事法上の製造販売承認を得る目的で，医薬品・医療機器の有効性・安全性を人で評価するための臨床試験が治験である[8,9]．

2) 無作為化比較試験・RCT（Randomized Controlled Trial）

介入研究において，介入を無作為・ランダムに割り振ることで介入をより客観的に評価することを目的とした研究試験の方法である．交絡因子（未測定・未知を含む）が介入群と比較対象群との間でほぼ均等に分布することが期待される．

(2) 観察研究

既に発生した事象について調べたり，予後や経過を観察する研究方法．コホート研究，横断研究，症例対照研究は観察研究に分類される．観察研究は，あるリスク因子（要因）とあるアウトカム（害又は利益）との関係性を検証する類の研究に用いられる[7]．

1) コホート研究

要因を測定した後に，将来の一時点（あるいは複数の時点）においてアウトカムを測定する研究方法を指す．長所としては，要因とアウトカムとの関連性を示すことができる，要因とアウトカムの両方を正確に測定できる，要因に対して複数のアウトカムを測定できる，などがある．短所としては，ランダムに発生しない脱落によるバイアスが生じやすい，測定していない・測定できない交絡に対処できない，発生がまれなアウトカムには不適，などがある[7]．

2) 横断研究

要因とアウトカムを同時に測定する研究方法を指す．長所としては，比較的短時間に少ない費用で実施できる，後ろ向き研究と比べてより正確な要因の測定が可能になる，などがある．短所としては，要因と結果との間に時間的な関係性が得られない，因果関係について強い結論を見出すことができない，などがある[7]．

3) 症例対照研究（ケース・コントロール研究）

一時点でアウトカムを測定（症例・ケースと対照・コントロールを見つける）し，過去に遡って要因を測定する研究方法．長所として，まれなアウトカムの研究に向く，サンプルサイズが小さくて済む，などがある．短所としては，1つのアウトカムしか研究できない，まれな要因の研究に向かない，などがある．

(3) 生態学的研究

生態学的研究は分析対象を個人でなく，地域又は集団単位（国，県，市町村）とし，異なる

地域や国の間での要因と疾病の関連を検討する研究方法である[10].

(4) 分析疫学

記述疫学などから得られた,関連があると疑われた要因(仮説要因)と疾病との統計学的関連を確かめ,要因の因果性を推定する方法である.仮説の検証を主な目的とする.分析疫学の種類として,症例対照研究,コホート研究,横断研究,生態学的研究がある[10].

(5) 地域研究

主に国家規模の地域を対象として,各地域の共時性に留意しながら,その地域の特色を他地域と比較しながら考察し,当該地域の政治,経済,産業,法制度,社会,文化,民俗などについて広く研究する学問分野である[11].

(6) 野外研究

研究施設外での情報収集をもとに実施する研究.学問分野によって研究方法はさまざまである.一般に,質的研究が主であるが,量的研究の側面が含まれる場合もある.

(7) 記述疫学

人間集団における疾病の疫学特性(発症頻度,分布,関連情報)を人,場所,時間別に詳しく正確に観察し,記述する研究である.研究結果に基づき,発生要因の仮説設定が行われる[10].

(澤 智博)

9.1.3 疫学研究における基本的指標と影響因子

疫学上の重要な2つの指標を説明する.1つは,ある疾患を発見するためのスクリーニング検査における識別能力の指標,もう1つは疾患発症リスクの相対的な指標である.

(1) スクリーニング検査の識別能力の指標

1) 感度(Sensitivity),特異度(Specificity),ROC曲線(Receiver Operating Characteristic curve)

スクリーニング検査(以後,検査)において,対象とする病気を持っている人と持っていない人を正しく識別する能力のことを妥当性(Validity)と呼び,妥当性が高いか低いかは感度と特異度によって評価される.検査結果と疾患の有無とは**図9.1.1**で示されるが,感度と特異度は以下で定義される.
・感度:疾患ありの人の中の検査陽性者の割合
・特異度:疾患なしの人の中の検査陰性者の割合
感度と特異度がともに高い検査が妥当性の高い検査であることを意味する.一方,感度は高いが特異度が低い検査は疾患ありの人を高い確率で検出できるが,疾患なしの人を疾患ありと判定してしまう確率も高いことを意味する.

検査と疾患との関係を具体的な数値でみることにする.**表9.1.1**は列方向に検査(放射線科専門医によるCT画像診断)結果,行方向に疾患の有無が配置されている.この表に基づき検査結果のカットオフ値(その値以上を疾患あり

検査結果	疾患 あり	なし	計
陽性	a	b	a+b
陰性	c	d	c+d
	a+c	b+d	N

a:真陽性の人数　　b:偽陽性の人数
c:偽陰性の人数　　d:真陰性の人数
感度:$\dfrac{a}{a+c}$　　特異度:$\dfrac{d}{b+d}$

図9.1.1　検査結果(2値)と疾患の有無の関係

表9.1.1　検査結果（多値）と疾患の有無の関係

| 疾患 | CT画像所見 | | | | | |
	正常 ①	おそらく正常 ②	疑わしい ③	おそらく疾患あり ④	疾患あり ⑤	計
あり	3	2	2	11	33	51
なし	33	6	6	11	2	58
計	36	8	8	22	35	109

表9.1.2　表9.1.1の生データから算出される各カットオフ値での感度と特異度

カットオフ値*	感度	特異度
①	1.0	0.0
②	0.94	0.57
③	0.90	0.67
④	0.86	0.78
⑤	0.65	0.97
⑥	0.0	1.0

*検査においてこの値以上を疾患ありとする

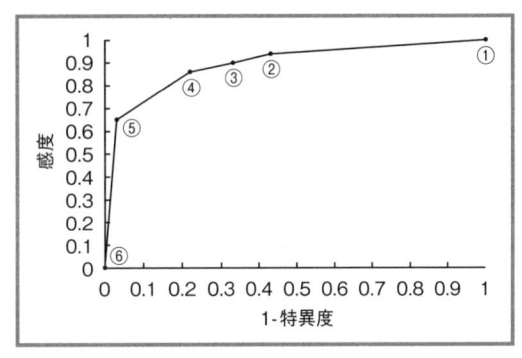

図9.1.2　ROC曲線

とする値）を①から⑤まで変えていったときの感度と特異度を一覧にしたものが**表9.1.2**である．たとえば，③の感度は（2 + 11 + 33）/51 = 0.90，②の特異度は33/58 = 0.57となる．⑥は⑤より大きなカットオフ値の場合である．これら6個のカットオフ値のうち，どれが最も妥当性が高いかを評価する際にROC曲線を用いる．**図9.1.2**に示したROC曲線は横軸に（1－特異度），縦軸に感度をとり，**表9.1.2**の①から⑥の感度と特異度のペアデータをプロットしたものである．感度と特異度がともに高いのは左上（0, 1）に近い点であるので，このデータでは④がスクリーニング検査のカットオフ値にすることがよいことを示している．カットオフ値を高くしたり低くしたりすることで，感度と特異度はトレードオフの関係にあることに注意されたい．今回はCT画像の検査結果を順序データで表したが，空腹時血糖の連続データと糖尿病の関係をみる場合などにもROC曲線は同様な方法でカットオフ値を決めることが

できる．

(2) 疾患発症リスクの相対的指標

次に，暴露された集団と暴露されていない集団で疾患の発症頻度にどのくらい影響があるのかを調べる際の指標について説明する．これらの指標はコホート研究（前向き研究）と症例対照研究（後ろ向き研究）では異なるので2つの研究デザインで分けて考える必要がある．

1) コホート研究におけるリスク比（Risk Ratio）とオッズ比（Odds Ratio）

コホート研究では，リスク因子への暴露，たとえば，肺がんのリスク因子としての喫煙への暴露（喫煙あり）について，暴露群と非暴露群を研究開始時点で固定できる．そして，これらのコホート（集団）をある一定期間追跡したのち，疾患発症例と非発症例を記録する．つまり，暴露群と非暴露群の疾患発症割合は意味をもち，その相対的評価が可能となる．

表9.1.3は仮想的なコホート研究の結果であ

表9.1.3　仮想的なコホート研究のクロス表

リスク因子への暴露	発症の有無		
	有（症例群）	無（対照群）	計
あり	200 (5.0)	3,800	4,000
なし	300 (1.5)	19,700	20,000
計	500	23,500	24,000

表9.1.4　表9.1.3において症例群から40%，対照群から1%を無作為に抽出したクロス表

リスク因子への暴露	症例群	対照群	計
あり	80	38	118
なし	120	197	317
計	200	235	435

る．このコホート研究では，リスク因子への暴露群4,000人と非暴露群20,000人が研究開始時点で固定され追跡調査されている．

① リスク比

コホート内で疾患に罹患する確率をリスクと呼ぶ．暴露群のリスクは200/4,000，非暴露群のリスクは300/20,000となる．非暴露群に対する暴露群のリスク比は$(200/4,000)/(300/20,000)$ = 3.33と推定される．

② オッズ比

オッズとは「ある事象が起こらない確率に対するその事象の起こる確率の比」である．表9.1.3におけるオッズ比を考えてみる．暴露群における疾患発症（事象）のオッズは$(200/4,000)/(3,800/4,000)$ = 200/3,800，非暴露群における疾患発症のオッズは$(300/20,000)/(19,700/20,000)$ = 300/19,700である．したがって，非暴露群に対する暴露群の疾患発症のオッズ比は$(200/3,800)/(300/19,700)$ = 3.46となる．

コホート研究の場合には，リスクなしに対するリスクありの疾患発症の相対指標としてリスク比を用いることができる．表9.1.3では発症割合が暴露群で0.05，非暴露群で0.015と小さい値なので，リスク比とオッズ比に大きな差は生じなかったが，一般のコホート研究では二者に大きな差が生じることもある．また，リスク比は相対リスクや相対危険度（Relative Risk），ともに頭文字RRと呼ばれることがあるが，「罹患率の相対危険度」（後述）と混同しないようにすべきである．

2）症例対照研究におけるオッズ比

症例対照研究では，研究開始時点で症例群と対象群が固定される．コホート研究では最初に暴露群と非暴露群を固定したが，これとは全く異なる点に注意すべきである．これにより，症例対照研究では疾患発症リスクの相対指標としてリスク比は用いることはできないし，オッズ比の定義もコホート研究とは異なる．

いま，表9.1.3のコホートから症例群40%（暴露群80例，非暴露群120例，合計200例），対照群1%（暴露群38例，非暴露群197例，合計235例）を無作為に抽出してきたとする．無作為抽出後のクロス集計表は表9.1.4となる．症例群と対照群が固定されているので，オッズの定義におけるある事象は「暴露あり」となる．すなわち，症例群における暴露ありのオッズは$(80/200)/(120/200)$ = 80/120，対照群における暴露ありのオッズは$(38/235)/(197/235)$ = 38/197となる．したがって，対照群に対する症例群の暴露ありのオッズ比は$(80/120)/(38/197)$ = 3.46と推定される．

症例対照研究での「対照群に対する症例群の暴露ありのオッズ比」は，コホート研究からの無作為抽出がなされたという条件のもとでは，コホート研究における「非暴露群に対する暴露群の疾患発症のオッズ比」と等しくなる．つまり，症例対照研究でもコホート研究のオッズ比を推定できることを示している．

3）罹患率の比としての相対危険度

疾患の発生頻度を表す指標として，有病率（Prevalence）と罹患率（Incidence Rate）の2

つがある．有病率は，ある時点で標本調査を行い 1,000 名中 200 名が発症していたとすれば 0.20（20 ％）と推定する．有病率はある時点での標本調査に基づくので，標本数に対する発病者数の割合である．

一方の罹患率はコホート研究で計算される率であり，

（一定期間の新規発症の人数）／（一定期間の人年（Person-year））

ただし，人年とは追跡した個人ごとの追跡年の総和と定義される．簡単なため少数例で考える．

10 名を 1 年間追跡してある疾患の罹患率を推定したいとする．10 名のうち 3 名がそれぞれ，3 カ月目，6 カ月目，9 カ月目に発症したとする．他の 7 名は 1 年間追跡して発症はしなかった．このときの罹患率は以下のように計算される．

罹患率＝ 3／（1 年 × 7 名 ＋ 0.25 年 ＋ 0.5 年 ＋ 0.75 年）＝ 0.35

罹患率は通常 100,000 人年あたりとか 10,000 人年あたりに標準されることがあるので，この場合，3,500 人／10,000 人年などと表現する．

この罹患率の相対危険度（Relative Risk）は次のように定義される．「暴露群に対する非暴露群の疾患発症の相対危険度」は，

（暴露群の罹患率）／（非暴露群の罹患率）

である．この定義において，"暴露ありを喫煙あり，疾患を肺がん"と考えると理解しやすい．

4）バイアス（bias）

リスク因子の疾患発症への影響度を疫学的に評価する際に，その評価結果を歪めるいろいろな要因が存在する．研究デザインを立案する時点でその要因を除外する方策を検討する必要がある．

リスク因子の疾患発症への関与の度合いを評価する際に注意すべき点は，バイアスの存在である．バイアスとは，測定に関する誤差の中でも真の値から一定方向に偏る誤差（系統誤差）のことである．バイアスには，研究対象者の選択バイアス，変数のデータ収集を行う際の情報バイアスなどがある．

選択バイアスは，想定している対象集団から実際の研究対象者を抽出する際に入りうるさまざまなバイアスをいう．日本全体でのⅡ型糖尿病患者全体を対象集団と想定するとき，実際の研究対象者を大学病院から抽出した場合，選択バイアスが生じる可能性が高い．なぜならば，大学病院を受診するⅡ型糖尿病患者は合併症が多かったり，重症例が多く日本全体の糖尿病患者の実像を正しく反映しているとは言い難いからである．

情報バイアスは，データ測定に関するあらゆる誤差が引き起こすバイアスを指す．喫煙に関する情報を収集しようとして，過去 10 年間の喫煙履歴を尋ねると 10 年前には 1 日 10 本喫煙していたのに，1 日 5 本程度喫煙していた，と少なめに答えるかもしれない．また A 病院と B 病院である臨床症状の 5 段階評価をつける際に，A 病院では複数の検査による厳しめの判定結果を報告し，B 病院では標準的な判定を報告した場合，施設間差が生じることもある．

上の例のような選択バイアスを避けるためには，研究デザインを立案する際に，研究対象者の背景要因に偏りが生じないような施設選び，症例の適格基準の設定などを行う必要がある．また，情報バイアスを除去するためには，データ収集のカテゴリーの細かさの吟味や臨床所見の判定基準の周知徹底などの対策が必要となる．

5）交絡因子

注目している特定のリスク因子 X（喫煙）が疾患発症 Y（肺がん）に重大な影響を及ぼすかどうかを評価する際に，別の因子 Z（年齢）が存在して X と相関があり，かつ Y とも相関がある場合に，2 × 2 クロス集計や単変量解析などの見かけ上の集計では，X は Y に影響を与えていない結果が得られる場合がある．このような因子 Z のことを交絡因子という．例を**表 9.1.5** と**表 9.1.6** に示す．

表9.1.5 交絡因子を無視した場合の喫煙と肺がんのクロス集計表

	肺がん		
喫煙	非発症	発症	計
あり	48	52	100
なし	52	48	100
	100	100	200

表9.1.6 喫煙の肺がんへの影響を評価する際の年齢（交換因子）による層別

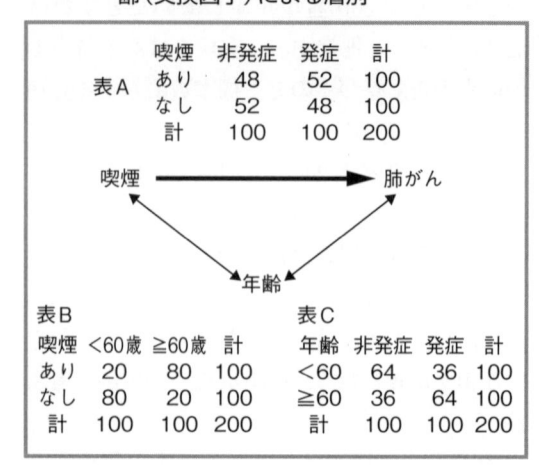

表9.1.5 では，喫煙の肺がんへの影響はないようにみえる．

表9.1.6 は，喫煙，肺がん，それと交絡因子である年齢の関係をクロス集計表で示した．

表Aは，年齢を無視したときの喫煙と肺がんのクロス集計表である．表Bは，喫煙と年齢との関係を示している．喫煙ありは 60 歳以上が多く，喫煙なしは 60 歳未満が多いという相関がある．表Cは，年齢と肺がんとの関係を示している．60 歳未満では発症割合が低く，60 歳以上ではその割合が高くなっている．

この場合，Z のデータをカテゴリー化した層別解析を行ったり，適切な多変量回帰モデルを用いて Z の影響を除去したうえで X が Y に与える影響を調べることが必要となる．

表9.1.6 のデータでは，実は喫煙が肺がん発症に有意に関与することが，喫煙と年齢を説明変数とする多変量ロジスティック回帰分析より示される．

（赤澤宏平）

医学研究の進め方

エビデンス

(1) エビデンス

　安心で安全な医療を提供するためには，医療を提供する者の限られた経験，興味や思いつきによるものではなく，これまでに蓄積された信頼できる情報に基づいて行われる必要がある．これは「根拠に基づく医療」（Evidence-Based Medicine，EBM）と呼ばれ，その根拠となるのが，科学的方法で得られた証拠（Evidence）である．

　1つの症例も事実には違いないのでエビデンスではあるが，信頼性は低いものである．この信頼できるかどうかという程度を示すのがエビデンスレベルである．このエビデンスレベルの分類を**表9.2.1**に示す[12]．研究においてはできるだけエビデンスレベルが高い研究を行うことが望まれる．

(2) 臨床研究とシステマティックレビュー

　このエビデンスを作り出すのが臨床研究である．臨床研究とは，病気の原因や病態の解明，新たな治療方法や治療薬，医療機器を開発など，人を対象に行う医学研究のことであるが，エビデンスとして利用できるかどうかが課題となるので，できるだけエビデンスレベルが高い研究を意識することが必要である．

　臨床研究から EBM を作り出すのに利用される手法がシステマティックレビューである．システマティックレビューでは現存する文献の徹底的なレビューを行い，定式化した課題について論じる．バイアスを最小限に抑えた方法を用いて，課題に関連する研究のエビデンスについて，系統的な検索，特定，選択，評価，統合を行う．エビデンスレベルでいえば 1a のレベルに該当する．近年いろいろな疾患について作成されている診療ガイドラインは複数の臨床研究のシステマティックレビューによって見い出された EBM をまとめたものである．

表9.2.1　エビデンスレベル

Level	内容
1a	ランダム化比較試験のメタアナリシス
1b	少なくとも1つのランダム化比較試験
2a	ランダム割付を伴わない同時コントロールを伴うコホート研究（前向き研究，prospective study, concurrent cohort study など）
2b	ランダム割付を伴わない過去のコントロールを伴うコホート研究（historical cohort study, retrospective cohort study など）
3	ケース・コントロール研究（後ろ向き研究）
4	処置前後の比較などの前後比較，対照群を伴わない研究
5	症例報告，ケースシリーズ
6	専門家個人の意見（専門家委員会報告を含む）

表9.2.2　臨床上の疑問（Clinical Question）の定式化（PICO/PECO）

	構成項目	具体的表現	例
P	Patient（患者） Participate（参加者） Problem（問題）	どのような患者（集団）に	8歳以下の気管支喘息患者に
I or E	Intervention（介入） または Exposure（暴露）	どのような介入を行うことにより どのような曝露（治療，ケア）を受 けることにより	現在投与している治療薬剤Aに 追加して，薬剤Xを投与するこ とにより
C	Comparison（比較対照）	何と比較することにより	現在投与中の治療薬剤Aを増量 することと比較
O	Outcome（転帰，結果）	どのようなことになるか	副作用が増えることなく，症状 をコントロールできる

(3) 臨床上の疑問（Clinical Question）

　臨床研究を行うに当たっては臨床上の疑問（Clinical Question）が適切に選ばれていることが必要であり，目の前の患者についての診療上に感じた疑問から生じる．ただ，漠然とした疑問では研究とはなり得ない．そこで，Clinical Question を明確にし，定式化するフォーマットとして用いられるのが PICO/PECO である．PICO/PECO とは，どのような患者（Patient）に，どのような介入があると（Intervention または Exposure），何と比較して（Comparison），どのような結果になるのか（Outcome）という4つの要素に分けて明確にすることである．例を表9.2.2に示す[13]．

9.2.2　臨床研究

(1) 研究課題（Research Question）と研究計画書

　研究においては何を明らかにしようとするのかを明確にする必要がある．これが「研究課題（Research Question）」である．臨床研究においては，臨床上の疑問（Clinical Question）に基づいて文献検討を行い，わかっていることとわからないことを把握した上で，臨床的意義があり実現可能な条件を満たしたものを研究課題とする．研究課題を検討するためには，合理的な研究計画を立てる必要がある．研究計画を研究計画書としてまとめることで研究を進める上でやらなければならないことが明確になる．また，研究倫理委員会の審査を受けるには必須の

ものであり，他の人に自身の研究を説明する際にも有用である．研究計画書には表9.2.3に示した内容を記載することが必要である．より詳しい「研究計画書」の記載項目については，「人を対象とする医学系研究に関する倫理指針」[14]と同ガイダンス[15]に示されている．

(2) 研究倫理・IRB（Institutional Review Board）・GCP（Good Clinical Practice）

　研究においては研究倫理に配慮することが求められる．研究者として守るべき研究倫理としては次のようなものがある．

1）研究対象者の生命，健康及び人権を尊重するなどの研究対象者等への配慮．

表9.2.3 研究計画書

研究のテーマ	テーマの紹介：何について研究するのか？
研究の背景	研究の動機
	これまでの研究の概要
研究の目的	何を問題にして，何を明らかにしようとしているのか？
	この研究を通じて何が明らかにできるのか？
研究の方法	どのような方法で研究するのか？
	どのくらいの期間がかかるのか？
研究対象者への配慮	説明方法と説明内容，研究参加への同意取得方法
引用文献／参考文献	

2）ねつ造・偽造，改ざん，剽窃・盗用等の研究不正行為を行わないこと．

3）研究データや記録の不適切な管理や不誠実な発表などの好ましくない研究行為を行わないこと．

4）利益相反に関する事項を遵守すること．

　臨床研究を行うに当たって守るべき研究倫理は「人を対象とする医学系研究に関する倫理指針」[14]に示されており，これに基づいた研究を行うことが求められている．これらの研究倫理は研究者自身が守るべきものであり，研究者は理解し実行できなければならない．そのためには研究に必要な知識と技術に関する教育・研修を受ける必要がある．教育・研修の形態は，各々の研究機関内で開催される研修会・講習会や，他の機関（学会などを含む）で開催される研修会・講習会の受講，e-learningなどがある．研究は研究者自身が研究倫理を守って行うべきものではあるが，自身の研究において研究倫理が守られているかどうかを審査し，それを確認する組織が研究倫理委員会やIRB（Institutional Review Board）である．これらの組織の審査を受け，研究が適正であることの判定を受けることが研究倫理を守っている担保ともなる．

　医薬品の開発の最終段階においては，ヒトを対象とした臨床試験（治験）による薬物の臨床的な評価が必要不可欠である．この治験の実施に当たっては，被験者の人権と安全について十分な配慮がなされることを前提として，治験の科学的な質と成績の信頼性が確保されていることが必須となる．このような観点から策定された基準が「医薬品の臨床試験の実施の基準（GCP：Good Clinical Practice）」であり，「医薬品の臨床試験の実施の基準に関する省令」で定められている．

(3) 臨床試験登録システム

　臨床研究においてはポジティブデータのみならずネガティブデータも公表することで，結果が正しく報告されることになる．この観点に基づいてヘルシンキ宣言[16]においてもネガティブな結果もポジティブな結果と同様に公表利用することを求めている．侵襲性を有する介入研究については，臨床試験登録システムに研究計画を登録することが必要である．ICMJE（International Committee of Medical Journal Editors）の基準を満たす登録サイトとして日本では，①UMIN臨床試験登録システム（UMIN-CTR）[17]：すべての臨床試験を登録対象とする大学病院医療情報ネットワーク（UMIN）が運用するシステム，②臨床試験情報（JapicCTI）[18]：医薬品に係る臨床試験を登録対象としている財団法人日本医薬情報センターが運用する臨床試験登録サイト，③臨床試

験登録システム[19]：医師主導治験および医療機器に係る企業実施の治験を登録対象としている社団法人日本医師会治験促進センターが運用する臨床試験登録サイト，の3つが運用されている．

(4) 研究の同意

臨床研究においては研究対象者に研究の同意を得ることが必須である．研究対象者に十分な説明をして同意を得ることをインフォームドコンセント（説明と同意）という．インフォームドコンセントは「研究対象者又はその代諾者等が，実施又は継続されようとする研究に関して，当該研究の目的及び意義ならびに方法，研究対象者に生じる負担，予測される結果（リスク及び利益を含む）等について十分な説明を受け，それらを理解した上で自由意思に基づいて研究者等又は既存試料・情報の提供を行う者に対し与える，当該研究（試料・情報の取扱いを含む．）を実施又は継続されることに関する同意をいう」と定義されている[14]．

このように，入手した個人情報の利用等について，事前に利用者の承諾を得ることをオプトイン（opt in）という．利用者の承諾がない限り個人情報の利用を禁じることである．個人情報の第三者提供を行う際には，本人の同意を得ることが原則である．一方，個人情報の第三者提供に関し，個人データの第三者への提供を本人の求めに応じて停止することをオプトアウト（opt out）という．個人情報の第三者提供に当たり，予め以下の4項目を本人に通知する，または，本人が容易に知りえる状態に置いておくことで予め本人の許可を得ることなく個人情報の第三者提供を行うことをオプトアウト方式と呼ぶ．
1）第三者への提供を利用目的とすること
2）第三者に提供される個人データの項目
3）第三者への提供の手段又は方法
4）本人の求めに応じて第三者への提供を停止すること

改正前の個人情報保護法ではオプトアウト方式をとれば，本人の許可がなくても第三者提供が可能であるとされてきた．しかし，改正によりオプトアウト方式により個人データを第三者提供しようとする者は，オプトアウト方式を行っていること等を個人情報保護委員会へ届け出ることと，届け出た内容を公表することが義務付けられた．また，要配慮情報を含む個人データはオプトアウト方式による第三者提供は認められない．これにより，医療機関における診療情報をオプトアウト方式で第三者提供することは事実上ほとんど不可能になった．

(5) 匿名化

臨床研究は人を対象とするために，その公表には研究対象者の人権に配慮する必要がある．そのために行われるのが匿名化である．匿名化とは，特定の個人を識別することができることとなる記述等の全部又は一部を削除したり，当該個人と関わりのない記述等に置き換えることによって，特定の個人を識別することができないようにすることである[14]．

(6) 診療情報の活用

蓄積された診療データを分析することは臨床研究としては重要なことであり，医学の進歩においても必要なことである．また，診療情報をはじめとした個人の行動・状態等に関するパーソナルデータを収集・分析を行うことはイノベーション創出に寄与することが期待されている．しかし，過去の診療データや対象者の二次利用の了解を得ずに収集した診療情報について，二次利用の同意を得ることは大変困難である．

そこで，個人情報保護法の改正により，「特定の個人を識別することができないように個人情報を加工して得られる個人に関する情報であって，当該個人情報を復元することができないようにしたもの」を「匿名加工情報」と定義し，

その作成等に当たって加工基準に従うことや，個人の識別のための照合行為の禁止等，匿名加工情報の取扱いに関する規律が整備された．また，行政機関個人情報保護法が改正され，国の行政機関が保有する個人情報についても，個人の権利利益の保護及び行政の事務の適正かつ円滑な運営に支障を生じない範囲で，「非識別加工情報」（特定の個人を識別できないように加工した個人情報）を事業者に提供する仕組みが導入された．なお，「統計情報」（複数人の情報から共通要素に係る項目を抽出して同じ分類ごとに集計して得られる情報）は，特定の個人との対応関係が排斥されている限りにおいては，匿名加工情報や非識別加工情報に該当するものではないとされている[20]．

つまり，診療情報を活用した臨床研究を行うには，研究対象者の同意を得る，もしくは「匿名加工情報」，「非識別加工情報」，「統計情報」を利用することになる．

（立石憲彦）

9.2.3 治験

(1) 治験とは

人を対象として実施する試験を「臨床試験」と呼ぶが，医薬品と医療機器の製造販売に関して，「医薬品，医療機器等の品質，有効性及び安全性の確保等に関する法律（医薬品医療機器等法）」上の承認を得るために行われる臨床試験を，わが国では「治験（ちけん）」と呼んでいる．

治験は，医薬品医療機器等法だけでなく，「臨床試験の実施の基準に関する省令（GCP：Good Clinical Practice）」の規制を受けて実施される．治験は製薬会社だけでなく，2002 年の法改正により，2003 年 7 月から医師自らが企画することも可能になった．前者を「企業主導治験」，後者を「医師主導治験」と呼んでいる．

また，2016 年 1 月より生命に重大な影響がある疾患であって，既存の治療法に有効なものが存在しない疾患の治療のため，未承認薬，未承認機器及び未承認再生医療等製品を人道的見地から提供する制度（人道的見地から実施される治験（拡大治験）制度）が行われるようになった．さらに厚生労働省から，2017 年 10 月に医薬品の条件付き早期承認制度の実施が公表さ

れ，重篤な疾患であって有効な治療法が乏しく患者数が少ない疾患等を対象として，一定の条件をクリアすることにより早期の承認が可能となった．

治験は，**図 9.2.1** と**表 9.2.4** に示すようなプロセスで実施される．表中に新薬開発において行われる試験の種類に対する開発の相を参考として記載した．一般的に表現される逐次的な開発の相と実施される試験は密接ではあるものの，必ずしも一致しないことに留意する必要がある．詳しくは ICH-E8 臨床試験の一般指針を参考にされたい．

臨床試験の一般的な原則は被験者の人権の保護，安全性の保持及び福祉の向上を図ることである．また，科学的な質及び成績の信頼性を確保することを趣旨として，GCP では下記のような原則的事項を遵守する必要がある．

・ヘルシンキ宣言を遵守して行うこと．

・個々の被験者や社会に対して期待される利益と予期される危険及び不便を比較すること．

・期待される利益によって危険を犯すことが正当化される場合に限り実施・継続すること．

・被験者の人権や安全および福祉への配慮が最も重要であること．

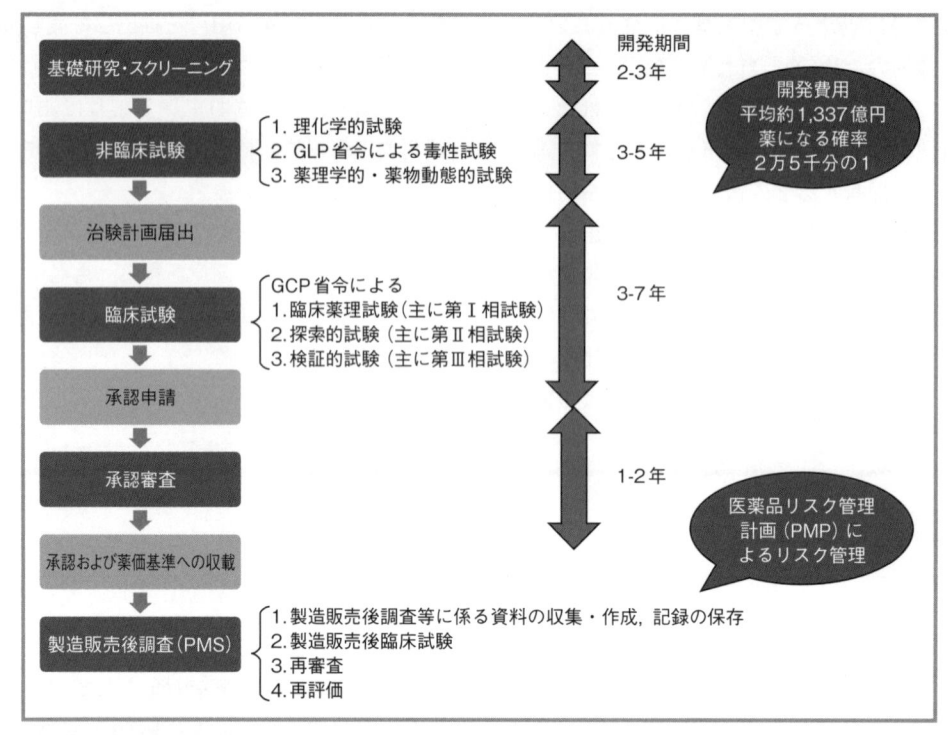

図9.2.1　医薬品開発のプロセス

表9.2.4　新薬開発のための臨床試験（治験）のステップ

試験種類	開発の相	目的	研究対象者	対象（人）
臨床薬理試験	主に第Ⅰ相	・忍容性評価 ・薬物動態，薬力学的検討 ・薬物代謝と薬物相互作用の探索 ・薬理活性の推測	健常人ボランティア ※抗がん剤などでは 患者ボランティア	20〜50
探索試験 （前期）	主に第Ⅰ相から 第Ⅱ相	・臨床薬理試験成績と患者の成績との 類似性を確認 ・臨床推奨用量の推定	患者	50〜300
探索試験 （後期）	主に第Ⅱ相	・臨床推奨用量における有効性，安全 性の確認 ・エンドポイントの検索（治療の意義 を判断するための指標） ・薬物動態の検討	患者	50〜300
検証試験	主に第Ⅲ相	・適応症に対する有効性の証明と確認 ・安全性の確立 ・用量反応関係の確立 ・承認取得のための十分な根拠付け	患者	250〜1,000 人以上

・十分な非臨床試験及び臨床試験に関する情報が得られていること．
・治験実施計画書及び臨床試験に関する情報が得られていること．
・治験実施計画書はその内容が明確かつ詳細に記載されている必要があること．
・治験審査委員会が事前に承認した治験実施計画書を遵守して実施すること．

・医療上の決定に関する責任は医師・歯科医師が負うべきであること.

・治験の実施に関与する者は教育,訓練及び経験によりその業務を十分に遂行する要件を満たさなければならないこと.

・被験者から自由意志によるインフォームドコンセントを得ること.

・全ての情報は正確な報告及び解釈・検証が可能なように記録し取扱い,保存しなくてはならず,また,記録媒体の種類にかかわらず適応されること.

・被験者の身元が明らかとなる可能性がある記録は被験者のプライバシーと秘密保全に配慮すること.

・治験薬は GMP を遵守して取り扱うこと.

・治験のあらゆる局面の質を確保するための手順を示したシステムが運用されていなくてはいけない.とくに被験者保護および信頼性を保証することを焦点とすべきであること.

また,上記を担保するために必要な治験業務の具体的な流れについては GCP ポケット資料集などが参考となる.

(2) 治験における情報通信技術の利用

治験活性化計画として平成 24 年 3 月に「臨床研究・治験活性化 5 か年計画 2012」が発出され,治験・臨床研究における IT の活用が進んでいる.

治験で得られたデータは,治験担当医師あるいは CRC(治験コーディネーター:Clinical Research Coordinator)によって症例報告書(CRF:Case Report Form)に記入される.この CRF は,かつては紙製のものがほとんどであったが,近年は,EDC(Electronic Data Capture)という仕組みを利用した電子的症例報告書(e-CRF)が一般的である.また,最近では PRO(患者報告アウトカム:Patient Reported Outcome)においても電子化(ePRO)が検討され始めている.2015 年におけるわが国の調査において ePRO の経験があるのはまだ 3 割程度ではあるものの,「データへタイムリーにアクセスできた」,「入力率が向上した」,「収集データのエラーが削減できた」などのデータの質の向上が見込まれた.海外では急速な成長が見込まれる領域であることから,今後のデータ収集の一翼を担う可能性がある.

治験関連文書の電子化についても昨今急速に成長が見込める領域である.治験関連文書の電子化とは主に以下の内容が含まれる.

① 製薬企業と実施医療機関または医師主導治験における医療機関同士の資料授受の電子化

② 製薬企業が承認申請する際の提出資料の電子化

① においては,日本医師会治験促進センターの「カット・ドゥ・スクエア」が利用されている.「カット・ドゥ・スクエア」では,治験で用いられる統一書式の入力補助や治験内ファイルの共有などが可能である.そのほか商用のシステムなどでも検証が進んでいる.IRB の電子化が行われることもある.委員への資料の効率的な配信や院内会議の電子化などが該当する.

② はいわゆる電子化コモン・テクニカル・ドキュメント(eCTD)であり,医薬品の承認申請資料を電子化するものである.eCTD は独立行政法人医薬品医療機器総合機構(PMDA)における申請電子データシステム(ゲートウェイシステム)を利用して提出が可能である.現在,eCTD による申請業務は増加しており,2017 年 12 月時点での推移を PMDA にて確認することができる.

2016 年 10 月より,わが国における臨床試験データの承認申請時電子申請が開始となった.申請データの形式は Clinical Data Interchange Standards Consortium 標準(以下「CDISC 標準」と記す)に準拠した形式で提出することとされている.CDISC 標準には主に収集時点での標準化となる CDASH,tabulation およびアーカ

イブ標準のための SDTM，統計解析のための ADaM がある．そのほか非臨床データの標準である SEND，プロトコルモデル化のための PRM，データ交換のための ODM-xml および ODM をベースとした xml 標準がある．さらに，最近では Healthcare Link といわれるプロジェクトにより，HL7 FHIR リソースと ODM の連携や，CDISC と IHE にて開発された Retrieve Form for Data Capture（RFD）との連携なども行われている．Healthcare Link プロジェクトでは電子カルテ連携に関する検討資料，アメリカ食品医薬品局（FDA）や欧州医薬品庁（EMA）より公開されている関連文書についても紹介されている．用語については，米国国立がん研究所（NCI）と CDISC によって規定された統制用語（Controlled Terminology）があり，わが国の電子カルテで一般的に使われている用語とは異なる．よって，データの変換などについては注意が必要である．CDISC 標準の資料は CDISC のウェブサイトより閲覧・一部ダウンロードできるが，有料の会員となった場合にはより多数の資料がダウンロード可能となっている．

　治験データの信頼性を確保する考え方として ALCOA-CCEA がある．この用語は FDA が 2007 年 5 月に発出した「Guidance for Industry Computerized Systems Used in Clinical Investigations」の中で挙げられた 5 つのデータ品質（Attributable, Legible, Contemporaneous, Original, Accurate）の基本要素の頭文字をとったものが ALCOA であり，その後 EMA が 2010 年 8 月に発出した「Reflection paper on expectations for electronic source data and data transcribed to electronic data collection tools in clinical trials」の中で，FDA が示した ALCOA に加え，Complete, Consistent, Enduring, Available when needed の 4 要素を加えた計 9 要素が ALCOA-CCEA である．以下の 9 点の頭文字をとったものである．

ALCOA-CCEA の考え方は，診療録など医療現場における記録の原則と同じものである．

① Attributable（帰属性 / データの記載者が明確，観測，記録，訂正した個人を特定）

② Legible（判読性 / 誰もが読める字で，一般的ではない略語，造語は使用しない．内容も明瞭に記載）

③ Contemporaneous（同時性 / 診療と指示，診断・治療等を行った場合には，遅滞なく記載．追記の場合には，日付を明記）

④ Original（原本性 / 最初に記載したもので，複製物や転記物ではない．元の記載が見えるように訂正）

⑤ Accurate（正確性 / 事実を正確にかつ客観的に記載．治験実施計画書等の手順を遵守）

⑥ Complete（完全性 / 完結している）

⑦ Consistent（一貫性 / 原資料の記録に矛盾がない）

⑧ Enduring（耐久性・普遍性 / 消去できない方法で記載）

⑨ Available when needed（要事利用可能 / 必要時に取り出せる）

　ALCOA-CCEA については，原資料が電子かどうかに関わらず必要な要素であるが，病院情報システムを治験の原資料とする場合には当然求められるため，記載の整備だけではなく，電子カルテの構築・運用等に際しても留意する必要がある．さらに 2018 年 6 月には FDA より「Use of Electronic Health Record Data in Clinical Investigations」が発出され，病院情報システムを研究利用するために必要な要件等が整理されている．ちなみに，ICH-E6（R2）改訂の内容では，J-GCP 第 47 条及び GCP ガイダンスにおいて症例報告書に求められている ALCOA-CCEA の要件が，治験に関する被験者の観察記録を含め，すべての原資料・原データに関する記録にも求める旨が明確化されている．

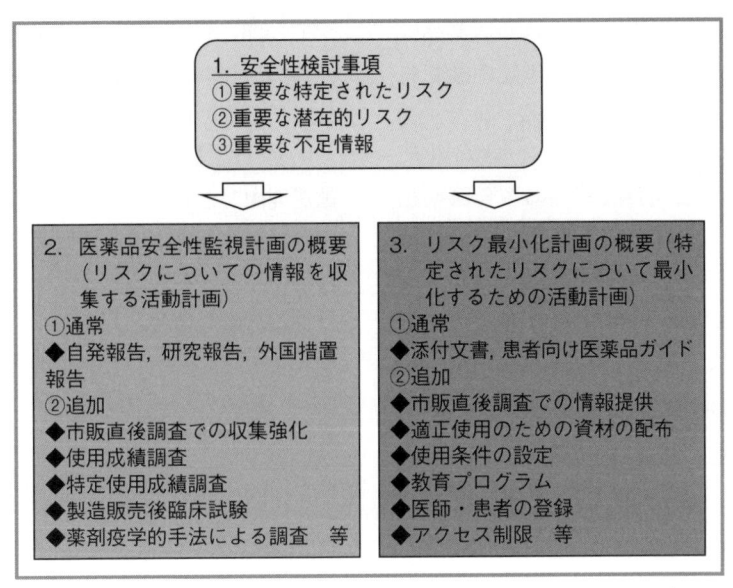

図9.2.2 医薬品リスク管理計画（Risk Management Plan：RMP）の3要素

(3) 医薬品リスク管理計画

　医薬品リスク管理計画（RMP：Risk Management Plan）は，「個々の医薬品について安全性の検討課題を特定し，使用成績調査，市販後調査等による調査・情報収集や，医療関係者への追加情報提供などの医薬品のリスクを低減するための取組を，医薬品ごとに文書化したもの……」と記載されている（医薬品・医療機器安全性情報. No.300，2013年3月）．RMP文書は，承認申請時に試験データとともに厚生労働省に提出される．近年は，海外との「ブリッジング試験※」による試験データの共有化，「国際共同試験」の増加により，日本人データが不十分なまま承認されるものが増えており，販売後の日本人データの集積と安全性監視の重要性が高まっている．

　RMPは基本的に，3つの要素（安全性検討事項，医薬品安全性監視計画，リスク最小化計画）から構成されている．このうち「安全性検討事項」は，以下に示すようにさらに3つ（① 重要な特定されたリスク，② 重要な潜在的リスク，③ 重要な不足情報（情報不足による重要なリスク）に細分化されている（**図 9.2.2**）．

① 重要な特定されたリスク（医薬品との関連性がすでにわかっているリスク）

　・臨床試験において，本剤群で有意に発現している副作用

　・多くの自発報告があり，時間的関連性などから因果関係が示唆される副作用

② 重要な潜在的リスク（関連性が疑われるが，十分な確認が行われていないリスク）

　・薬理作用などから予測されるが，臨床的な確認が行われていない副作用

　・同種同効薬で認められている副作用

③ 重要な情報不足（安全性を予測するうえで，十分な情報が得られていないリスク）

　・日常診療において高頻度で使用が想定される患者集団（小児，高齢者，腎・肝機能障害患者，妊婦）の安全性情報

※「ブリッジング試験」とは，海外で行われた臨床試験データを活用し，国内での重複試験を避けることによって新薬を早期に承認取得することを目的としたものである．

承認申請時に RMP 提出対象となる医薬品は，2013 年 4 月 1 日以降に製造販売承認申請された新規医薬品とバイオ後続品である．また，適応追加が行われた場合，追加のリスク最小化活動が実施されている先発医薬品の後発医薬品（2014 年 8 月 26 日〜），さらに，緊急安全性情報（イエローレター）や安全性速報（ブルーレター）発出など製造販売後において新たな安全性の心配が生じたときも RMP の適用となる．RMP 文書（PDF 版）は，PMDA のホームページで公開されている（2016 年 5 月以降の提出分については，RMP 本文と紐づけされた A4 サイズ 1 枚の概要付きのものが公開）．

RMP は，販売後に監視すべきリスクをその選定理由とともに示していること，同時に，患者のリスクを最小にするために製薬会社が準備していることが理解しやすいので，臨床に活用できる有用な情報となる．

（青柳吉博）

● 参考文献
［9.1.1］
1）WMA Declaration of Helsinki – Ethical Principles for Medical Research Involving Human Subjects.
https://www.wma.net/policies-post/wma-declaration-of-helsinki-ethical-principles-for-medical-research-involving-human-subjects/
2）人を対象とする医学系研究に関する倫理指針 倫理指針（本文）（平成 29 年 2 月 28 日一部改正）.
http://www.mhlw.go.jp/file/06-Seisakujouhou-10600000-Daijinkanboukouseikagakuka/0000153339.pdf
3）疫学研究に関する倫理指針.
http://www.mhlw.go.jp/seisakunitsuite/bunya/hokabunya/kenkyujigyou/i-kenkyu/dl/02-02.pdf
4）臨床研究に関する倫理指針.
http://www.mhlw.go.jp/general/seido/kousei/i-kenkyu/rinsyo/dl/shishin.pdf
5）厚生労働科学研究における利益相反（Conflict of Interest：COI）の管理に関する指針.
http://www.mhlw.go.jp/file/06-Seisakujouhou-10600000-Daijinkanboukouseikagakuka/0000153339.pdf
6）研究活動の不正行為への対応のガイドラインについて.
http://www.mext.go.jp/b_menu/shingi/gijyutu/gijyutu12/houkoku/06082316.htm
［9.1.2］
7）福原俊一．臨床研究の道標―7 つのステップで学ぶ研究デザイン．健康医療評価研究機構，2013.
8）ICR 臨床研究入門.
https://www.icrweb.jp/
9）薬学用語解説．日本薬学会.
http://www.pharm.or.jp/dictionary/wiki.cgi
10）疫学用語の基礎知識．日本疫学会.
http://glossary.jeaweb.jp/
11）地域研究．Wikipedia.
https://ja.wikipedia.org/wiki/ 地域研究
［9.2.1］
12）肝癌診療ガイドライン.
https://www.jsh.or.jp/liver/PDF/evidence_level.pdf
13）http://jspt.japanpt.or.jp/ebpt/ebpt_basic/ebpt03.html
［9.2.2］
14）人を対象とする医学系研究に関する倫理指針，文部科学省・厚生労働省.
https://www.mhlw.go.jp/file/06-Seisakujouhou-10600000-Daijinkanboukouseikagakuka/0000153339.pdf
15）人を対象とする医学系研究に関する倫理指針ガイダンス
https://www.mhlw.go.jp/file/06-Seisakujouhou-10600000-Daijinkanboukouseikagakuka/0000166072.pdf
16）ヘルシンキ宣言.
http://dl.med.or.jp/dl-med/wma/helsinki2013j.pdf
17）UMIN 臨床試験登録システム（UMIN-CTR）.
http://www.umin.ac.jp/ctr/index-j.htm

18）臨床試験情報（Japic CTI）.
　　http://www.clinicaltrials.jp
19）臨床試験登録システム.
　　https://dbcentre3.jmacct.med.or.jp/jmactr/
20）非識別加工情報の仕組みの導入.
　　http://www.soumu.go.jp/main_content/000471019.pdf

[9.2.3]

21）日本の薬事行政. 日本製薬工業協会.
　　http://www.jpma.or.jp/about/issue/gratis/index2.html
22）DATA BOOK 2017. 日本製薬工業協会.
　　http://www.jpma.or.jp/about/issue/gratis/databook/2017/
23）医薬品・バイオ研究の実用化に向けて～知っておきたい薬事規制～. 平成18年度厚生労働科学研究
　　費補助金 厚生労働科学特別研究事業「医薬品・医療機器開発に対する理解増進に関する研究」研究班.
　　http://www.nibiohn.go.jp/nibio/guide/top.html
24）てきすとぶっく（2016-2017）. 日本製薬工業協会.
　　http://www.jpma.or.jp/about/issue/gratis/tekisutobook/
25）PMDA ICH-E8 臨床試験.
　　http://www.pmda.go.jp/int-activities/int-harmony/ich/0030.html
26）PMDA ICH-E6 GCP（医薬品の臨床試験の実施基準）.
　　http://www.pmda.go.jp/int-activities/int-harmony/ich/0028.html
27）PMDA 人道的見地から実施される治験について.
　　http://www.pmda.go.jp/review-services/trials/0016.html
28）GCP ポケット資料集.
29）日本医師会治験促進センター.
　　http://www.jmacct.med.or.jp/index.html
30）PMDA 次世代審査・相談体制について（申請時電子データ提出）.
　　http://www.pmda.go.jp/review-services/drug-reviews/about-reviews/p-drugs/0003.html
31）CDISC ウェブサイト.
　　https://www.cdisc.org/
32）医療機関における ALCOA-CCEA に沿った原資料マネジメント. 日本 QA 研究会.
　　https://www.jsqa.com/seikabutsu/open/gcp_bukai/c-4-a-alcoa-ccea_20180312/

医学・医療統計

　医学は，古来より患者への様々な施術から得られた知識の積み重ねにより発展してきた．この知識の積み重ねを支えるものが統計であり，医学医療の発展にはこの統計の活用が不可欠である．

　一方近年，医療における情報システム化が進み，多くの医療に関する情報が電子化されて保管されている．この電子化された医療情報を適切に扱い，医学や医療における新たな知見や当該医療機関の運営などに活用することが必要となっている．

　しかし，集められた情報も，適切な処理や解析を行わなければ誤った結果を導き出し，しいてはその誤った結果に基づいた不適切な医療による患者への有害事象を引き起こしかねない．したがって，これら医学医療の統計解析には適切な手法を用いることが大変重要となる．

　本章では，医学医療において利用される統計の手法やその利用手順などについて理解して頂きたい．

（池田和之）

医学・医療統計の基礎

統計学の枠組み

同じ自然科学といっても，物理学や化学のような基礎的な科学と臨床医学に代表されるライフサイエンスでは，科学的法則の認識方法が大きく異なる．物理学や化学の場合，科学的な法則の正しさの根拠となるのは実験結果の再現性である．真空中で物体の落下実験を行ってみると，鉄の玉も鳥の羽も同じ速度で落下することが確認できる．このように，物理や化学の法則は，同じ実験をすれば同じ結果になるかどうかで，正しいかどうかを判断することができる．この性質は再現性と呼ばれ，実験結果の再現性が証明されれば，観察した結果を科学的な法則と主張できる．

ところが，臨床医学の場合は再現性を確認することが非常に難しい．たとえば，新しい鎮痛剤に効果があるかどうか確認したいと思っても，そもそも同じ条件で実験をすることができない．たとえ双子でも，身長や体重などの身体的な特性がまったく同じことはなく，またこれまでに罹った病気，食習慣や睡眠の習慣の違いなど，結果に影響を与えそうな要因が数え切れないほどある．しかも，これらの要因は実験者がコントロールして同じ値に設定することができないものがほとんどである．したがって，再現性を確認したくても，そもそも同じ条件で実験をすることができない．

そのため，臨床医学の場合は数に頼ることに

なる．具体的には，新しい薬を，たとえば100人に飲んでもらい，別の100人に薬は飲まず安静にするだけにしてもらい，結果を比較するのである．

このとき，上手に実験をすれば，実験者がコントロールできない要因を偶然性，数学的には確率という概念で扱うことにより，多数例の観察・実験結果から一定の結論を導くことができる．その理論が，確率論に基づいて科学的法則を導く推測統計学（inferential statistics），実際の推測方法が統計的方法（statistical method）である．

(1) 実験群と対照群

鎮痛薬の効果を調べる場合，比較の対象についてもよく考えなくてはならない．痛みは放っておいても，そのうち自然に治まるのが普通なので（これを自然治癒と呼ぶ），新薬の効果を調べる場合は何に対して（もしくはどのような集団に対して）比較をするかということを明確にしなくてはいけない．

比較の実験をする場合，新薬を使用するグループを実験群とか介入群と呼ぶ．また，比較の対象となるグループを対照群とかコントロール群と呼ぶ．対照群は，とくに何も治療をしないグループであったり，従来の治療を行うグループであったりするが，対照群と比較をするとい

う考え方が重要である.

（2）自然治癒とプラセボ効果

薬の効果を調べる場合，もう一つ注意事項がある．よく知られているように，小麦粉でできた偽薬を飲んでも病気が治ることがある．偽薬に効果があると信じることによって，病気がよくなるのだが，これをプラセボ効果（プラシーボ効果，偽薬効果）という.

したがって，仮に新薬に効果がないとしても，次のような理由で痛みが治ることがある.

対照群：自然治癒

実験群：自然治癒＋プラセボ効果

これでは，実験群の方が治癒率が高くてもそれが薬の効果なのかどうか判別できない．そこで対照群には偽薬を与えると（被験者には偽薬であることを知らせない），両群の治癒の理由は

対照群：自然治癒＋プラセボ効果

実験群：自然治癒＋プラセボ効果＋新薬の効果

となるので，もし実験群の方が治癒率が高ければ新薬の効果と考えることができる.

このように比較実験では，調べたいと思っている要因の真の効果を測定できるよう，実験方法をよく考える必要がある.

（3）統計学の枠組み－偶然の扱い方

別の例として，日本人の血液型の割合を調べる場合を考えてみよう．このとき，日本人全員を調べることができればよいが，通常は費用と手間の観点から，たとえば 10,000 人を選んで調査を行い，その結果に基づいてそれぞれの血液型の割合を「推測」する．このとき問題は，たとえば AB 型の人の割合が本当は 10 ％だったとしても，調査をした 10,000 人のうちちょうど 1,000 人が AB 型とは限らず，むしろ，割合が同じになる方が珍しいことである.

問題を統計学の言葉で整理してみよう．まず，

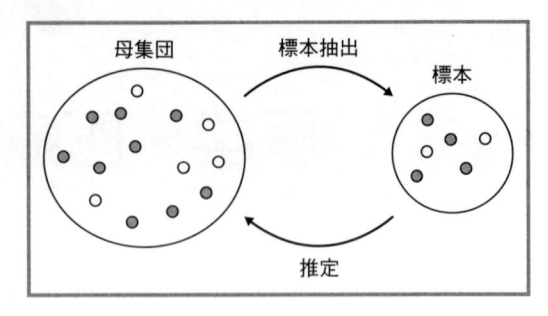

図10.1.1　統計学の枠組み

統計学では情報を知りたい対象を母集団（population），実際に調査をした集団を標本（sample）と呼ぶ．通常，標本は母集団の一部である．また，母集団から標本を選ぶことを標本抽出という（**図 10.1.1**）．この場合は，日本人全体が母集団，調査をした 10,000 人が標本である.

ところが，10,000 人を調べているとはいえ，母集団は約 1 億 2700 万人なので，標本は母集団（日本人全体）の 12,700 分の 1 でしかない．そこから日本人全体について知ろうというのだから簡単ではない．そこで，標本から母集団について理論的に分かることを，数学的に求めようというのが統計的方法だが，そのための基礎となるのが，統計的方法とは逆の問題，つまり母集団についてわかっているときに，その中から選び出した標本がどうなるかを求める確率論の問題である．たとえば，AB 型の人の割合が 10 ％であることがわかっているときに，母集団の中から 10,000 人を選んだ場合に，その中の何人が AB 型かを知る問題である（後述の「2項分布」に従う）.

結論を先に述べると，確率論を使うことにより一般に次のことが可能である.

① もっとも可能性の高い「AB 型の人の割合」を求める点推定.

② ある信頼度で，その中に真の「AB 型の人の割合」がある範囲を求める区間推定.

③「O 型の人と B 型の人はどちらが多いか」のような命題の真偽を，一定の条件で判定

する仮説検定.

統計学の対象となる量は,

- 血液型の割合や有病率など,集団の中である特徴をもつ成員の割合.
- 運動療法を受けたグループの収縮期血圧のような連続変量(次項参照)の代表値.
- 運動の量が増えると高血圧がどの程度改善されるかのような,2つの変量の関連の指標.

など,性質の異なったさまざまなものがある.

しかし,点推定,区間推定,仮説検定の枠組みと問題を解く際に使われる手順は共通している.そのため,3つの推定の問題の基本的な解き方を一度掴んでおけば,新しい問題の解法を勉強するときもまごつくことが少ない.以下では,代表的な統計的方法が確率論からどのようにして導かれるか,また現実の問題に適用する場合はどんなことに気をつけなくてはならないかを,具体的な例を通して順に説明していく.

10.1.2 / 変量

母集団,たとえばある病気の患者から標本となる人を一人選んだとき,その人は年齢,性別,身長,体重,疾患の種類のようなさまざまな特性を持っている.このように,母集団の成員ごとに異なる量を変量または変数と呼ぶ.変量は次の2つの視点から分類と区別ができる.

① 変量の取り得る値の数学的な性質.

② 因果関係を考えたとき,原因かそれとも結果か.

順に説明しよう.プログラミング言語でデータを記述する際は,定数であれ変数であれ,一般にデータの型を規定する必要がある.同様に,統計解析でも変量のタイプを明瞭に区別することが必要である.**表10.1.1**は変量の種類の一覧だが,ここに挙げた4つの異なるタイプを区別できれば実用上は十分である.

まず,変量は大きく量的変量と質的変量に大別できる.前者は,数の大きさが物理的な量と

しての意味を持ち,足し算などができる変量である.量的変量は連続変量と離散変量に分けられる.データ型でいえば,連続変量は実数型に,離散変量は整数型に対応するが,その区別が意味を持つ場面は少なく,連続変量に対する手法を離散変量に適用しても問題になることはほとんどない.

質的変量は,本質的に数量でない標本の特性である.たとえば,性別や好きな色であれば,その値は「男性」「女性」とか「赤」「緑」「青」のような名詞で表せる.そのため,このような変量は名義変量(または分類ができるのでカテゴリ変量)と呼ばれる.それに対して,健康状態(良い,普通,悪い)の場合,各状態が数値ではないことは名義変量と同じだが,これらの値の間に自然な大小関係があるため順序変量と呼んでいる.データ型でいうと,名義変量は列挙型,順序変量は順序型に対応する.

表10.1.1 変量の種類

	変量の種類	性質	対応するデータ型	例
量的変量	連続変量	連続	実数型	身長,体重,体温,血圧,年齢
	離散変量	離散	整数型	家族の人数,持っている靴の数
質的変量	順序変量	順序あり	順序型	健康状態(良い,普通,悪い)
	名義変量	順序なし	列挙型	性別,好きな色

表10.1.2 因果関係からみた変量の呼称

変量の名称	従属変数 (目的変数, 反応変数)	説明変数 (独立変数)	
		要因	共変量
具体例	血圧が下がったか	薬の種類	年齢, 体重, 性別

なお, 離散変量と順序変量は一見似ているようにみえるが, 前者は足し算などの演算が意味を持つのに対して, 後者は適応可能な演算は, 大小関係のような比較演算だけという違いがある. たとえば, 2つの家族の人数が3人と5人であれば, その和8人や平均4人は物理的に明快な意味を持つ. それに対して, 健康状態に「1:良い, 2:普通, 3:悪い」のような番号を付けることはできるが, 番号の値は順序関係という以外は量としての意味は希薄で, そのため番号を足したものに明確な意味はない. したがって, 連続変量と離散変量の違いに神経質になる必要はないが, 離散変量と順序変量は明確に区別をしなければならない. 原則として, 量的変量に対する解析手法をそのまま順序変量に適用できないことは覚えておきたい.

現実の世界における変量の役割に基づく区別も重要である. とくに変量XとYの間に$Y = f(X)$のような関係が考えられるとき, この関係を回帰モデルと呼び, 変量XとYに対して**表10.1.2**のような区別がされる.

薬を飲んで血圧が下がるかや, 読書量と漢字の成績に関係があるかを調べるとしよう. このとき, 「血圧が下がったか」や「成績」のような結果となる変量Yを従属変数または目的変数, 反応変数と呼んでいる. また, 「薬を飲んだか」や「読書量」のような結果に影響を与える可能性のある変量Xを, 説明変数または独立変数と呼ぶ.

説明変数を, 役割により要因と共変量に区別する場合もある. 説明変数の中でも, その効果を調べたい変量, たとえば治療薬の種類を要因(factor)と呼ぶ(因子と呼ぶこともある). それに対して, 調査する側がコントロールできないが, 結果に影響を与える可能性のある変量(年齢や体重など)を共変量(covariate)とか背景因子と呼ぶことがある.

要因と共変量の区別は, 調査する側の興味が主にどこにあるかによる主観的なもので, 数学的な扱いの上では対等である. 要因と共変量を区別せずに, 説明変数のことを共変量と呼ぶこともある.

回帰モデルを形作る変量の種類はXとYの2種類だが, その呼称はこのようにいろいろあり, 用語を使用する文脈で使い分けられている.

標本を測定すると, ある変量について測定値を複数個得ることができる. たとえば, 100人の高齢者を測定すると100人の体重のデータを得ることができる. このとき, 100人の体重の平均のような, 変量の測定値から計算できる量を統計量と呼ぶ. 統計学的な判断, たとえば都会と田舎ではどちらの方が肥満度が大きいかの判定は, 統計量をもとに行う.

10.1.3 標本の収集と記述

(1) 有限母集団と無作為標本抽出

母集団は統計学の骨格をなす概念だが，定義が容易な場合とそうではない場合がある．たとえば，ある県の地域高齢者の場合は，その県の高齢者で自宅で生活している人が母集団であり，手間暇をかければ全員を調べることも不可能ではない．このように，その成員を明確に定義かつ列挙できるような母集団を有限母集団と呼ぶ．

また，有限母集団に対して全数調査ができた場合は，その結果を集計して整理するだけで問題は解決する．これを記述統計と呼んでいる．このとき，推測統計学の手法は不要である．

有限母集団の場合，標本を抽出する際にもっとも重要なことは，母集団を代表するよう標本を選ぶことである．地域高齢者の調査をする場合に，標本に選ばれる人が調査しやすい都会に偏ったりしていては，結論にも偏りが出てしまう．

標本を選択するという視点からみると，どの成員についても標本として選ばれる確率が同じでなければならない．このような取り出し方をランダム抽出または無作為標本抽出と呼ぶ．無作為標本抽出は，母集団の全成員に番号を付けた上，公平なクジを引けば実現できる．統計学の解析手法は標本が母集団からランダムに選ばれていることが前提である．

(2) 臨床試験と無作為割り付け

インフルエンザに罹った患者を対象に，新薬の効果を調べる場合を考えてみよう．このとき，インフルエンザに罹った人が母集団ということになるが，新薬の効果であればこれからインフルエンザに罹る人も対象であろうし，母集団が明確に規定できる有限母集団の場合とは様相がかなり異なる．

この場合，母集団の成員の一覧を作ることができないが，それは別にしても，そもそも調査対象を調査側が勝手に選ぶことができない．このような場合，一般的には次のような手順で調査を行う．まず，新薬の実験をしてもよいボランティアを募る（無作為標本抽出ではまったくない）．その後，新薬の効果を確かめるために実験群と対照群を作って比較するが，そのとき実験群と対照群は，新薬を使うかどうか以外は違いがない方が望ましい．そこで，このような場合に無作為標本抽出のかわりに使われるのが，無作為化（ランダム化）と呼ばれる手法である．具体的には，被験者が新薬を使うかどうかをランダムに（たとえばクジ引きで）決めることによって，実験群と対照群で新薬使用以外の項目で違いが出ないようにしてデータを収集する．標本抽出では調査が不可能で，何らかの比較が必要な場合の重要な手法である．

なお，無作為化を行う場合は，被験者の不利益にならないよう倫理的な問題に十分に配慮しなければならない．

(3) 標本の分布

ある変量の測定値が，どのような値をどのような頻度で取っているかを一般に分布という．分布を考えるときは，まず，以下の3つを区別するとよい．

・標本の分布か，母集団の分布か．
・対象の量は，量的変量か，質的変量か．
・変量の分布か，それとも統計量の分布か．

最初に標本の分布について考える．まず，質的変量の場合を考えよう．たとえば，地域高齢者100人の健康状態を調査したとしよう．このとき，性別は質的変量（の中の名義変量）であ

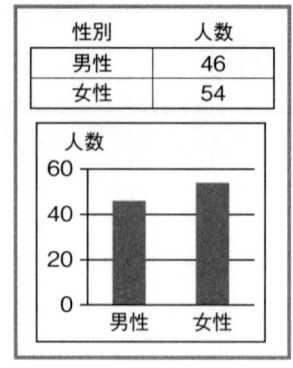

図10.1.2 質的データの集
計例

表10.1.3 度数分布表の例

年齢	~12	~24	~36	~48	~60	~72	~84	85~
人数	1	34	42	22	19	3	5	2

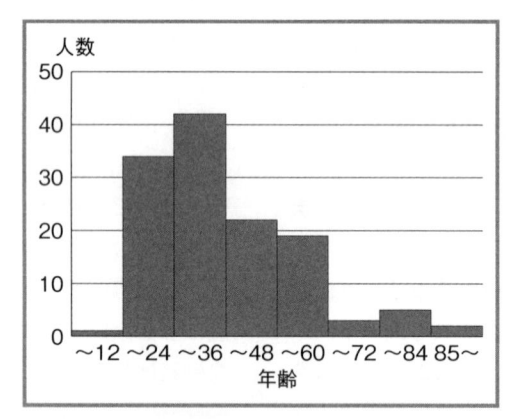

図10.1.3 ヒストグラム

るが，その分布は男性が何人，女性が何人かで完全に表現できる．表と図にすると**図 10.1.2** のようになる．多値の場合はカテゴリ数が増えるだけで，記述方法は本質的に同じである．

それに対して連続変量である年齢はこのような集計方法は取れない．そこでデータの整理の際は，年齢をいくつかの区間に分けた上で**表 10.1.3** のような形式で集計し（度数分布表と呼ぶ），それを**図 10.1.3** のような棒グラフにすることが多い．この棒グラフをヒストグラムというが，この図をみると，年齢の分布はピークが30 歳代にあり，広がり具合は左右対称ではないことなど，分布の様子が視覚的に把握できる[1]．

---

[1] 頻度を表す棒グラフの描き方
　質的変量の度数を棒グラフで表す場合，横軸はカテゴリなので棒グラフは**図 10.1.2** のように間が空いている方がわかりやすい．それに対して，ヒストグラムの場合，横軸は連続量であり棒グラフは連続する各区間の度数を表しているので，**図 10.1.3** のように棒は離さないで接して描く必要がある．

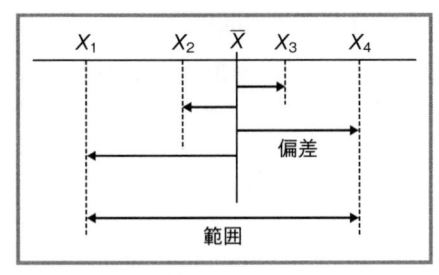

図10.1.4　偏差と範囲

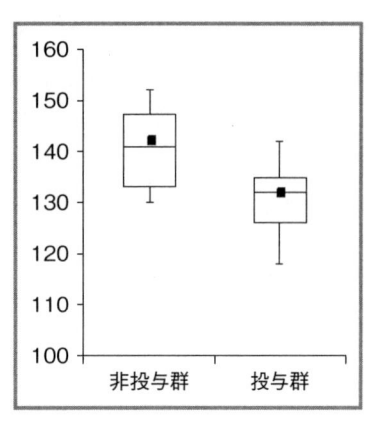

図10.1.5　箱ひげ図の例（降圧剤投与の比較）

（4）標本の分布の指標

　標本の分布の記述方法がわかったところで，標本の分布の性質を表す指標について考えよう．分布の違いは，次のような指標で記述できる．
① 分布の代表値（location，分布の位置）．
② 分布の広がり具合（dispersion，バラツキ）．
③ 分布は対称か，左右どちらかに偏っているか．

　まず分布の代表値だが，だれでも思いつくのは平均値であろう．測定値が対称に分布している場合は平均値が分布の代表値としてふさわしいが，**図10.1.3**の年齢の分布のように左右非対称なときは平均値は代表値には向かない．分布が偏っているとき，一番よいのは中央値（**図10.1.3**の例では，年齢を小さい順に並べたときに，順位がちょうど真ん中の人の年齢）である．メディアンともいう．

　では，データのバラツキの指標は何がよいだろうか．**図10.1.4**は4個の測定値をx軸上に記したものである．このとき，最大値X_4と最小値X_1の差は測定値全体のバラツキ具合の一番簡単な指標になっており，範囲（range）と呼ばれる．**図10.1.3**の年齢のように分布が左右非対称な場合，「範囲」がバラツキの最も基本的な指標になる．

　分布が左右対称な場合は，別の指標が用いられる．各測定値X_iと平均値$\overline{X}$の差，

$$X_i - \overline{X}$$

を偏差（deviation）といい，各測定値のバラツキの指標になっている．偏差は，それぞれの測定値が平均値からどれくらい離れているかなの

で，標本の個数（一般に number の頭文字を取ってnで表す）だけある．そこで，次に偏差の代表値を求めたいが，そのまま平均するとプラスの偏差とマイナスの偏差が相殺されてゼロになりうまくいかない．そこで，通常は2乗をした上で平均を取る．式で書くと以下のようになる．

$$\frac{(X_1 - \overline{X})^2 + (X_2 - \overline{X})^2 + \dots + (X_n - \overline{X})^2}{n} \quad (1)$$

　これを標本分散（variance），その平方根を標本標準偏差（SD：standard deviation）と呼び，分布が対称な場合，バラツキのよい指標となる[2,3]．

　複数のグループについて，血圧のような連続変量の代表値とバラツキを図によって比較するときは，箱ひげ図（box chart）がよい．**図**

---

[2] 測定が終わると，まず最初に平均値と標準偏差を計算する人がいるが，これは間違いである．最初にやるべきことは，ヒストグラムを描いて分布の形状，とくに左右対称かどうかを確認することである．

[3] （1）式の期待値（この計算を無限回繰り返したときの平均値）は，母集団の分散の値より少しだけ小さくなる．分子をnでなく（$n-1$）で割ると，その期待値は母集団の分散に一致するので，（1）式の分母を（$n-1$）で置き換えた量を不偏分散と呼ぶ．なお，不偏分散の平方根は標準偏差の不偏推定量（10.2.1）ではないので，不偏標準偏差と呼ぶのは間違いである．

10.1.5 は，降圧剤投与群と非投与群の収縮期血圧を比較した図である．黒い四角が平均値，箱の上中下の 3 本の線は，順に上位 25 ％点（順位が上から 25 ％目の人の収縮期血圧の値），中央値，下位 25 ％点の値である．箱の長さ（上位 25 ％点と下位 25 ％点の差）を四分位範囲（IQR：interquartile range）といい，範囲と同様にバラツキの指標としてよく利用されている．上と下のひげは，最大値と最小値である（上下のひげはこの他，上位・下位の 5 ％点など別のスタイルもある）．

棒グラフに標準偏差を加えた図は情報量が少ないのに対して，**図 10.1.5** のような箱ひげ図を使うと，両群の収縮期血圧の分布の違いが視覚的によくわかる．

(5) 標本の集計結果の提示方法

表 10.1.4 は標本の分布の指標を整理したものである．最頻値は測定値の中で最も個数の多かった値である．たとえば，年齢であれば 28

表10.1.4　標本の分布の指標

位置	平均値，中央値，最頻値
バラツキ	標準偏差（または分散），範囲，4分位範囲

表10.1.5　標本集計結果の提示例

	A群	B群
被験者数	9	69
性別（男：女）	6：3	43：26
年齢中央値（範囲）	51（12〜63）	52（12〜68）
平均体重（標準偏差）	63.2（4.3）	60.7（5.5）

歳の人の数が一番多かったときは 28 である（この指標はあまり使われない）．

表 10.1.5 は標本の集計結果の代表的な提示例である．性別は名義変量なので度数を示す．年齢は分布が左右非対称なので，中央値と範囲を示す．体重は分布が左右対称だったので，平均値と標準偏差を提示してある．なお，医療系の学術誌では 63.2 ± 4.3 のような形式ではなく，**表 10.1.5** のように「平均値（標準偏差）」という形式で書くのが標準的な表記方法である．

10.1.4　母集団の分布と代表的な確率分布

(1) 母集団の分布

標本の分布とはどのようなもので，それをどう表せばよいかがわかったところで，次に母集団の場合を考えよう．まず，離散変量の場合だが，標本の場合は男性 46 名のように度数で考えたが，母集団の場合は全体における男性の割合で考える．このとき，仮に男性の割合が 46 ％だとすると，母集団の中から一人をランダムに選んだとき，その標本が男性である確率は 0.46 である．このように，母集団における男性の割合と，母集団からランダムに一人を選んだときに男性である確率は一致するので，離散変量の母集団分布は，変量が取り得る値ごとの確率でも表せる．そのため，母集団の分布を議論するときは，変量のことを確率変数，母集団の分布のことを確率分布と呼ぶことが多い．

もう一つ例を挙げておこう．サイコロを振ったときに出る目の数を考えると，その母集団は無限回サイコロを振ったときの結果ということになるが，無限回実験をしなくても 1 回振ったときは，1 〜 6 までの値をそれぞれ 1/6 の確率で取ることは容易に想像がつく．したがって，k 番目の目が出る確率を p_k $(k = 1, ..., 6)$ とすれば，

$$p_k = \frac{1}{6} \quad (k = 1, ..., 6)$$

と表せる．グラフで表現したいときは，標本の場合と同様に棒グラフが自然でわかりやすい．

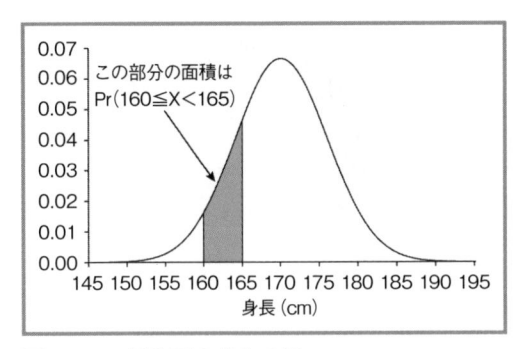

図10.1.6　母集団の分布の例

表10.1.6　代表的な確率分布

変量の分布	統計量	統計量の分布
正規分布	標本平均	正規分布
		t 分布[*]
	偏差の二乗和 標本分散の比	χ^2 分布[*] F 分布[*]
2値の離散分布	和／平均	2項分布
		正規分布に近づく[**]
一様分布 （順位）	和／平均	正規分布に近づく[**]

[*]不偏分散を使って基準化した場合
[**]標本数 n が大きい場合

以上のような事情から，離散変量の母集団における分布は全体の中の度数ではなく，その中の1個を取り出したときにどういう値をどういう確率で取るかで考える.

　ところが，身長や血圧のような連続変量の場合，ある特定の値を取る確率は通常ゼロであり有限の値にはならないので，離散変量の場合のように変量の取り得る値ごとにその確率を表記する方法はうまくいかない．標本の場合にどうしたかを振り返ってみると，**図10.1.3**のようにヒストグラムを描くことによって分布の様子を掴むことができた．ここでヒストグラムの縦棒全部を合わせた図形の面積が1になるように，ヒストグラムを描くことにしよう．そうすれば，例数が100の場合と300の場合の比較も容易で，ヒストグラムを重ねれば形状の違いを比較することもできる.

　次に，測定数を増やしていき，母集団の全成員についてのデータを元にヒストグラムを描けたとしてみよう．測定数が増えれば，区間の幅を狭くしていくと凸凹は次第になくなるだろうから，特殊な場合を除いて測定数が多ければ，ヒストグラムは**図10.1.6**のように滑らかな曲線になる．このとき，たとえば 160 ～ 165 cm の曲線の下の面積は，母集団のうちで身長が 160 ～ 165 cm の人の割合を表すことになる．これは，上でみたように母集団から誰か一人をランダムに取り出したときに，身長が 160 ～ 165 cm である確率 $\Pr(160 \le X < 165)$ と同じである．そのようなこともあり，母集団のヒストグラムは「母集団」分布関数とは呼ばず，確率密度関数（probability density function）と呼ぶ．確率「分布」関数と呼ばない理由は，高さが確率そのものを表すわけではなく曲線下の面積が確率を表すためである.

(2) 変量の確率分布

　表10.1.6 に示したように，確率分布は変量だけでなく統計量についても考えられるが，ここでは変量の代表的な分布である一様分布，2値の離散分布，正規分布について説明する．残りの分布については，次節以降で順に説明をする.

1) 一様分布

　サイコロを振ったときに出る目は1から6までの6通りだが，どの目が出る確率も同じと考えられる（ある目が他の目より多く出るという理由がない限り）．このように，どの結果が起きる確率も等しい離散分布を一様分布という.

　電車が 10 分間隔で出ているとしよう．このとき，待ち時間の分布はどうなるだろうか．駅に到着する時間がランダムであれば，電車の発車時刻をみて行動を変えたりしない限り，待ち時間は 0 ～ 10 分の間を同じ確率で取ると考えられる．このような連続分布も，一様分布と呼ばれる．特に，0 ～ 1 の値を取る一様分布は，

統計量の分布を求めるときやシミュレーションをする際に強力な武器になる．一様分布をする確率変数またはその値の列を一様乱数と呼ぶ．プログラミング言語は，通常一様乱数を生成する機能を持っている（表計算ソフトも一様乱数を生成する関数 RAND（ ）を備えている）．

2）2値の離散変量の分布

離散分布の典型的な例は，被験者や母集団の成員の特性である．たとえば，性別やある病気に罹患しているかどうかは，それぞれ2通りしかないので2値の離散変量になる．母集団の分布を決定づける量を母数（parameter）と呼ぶ．性別の分布は男性の割合 p と女性の割合 q という2つの母数で表せるが，$p + q = 1$ なので p か q のどちらかだけでも表せるので，独立な母数は1個である[4]．このとき，p のことを2項確率または2項割合（binomial proportion）と呼ぶ．

3）正規分布

気体中の分子の速度は正規分布（normal distribution）と呼ばれる，左右対称の山形の分布になる（**図 10.1.7**）．身長や血圧の分布もほぼ正規分布になる．血液検査の測定値の分布は，正規分布または**図 10.1.8** のような対数正規分布（測定値の対数を取ると正規分布になる分布）になるものが多い．前者の代表例として血中 Na 濃度，赤血球数がある．また後者の代表例としては，血中の K 濃度，総コレステロール，クレアチニンがある．

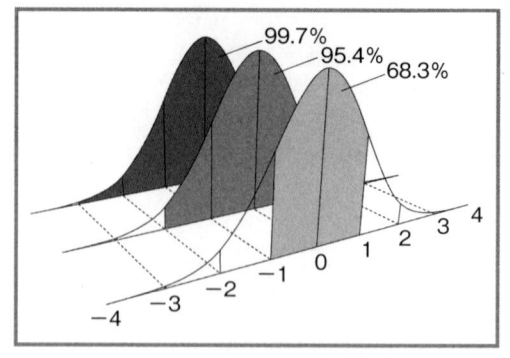

図10.1.7　標準正規分布の性質（朝倉書店　鶴田陽和：独習統計学24講より転載）

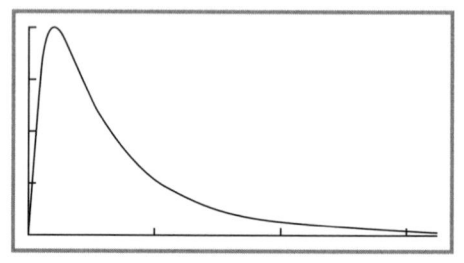

図10.1.8 対数正規分布の例

正規分布は，平均 μ と標準偏差 σ で形が完全に決まるので，$N(\mu, \sigma^2)$ と表す（μ と σ は母数なので，正確には母平均，母標準偏差と呼ぶ）．N は正規分布の英名，normal distribution の頭文字である．とくに平均が 0，標準偏差が1の正規分布 $N(0, 1^2)$ は標準正規分布と呼ばれ，いろいろな場面で登場する重要な分布である．標準正規分布では，以下のような性質が成り立つ（**図 10.1.7**）：

- $-1 \sim 1$ に全体の 68.3 % が入る．
- $-2 \sim 2$ に全体の 95.4 % が入る．
- $-3 \sim 3$ に全体の 99.7 % が入る．

統計学の教科書の巻末には，このような値を一覧表にした標準正規分布表がよくついている．

一般の正規分布の性質をみていこう．z を任意の数としたとき，平均 μ と平均から標準偏差 σ の z 倍の区間 $[\mu, \mu + z\sigma]$ に含まれる割合は μ と σ によらず，どんな正規分布でも同じである．$\mu = 0$，$\sigma = 1$ の場合，つまり標準正規

---

[4]「独立」は複数の異なる意味で用いられる用語の1つである．サイコロを2回振るとき，普通は2回目に出る目は，1回目の結果の影響を受けない．こういう場合を「2つの事象は独立」という．別な用法もある．離散分布で取り得る場合が n 通りの場合，たとえば赤，白，青，黒の玉が出る抽選器を使って籤を引く場合（$n = 4$），それぞれの玉が出る確率（k 番目の値を取る確率を p_k とする）が母数になるが，p_k の和は1なので最後の1つは必然的に値が定まってしまうため，任意の値を設定できるのは（$n - 1$）個である．このとき「独立な母数の数は（$n - 1$）個である」という．

分布の場合，区間は［0, z］となるので，一般の正規分布で変量がある範囲にある確率は標準正規分布から換算できる．

　平均を中心とした区間（$\mu - 1.96\,\sigma$，$\mu + 1.96\,\sigma$）には全体の95％が入るが，血液検査などの医学検査ではこの範囲を基準範囲と呼んでいる（あくまで統計学的な基準で，医学的な「正常」をただちに意味するわけではない）．また，この区間は統計的推定や検定でよく出てくるので，1.96という数値はよく覚えておきたい．なお，1.96より上の面積は0.025で全体の2.5％が入るので，1.96のことを上位2.5％点と呼ぶ（**図10.1.9**）．

　正規分布の特徴を以下にまとめておく．

・分布は左右対称である．

・分布は母平均 μ と母標準偏差 σ の2個の母数で完全に決まる．

・区間（$\mu - 1.96\,\sigma$，$\mu + 1.96\,\sigma$）に全体の95％が入る．

・正規分布をする変量の和や平均も正規分布になる．

・中心極限定理が成り立つ[5].

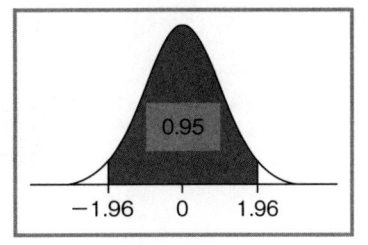

図10.1.9　正規分布の95％区間（基準範囲）

---

[5] 中心極限定理

　硬貨を10回投げて表が出た回数を X としよう．このとき，X は2項分布に従う（次項参照）．ここで硬貨を投げる回数を増やしていくと X の分布は次第に正規分布に近づいていく（**図10.2.4**）．確率論は賭けの研究から始まり，2項分布が発見されるのであるが，次に2項分布の極限としてみつかったのが正規分布であった．

　正規分布は実に不思議な分布である．まず，元の分布が2項分布であれ，一様分布であれ，対数分布であれ，それどころかどんな分布であれ，その平均は標本の大きさ n が大きくなるにつれ，正規分布に近づいていく．この法則を中心極限定理という．正規分布は，まわりのものをみんな飲み込むブラックホールのような分布である．したがって，測定値がどんな分布であっても，例数さえ集まれば正規分布の性質に基づいて推定ができる．しかし，医学では中心極限定理を頼りにできるほど例数を集められない場合が多い．そのために，以下で紹介するようなさまざまな方法が必要なのである．

【補足】統計ソフトはもちろんだが，表計算ソフトも正規分布に関するさまざまな計算をする関数を備えている．**図10.1.7** と **図10.1.9** の関係が成り立っているか，自分で計算して確かめるとよい練習になる．

(1) 統計量

母集団から標本を n 個選んで測定を行い，変量 X に対して測定値

$$X_1, X_2, X_3, \ldots, X_n$$

が得られたとき，これらの n 個の測定値から計算できる量を統計量（statistics）と呼ぶ．たとえば，標本値の平均

$$\bar{X} = \frac{X_1 + X_2 + \cdots + X_n}{n} \tag{1}$$

は統計量の典型である．統計量の記号は，英文字・ギリシャ文字，大文字・小文字とさまざまで，また文字の上に横棒 $\bar{X}$（エックスバーと呼ぶ）や帽子 $\hat{\sigma}$（シグマハットと呼ぶ）のような記号がつくことも多い．帽子は，ある母数や母集団の特性値の点推定値となる場合に使用される．

統計量の中で，知りたいことを求めるのに十分な情報を持っているものを十分統計量と呼ぶ．たとえば，身長が正規分布をしており，母分散が既知のときに身長の母平均が知りたい母数であれば，個々の標本値 X_i は不要で，標本平均 $\bar{X}$ が計算できていればよい．つまり，この場合，標本平均 $\bar{X}$ は十分統計量になっている．

なお，変量は標本に選ばれた個体ごとに値が決まる変数だったが，統計量は標本一組ごとに値が決まる変数である（**図 10.2.1**）．統計学の

数学的な議論の大部分は，ある問題を解くのに適切な統計量は何かと，その分布を調べることといってもよいかも知れない．つまり，いろいろな統計量の性質を理解することが，そのまま統計学のさまざまな手法を理解することに直結する．というと，統計量の数ほどさまざまな手法があり，きりがないという印象を受けるかも知れないが，基準化のところで紹介するように，多くの統計量に共通する性質があるため，見通しは意外とよい．

(2) 推定量と推定値

標本平均 $\bar{X}$ は，母集団の平均値 μ の点推定値になっている．このような統計量（通常，数式で表せる）を推定量（estimate）と呼んでいる．また，推定量の式に実際の測定値を入れて求めた値を推定値と呼ぶ．推定量は，以下のような性質を持つことが望ましい．

① 不偏性：推定量の期待値が推定したい母数の値と一致すること（正確度）．

② 有効性：さまざまな不偏推定量の中でバラツキが一番小さいこと（精度）．

③ 一致性：標本の大きさ n が大きくなると，推定したい母数の値に近づいていくこと．

推定量はその平均（正確には期待値）が推定したい母数の値と当然一致して欲しい．したがって，① の不偏性が一番重要な性質である．

次に，不偏性を満たす推定量は無限にあるが，その中ではバラツキが小さいほど推定の「精度」が高いので，②の有効性をもつ推定量がよい．これが2番目に重要な性質である．①と②の双方を満たす推定量を最良不偏推定量と呼ぶ．なお，③の一致性は標本が大きくなった場合に備えていて欲しい性質である．

(3) 基準化

ある確率変数 x の平均が μ，標準偏差が σ だったとする．このとき，x から平均を引いて

$$y = x - \mu$$

という定義により新しい変数 y を定義すると，分布の平均が μ ずれるため，確率変数 y の平均はゼロになる．たとえば，身長 x が平均 165 cm，標準偏差 5 cm の分布をしているとき，

$$y = x - 165$$

の平均はゼロになる（**図10.2.2**）．このとき，y の標準偏差は x の中心がずれただけなので 5 cm で変わりがない．そこで y をさらにその標準偏差 $\sigma = 5$ で割って

$$z = \frac{y}{\sigma} = \frac{x - \mu}{\sigma} = \frac{x - 165}{5}$$

という変換により z という確率変数を作ると，平均はゼロのままで標準偏差は 5 から 1 になる．つまり，z は平均がゼロ，標準偏差が 1 の確率変数になる．このように，平均がゼロ，標準偏差が 1 になるように変数を変換することを基準化と呼んでいる．

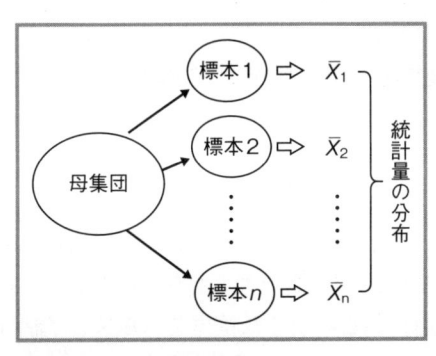

図10.2.1　統計量の分布

とくに，

$$x \sim N(\mu,\ \sigma^2)$$

つまり，確率変数 x が平均 μ，標準偏差 σ の正規分布に従うとき，基準化の計算

$$z = \frac{x - \mu}{\sigma}$$

により x を z に変換すると z は標準正規分布 $N(0,\ 1^2)$ に従う．

(4) 統計量の分布

変量の分布についてみてきたが，統計量についても分布を考えることができる．x は身長で $N(165,\ 5^2)$ に従う，つまり平均 165 cm，標準偏差 5 cm の正規分布をしているとしよう．このとき，無作為に4回標本抽出を行い（つまり，4人をランダムに選んで身長を測る），その結果を X_1，X_2，X_3，X_4 で表すことにする．このとき標本平均は

$$\overline{X} = \frac{X_1 + X_2 + X_3 + X_4}{4} \tag{2}$$

で計算できる．

ここで，「母集団から無作為に4人抽出し標本平均 $\overline{X}$ を計算する」という操作を何回か繰り返したとしよう．このとき，$\overline{X}$ は元の変量（この場合は身長 x）に由来する性質により，一定の値を中心にして一定のバラツキで値が散らばる．つまり，標本平均 $\overline{X}$ についても**図10.2.1**のようにその分布を考えることができる．

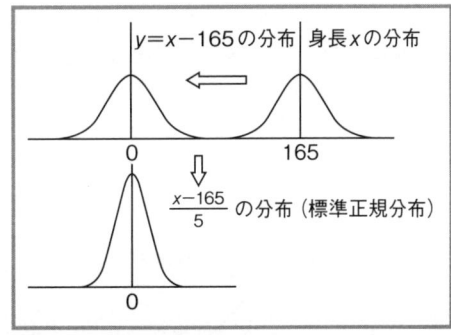

図10.2.2　基準化（平均の移動と標準偏差の変換）

変量の分布の場合は，対象となる量は母集団から無作為に抽出した一人ひとりの身長だったが，統計量の場合は複数回の抽出により一組の標本を作り（この場合は 4 人の身長の値），それらの値から 1 個の統計量の値を計算する，この操作を繰り返すことにより統計量の分布が得られるというところが，分布のでき方の違いである．

(5) 標本平均の分布

変量 x が正規分布をする場合，その標本平均 $\bar{X}$ も正規分布をする．これを正規分布の再生性という．このとき，標本平均 $\bar{X}$ の期待値が母平均 μ になることは自明であろう．また，標本平均の分散は，（2）式の場合は**図 10.2.3** のように 1/4 倍に（標準偏差でみると 1/2 倍），標本の個数が n 個のときは分散は $1/n$ 倍になる．何故そうなるかは参考図書を参照していただきたいが，たとえば 190 cm 以上の人が全体の 1 ％以下のとき，標本平均が 190 cm 以上になる確率はさらに小さいことから，標本平均のバラツキが元の変量のバラツキより小さくなることは想像がつくだろう．

正規分布の再生性と，標本平均の期待値は μ に，分散は $1/n$ 倍（標準偏差でみると $1/\sqrt{n}$ 倍）になることから，標本平均 $\bar{X}$ の分布は結局，以下のようになる．

$$\bar{X} \sim N(\mu, (\frac{\sigma}{\sqrt{n}})^2) \tag{3}$$

さて，ここで注意をしておきたいのは，変量 x が正規分布をしない場合やどんな分布に従う

のかわからない場合である（母平均 $= \mu$，母分散 $= \sigma^2$ とする）．このとき，標本平均 $\bar{X}$ の期待値と分散は正規分布の場合と同様，以下のようになる．

> 標本平均 $\bar{X}$ は平均が μ，分散が $\dfrac{\sigma^2}{n}$ の分布をする

残る問題は標本平均 $\bar{X}$ の分布型だが，中心極限定理から，元の分布がどんな形であっても標本の大きさ n が大きくなれば，$\bar{X}$ の分布は正規分布に近づく．つまり，標本平均 $\bar{X}$ の分布も（3）式に近づいていく．そのため，標本平均 $\bar{X}$ の基準化統計量 z の分布は，元の変量 x の分布型が何であっても標準正規分布に近づくことになる．

$$Z = \frac{\bar{X} - \mu}{\dfrac{\sigma}{\sqrt{n}}} \approx N(0, 1^2) \tag{4}$$

これはかなり強力な性質である．n が大きい場合は，実際の計算の際に正規分布で近似できるからである．ただ，前にも述べたように医学では中心極限定理を頼りにできるほど，データを集められないことが珍しくないので，分布ごとの精密な議論が必要なのである．

(6) 2項分布

標本平均だけが統計量というわけではもちろんない．標本分散やその比など，さまざまな統計量がある．**表 10.1.6** に代表的な変量と，そこから作られる統計量の分布を示した．その中でも重要な 2 値の離散分布の和について，説明をしておく．

硬貨を投げて表が出たら確率変数 x の値は 1，裏が出たら 0 ということにしよう．x は 2 値の離散分布なので，表が出る確率を p としよう（通常は 0.5）．さて，硬貨投げを何度か繰り返すとする．また，硬貨を投げて表が出る確率は何回目に投げたときも変わらないとする（試行は独立）．このような操作をベルヌーイ試行と呼んでいる．

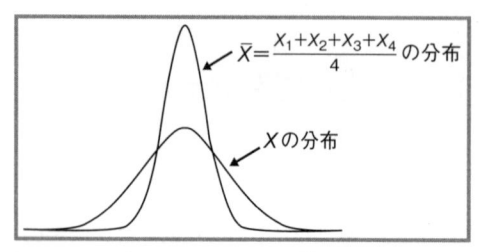

図 10.2.3　変量 X と標本平均 $\bar{X}$ の分布

ここで，n 回硬貨を投げたとき表が出た回数を Y としよう．この操作は，仮にある無限母集団の女性の割合が p だったとき，その中から n 人の被験者をランダムに選んだときに，そのうちの女性の数を数えることとまったく同じである．このとき，n 回中 r 回表が出る確率（または，n 人中 r 人が女性である確率）は以下のようになる（導出過程は高校数学の教科書を参照）．

$$\Pr(Y=r)=n\mathrm{C}r\times p^r\times(1-p)^{n-r} \qquad (5)$$

なお，$\Pr(\ )$ は括弧の中の式が成立する確率である．このとき，Y の分布は2項分布（binomial distribution）と呼ばれる．これは，2つの項からなる式 $(p+q)$ の n 乗の展開式

$$(p+q)^n={}_n\mathrm{C}_0q^n+{}_n\mathrm{C}_1pq^{n-1}+{}_n\mathrm{C}_2p^2q^{n-2}+\cdots+{}_n\mathrm{C}_np^n$$
$$=\sum_{r=0}^{n} n\mathrm{C}r\times p^r\times q^{n-r}$$

で $q=(1-p)$ とすると，各項は（5）式の $\Pr(Y=r)$ の右辺とまったく同じ式になるからである．

さて，Y の平均値と分散は以下のようになる．

$$\mu=np, \quad \sigma^2=npq=np(1-p) \qquad (6)$$

ところで，確率変数 x は表が出たら1，裏が出ると0なので，Y は n 個の x の和である．したがって，中心極限定理から，Y の分布は，n が大きくなると正規分布 $N(np, npq)$ に近づいていく．**図10.2.4** は，$n=10$，$p=0.5$ の2項分布と正規分布 $N(5, 2.5)$ を重ねたものだが，$n=10$ 程度でも両者はかなり近いことがわかる．

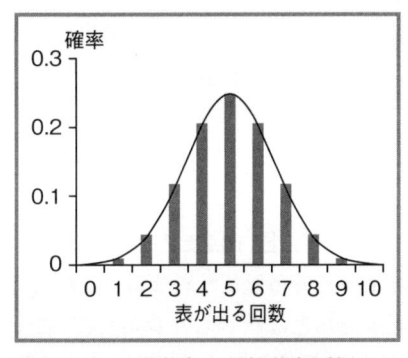

図10.2.4　2項分布と正規分布近似

（7）区間推定と信頼区間の導出

ある県の男性地域高齢者の肥満度の変化を BMI を使って評価したいとしよう．BMI の平均値 μ は時代，年齢，地域，性別によって変化するため不明だが，正規分布をすることと標準偏差 $\sigma=3$ であることはわかっているとする．式で書くと

$$\mathrm{BMI}\sim N(\mu, 3^2)$$

である．被験者を一人ランダムに選んで BMI を計算したところ25だった．観察値はたった1個だが，母平均 μ について何かいえるであろうか？

「一番もっともらしい値は？」と問われれば，一番可能性が高いのは25と答える人が多いだろう．しかし，これではこの推定がどの程度正しいかについて何も示していない．そこで，正規分布の性質を使って，推定の正しさを数値で表すことを考えてみよう．

測定値を X としよう．正規分布の性質から，X が母平均 μ を中心に σ の ±1.96 倍以内にある確率はちょうど 0.95 であった．式で書くと

$$\Pr(\mu-1.96\sigma\leq X\leq\mu+1.96\sigma)=0.95$$

ということになる．ここで，括弧の中の2つの不等式を変形すると

$$\mu\leq X+1.96\sigma, \quad X-1.96\sigma\leq\mu$$

となるので，μ について整理すると以下のようになる．

$$\Pr(X-1.96\sigma\leq\mu\leq X+1.96\sigma)=0.95 \,(7)$$

つまり，区間 $(X-1.96\sigma, X+1.96\sigma)$ が母平均 μ を含む確率は 0.95 ということがわかる．$\Pr(\ )$ の中の式に具体的な数値を入れてみると，$X=25$，$\sigma=3$ だったので

$$25-1.96\times3\leq\mu\leq25+1.96\times3$$

したがって，

$$19.12\leq\mu\leq30.88$$

となる（（7）式と違って，この式は正しいか間違っているかのどちらかなので，$\Pr(19.12\leq\mu\leq30.88)=0.95$ という書き方はしない）．

このとき，区間［19.12, 30.88］を信頼率95％の信頼区間（confidence interval），その両端を信頼下限，信頼上限，両者を合わせて信頼限界と呼ぶ．また，信頼区間が母数を含む確率0.95を信頼率，信頼係数または信頼水準，このように区間で母数の値を推定する方法を区間推定と呼んでいる．

次に被験者を n 人ランダムに選んで BMI を計算した場合を考えてみよう．この場合，測定値は n 個あるが，母平均 μ の信頼区間を推定するための統計量としては，標本平均 $\bar{X}$ が一番自然であろう．このとき，標本平均 $\bar{X}$ は（3）式のように

> $\bar{X}$ は平均が μ，標準偏差が $\dfrac{\sigma}{\sqrt{n}}$ の正規分布に従う．

つまり，変量1個の場合と平均は同じだが，標準偏差が $\sqrt{n}$ 分の1倍に小さくなっている．なお，統計量の標準偏差のことを標準誤差（SE, standard error）と呼ぶ．標本平均の場合は以下のようになる．

$$SE = \frac{\sigma}{\sqrt{n}} \qquad (8)$$

標本が1個の場合と同様に正規分布の性質から
$$\Pr(\mu - 1.96SE \le \bar{X} \le \mu + 1.96SE) = 0.95$$
という関係が得られる．したがって，
$$\Pr(\bar{X} - 1.96SE \le \mu \le \bar{X} + 1.96SE) = 0.95 \qquad (9)$$
という関係が成立する．Pr（ ）の中がこの場合の信頼率95％の信頼区間である．

同様に，他の変量や統計量でもその分布が正規分布のときは，標準誤差 SE さえわかれば，信頼区間を求めることができる．

以上を（4）式の基準化の考えを使って整理しておく．基準化統計量 z は標準正規分布に従うので，

$$\Pr\left(-1.96 \le \frac{\bar{X} - \mu}{\dfrac{\sigma}{\sqrt{n}}} \left(= \frac{\bar{X} - \mu}{SE}\right) \le 1.96\right)$$
$$= 0.95 \qquad (10)$$

という関係が成り立つ．（10）式を未知の母数 μ について解くと（9）式が得られる．

未知の母数が1個の場合に，95％信頼区間を計算する手順をまとめると以下のようになる．
1. 適切な統計量を選ぶ．
2. その分布を調べる．
3. 統計量が95％の確率で入る区間を求める．
4. その関係を母数について解く．

(8) t 分布を使った母平均の推定

さて，ここまでは区間推定の考え方を示すために標準偏差 σ が既知として問題を解いてきたが，普通は母平均 μ も母標準偏差 σ を未知である．このとき，（10）式をそのまま解くと区間の上限値，下限値に未知の母数 σ が残ってしまう．このように，興味の対象ではないが統計量の分布に入ってくる母数を局外母数とか攪乱母数（nuisance parameter）と呼んでいるが，実際，信頼区間の計算の妨げになる．しかし，正規分布の場合は，（4）式中の σ をその推定値 $\hat{\sigma}$（＝不偏分散の平方根）で置き換えた

$$t = \frac{\bar{X} - \mu}{\dfrac{\hat{\sigma}}{\sqrt{n}}} \qquad (11)$$

を使うと巧みに問題を解くことができる．（4）式で定義した z は標準正規分布に従ったが，（11）式で定義した t は σ を推定値 $\hat{\sigma}$ で置き換えた分，バラツキが大きく残念ながら標準正規分布にはならないが，標準正規分布より少しだけ裾が広い t 分布と呼ばれる特定の分布に従う．

なお，t 分布は**図 10.2.5** のように標本の大きさ n によって分布形状が異なる（n が大きくなると正規分布とほぼ等しくなる）．そこで正確には，「自由度（$n-1$）の t 分布」と呼んでいる．

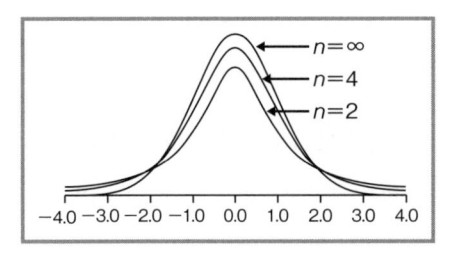

図10.2.5 t 分布（$n=\infty$ の場合は標準正規分布と同じ）

この分布の上位の 2.5 ％点を「$t_{n-1}(0.025)$」と表記すれば，上位点，下位点の定義から

$$\Pr(-t_{n-1}(0.025) \leq t \leq t_{n-1}(0.025)) = 0.95$$

である．t を（11）式で置き換えて μ について解くと，母平均 μ の 95 ％信頼区間が求まる．

$$\bar{X} - t_{n-1}(0.025)\left(\frac{\hat{\sigma}}{\sqrt{n}}\right) \leq \mu \leq \bar{X} + t_{n-1}(0.025)\left(\frac{\hat{\sigma}}{\sqrt{n}}\right)$$

(12)

（7）式と比較をすると，1.96 が $t_{n-1}(0.025)$ に変わっただけである．この値は，n によって異なるが 1.96 より少しだけ大きく，n が大きくなると 1.96 になる．

(9) 仮説検定

　区間推定と並んで代表的な統計的手法に仮説検定がある．これは，たとえば「10 年前の BMI の平均値は 23 だったが，現在の BMI の平均値はそれより高いか？」とか，「新しい降圧剤はこれまでの薬より効果があるか？」というような命題に答えを与えるために工夫された方法である．

　区間推定と同様に標本の情報は限られているので，100 ％正しい結論を求めることは原理的にできない．そこで，最初に調べたいと思っていること（BMI に変化がある）とは逆の仮説（BMI は変化がない）を立てる．前者を対立仮説，後者を帰無仮説と呼ぶ．次に，帰無仮説が正しい場合に測定した結果になる珍しさの程度（p 値）を計算する．この値があらかじめ設定した値 α（有意水準）より小さかったとする．

このとき，仮に帰無仮説が正しいとすると有意水準の確率以下でしか起きない珍しいことが起きたことになるが（そういう珍しいことが起きることもたまにあるが），仮説検定ではそうではなく，帰無仮説が間違っていて対立仮説「BMI に変化がある」が正しいと判断する．これを「有意水準 α で帰無仮説を棄却する」または「有意水準 α で帰無仮説は有意」と呼ぶ．

　逆に p 値が有意水準より大きかったときは，帰無仮説が正しいとしても，決して珍しいことが起きたわけではないので対立仮説が成立すると判断しない．ただし，観察結果は帰無仮説と矛盾しないが，対立仮説と矛盾しない可能性も十分あるので（帰無仮説は否定できないが，かといって帰無仮説を積極的に支持する証拠が出たわけではない），「帰無仮説が正しい」という判断もしない．

　p 値が有意水準以下だった場合，本当は帰無仮説が正しいのに，判断を間違えて対立仮説が正しいと判断することもある．その誤りを有意水準までなら許容しようというのが，仮説検定の考え方である．

　仮説検定の手順を整理すると以下のようになる．

① 対立仮説と帰無仮説を立てる．
　（例）帰無仮説：BMI は 10 年前と変わらない
　　　　対立仮説：BMI の大きさは変化した
② 有意水準を決める（$\alpha = 0.05$）．
③ 検定のために使う統計量（検定統計量と呼ぶ）を決める．
　（例）BMI の平均値
④ 観測したデータから検定統計量の値を計算する．
⑤ 帰無仮説が成立している場合，計算した検定統計量の値になる珍しさ（= p 値）を計算する（変量が正規分布をしている場合は，t 分布の性質を利用できる）．
⑥ p 値が，あらかじめ設定しておいた有意水準 α 以下なら帰無仮説を棄却して，対立仮説

が成立していると考える.

(10) t分布を使った検定ー基準値との比較

「10年前のBMIの平均値は$\mu_0 = 23$だったが, 現在のBMIの平均値はそれより高いか？」という問題をどう解けばよいか考えてみよう. BMIは正規分布をすることがわかっているとすると,

$$BMI \sim N(\mu, \ \sigma^2)$$

なので, 標本平均$\bar{X}$の分布は以下のようになる.

$$\bar{X} \sim N(\mu, (\frac{\sigma}{\sqrt{n}})^2)$$

仮説は次のようにすればよい.

帰無仮説：$\mu = \mu_0 (= 23)$

対立仮説：$\mu \neq \mu_0$

検定統計量は標本平均$\bar{X}$の基準化統計量

$$t = \frac{\bar{X} - \mu_0}{\frac{\hat{\sigma}}{\sqrt{n}}}$$

が都合がよい. BMIが正規分布に従うので, 帰無仮説が成立するとき, tは自由度$(n-1)$のt分布に従うので測定結果からp値の計算ができるからである.

具体的には次のようにすればよい. まず, μ_0は23, $\bar{X}$と$\hat{\sigma}$は測定結果から計算できるのでtは計算可能である. 計算したtの値が, 自由度$(n-1)$のt分布の上位2.5％点より大きい, または下位2.5％点より小さい確率は0.05以下である. tの値がこのような値になる（⇔標本平均$\bar{X}$が母平均μ_0からかなり離れた値になる）ことはかなり珍しいことと考えられる（確率では5％以下）. 式で書くと以下のようになる.

$$Pr(t < -t_{n-1}(0.025) \text{ or } t_{n-1}(0.025) < t) = 0.05$$

図10.2.6はPr（ ）の中の不等式が満たす範囲を図示したものである. 灰色の部分の面積の和は0.05で, 帰無仮説が正しいときにtがこの範囲である確率を表す. そこで, 計算したtの値がこの範囲（棄却域と呼ぶ）にある場合は, 帰無仮説が正しい場合は5％以下でしか起きな

い珍しいことが起きたことになるので, 帰無仮説を棄却して, 対立仮説が正しいと判断する.

(11) t分布を使った検定ー対応がない場合

比較の問題でよくあるのが, **図10.1.5**の降圧剤を投与したグループと投与しないグループの比較のように, 異なる2つのグループの平均値に差があるかどうかを判定する問題である. この場合は2つの群の被験者は別々の人で, 人数も異なる可能性がある.

このとき, 両群の変量x_A, x_Bがともに正規分布

$$x_A \sim N(\mu_A, \sigma_A{}^2), \ x_B \sim N(\mu_B, \sigma_B{}^2)$$

に従う場合は, 各群の標本平均$\bar{X}_A$, $\bar{X}_B$の差も正規分布に従うことが知られている：

$$\bar{X}_A - \bar{X}_B \sim N(\mu_A - \mu_B, \left(\sqrt{\frac{\sigma_A{}^2}{n_A} + \frac{\sigma_B{}^2}{n_B}}\right)^2)$$

（n_A, n_Bは各群の測定数）. そこで, 基準値との比較の場合と同様に, 母分散を不偏分散に置き換えて標本平均の差の基準化統計量を作ってみる.

$$t_w = \frac{(\bar{X}_A - \bar{X}_B) - (\mu_A - \mu_B)}{\sqrt{\frac{\hat{\sigma}_A{}^2}{n_A} + \frac{\hat{\sigma}_B{}^2}{n_B}}}$$

紙数の関係でこの後の詳細は参考図書に譲るが, 両群の分散が等しいことがあらかじめわかっている場合は, t_wが自由度$(n_A + n_B - 2)$のt分布に従うことを使って, 両群の母平均の差（$\mu_A - \mu_B$）の区間推定と帰無仮説「$\mu_A = \mu_B$」の検定ができる. これを対応のないt検定を呼んでいる.

また, 両群の分散について不明の場合は, t_wの分布は一つに決まらないが, 近似計算を用いて両群の母平均の差の区間推定と帰無仮説「$\mu_A = \mu_B$」の検定ができる. これをWelchの方法と呼んでいる. ともに利用機会の多い手法である.

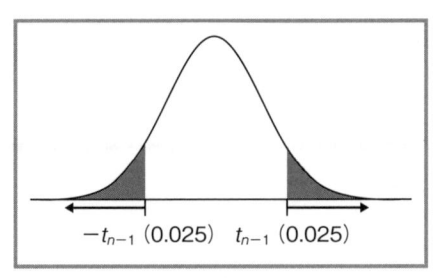

図10.2.6 t検定の棄却域

表10.2.1 仮説検定の結果

		実際	
		帰無仮説は間違い	帰無仮説は正しい
検定結果	帰無仮説を棄却	正しい判断	第1種の過誤（α）
	帰無仮説を棄却しない	第2種の過誤（β）	正しい判断

（12）t分布を使った検定−対応がある場合

降圧剤の問題で，各被験者について投与前，投与後の収縮期血圧を比較する場合を考えてみよう．対応がない場合と違って，各被験者について前後のデータがペアになっている．

このとき，興味の対象は降圧剤の投与前後で血圧が変化するかどうかなので，降圧剤投与前と後の血圧の値の差を変量とすれば（各被験者について新しい変量が一つできる），最初の基準値の問題と問題の構造が同じになる．前後に差があるかどうかが調べたいことなので，帰無仮説は $\mu = 0$（基準値はゼロ）とすればよい．この方法を対応のある t 検定と呼んでいる（棄却域は**図10.2.6**）．

（13）第1種の過誤と第2種の過誤

仮説検定の結果は常に正しいわけではなく，判断が間違いのこともある．仮説検定の結果を整理すると，**表10.2.1** の4つのパターンのどれかになる．帰無仮説が棄却された場合，そうでない場合のどちらも，その判定が正しいこともあれば，間違いのときもある．

帰無仮説が正しいのに誤って棄却する誤りを第1種の過誤（Type I error）と呼んでその確率をギリシャ文字の α で表す（有意水準と同じ記号を使うことが多い）．逆に帰無仮説が誤っているのに棄却しない誤りを第2種の過誤（Type II error）と呼び，その確率を β で表す．第1種の過誤は検定を何度も繰り返した場合の有意水準の実現値であり，有意水準は第1種の

過誤の目標値である．

対立仮説が正しいときに，帰無仮説を棄却して正しい判断をする確率を検出力と呼ぶ（通常，対立仮説は一つではないので，検出力も一つには決まらない）．検出力と第2種の過誤 β の間には，それぞれの定義から以下の関係が成り立つ．

$$検出力 = 1 - \beta$$

2種類の過誤が両方とも小さい検定が優れた検定方法だが，測定結果が与えられているとき，両方を同時に小さくすることはできず，どちらかを小さくするともう片方が大きくなる．医学の場合は2つの過誤の最大値として $\alpha = 0.05$，$\beta = 0.2$ という組み合わせがよく使われる（この数値に絶対的な根拠はない）．この値を満たせないときに，この基準を実現するためにできることは，測定数をあらかじめ増やしておくことである．

なお，2種類の過誤，p 値，標本サイズ（＝測定個数）の間には複雑な関係があり，区間推定と比べると仮説検定は注意事項が多い．医療の世界では仮説検定が多用されているが，両方が可能なときは区間推定のほうが情報が多いので，通常は仮説検定ではなく区間推定を行うほうがよい[1]．

検定については，複雑な問題がいくつもある．この本ではページ数の関係から要点しか説明で

---

[1] 信頼区間は，考え得る帰無仮説に対して網羅的に仮説検定を行い，その結果を統合することで求めることもできる．

きなかったので，一人で読んでも理解できる教科書を参考図書として挙げておいた．これらの教科書を勉強して，その上で実際のデータ処理を通して経験を積んでいって欲しい．

ノンパラメトリックな方法

---

(1) ノンパラメトリックな方法とは

治療の効果，たとえば「降圧剤の投与後に実際に血圧が下がったか」という問題を考えてみよう．このような場合の検定方法として，対応がある場合の t 検定があったが，この方法は測定値（この場合は血圧の変化量）が正規分布をしているという仮定のもとで導かれた手法である．

正規分布は平均 μ と標準偏差 σ という2つの量が決まれば，その形が完全に決まる．このように個々の分布を決定づける量を母数，英語で parameter と呼ぶ．血圧が降下したかどうかを判断する問題は，母数（この場合は母平均 μ）について判断する問題になる．そのため，正規分布のような何らかの分布形を仮定した上で導かれた推定方法や検定方法をパラメトリックな方法と呼んでいる．

当然のことながら，母集団の分布が正規分布をしていない場合や正規分布をしているかどうか不明の場合は，t 分布を利用した検定を適用することはできない．正規分布でなくても元の分布の形が既知の場合は，その分布に基づいてパラメトリックな検定方法や推定方法を構築することは可能であるが，分布の形が不明でも利用できる方法があると便利である．このような方法を分布によらない方法（distribution-free method）と呼んでいる．また，母集団の母数（パラメータ）について判断をするわけではないので，ノンパラメトリックな方法（nonparametric method）と呼ぶこともある．

以下では，次の代表的な3つのノンパラメト

リックな方法について説明する．

1. 符号検定．「介入」の前後で変化があるかどうかを検定するためのもっとも素朴な方法である．検出力は弱いが，適用範囲が広い．

2. Wilcoxon の順位和検定．2群の分布が同等かを検定するための代表的な方法で，対応がない場合の t 検定に相当する．検出力も十分で，医学研究ではよく使われている．

3. 符号付き順位和検定．対応のある場合の t 検定に相当するノンパラメトリックな検定方法．

(2) 符号検定

入浴の前後で血圧（平均血圧）が変化するかどうかを，高血圧患者8人を対象に調べたところ，うち一人は血圧が上昇したが，残りの7人は血圧が下がったという．血圧が上がった場合を「＋」，下がった場合を「－」で表すと，結果は（－，－，＋，－，－，－，－，－）のように表現できる．

このときに，「高血圧患者では入浴後は血圧が下がる」といえるかという問題を考えてみよう．血圧に対して入浴の影響がないとすれば，個々の被験者で血圧が上下する確率はともに $1/2$ と考えることができる．これがこの場合の帰無仮説になる．対立仮説は「高血圧患者では入浴後は血圧が下がる」とする．帰無仮説が正しいとき，8人のうち血圧が上昇した被験者の人数 X は，$p = 1/2$，$n = 8$ の二項分布に従う．したがって，

$$P(X=0) = (1/2)^8 = 0.00390625$$
$$P(X=1) = {}_8C_1 \cdot (1/2)^8 = 0.03125$$

であるから

$$P(X \leq 1) = 0.03515625$$

となる.

　したがって，この場合，帰無仮説（$p = 1/2$）が正しい場合は，確率 0.03515625 以下でしか起こらないことが起こったことになる[2]．検定のところで述べたように，このような場合は「帰無仮説は正しく，滅多に起こらないことが起こった」と考えるより，「帰無仮説が間違っていた」と考えて，「帰無仮説を棄却する」方が自然であろう．

　この方法は，個々の測定結果を＋か−かという符号で表現して扱うので符号検定（the sign test）と呼ばれている．個々の変化の量やその間の大小関係という情報は使わないので，その分，仮説の誤りを検出する力は弱くなるが，適用範囲が広いという利点がある．

　符号検定は，前後で変化があるかを調べる場合だけでなく，中央値の検定にも使える．ある変量の中央値が m である場合，観察されたデータ X が m より大きい確率，小さい確率はともに 1/2 であるから，符号検定の考え方をそのまま適用することができる．

(3) 2群の比較（Wilcoxonの順位和検定）

　符号検定では，変化の方向（＋，−）だけをみて，測定値の大きさは活用しなかったが，分布によらない代表的な方法として測定値の大きさの大小関係に注目して，各測定値の全体中の順位（rank）をデータとして活用する方法がある．

　例として，18 歳の日本人学生の収縮期血圧に男女差があるかという問題を考えてみよう．新学期の健康診断の結果から，ランダムに学生 6 人を抽出して調べたところ，小さい順に 98（F），108（F），118（M），122（F），124（M），132（M）であったとする（単位は mmHg，F は女子，M は男子を表す）．

　帰無仮説が「男子学生と女子学生で収縮期血圧は同じ分布をする」という場合を検討してみる．この例では，測定結果を順位に直すと次のようなる[3]．

　　<u>1</u>，<u>2</u>，3，<u>4</u>，5，6

　ここで下線は女子学生，下線なしは男子学生である．女子学生群の順位の和 R_F を計算すると

$$R_F = 1 + 2 + 4 = 7$$

となる．R_F は，もし女子学生の方が収縮期血圧が低ければ小さい値であろうし，収縮期血圧が高ければ順位の和 R_F も大きいことが予想される．

　もし，帰無仮説が正しくて男女間に差がなければ，どの学生の順位も 1 〜 6 の値を同じ確率で取る．女子学生 3 人の順位の組み合わせとそのときの R_F は以下の 20 通りになるが，いずれも同じ確率（1/20）で起こるはずである．

$(1, 2, 3), R_F = 6$　　$(2, 3, 4), R_F = 9$

$(1, 2, 4), R_F = 7$　　$(2, 3, 5), R_F = 10$

$(1, 2, 5), R_F = 8$　　$(2, 3, 6), R_F = 11$

$(1, 2, 6), R_F = 9$　　$(2, 4, 5), R_F = 11$

$(1, 3, 4), R_F = 8$　　$(2, 4, 6), R_F = 12$

$(1, 3, 5), R_F = 9$　　$(2, 5, 6), R_F = 13$

$(1, 3, 6), R_F = 10$　　$(3, 4, 5), R_F = 12$

$(1, 4, 5), R_F = 10$　　$(3, 4, 6), R_F = 13$

$(1, 4, 6), R_F = 11$　　$(3, 5, 6), R_F = 14$

$(1, 5, 6), R_F = 12$　　$(4, 5, 6), R_F = 15$

---

[2] この例では，入浴後に血圧が平均的に上がることはないと考えて，対立仮説は「入浴後は血圧は下がる」とした．このような検定方法を片側検定という．それに対して「入浴後，血圧は変化する」を対立仮説とする場合を両側検定という．ここでは，参考のために片側検定の計算例を示したが，よほど確実な根拠がある場合を除いて，片側検定を使ってはいけない．片側検定の前提とした知識が間違いで，入浴後に血圧が上がる可能性がある場合，第 1 種の過誤の確率が有意水準よりはるかに大きくなる危険性があるからである．なお，前節で t 分布を使ったパラメトリックな検定方法を 3 つ紹介したが，いずれも両側検定である．

---

[3] 同じ順位の標本があったときは，たとえば 2 位が 2 人いたときは 2 人とも「2.5」位として計算する．

したがって，帰無仮説が正しい場合の順位の和 R_F の分布は，以下のようになる．

順位の和	その確率
6	0.05
7	0.05
8	0.10
9	0.15
10	0.15
11	0.15
12	0.15
13	0.10
14	0.05
15	0.05

この標本では順位の和 R_F は 7 であったが，順位の和 R_F が 7 以下となる確率を計算すると

$$\mathrm{Pr}(R_F \leqq 7) = 0.05 + 0.05 = 0.1$$

となる．

　片側検定の場合はこの値が，両側検定の場合はこの値の倍の 0.2 が p 値になる．この p 値があらかじめ設定しておいた有意水準（典型的には，0.05 または 0.01）より小さければ，帰無仮説が正しい場合は滅多に起こらないことが起こったことになるので，帰無仮説を棄却して男女間に差があると判断する．

　この方法を，Wilcoxon の順位和検定（Wilcoxon's rank sum test, Wilcoxon's two-sample test）と呼んでいる．以下で述べる符号付き順位和検定（Wilcoxon's signed rank sum test）と名称が似ているので混乱しないように注意が必要である．なお，Mann-Whitney の U 検定は計算する統計量が違うだけで本質的に同じ方法である．

（4）対応がある場合（符号付き順位和検定）

　順位和検定は対応がない場合の t 検定に相当するが，次に対応がある場合を考えてみよう．例として符号検定のときに考えた「入浴の前後で平均血圧が上下するか」という問題を取り上げる．このとき，帰無仮説が「入浴前後で血圧

の変化はなく，偶然による血圧の変動はゼロを中心に対称な分布をする」という場合を考えてみる．

　実際に，3 人について平均血圧の変化を測定したところ，－ 3，＋ 10，＋ 5（mmHg）であったという．符号検定は変化が正か負かだけを問題にしたが，今回は測定値の大きさの大小関係を考慮に入れて以下のような手順を考える．

1. 観測値の絶対値をもとに小さい順に順位をつける．この例では，1 位，3 位，2 位となる．
2. 差が正だったものの順位の和 R_+，差が負だった観測値の順位の和 R_- を計算する．この例では，$R_+ = 2 + 3 = 5$，$R_- = 1$ となる．
3. R_+ と R_- のうち小さい方の L を検定のための統計量とする[4]．

　さて，どのような場合に帰無仮説を棄却できるかを考えてみよう．上記の手順で順序付けをした結果は，1 位，2 位，3 位のそれぞれが＋か－かにより区別できるので，可能性のある場合は以下の 8 通りになる．

1位	2位	3位	R_-	R_+	L
－	－	－	6	0	0
＋	－	－	5	1	1
－	＋	－	4	2	2
－	－	＋	3	3	3
＋	＋	－	3	3	3
＋	－	＋	2	4	2
－	＋	＋	1	5	1
＋	＋	＋	0	6	0

　帰無仮説が正しい場合，ある順位のデータが＋であるか－であるかは偶然に左右され，その確率はいずれも 1/2 である．したがって，上記のそれぞれの場合が起こる確率はいずれも 1/8

---

[4] これは両側検定の場合だが，片側検定の場合は対立仮説が「血圧の平均変動値＞ 0」のときは R_- の値を使って検定を行う．

になる．また，R_-とR_+の「期待値」は同じ値を取るであろう．

順位の総和は $1 + 2 + 3 = 6$ であり，順位の総和はまたR_-とR_+の和に等しいので，R_-とR_+の「期待値」はいずれも $6/2 = 3$ になる．帰無仮説が正しければ，どちらかがゼロに近い小さい値を取る確率は低いと考えられる．たとえば，この例では $L = 0$ となる場合は2通りなので，その確率は

$$\Pr(L = 0) = 2/8 = 0.25$$

また，L が1以下である場合は4通りなので

$$\Pr(L \leq 1) = 4/8 = 0.5$$

となる．

紙面の都合上，ここでは標本数が少ない例で説明したが，標本数が多い場合も基本的な考え方はまったく同じである．

一般にデータが n 個の場合，順位の総和は $n(n + 1)/2$，R_-とR_+の「期待値」は帰無仮説が正しい場合はその半分の $n(n + 1)/4$ となる．L は0から $n(n + 1)/4$ の間の整数値を取るが，測定結果から $L = L_0$ であれば，上と同じように

$$\Pr(L \leq L_0)$$

を計算し，その値があらかじめ決めておいた有意水準 α （一般には 0.05 または 0.01）より小さいときは，帰無仮説が正しい場合は α の確率以下でしか起こらないことが起こったわけであるから，帰無仮説を棄却して，差があったと判断する．

なお，n の値が大きいときは R_+，R_- は，

平均 $n(n + 1)/4$

分散 $n(n + 1)(2n + 1)/24$

の正規分布に近似的に従うことが知られているので，その性質を利用して $\Pr(L \leq L_0)$ を計算することもできる．

(5) 検定方法の選択

対応がある場合の検定方法として

・対応のある t 検定．

・符号検定．

・符号付き順位和検定．

の3種類の検定をみてきたので，それぞれの特徴を整理しておこう．

まず，対応のある t 検定を適用するにはデータが正規分布をしていることが前提になる．

符号検定は測定値が正か負かという情報しか使わないので当然「検出力」が弱いが，適用可能な範囲が一番広い．

符号付き順位和検定は，測定値の正負だけでなくその大小関係を活用する．偶然による変動はゼロを中心に対称な分布をするという仮定が必要であるが，符号検定より検出力が高い．しかし，正規性が仮定できる場合は，対応のある t 検定より若干だが，検出力が劣る[5]．

以上のことから，対応のあるデータの検定に際しては，次のような方法がとられることが多い．

1. 正規性が仮定できる場合は対応のある t 検定．

2. 正規性は仮定できないが，「介入」前後の変化に対して対称性を仮定できるときは，符号付き順位和検定．

3. いずれの仮定も成立不明のときは符号検定．

（鶴田陽和）

---

[5] 両側検定で仮説が棄却できなかったので片側検定を使う人，ノンパラメトリックな方法で仮説が棄却できなかったので t 検定を使う人がいるが，第1種の過誤が有意水準より大きくなるので，このような2回目の検定を行ってはならない．科学的真実をゆがめるので，研究倫理に反する行為でもある．注意をしたい．

10.2.3 回帰モデル

回帰分析は，医学・医療の研究でしばしば用いられる統計手法である．回帰分析では，予測される変数とそれを予測しようとする変数の関係を数式で表す．その関係式を回帰モデルという．本項では，回帰モデルとして予測に用いる変数が1個の直線回帰モデルを取り上げ，回帰モデルの性質と結果の解釈を説明する．

(1) 直線回帰モデルとは

対応のある2変数として年齢と体重があり，横軸に年齢，縦軸に体重の散布図を描いたとき，年齢の増加とともに体重も直線的に増加する傾向があるとする．本項での直線回帰モデルとはこれら2変数の関係を直線の数式で表したものをいう．直線回帰モデルは以下のように記述される．

$$Y = \alpha + \beta X + \varepsilon$$

ここで，対応のある2変数はYとXであり，予測される変数Yを目的変数（または従属変数），予測しようとする変数Xを説明変数（または独立変数）と呼ぶ．直線の数式とは$Y = \alpha + \beta X$である．ギリシャ文字で書かれたαとβは未知のパラメータであるが，2変数（X, Y）の実際に観測されたn個のペア（x_i, y_i），$i = 1, ..., n$から推定される．αとβの推定された値a，bのことを推定回帰係数という．

右辺のεは誤差項といい，平均0の正規分布を仮定する．年齢Xが36（歳）のとき，対応する体重Yは55 kgの人もいれば63 kgの人もいるだろう．このように個人の違いなどを誤差としてεで表す．

(2) 直線回帰分析とは

直線回帰モデルに含まれる未知のパラメータに関して推定（α，βの推定値a，bを求める）や検定（帰無仮説：$\beta = 0$を検定する）を行い，2変数の関係を定量的に評価する統計的分析のことを回帰分析という．回帰分析によって得られる結果は次の3点である．

① 説明変数の増加や減少によって，目的変数はどれくらい増加または減少するのかの変化量を推定できる．

② ① で推定された変化量は有意な増加または減少であるのかを検定できる．

③ 説明変数 X が目的変数 Y のばらつきの何%を説明できるかのモデルの予測精度を定量化できる．

(3) 未知パラメータαとβをどうやって決めるのか

年齢と体重の観測された10個のペア（x_i, y_i），$i = 1, ..., 10$を**表10.2.2**に示した．また，それらを散布図（または相関図）にプロットしたものが**図10.2.7**である．この10個の点に一番フィットする直線が推定回帰直線$y = a + bx$である．ここで，aをy切片，bを直線の傾きと呼ぶ．右辺のxに値を入れると，対応する予測

表10.2.2　年齢と体重の10例の生データ

症例番号	年齢（歳）	体重（kg）
1	27	55.2
2	31	54.1
3	33	60.1
4	36	55.8
5	38	59.5
6	40	64.2
7	42	56.3
8	43	63.3
9	45	61.1
10	49	63.4

値 y を求めることができる.

回帰分析では,観測値（x_i, y_i）,i = 1,..., n,の散布図（**図10.2.7**）に最もフィットする直線をどうやって引くのかが問題となる.すなわち,この散布図の2変数の関係を表す直線は a と b を変えると多数引ける.たくさんの直線の中で,何を基準にして最もフィットした直線だというのかが問題となる.

最もフィットする直線を求める手順は次のとおりである.① **図10.2.7** に示す10個の点について残差（$\varepsilon_i = y_i - (a + \beta x_i)$）を2乗した値を求める,② その10個の和を最小にする a と b を数学的手法で求める.残差の2乗和を最小にする y 切片 a と傾き b を求める方法を最小2乗法と呼ぶ.この手法を用いることにより得られた a と b が,未知の回帰係数 α と β の推定値である.

(4) 直線回帰モデルによる解析結果をどう解釈するか

前述の回帰係数の推定も含めた回帰分析はいろいろな統計解析ソフトウェアで行うことができるが,ここではエクセルでの解析結果の解釈について説明する.**図10.2.8** に **表10.2.2** の直線回帰分析での解析結果を示した.オプションでたくさんの結果を出力することができるが,ここでは回帰分析で核となる解析結果のみを説明する.

1）推定回帰係数 a, b（図10.2.8の①）

推定回帰係数 a,b の値は,**図10.2.8** の① の係数の列から,それぞれ a = 44.4,b = 0.39 である.

傾きは,年齢が1歳増加すると体重は 0.39 kg 増加することを示している.y 切片の 44.4 は,25歳から50歳くらいまで直線的に増加する現象を一番よく表すために,上下のシフトの位置を決める値である.

2）年齢の回帰係数の有意性検定（図10.2.8①）

年齢1歳に対する体重 0.39 kg の増加量が統計学的に有意な増加なのか,それとも単に偶然要因によるみかけの増加なのかを判定するために,母回帰係数（β）の有意性検定を行っている.この場合の帰無仮説と対立仮説は以下のとおりである.

帰無仮説：$\beta = 0$ 　　 対立仮説：$\beta \neq 0$

すなわち,傾き β が0か否かの検定を行っている.$\beta = 0$ のとき,x が増減しても y は変化しない.つまり x は y に影響を与えないことになる.β が0でないとき,x の増減は y の変化に影響を与えることを意味する.検定統計量の説明は省略するが,検定結果は表の P-値で示されている.年齢の行の P-値をみると 0.024 であり,有意水準 0.05 の検定では帰無仮説は棄却され対立仮説が採択される.この結果,年齢の増加に伴う体重の変化量は有意な増加であるといえる.なお,y 切片の P-値 = 3.64E-05

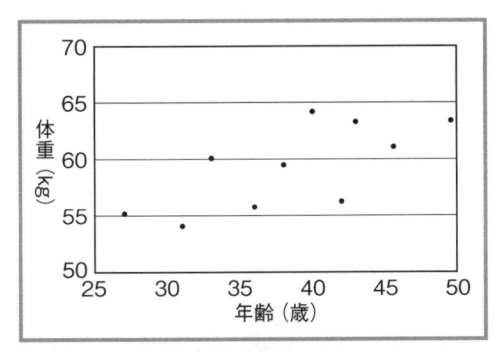

図10.2.7 表10.2.2 の年齢と体重のペアデータを使った散布図

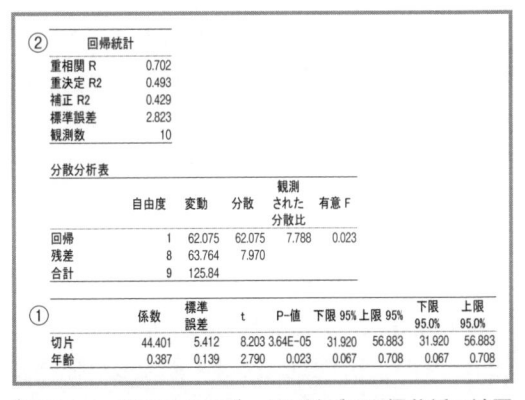

② 回帰統計

重相関 R	0.702
重決定 R2	0.493
補正 R2	0.429
標準誤差	2.823
観測数	10

分散分析表

	自由度	変動	分散	観測された分散比	有意 F
回帰	1	62.075	62.075	7.788	0.023
残差	8	63.764	7.970		
合計	9	125.84			

①

	係数	標準誤差	t	P-値	下限 95%	上限 95%	下限 95.0%	上限 95.0%
切片	44.401	5.412	8.203	3.64E-05	31.920	56.883	31.920	56.883
年齢	0.387	0.139	2.790	0.023	0.067	0.708	0.067	0.708

図10.2.8 表10.2.2のデータに基づく回帰分析の結果

は 0.0000364（3.64 の小数点を左に 5 個ずらす）の意味である.

3）推定直線回帰式の予測精度（図10.2.8②）

表 10.2.2 の生データに対して，体重 = 44.4 + 0.39 ×年齢という推定回帰式が求められた. この回帰式がどの程度の精度で年齢から体重を予測しているのかを数値で表したものが**図 10.2.8** の② にある重決定係数 R^2 である. 重決定係数の「重」（multiple）は，説明変数が 2 個以上ある重回帰分析の際に付ける文字であり，1 個の説明変数を使った直線回帰分析では単に決定係数と呼ぶ.

決定係数とは，「目的変数 y の全変動に対する y の推定値（または予測値）ŷ により説明される部分の割合」と定義され，0 から 1 までの値をとる. 観測値 (x_i, y_i)，i = 1,..., n が与えられたとき，推定回帰式を用いて予測値 $\hat{y}_1, \hat{y}_2,...,$ $\hat{y}_n$ が求まる. もし観測値が同一直線上に並んでいるとき，i 番目の予測値は観測値 y_i と等しくなる. したがって，観測値の分散と予測値の分散は等しくなり決定係数は 1 となる. 逆に，推定回帰式が y = a となるとき，観測値 x_i がどんな値であっても予測値 $\hat{y}_i$ = a であり，予測値の分散は 0 となる. したがって，決定係数は 0 となる.

表 10.2.2 のデータの場合，決定係数は 0.49 であり観測値 y のばらつきのうち，回帰式で予測される値 ŷ のばらつきの割合は，おおよそ 50 ％であると解釈できる. 体重の予測をするにあたり年齢はその 50 ％は説明できるが，残りの 50 ％は，その人の生活習慣であったり遺伝素因の影響であったりすることが示唆される.

10.2.4 多変量解析の基本概念

（1）はじめに

より質の高いエビデンスを得るために，多変量解析は欠かせないツールである. とくに，臨床データでは変数どうしが互いに関連していたり，解析対象が不均一であったりする. これらの影響を無視した単一因子（以後，変数と因子は同義で用いる）の解析では真実を正しく導くことはできない. 多変量解析を適切に用いてこれらの影響を補正する必要がある. 本項では，医学・医療で使われる代表的な多変量解析について，その必要性，目的，解析事例を解説する.

（2）多変量解析の必要性

表 10.2.3 は，ある症状を抑える 2 つの治療法 A，B のうち，どちらがよく効くのかを調べるために収集されたデータである. A 群，B 群，100 例ずつの症例について有効か無効かを調べており，有効率はそれぞれ，48 ％，52 ％であった. カイ 2 乗検定を実施すると，$p = 0.572$ であり A 群，B 群の有効率に有意差はないという結果を得る.

一方，この表を治療開始年齢（以下，年齢と呼ぶ）で層別化してみる（**表 10.2.4**）.

表 10.2.3 と表 10.2.4 に示された治療法，年齢，治療効果の 3 つの変数の関係は，たとえば，ある症例の（治療法，年齢，治療効果）＝（B，60 歳以上，無効），というデータを 200 例分集計することにより得られる. 表 10.2.4 から以下の 2 つのことがわかる.

① 高年齢群（表（1））に比べて低年齢群（表（2））では有効率が高い.

② 高年齢群，低年齢群を問わず，A 群は B 群に比べて有効率が 20 ％も高い.

表10.2.3　ある症状を抑えるための治療薬と治療効果のクロス集計表

A群，B群の有効性は，それぞれ，48％と52％であり，一見するとまったく差がないようにみえる．

治療薬	治療効果		計
	有効	無効	
A	48	52	100
B	52	48	100
	100	100	200

表10.2.4　治療開始年齢を60歳未満と60歳以上に層別したときの治療薬と治療効果の関係

どちらの表でも，A群の有効性は20％も高い．

(1) 年齢が60歳以上のクロス表

治療薬	治療効果		計
	有効	無効	
A	32（40％）	48	80
B	4（20％）	16	20
	36	64	100

(2) 年齢が60歳未満のクロス表

治療薬	治療効果		計
	有効	無効	
A	16（80％）	4	20
B	48（60％）	32	80
	64	36	100

それぞれの表について再びカイ2乗検定を行うと，いずれも$p = 0.096$となり2群の有効率の差20％の有意差は立証できなかったが，**表10.2.3**のP値に比べて小さい値となった．

いずれの層においても，A群がB群に比べて20％も有効率が高いのにそれらを合併した**表10.2.4**では有効率の差が4％でしかもB群の有効率が高いという結果になっている．治療群と治療効果の関係を調べたいときに，この2つの変数に強く関係する別な変数（ここでは年齢）が存在し，**図10.2.9**のような関係を形作ることを「シンプソンのパラドックス」という．このような関係において，年齢のことを混乱因子（または交絡因子）と呼ぶ．混乱因子がある場合には，治療効果の有効性評価を単にカイ2

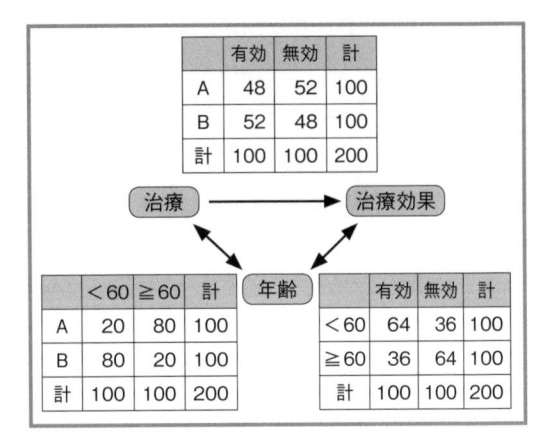

図10.2.9　治療薬，年齢，治療効果の関係

乗検定で行うのは誤りである．

この混乱因子の影響を除外した上で治療効果を調べる方法として，マンテル–ヘンツェル検定がある．数式は複雑なので省略するが，この検定を行うと$p = 0.021$が得られ，有意水準5％でA法がB法に比べて有効率が有意に高いという結果を得る．

上の例でわかることは，データの内部構造をよく確かめることが重要であるということである．収集されたデータを単純集計した**表10.2.3**に対して，単なるカイ2乗検定により，治療効果なしの結論づけを行うことは避けるべきである．無作為化臨床試験では混乱因子の発生は起こりにくいが，病院情報システムから抽出したデータセットで解析するいわゆる横断的研究では，多かれ少なかれ，こういう注意が必要である．

(3) 多変量解析による正しい解析

説明変数（治療）が目的変数（治療効果）に与える影響を調べたいとき，混乱因子の影響を除外しないと正しい評価ができないことを上で述べた．上の例では，変数が三つしかないので，年齢が他の2変数に対する混乱因子であることをみつけやすかった．そして，混乱因子が1個であったので，マンテル–ヘンツェル検定によりその影響を除外できた．

ところが，一般的な臨床データや疫学データでは，解析に用いる説明変数が少なくとも数個，多いときには数十個になる．説明変数が多いとき，注目する説明変数 V の目的変数 E に与える影響の大きさ（とその有意性）を調べる際に，その他のどの説明変数が混乱因子なのかを調べることは容易でない．このとき多変量解析が必要となる．

(4) ロジスティック回帰分析

医学・医療で用いられる代表的な多変量解析法として，ロジスティック回帰分析がある．この手法での目的変数は，ある事象が起こる・起こらないの 2 値データである．複数の説明変数（リスク因子とも呼ぶ）があるとき，目的変数の事象発生確率をこれらのリスク因子を使ってモデル化する．この定義に出てくる用語を前述の例に当てはめると次のようになる．

「複数のリスク因子があるとき」とは，治療法と年齢の 2 つのリスク因子で，（治療法，年齢）＝（A，低年齢），（A，高年齢），（B，低年齢），（B，高年齢）のいずれかが与えられたとき，ということである．**図 10.2.9** より，この 4 つの組み合わせの症例数は，それぞれ，80 例，20 例，20 例，80 例である．

「目的変数の事象発生確率」は，「治療効果という目的変数の有効という事象が起こる確率」の意味である．治療法と年齢の 2 つのリスク因子の組み合わせにより有効となる確率を求めると，**表 10.2.4** より，（A，低年齢）の症例群での有効である確率（有効率）は 0.8，（B，高年齢）の症例群の有効である確率は 0.2 などとなる．

最後に，複数のリスク因子と有効確率を関連づけるためのロジスティック回帰モデルを考える．下式がそのモデル式である．

P（Y ＝有効｜治療法，年齢）

$$= \frac{\exp（\beta_1 ×治療法 + \beta_2 ×年齢 + \beta_3）}{1 + \exp（\beta_1 ×治療法 + \beta_2 ×年齢 + \beta_3）}$$

左辺は，治療法と年齢の値が与えられた条件下（｜という記号で表されている）で治療が有効（Y ＝有効で表されている）である確率（P は Probability（確率）の頭文字）を意味する．右辺の β_1，β_2，β_3 は回帰パラメータであり，データを用いて推定した値を b_1，b_2，b_3 とすると，$b_1 ×治療法 + b_2 ×年齢 + b_3$ が正の数で値が大きいほど有効率を高める効果を持つ．右辺全体としては，exp（$b_1 ×治療法 + b_2 ×年齢 + b_3$）（exp（a）はネイピア数 e ＝ 2.72 の a 乗，e^a を表す）は正の数しかとらず，分母は分子に比べて 1 だけ大きいので，0 から 1 までの値（確率は 0 から 1 までの値）しかとらない．

このロジスティック回帰モデルは，米国の有名なコホート研究「フラミンガムスタディ」で心疾患発症に関与するリスク因子（危険因子）の同定のために開発されたが，いまや医学・医療のさまざまな解析に応用されている．

200 例の治療法，年齢，治療効果のデータセットから β_1，β_2，β_3 を推定するためには，最尤法という統計学の理論が使われる．200 例のデータは統計解析用にすべてコード化されるが，ここでは治療法については A が 1，B が 0，年齢については低年齢が 1，高年齢が 0，治療効果は有効が 1，無効が 0 を割り付けた．**図10.2.9** で表される 200 例のデータを統計解析ソフトウェア SPSS を使って解析すると，**表10.2.5** を得る．**表10.2.5** から以下の解釈が得られる．

1）治療法の推定回帰係数は 0.981（正の数）であり，コード 1 の A 法の方がコード 0 の B 法に比べて 0.981 ×治療法の値が正の数で大きくなる．しかも，その有意性検定，すなわち，「回帰係数が 0 である（全く有効率には寄与しない）」という帰無仮説の検定の結果，p ＝ 0.022 であり，有意水準 5 ％で帰無仮説は棄却された．すなわち，治療法 A は治療法 B に比べて有意に有効率を高める効果があることを示唆している．この結果は，マンテル-ヘンツェル検定の結果（P ＝ 0.021）と理論的に一致する．

表10.2.5　ロジスティック回帰分析の結果

因子	推定回帰係数($\hat{\beta}$)	標準誤差（S.E.）	P-値
治療法	0.981	0.427	0.022
年齢	1.792	0.427	<0.001
定数	−1.386	0.423	0.001

P（Y＝有効/治療法，年齢）

$$= \frac{\exp（0.981×治療法＋1.792×年齢−1.386）}{1＋\exp（0.981×治療法＋1.792×年齢−1.386）}$$

治療法：A…1，B…0
年齢：60歳未満…1，60歳以上…0

2）年齢の回帰係数は 1.792，有意性の検定の結果は $p < 0.001$ であり，有意水準 5 ％で帰無仮説は棄却された．すなわち，低年齢（コードが 1）は高年齢に比べて，有意に有効率を高めることが示唆される．

このように，多変量解析であるロジスティック回帰分析を行うと，混乱因子の影響を補正した上で，関心のある治療法と治療効果の関連を正しく評価してくれる．

（5）多変量解析の目的とは

これまで多変量解析で解析しなければならない必要性を述べてきた．ここでは多変量解析の目的を説明する．多変量解析の目的はその用途に応じてさまざまあるが，以下のようにまとめられる．

「従属変数に対する複数の独立変数の影響を，それら複数の変数間の関連を考慮しながら評価する．」

この目的を図示したものが**図 10.2.10** である．従属変数の値の増減に複数の独立変数がどの程度寄与しているのかをモデル式で表し，変数間の相関（変数間の線の太さ）を補正した上で，その寄与度（矢印の太さ）をそれぞれの独立変数の回帰係数などによって示す．この目的で使われる多変量解析には，重回帰分析，ロジスティック回帰分析，生存率解析における Cox の比例ハザードモデルによる多変量解析（Cox 解析）などがある．

1）重回帰分析

ロジスティック回帰モデルでは従属変数が「注目する事象の発生確率」であったが，重回帰モデルは従属変数の値そのものをとる．従属変数を Y，p 番目（p = 1，…，k）の独立変数を Xp，定数項を a，誤差項を ε（ε は正規分布に従う）とおくと，線形重回帰モデルは

$$Y = \beta_1 X_1 + \beta_2 X_2 + \cdots + \beta_k X_k + a + \varepsilon$$

と表される．回帰係数 β が正の数であれば，その独立変数の値が大きいほど，従属変数 Y の値も大きくなる．また，β が負の数ならばその独立変数の値が増加すれば Y の値は減少する．Y は連続データ（年齢，身長など）でなければならないが，独立変数 Xp（p = 1，…，k）は連続データ，順序データ（−，±，＋，＋＋），2 値データであってもよい．ただし，線形モデルであるので，独立変数の単位あたりの増分に対して従属変数 Y もある一定の値だけ変化することが仮定されている．

2）多変量生存時間回帰分析[6]

重回帰分析で生存時間を従属変数とすればよいと考えたくなるが，生存時間が他の医学データと決定的に異なる特徴をもつことによりそれができない．その特徴とは，生存時間データには性質の異なる 2 種類のデータが混在しているということである．

生存時間データは，観察開始時点からあるイベント（事象，たとえば死亡，再発，発症）が

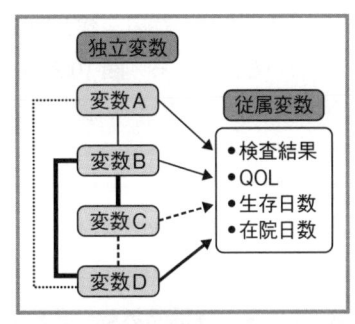

図10.2.10　従属変数に対する複数の変数（独立変数）の関連の大きさの評価

起こるまでの時間をいうが，観察期間内にイベントが起こらなかったり，あるいは，途中で観察不能となる症例が発生したりする．すなわち，生存時間が確定するデータと，その時点まではイベントが起こらなかったことは確かであるが，その後いつイベントが起こったかが不明の不完全データ（このことを打ち切りデータと呼ぶ）とが混在している．

そこで，生存率解析における Cox の比例ハザードモデル（Cox は名前，以下，Cox モデル）は，生存時間を従属変数とするのではなく，ハザード（瞬間死亡率，すなわち，ごく短い単位時間あたりの死亡率）が生存予後規定因子（疾患の重症度，生活歴，遺伝素因など）によってどのくらい影響を受けるのかをモデル化する[7]．ハザードのモデルができると，ハザードから生存率関数（生存率曲線）を作成することは理論的に可能となり，「48 歳，男性，疾患の重症度 Ⅲ，の人の 5 年生存率は 76 ％である」という推定が可能になる．

研究者あるいは臨床医の興味は，複数の予後規定因子の値から生存率を予測するということであるが，生存時間と予後規定因子との直接的な関係はモデル化せず，ハザード関数を経由してこの目的を達成している．Cox モデルは，指数モデルやワイブルモデルの一般化したモデルでもある．

3）クラスター分析

多変量解析には，上述以外の目的で使われる手法もある．それらは，従属変数と独立変数の区別を持たないものである（**図 10.2.11**）．たとえば，n 例の症例について，m 個の変数のデータが収集されているとき

「m 個の変数を用いて，n 例を似たもの同士でグループ化して p 個の群に分けたい」

という解析である．この目的に合う代表的な解析手法はクラスター分析である．原理は，n 例の各症例について m 個のデータがそろっているので，これらを m 次元空間にプロットして n 個の点で近いものどうしを結びつけていく．近いものどうしの定義とグループ化のロジックの違いにより，1 つのデータセットでも複数の群分けを得ることがある．

4）主成分分析

n 例で m 個の変数のデータが収集されているとき，クラスター分析と同様に，m 個の変数を軸として n 例を m 次元空間にプロットする．多次元空間にプロットされたデータは，球形のようにどこからみても同じ形をしているかもしれないし，斜め上 30 度からみるとラグビーボールの形をしているかもしれない．そこで

「プロットの特徴を最もよく表す座標軸を求める」

ための多変量解析が主成分分析である．

斜め 30 度からみえるプロットに長軸を引き，それに直交するようにもう 1 つの座標軸を設定するという，新たな座標軸を数学的に作っていく．そういう座標軸が 3 本でプロットの特徴を表し終わったとすると，m 次元空間は 3 次元空間に縮約されたことになる．そして，その 3 軸について，これもまた解析者がデータの特徴を注意深くみながら命名する．たとえば，100 人の高校生に国語，数学，英語，理科，社会のテストを実施し，5 次元空間に 100 人分をプロットして，回りから眺めた際に，3 軸でプロットを説明できることがわかったとする．その 3 軸とは，語学力，数学的センス，知識量である，というように解釈し命名する．

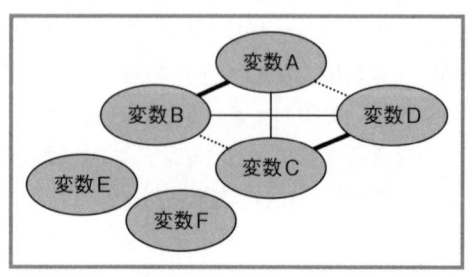

図 10.2.11　複数の変数の関連を示すための多変量解析

5）まとめ

本項は，多変量解析の優れた点を強調して記述した．実際の解析に当たっては，注意すべき点も多くある．たとえば，多変量解析は症例数が3桁以上ないと信頼できる解析ができない．また，相関係数のきわめて高い変数を2つ以上独立変数として解析に加えると，解析できない

ことがある，などである．

したがって，実際の解析では，統計学的な知識とある程度の解析経験が必要となる．解析経験は医療統計学者の指導の下，さらには，統計学関連セミナーに参加して経験を積むことが望ましい．

（赤澤宏平）

● 参考文献

[10.2.1]
1）鶴田陽和. 独習統計学 24 講. 朝倉書店, 2013.
2）鶴田陽和. 独習統計学 24 講応用編. 朝倉書店, 2016.
3）浅野　晃. 統計学の考え方. プレアデス出版, 2008.
4）大村　平. 統計のはなし（改訂版）. 日科技連, 2002.
[10.2.2]
5）鶴田陽和. 独習統計学 24 講. 朝倉書店, 2013.
[10.2.4]
6）赤澤宏平, 柳川　堯. サバイバル：データの解析. 近代科学者, 2010.
7）赤澤宏平, 北村信隆. Cox の比例ハザードモデル. 医学統計学の事典（丹後俊郎, 小西貞則編）. p248-249, 朝倉書店, 2010.

臨床データベース

　情報は集めるだけではなく，それらを使用して初めて価値を発揮する．医療情報についても数多くの医療情報システムから収集された情報が収集されている．これら医療情報は，診療のための一次利用にとどまらず，病院経営や地域の医療計画，新たな医学的発見などの二次利用にも利用されている．

　近年，これら情報をDPCやNDB，NCD，がん登録などそれぞれの目的に応じ，施設を超えて収集する医療データベースが構築されている．この医療データベースは，医療費の適正な配分，新たな医学的知見の収集などに利用されている．

　本章では，本邦で収集される医療データベースについて，収集の目的や内容などを理解してほしい．

〔池田和之〕

11.1

臨床データの実例

11.1.1 DPC調査とDPCデータベース

(1) DPC制度とDPCデータ

DPC調査とは，2003年にわが国に導入された入院医療費の包括支払い制度（DPC制度；DPC/PDPS）の設計・運用のために，厚生労働省が実施している調査である．DPC制度は，医療資源の必要度によって入院患者を分類する仕組みであるDPC（Diagnosis Procedure Combination）診断群分類と，1日あたり定額支払いの仕組みであるPDPS（Per-Diem-Payment-System）から構成される，わが国独自の入院医療費支払い制度である．

DPC制度に参加する医療機関からDPC調査によって収集される診療実態データに基づいて，DPC制度におけるDPC診断群分類の構造やPDPS支払い制度が設計されているため，DPC調査はこの制度に不可欠な情報基盤となっている．

(2) DPC調査データ

DPC調査データの全体像を**表11.1.1**に示す．DPC調査データの詳細は，毎年度「DPC導入の影響評価に係る調査」実施説明資料としてDPC調査事務局のWebサイトで公表されている（http://www.prrism.com/dpc/18dpc.html 等）．

1) 様式1

様式1データは，簡易退院サマリといえる入院診療に関する基本的な診療情報の要約のデータである．2014年度から様式が改定され，項目の拡張などへの対応が容易で柔軟性の高い，ペイロード方式のデータフォーマットとなっている．

データの内容は，性別などの患者基本属性，入院経路などの入院情報，退院先などの退院情報，身長・体重などの患者プロファイル，傷病名などの診断情報，手術情報，ADLや肺炎重症度などの臨床情報などが含まれている．

2) 入院EF統合ファイル，外来EF統合ファイル

医科点数表に基づく出来高による診療報酬の明細情報が日単位で記録されるデータである．ICU管理料などの特定入院料等で包括される場合も診療明細を記録することが求められている．入院分と外来分に分けて作成される．

3) Dファイル

診断群分類点数表によって算定される包括評価点数，医療機関別係数など診療報酬請求に関するデータが記録される．

4) その他のデータ

病床数，入院基本料等，医療機関に関する情報を記録する様式3，自費等の医科保険診療以外の診療の有無に係る情報を記録する様式4，カルテ等から日別に「重症度，医療・看護必要

表11.1.1 DPC調査データの概要

様式の名称			内容	作成対象
様式1	患者別匿名化情報		簡易診療録情報：主傷病名，入院の目的，手術術式などの情報を含む（診療録からの匿名情報）	調査対象期間中に1日でも医科保険で入院料を算定した患者について作成
Dファイル		診療報酬請求情報	DPCレセプト情報：診断群分類点数表により算定する患者の包括評価点数，医療機関別係数等に関する請求情報を含む	DPC/PDPSの対象の全患者について作成（DPC対象病院のみ作成）
入院EF統合ファイル			入院の出来高レセプト情報：入院患者の医科点数表に基づく出来高による診療報酬の算定範囲，入院料の包括診療項目，持参薬などの情報を含む	入院医科保険の対象の全患者について作成
外来EF統合ファイル			外来の出来高レセプト情報：外来患者の医科点数表に基づく出来高による診療報酬の算定範囲の情報を含む	入院外医科保険の対象の全患者について作成（DPC対象病院およびデータ提出加算2に係る届出を行っている医療機関のみ作成）
様式4			医科保険診療以外の診療情報：自費，公費，先進医療などの情報を含む	全患者（自費出産，健康診断のための入院，労災保険のみの入院等も含め，全ての症例）を対象に作成
Hファイル			重症度，医療・看護必要度に係る評価票の各評価項目の点数（カルテからの日別の匿名化情報）	Hファイル作成対象入院料の施設基準において重症度，医療・看護必要度の評価対象とされている患者について作成
様式3		施設情報	医療機関情報：病床数，入院基本料等に係る加算の算定状況，各病棟の主たる算定入院料状況等の情報を含む	医療機関単位で，月1回作成

出展　厚生労働省 – 平成30年度「DPC導入の影響評価に係る調査」実施説明資料
https://www.mhlw.go.jp/file/06-Seisakujouhou-12400000-Hokenkyoku/0000202618.pdf

度に係る評価票の各評価項目の点数」を記録するHファイルがある．

(3) DPCデータの利用

調査データの個別病院ごとの集計値は，毎年中医協DPC評価分科会で公表され，各DPC病院の診療実態を知ることができる．また，DPCデータは，診療内容と診療行為明細に関する情報を持つ全国共通フォーマットの電子データであるので，このデータの二次利用によってポピュレーションヘルスに資するさまざまな医療評価手法が開発されている．

1) 公開データ

DPC導入の影響評価に係る調査「退院患者調査」の結果報告として，病院の実名付きで平成18年度調査より毎年公表されている．DPC導入の影響評価に関する調査の統計表はExcel形式の編集可能なデータで公開されており，厚生労働省のWebサイトより入手できる（https://www.mhlw.go.jp/stf/seisakunitsuite/bunya/0000049343.html）．各DPC病院の傷病別の入院患者数，手術患者数などの診療実態が透明化されていて，わが国では今までなかった画期的な臨床データとなっている．地域患者マーケティングや，地域医療提供体制を分析するための貴重なデータといえる．

2) 医療評価への応用

DPCデータは，情報量の非常に多い活用しやすい定型電子データであるので，厚生労働省調査に提出するだけではなく，自院の診療内容の高度な分析に利用することができる．いくつかの視点から，DPCデータの分析手法の概要を示す．

① ケース・ミックス評価

ケース・ミックスとは患者構成のことであり，DPC診断群分類による疾病構成の評価を利用

した分析を行うことができる．効率性指標はその一例であり，患者構成を補正した上で，医療機関の入院期間の効率性を評価できる．診療科等の部門単位での評価にも用いることができる．DPC 制度下の病院診療報酬収入に影響する機能評価係数にも含まれる重要な評価の視点である．

同様に重要なものとして複雑性指標がある．これは患者構成を評価する指標で，在院日数や医療費の観点からの重症度を測定することができる．DPC 特定病院群（旧 II 群）の基準の一つとなっているように，病院の機能を表す指標といえる．機能評価係数 II に含まれるカバー率指標も患者構成の幅広さを示すケース・ミックス指標である．

② プロセス評価とアウトカム評価

医療の質を評価する観点からは，診療の手順に注目するプロセス指標と治療効果に注目するアウトカム指標がある．DPC データを用いてこれらの質評価指標（QI：Quality Indicator）を測定できるようになってきている．国立病院機構では臨床評価指標を設計し，毎年その評価結果を公表している．2017 年には 115 指標からなる臨床評価指標 Ver3.1 を開発し，計測マニュアルおよび計測結果をまとめた冊子をWeb サイトにて公開している（https://www.hosp.go.jp/treatment/treatment_rinsyo.html）．

日々の診療明細が記録されている EF 統合ファイルデータから，診療手順の妥当性を診療ガイドライン等に照らして評価することができる．たとえば，手術後の抗菌薬の選択と投与期間が妥当であるか，脳梗塞急性期や手術後の早期リハビリテーションが適切に開始されているか，などのよく知られている指標を簡単に測定することができる．

アウトカム指標では，再入院率や病院標準化死亡比（HSMR：Hospital Standardized Mortality Ratio）などを測定することができる．前者は，中医協 DPC 評価分科会の退院患者調

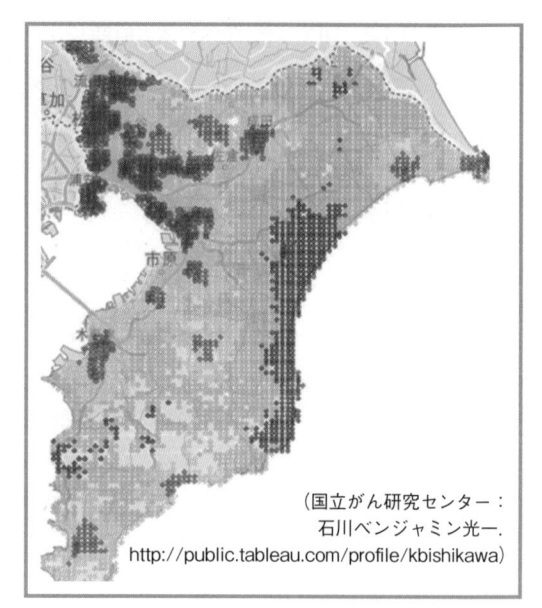

（国立がん研究センター：
石川ベンジャミン光一.
http://public.tableau.com/profile/kbishikawa）

図11.1.1　DPC病院アクセスマップ

査の一部として公表されているが，その評価の妥当性については議論が多い．後者は国際的な病院評価指標であり，国立病院機構臨床評価指標の計測マニュアルに DPC データを用いた計算式を公開している．

③ 地域医療評価

DPC 病院の基本集計データが公表されていることから，地理情報システムを使って DPC病院への疾患別アクセス時間マップを作成し，地域医療評価に用いる試みが行われている（**図11.1.1**）．手術集積状況の地域差の評価，二次医療圏を越えた患者移動など多くの分析が試みられ，2015 年から始まっている地域医療構想策定にも利用されている．

また，自院のデータと組み合わせることによって，地域の患者数に対する自院のマーケット・シェアを分析し，医療機関の機能分化や事業展開の参考情報を得ることもできるようになっている．

④ 臨床疫学研究

DPC データを集積した大規模診療データから，医療技術評価などの多数の研究が専門誌等に発表され，医学研究への活用も進められてい

表11.1.2　DPCデータベースの概要（2011〜2015年度データ）

様式	各年度ごとのデータ行数　（百万行）					
	2011年	2012年	2013年	2014年	2015年	計
様式1（横持ち）	10	11	11	−	−	32
様式1（ペイロード）	−	−	−	334	376	710
様式3	4	5	5	10	119	143
様式4	10	11	11	12	13	57
入院Eファイル	1,919	1,932	1,961	2,163	2,492	10,467
入院Fファイル	3,715	3,797	3,866	4,289	4,909	20,576
Dファイル	1,025	854	852	877	880	4,488
外来Eファイル	−	863	1,743	1,886	1,967	6,459
外来Fファイル	−	1,672	3,411	3,715	3,898	12,696

出展　DPCデータの提供に関する事前説明会（H29.12.7）資料
https://www.mhlw.go.jp/file/06-Seisakujouhou-12400000-Hokenkyoku/0000188034.pdf

る.

(4) DPCデータベース

　2016年6月に閣議決定された「日本再興戦略」において，厚生労働省が保有するDPCデータは「DPCデータの提供に関するガイドライン」（以下，ガイドラインという）に基づいて，公益性の高い学術研究に対して「集計表情報」として提供できることとなった.

　DPCデータベースはDPCデータをデータベース化したものであり，医療機関から提出されたDPCデータを原則としてそのままの形式で調査年ごとにテーブルに格納している. 各様式は調査年度によって項目が変わることがあるが，データベースのテーブル構造は統一しており，調査されていない項目にはNULL値等が挿入される. 様式1は2014年に横持ち方式からペイロード方式にデータフォーマットが変更されたため，2011〜2013年と2014年以降の2つのテーブルに分けて格納されている. 施設情報である様式3は施設名称を付与して格納，入院および外来EF統合ファイルは，EファイルとFファイルに分離してテーブルに格納している. DPCデータベースには，2011〜2015年度に

おけるDPCデータの各様式について総計で約556億行のデータが蓄積されている（**表11.1.2**）.

　DPCデータの第三者提供は2017年度より開始されている. 提供希望者からの申請をガイドラインに従って有識者会議が審議し，認められた場合にDPCデータの提供が行われる. 提供されるデータは，提供依頼申出者が指定した抽出条件および集計条件に従って抽出されたデータに対して一定の集計処理を加えた集計表情報である. なお，提供依頼申出者には，国の行政機関，都道府県・市区町村，研究開発独立行政法人等，大学・大学院，医療保険の中央団体，医療サービスの質の向上等を設立目的の趣旨に含む国所管の公益法人等に所属する研究者であり，DPCデータを利用した研究を所属機関から承認されており，研究費用の全部または一部を国の行政機関，研究開発独立法人等から補助されているという条件がある. 提供に関する詳細は厚生労働省の「DPCデータの提供に関するホームページ」（https://www.mhlw.go.jp/stf/seisakunitsuite/bunya/kenkou_iryou/iryouhoken/dpc/index.html）にまとめられている.

11.1.2 NDB（ナショナルデータベース）

(1) NDBの整備と利用目的の拡大

2006年の医療制度改革では，国および都道府県において医療費適正化計画を立てる枠組みが導入された．その際，医療費適正化計画の作成，実施および評価に資するため，厚生労働省が行う調査および分析に用いるデータベースとして整備されたのがレセプト情報・特定健診等情報データベース（NDB：National DataBase of Health Insurance Claims and Specific Health Checkups of Japan）である．NDBは「高齢者の医療の確保に関する法律」第16条を根拠として厚生労働大臣が保有し，レセプト情報ならびに保険者に義務付けられた特定健診および特定保健指導の国への実績報告の情報（以下，「特定健診等情報」という）を厚生労働省保険局において管理・運用するデータベースである．格納されているレセプト情報と特定健診等情報の両者で，データの性質やデータ件数が異なっている[1]．

2008年の「医療サービスの質の向上等のためのレセプト情報等の活用に関する検討会」において，NDBは医療費適正化計画策定に資する本来の目的以外にも，医療および保健サービスの質の向上等を目指した正確なエビデンスに基づく施策の推進や，これらの施策に有益な分析・研究，また学術研究の発展に資する目的で行う分析・研究への利活用を一定の審査の上で認めるべきとの提言がなされた．こうした背景のもと，2010年に「レセプト情報等の提供に関する有識者会議」（以下，「有識者会議」という）が設置され，2011年度より本来目的以外の目的に対しても，有識者会議の審査を経た上でレセプト情報等の利用が認められるようになった．

(2) 格納されているレセプト情報の特徴

厚生労働省は，2006年以降，レセプトについてオンラインでの請求を推進しており，2009年度診療分よりオンライン・電子媒体での請求を原則義務化した．それを受け，電子化されたレセプトがNDBに格納されている．電子レセプト請求の普及状況は，社会保険診療報酬支払基金により集計情報が公開されている（http://www.ssk.or.jp/tokeijoho/tokeijoho_rezept/index.html）．件数ベースでは，2015年4月診療分の段階で97.7%，2018年4月分で98.3%と高い悉皆性を達成しており（**図11.1.2**），NDBに格納された総レセプト件数は2009年度から2017年12月診療分までで約148億1,000万件に上っている[2]．レセプト情報をデータベースに格納する際には，患者氏名や生年月日の「日」，保険医療機関の所在地及び名称，被保険者証等の記号・番号等，個人を特定する情報は予め削除される．

レセプト情報に含まれる項目としては，診療年月，患者の性別，生年月，傷病名，診療開始日，転帰，診療実日数，診療行為（初診，再診，医学管理，在宅，投薬，注射，処置，手術，検査，画像等），請求点数等がある．

(3) 格納されている特定健診等情報の特徴

特定健診・特定保健指導は，2008年より「高齢者の医療の確保に関する法律」に基づき40歳から74歳の被保険者・被扶養者に対して，医療保険者が健康診査を実施し，メタボリックシンドロームに着目した生活習慣病の発症リスク数に応じ，生活習慣の改善による予防が期待できる対象者に対して保健指導を行う制度である．レセプト情報同様，特定健診等情報をデー

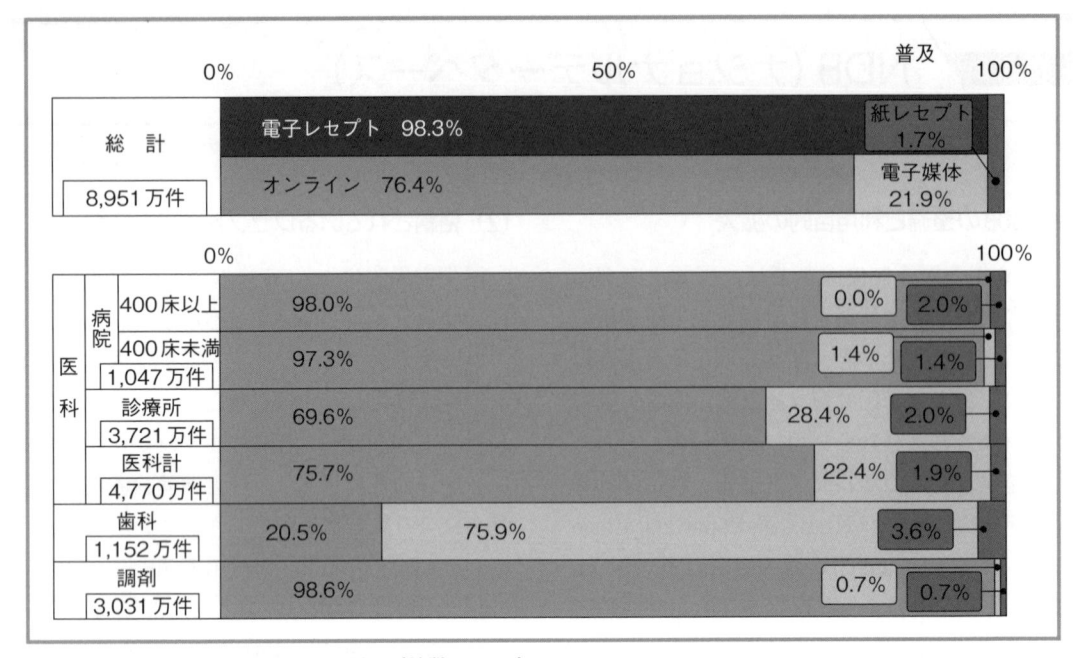

図11.1.2　電子レセプト請求普及状況（件数ベース）
出展　社会保険診療報酬支払基金　平成30年度4月分　請求状況
http://www.ssk.or.jp/tokeijoho/tokeijoho_rezept/tokeijoho_rezept_h30.files/seikyu_3004.pdf

タベースに格納する際には，健診受診者の氏名，被保険者証等の記号・番号等，直接個人を特定する情報は予め削除される．

特定健診等情報に含まれる項目として，性別などの受診者情報，保険者等の情報，そして診察項目（視触診，聴打診），質問票（服薬歴，喫煙歴，生活習慣等），身体計測（身長，体重，BMI：Body Mass Index，腹囲），血圧が含まれ，検査項目として脂質検査（中性脂肪，HDL コレステロール，LDL コレステロール），肝機能検査（AST，ALT，γ-GTP），血糖検査（空腹時血糖値または HbA1c），尿検査（尿糖，尿蛋白）が測定項目として必須である．さらに医師の判断等で 12 誘導心電図，貧血検査（赤血球数，血色素量，ヘマトクリット値），眼底検査が追加される．以上の情報のうち，腹囲，血糖検査，脂質検査，血圧，喫煙歴の情報から，保健指導レベルとして動機付け支援レベル，積極的支援レベルに階層化され，判定結果に基づいた特定保健指導が実施される．

NDB には，個々の受診者ごとに実施された特定健診等情報が含まれている．特定健診等情報については，受診者全員の情報が格納されており，データ形式は XML 形式に統一されている．2008 年度から 2016 年度実施分までの特定健診の情報が約 2 億 1,900 万件，特定保健指導の情報が約 667 万件格納されている[2]．

（4）個人情報の匿名化，ハッシュ値の生成と情報の紐付け

レセプト情報と特定健診等情報を NDB に格納する際には，個人を特定できる情報の組からハッシュ値を生成して同一人物の情報であることを識別できるようにしたうえで，個人を特定できる情報を削除している．いわゆる「仮名化」の処理であるが，ハッシュ値と個人を特定できる情報との対応表を作成しない等の配慮がなされていることから「匿名化」と呼ばれている．匿名化ではデータの突合の精度を向上させるため，① 保険者番号，被保険者証等の記号・番号，

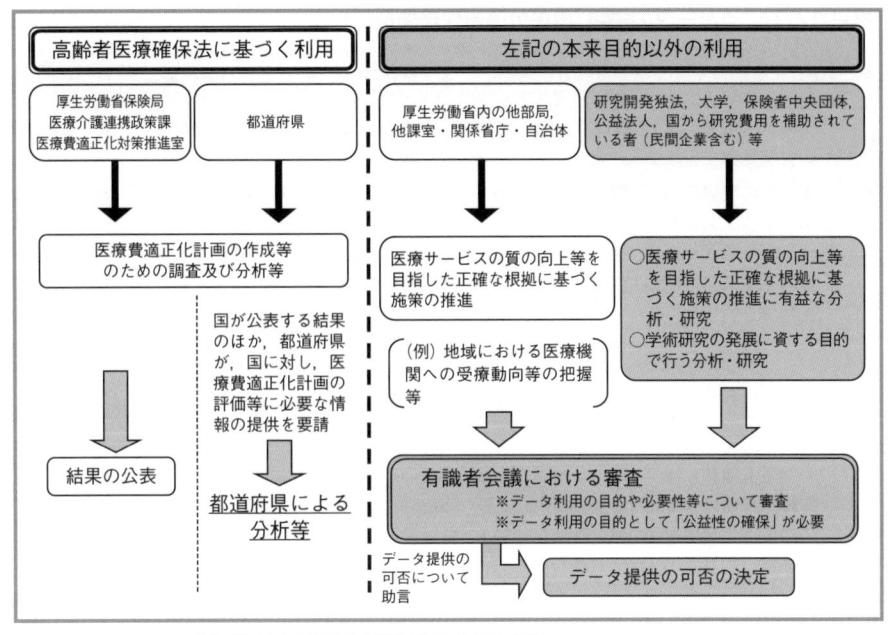

図11.1.3　NDBの利用概念図（厚生労働省保険局提供）

生年月日，性別から生成したハッシュ値１および，②氏名，生年月日，性別から生成したハッシュ値２を付与している．これらのハッシュ値を個人IDの代わりとして用いることによって，個々のレセプト情報と特定健診等情報を同一人物の情報として識別することができる．このハッシュ値で紐付けることにより，複数の医療機関を受診する患者の受療行動や，継続的に治療を受ける患者の受療動向を評価することが可能となる．

(5) 第三者提供の枠組み

　本来目的以外での利用については，2011年にデータ提供に関する各種手続き等が規定された「レセプト情報・特定健診等情報の提供に関するガイドライン（2016年6月改訂）」（以下，「ガイドライン」という）が定められた．このガイドラインに則り，研究者等の第三者からの申し出に対して，研究内容や研究環境において整備すべきセキュリティ要件等に対する有識者会議での審査を経て，承諾された申出について第三者提供が行われている（**図11.1.3**）．提供さ

れるデータの種類も整備が進められた．具体的には，データベースにある全データの中から申出者の要望に応じて該当する個票の情報を抽出し提供する「特別抽出」，探索的研究へのニーズに対応し，抽出・匿名化などを施して単月分のデータセットを提供する「サンプリングデータセット」，入院，外来，疾患別など目的に合わせて年度ごとに紐付けが可能で分析が容易な「基本データセット」，厚生労働省においてデータを加工して提供する「集計表情報」がある（**表11.1.3**）．とくに「特別抽出」，「サンプリングデータセット」のデータを扱う場合，申出者には一定のデータマイニングの知識と技術が要求される．

　2018年3月時点までに，データ提供に関する有識者会議および審査分科会においてデータ利用申出に対する審査が行われた結果，延べ178件のデータ提供が承諾されており，徐々にデータ提供事例も蓄積されている．また，分析・研究の成果物が公表される際には，ガイドラインに従い公表基準を満たしていることを厚生労働省保険局が全件確認している．NDBデ

表11.1.3 提供されているデータの種類（厚生労働省保険局提供）

	特別抽出	サンプリングデータセット	基本データセット	集計表情報	NDBオープンデータ
利用できる者	データ提供を申請し許可された者（申請者は国の行政機関，都道府県・市区町村，研究開発独立行政法人，大学所属の研究者等に限られる）				誰でも利用可
基本的なイメージ	申出者の要望に応じ，データベースにある全データのなかから，該当する個票の情報を抽出し，提供する	探索的研究へのニーズに対応し，抽出，匿名化などを施して安全性に十分配慮した，単月分のデータセット	入院，外来，疾患別など目的に合わせて年度ごとに紐付けが可能で，簡易に分析することが可能なデータセット	申出者の要望に応じ，データを加工して作成した集計表を提供する	NDBデータから汎用性の高い基礎的な集計表を作成し公表するNDBオープンデータの集計方法の要望を集め検討し反映させる
提供データ	個票	一部匿名化等を行った個票	大幅に加工した個票	集計表	定型化された集計表
含まれているデータ項目例	レセプト情報，特定健診等情報に含まれている，ほぼすべての項目	希少な情報があらかじめ匿名化・削除されたレセプトデータ	患者の基本属性情報以外は，主傷病名，診療識別情報，要望に応じたコードなど	依頼にもとづいた集計表	基礎的な項目の単純集計表
利用にあたり具備すべきセキュリティ	データ利用時に，情報セキュリティマネジメントシステムを確実に運用できる利用環境を整える	特別抽出で求められるセキュリティ水準と比較してある程度具備しやすいセキュリティ水準での利用が可能			オープンデータとして公表され，誰でもダウンロードして利用が可能
想定される利用者像	レセプト研究に一定の知見があり，申出内容や抽出条件を吟味し，大量のデータを高速に処理することを想定している利用者	レセプト研究に関心はあるが経験がまだ十分でなく，データの特徴や各項目の概要を把握したいと考えている利用者	レセプトの構造を踏まえながら研究するよりも，基本的項目について簡単に分析を試みたいと考えている利用者	集計された結果を必要とし，データ処理を行うことを想定していない利用者	NDBデータに基づいた保健医療および特定健診に関する知見を得ることに興味を持つ利用者
提供実績 H30.3.30現在	96件	25件	2件	55件	2回分 ※

出典 第29回レセプト情報等の提供に関する有識者会議（平成28年3月16日）
　　　厚生労働省保険局医療介護連携政策課保険システム高度化推進室「基本データセットの提供について」
　　　https://www.mhlw.go.jp/file/05-Shingikai-12401000-Hokenkyoku-Soumuka/0000117367.pdf
　　　第41回レセプト情報等の提供に関する有識者会議（平成30年6月14日）
　　　厚生労働省保険局医療介護連携政策課保険システム高度化推進室「第三者提供の現状について（報告）」
　　　https://www.mhlw.go.jp/file/05-Shingikai-12401000-Hokenkyoku-Soumuka/0000211810.pdf
　　　上記を改変
※第1回：平成26年度のレセプト情報及び平成25年度の特定健診情報，第2回：平成27年度のレセプト情報及び平成26年度の特定健診情報

ータの第三者提供のための申請手続き等の情報は，厚生労働省のレセプト情報・特定健診等情報の提供に関するホームページに取りまとめられている（https://www.mhlw.go.jp/stf/seisakunitsuite/bunya/kenkou_iryou/iryouhoken/reseputo/index.html）.

(6) NDBオープンデータ

NDBデータの取扱いには，個票データを取扱うためのセキュリティ体制の確保やデータマイニング等の専門性が求められることから，データ提供の申請者は，国の行政機関，都道府

県・市区町村，研究開発独立行政法人，大学所属の研究者等に限られている．一方で，多くの研究者が必ずしも詳細な個票データを必要とするわけではないため，あらかじめ定式化された集計データをNDBデータをもとに整備することが重要ではないか，という議論が有識者会議等でなされてきた．NDBデータの民間提供の検討からも，汎用性が高くさまざまなニーズに一定程度応えうる基礎的な集計表を作成し，公表していくことが適当という指摘がみられた．これらの指摘から，多くの人々がNDBデータに基づいた保健医療に関する知見に接することができるよう，また医療の提供実態や特定健診等の結果をわかりやすく示すことを目的に，NDBデータを用いた基礎的な集計表が作成され，NDBオープンデータとして公表されるようになった．2018年7月現在，2014年度レセプト情報および2013年度特定健診情報，2015年度レセプト情報および2014年度特定健診情報を集計した，2回分のNDBオープンデータが公開されている（https://www.mhlw.go.jp/stf/seisakunitsuite/bunya/0000177182.html）．厚生労働省は，NDBオープンデータとして公開するレセプト情報，特定健診情報の集計方法について，広く民間等から要望を受付け，NDBオープンデータの作成過程に反映させるとしている．

(7) NDB 利活用の今後

2014年の「レセプト情報・特定健診等情報データの第三者提供の在り方に関する報告書」において，引き続き利活用の促進について検討することが提案された．前述のサンプリングデータセットを利用する際のセキュリティ要件が緩和され，NDBデータの利活用を促している．

2015年4月にはオンサイトリサーチセンターが開設され，同年12月より東京大学，2016年2月より京都大学で試行利用が始まっている．オンサイトリサーチセンターは研究機関等に十分にセキュリティを確保して設置する．厚生労働省に申請し許可を得た利用者は，オンサイトリサーチセンターに出向き，NDBデータの集計処理を実施する．利用者には個票データでなく，利用者が作成した集計表データを審査のうえ提供する．

厚生労働省は2015年11月に「保健医療分野のICT活用推進懇談会」を設置し，保健医療分野でのICT化推進に向けて，ネットワーク構築，ビッグデータ整備の推進，データの電子化・標準化の推進をさらに推し進めるべく2016年10月に提言をまとめ，2017年1月に厚生労働大臣を本部長とする「データヘルス改革推進本部」を設置した．データヘルス改革は，医療ビッグデータの活用で質の高いヘルスケアサービスを効率的に提供することで，医療・介護サービスの生産性向上と国民の健康寿命を延伸させることを目的としており，2020年度に向け，① 保健医療記録共有，② 救急時医療情報共有，③ 健康スコアリング・PHR，④ 乳幼児期・学童期の健康情報・PHR，⑤ データヘルス分析関連サービス，⑥ 科学的介護データ，⑦ がんゲノム，⑧ AI，という8つのサービスの提供を目指している．⑤のサービスでは，各種データベースで保有する健康・医療・介護の情報を連結し，分析可能な環境を提供することで，医療・介護等の予防策や，医療・介護の提供体制の研究等に活用することを目指しており，2018年5月より「医療・介護データ等の解析基盤に関する有識者会議」において，NDBと介護保険総合データベース（介護保険レセプトデータベースと要介護認定データを連結し，匿名化したデータベース）の連結解析の検討が開始されている．今後，さらにその他のデータベースとの連結解析の検討，NDBの利活用の拡大・精緻化が進められる見込みである．

（武藤晃一）

11.1.3　NCD（ナショナルクリニカルデータベース）

(1) 大規模臨床データ収集の取組み

　米国では，米国胸部外科学会（STS）が 1989 年以来多施設で集積した胸部外科領域の手術データ（STS national database）の統計処理を行った上での公表が 1999 年に行われた．欧州においても同年，8 カ国 128 施設で実施された連続 20,000 例の心臓血管外科手術症例の集積に基づき，logistic regression 法によって術前術中因子からリスクを算定する EuroSCORE が公表され，無料でウェブ利用できるようになっていた．これらの実績を受けて，わが国でも心臓血管外科手術症例の集積を行い，各術式の施行数や患者背景，重症度や手術成績などを登録し，集計，統計処理を行った上で可視化，学術的・医療経済的な利用，さらには患者安全や医療福祉のために活用できるための取組みを行おうとする機運が高まり，2000 年の心臓血管外科関連学会内に委員会が発足した．学会群の強い誘導によって，参加施設は順調に延び，10 年間で手術実施施設の半数からの集積がなり，これを元に JapanSCORE（わが国の心臓血管外科手術のリスクスコア）が公表されるに至った[3,4]．その先進性，有用性をみて，他の外科領域でも同様の多施設手術症例データ登録・集積・利活用を行おうとする動きとなり，2011 年，日本外科学会が基盤となり，外科系諸学会が協力して，一般社団法人の機構 National Clinical Database（NCD）が発足した．爾来，専門医取得のための症例登録を専ら NCD にて実施するように定めるなどの強力な誘導策が奏効し，順調に参加施設，参加学会が増加し，先鞭を切り，NCD に統合された心臓血管外科実施施設がほぼ 100 ％の参加をしているのを筆頭に，2014 年 3 月末時点で，わが国で一般外科医が行っている手術の 95 ％以上をカバーする年間 120 数万件が入力され，400 万件を越える手術情報が 4,105 施設から集積された．この実績はすでに世界に類を見ない臨床データベースのレポジトリーとなっている[5,6]．

(2) 大規模臨床データ集積の方法

　登録対象となるのは，各種の専門医制度に関係する，日本で行われた手術・治療であり，診療科単位で登録を行い，その内容には診療科長が責任を負う．登録項目としては以下の 3 種がある．1）すべての手術・治療の名称等の 15 弱の基本項目，2）手術・治療ごとに異なる詳細な項目（患者情報，手術入院情報，術後情報など）．専門医制度や領域により違うが国際的比較ができるように欧米の database のカテゴリーと項目を一致させる取組みとなっている．数十項目から数百項目．3）臨床治験実施例においては，その要求に応じた調査項目の追加[5]．

　NCD から認証を受けた参加施設診療科のデータ登録担当者がウェブサイトを介して手術・治療の情報を登録，これが中央データサーバに蓄積される方法が採られている[5]．

　データは連結可能匿名化の手続きを経て参加施設・診療科のデータサーバにて管理されるが，この連結性については，中央データサーバに集積される段階で伝達されない方式となっている．データの信頼性（真正性）および連結（氏名と NCD の ID との対応表：各施設での厳重管理が義務付けられる）についての秘匿性に関しては，登録施設の責任者において担保されることとされており，その実効性確保のためにサイトビジットもなされている[5]．

　情報取得にかかる患者の同意については，opt out 法が採用されている．すなわち，本デ

ータベースへの登録は，患者自身から直接同意を得ずに実施されるが，医療機関や関係する団体から，院内関係部署への掲示，周知用紙配布，ホームページへの収載などを通してデータ収集の実施に関して周知が図られており，患者からの登録の拒否や一旦登録した医療情報の破棄の要請によって，データ収集禁止や廃棄を行う方策である[5]．改正個人情報保護法（2017 年 5 月施行）にいう「要配慮個人情報」の取得であるが，「人を対象とする医学系研究に関する倫理指針ガイダンス」に準拠して，この opt out 法の適用は妥当とされている．

(3) 大規模臨床データの集積の意義

このような big data の集積と，その利活用を行うことの意義は何か．従来，臨床的な判断を得るために最も有効と位置付けられてきた無作為割り付け臨床試験（Randomized Controlled Trial：RCT）には，実は限界がある．試験の設定において仮説を立て，これを帰無する目的を持って患者の条件を統一化して集めることは，一面，実際の患者集団を代表していない可能性を孕んでいるのである．たとえばデータ集積を control と介入群でそろえるために年齢や性別や重症度を一致させるべくエントリー条件をかけることにより，実際に当該治療が適応される（予想）対象の構成とのずれが生じてしまい，この限定内で結果を評価する必要が出てくる．この点，多施設から多数のデータを疾患レポジトリーとして集積して，そこから傾向や方向性，因果関係を求める big data analysis では，いわゆる real world の実態を獲得できるメリットを持つのである．さらに，RCT を含め，一定の仮説を立てることから出発する従来の疫学的手法と異なり，いわば無前提で超多量のデータを集めて解析することを通じて，予想もしなかった因果関係や発生実態などが抽出されうる[7]こととなり，公衆衛生（パブリック・ヘルスないしポピュレーション・ヘルス）に与える寄与

は大きなものとなる．

(4) NCD データの利活用の例

NCD の集積データは解析され，専門誌や学術集会，ウェブサイト等で発表され，さらに参加している各診療科にも報告され始めている．このデータ（たとえば，特定領域・特定難易度の手術の施行数やその手術死亡率の公開）を自施設と比較することで自施設の水準を客観視することが可能である．また，術前や術中の状況から重症度をそろえた場合の各手術の成績を国際比較した結果も報告され，消化器外科領域において，わが国の手術成績が欧米と比較して有意に優れていることが示された[8]．心臓血管外科領域では，集積されたデータの解析結果から，手術リスクの評価に JapanSCORE を策定した[3,4]が，わが国での心臓血管手術例に関して欧米のリスク評価スコア（STS score や EuroSCORE）と比較した場合，より正確に患者のリスクが予想できることが確認され，日本人のデータ集積に基づく評価基準の策定の有用性が示されている[9]．また同報告では，冠動脈外科，弁膜症外科，大動脈外科いずれの領域においても logistic EuroSCORE で予測される死亡率，合併症併発率と比較して JapanSCORE での予想値が低く，実際にその予測値により近い施設成績であったことが示されており，ここからもわが国の外科手術成績の優秀性が確認された[9]．

一方で，NCD（ならびに前進である心臓血管外科データベース JACVSD）でのデータ解析を行うことにより，手術症例数が少ない施設での手術死亡率が多い施設より有意に劣るという volume-outcome 調査報告がなされた．2007 年の中医協分科会報告にて高本は JACVSD のデータ解析に基づき，冠動脈バイパス術の手術死亡率が，年間症例数 40 例を下回ると術前リスクを調整した後でも明らかに高いことを示した[10]．消化器外科領域においても，高難易度

肝胆膵外科手術の死亡率を年間 50 例以上の施設と 30 例未満の施設で NCD データを利用して比較分析，在院死亡率，多量出血率，輸血率において有意に症例数の少ない施設で劣っていることが報告された[11]．手術（修練）施設の集約化への示唆を与える結果であり，専門医養成施設認定基準等へのフィードバックが行われ，あるいは考慮されつつある．

NCD のデータは，保険診療のあり方にも影響を与えようとしている．NCD と密接な関係にある一般社団法人外科系学会社会保険委員会連合（外保連）は，2011 ～ 2012 年の NCD データを用いて，BMI 30 以上と未満で分けて手術の実態につき集計分析したところ，胃全摘，膵頭十二指腸切除，直腸低位前方切除においてはほぼ 1 時間の手術時間の延長が示された．これに基づき，外保連として，保険償還額にこの時間の人件費増分を加算（高度肥満加算）するように厚労省に求めており，厚労省としても前向きの検討をしているという[12]．

（渡邉　直）

11.1.4　がん登録

「がん」は現在，わが国の最も多い死因となっている．そのため，国家的な対策が求められている．2006 年 6 月に政府は，わが国のがん対策の基本方針を定めた法律「がん対策基本法」を成立させた．その附帯決議第 16 項では，「がん登録については，がん罹患者数・罹患率などの疫学的研究，がん検診の評価，がん医療の評価に不可欠の制度であり，院内がん登録制度，地域がん登録制度の更なる推進と登録精度の向上並びに個人情報の保護を徹底するための措置について，本法成立後，検討を行い，所要の措置を講ずること」が定められた．

2013 年には「がん登録等の推進に関する法律（がん登録推進法）（平成 25 年法律第 111 号）」が成立し，2016 年 1 月より，全国の医療機関は「がん」と診断された人のデータを都道府県知事に届け出ることが義務化された．

わが国のがん登録には，「院内がん登録」，「全国がん登録」，「地域がん登録」，「臓器がん登録」がある．

なお，すべてのがん登録事業／活動における収集した情報の解析利用にあたっては，個人情報に配慮した内容の集計や解析情報が公開されている．

(1) 院内がん登録

院内がん登録は，医療機関が自院の病院機能を把握し解析するために，がん患者のデータを登録するものである．データは，全国がん登録の基本となる．

(2) 全国がん登録

全国がん登録は，わが国で「がん」と診断されたすべての人のデータを，国（国立がん研究センター）で 1 つにまとめて集計・分析・管理する新しい仕組みである．「がん」と診断された人のデータは，各病院から都道府県に設置された「がん登録室」を通じて集められ，国のデータベースで一元管理される（**図 11.1.4**）．

全国がん登録のデータベースに登録される情報を**表 11.1.4** に示す．

(3) 地域がん登録

地域がん登録事業は，実施主体が都道府県（市）で，都道府県単位で実施してきた「ポピュレーションベース（住民ベース）のがん登録」

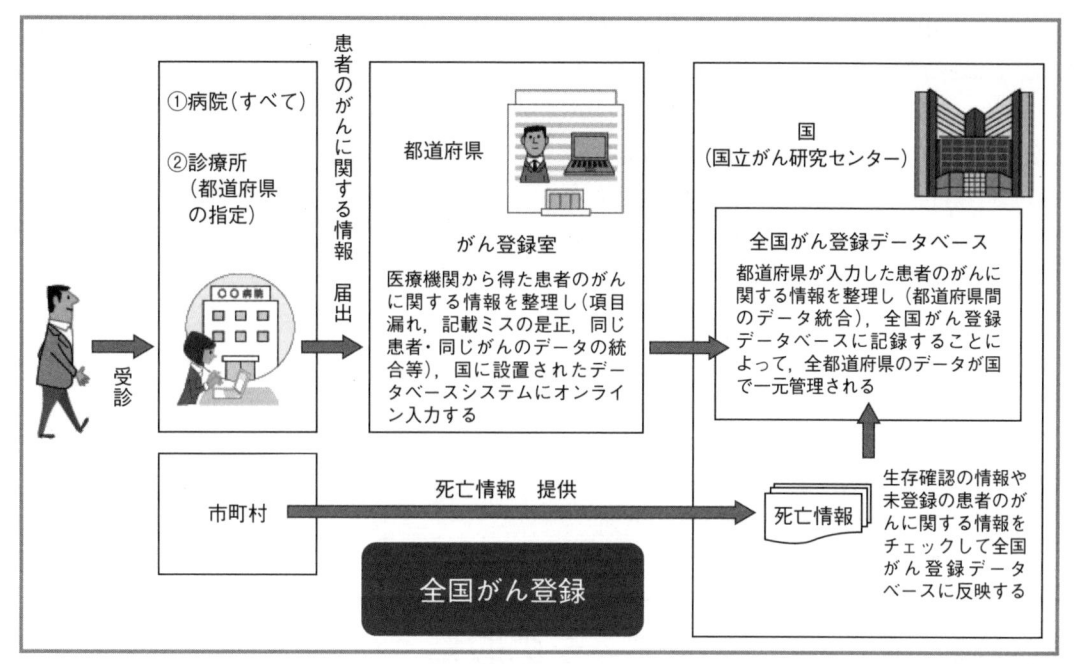

図11.1.4 全国がん登録の仕組み
がん情報サービスより
http://ganjoho.jp/reg_stat/can_reg/national/public/about.html

表11.1.4 届け出の対象となっている患者のがんに関する情報

(1) 基本情報 病院等の名称，診療録番号，カナ氏名，氏名，性別，生年月日など
(2) 腫瘍情報 原発部位，病理診断，診断日，ステージ，TNM分類など
(3) 初回治療情報 外科的治療の有無，鏡視下治療の有無，内視鏡的治療の有無，放射線療法の有無，化学療法の有無，内分泌療法の有無など
(4) 生存状況情報 生存最終確認日，死亡日，生存状況，死因情報，追跡期間など
(5) 管理情報 紹介元施設，紹介先施設，全国がん登録届出状況，登録日，登録者，最新修正日，最新住所，最新郵便番号，診療科情報，主治医情報など

である．がん登録推進法が成立し，地域がん登録事業は都道府県がんデータベースに引き継がれ，全国がん登録へと発展した．

このように，新規登録の症例は「全国がん登録」へ統合されたが，すでに登録されたデータ群を整理するまで，地域がん登録事業はしばらくの間継続されることになる．具体的な整理作業内容は，2015年罹患データの確定作業，2015年診断症例の5年生存率を算出するための作業（2021年実施の生存確認調査など）である．

(4) 臓器がん登録

臓器がん登録は，専門学会などが中心となり，特定のがん患者の特定部位・種類の生存率等を，治療情報を用いて分析し，診断・治療指針の策定などに活用して，がん医療の質を高めるものである．

(5) 世界のがん登録

世界でも各地域でがん登録の活動が行われている．国際的には，国際がん研究所（International Agency of Research on Cancer,

IARC）が事務局を担当している国際がん登録学会（International Association of Cancer Registries, IACR）がある．ここでは世界のがん登録のシステムがまとめる罹患率を収集し5年ごとに報告を行っている．米国では，米国がん法（National Cancer Act）が1971年に交付され，がん対策に必要な情報の収集，分析等を行う目的でSurveillance Epidemiology and End Results Program（SEER計画）が発足した．その後，がん登録修正法が1992年に制定され，全国がん登録計画（National Program of Cancer Registries, NPCR）に基づいて，州ごとの地域がん登録事業が国の予算で運営されて

いる．関連する活動として，カナダ，アメリカのがん登録担当者が中心となって北米中央登録室協議会（North American Association of Central Cancer Registries, NAACCR）が発足し，データの質の向上，利用促進をすすめている．EUでも1990年にヨーロッパがん登録ネットワーク（European Network of Cancer Registries, ENCR）が組織された．主なプロジェクトとして，EUROCARE（がん患者生存率の国際協同調査）とEUROCIM（EUにおけるがんの罹患と死亡の情報収集および統計解析）がある．

（向井まさみ）

11.1.5 その他の臨床データの収集

(1) ゲノム情報データベース

近年，遺伝子診断によって得られる遺伝子情報等に基づいて，患者の個人差に配慮して各個人に最適な医療を提供する，個別化医療（Tailor-made Medicine：テーラーメード医療ともいう）が注目されている．

ヒトゲノムには，30億塩基対，10万種類の遺伝子という膨大な情報が含まれており，コンピュータでゲノム情報を取扱うのは不可能と思われていた．しかし，近年のコンピュータテクノロジーの劇的な進化，とくに主記憶装置（メモリー）の低価格化およびストレージ（補助記憶装置）容量の増大によって，膨大な遺伝情報を蓄積・分析することが技術的に可能となった．ヒトゲノム情報等を専門的に取扱う「バイオインフォーマティクス（Bioinformatics：生命情報科学）」と呼ばれる新しい研究分野も生まれた．

現在，世界各地のヒトゲノム解析センターでは，日夜，情報を生み出し，その成果は世界各

地にある遺伝子情報センターに集積されている．それらが，インターネットを介して相互に連携している．日本においても，1994年頃からゲノムネットによるデータベースサービスが始まっている．国内のゲノム情報は「散在するデータベースを，まとめて，使いやすく」のスローガンのもと，科学技術振興機構のバイオサイエンスデータベースセンターにて統合化が進んでいる．

これらの蓄積されたゲノム情報を活用し，各疾病の発現に重要な役割を担う遺伝要因と環境要因の相互作用による病因の解明が進んできている．わが国に特徴的な生活習慣病の遺伝・環境要因の探索とゲノム情報に基づいた予防法の開発等の予防医学への応用や，薬物アレルギーや臓器障害等の医薬品副作用の発現の個人差の解明についても盛んに研究されている．解明された病因に立脚したゲノム創薬も行われ始めている．

ただし，ゲノム情報を扱う上での問題点も存在する．ゲノム情報は，非常にセンシティブな

個人情報である．情報の漏洩により，個人の不利益につながる恐れがある．たとえば，米国では，1991年に保険会社が遺伝子検査の結果によって，加入を拒否するというケースや，大学卒業時の就職でも遺伝子診断の結果，就職を断るという問題が生じた．米国では約20州で保険加入などにおける遺伝子差別の禁止法が制定されている．さらにゲノム情報は子孫へ受け継がれる遺伝情報を含むことから，個人情報であること以上の配慮が求められることになる．このように，ヒトのゲノム解析についてもクローン技術と同様，国際的にガイドライン，もしくは法律を策定する方向で進んでいる．ゲノム情報の研究を進めるうえでは，個人の遺伝情報の漏洩と遺伝情報による差別を社会的に防いでいく必要があり，研究者間でも倫理的な問題に配慮して研究を進め，直面する社会的，倫理的，法的な問題を解決していく必要があると考えられる．

(2) バイオバンク

　ゲノム情報のみを蓄積するゲノムデータベースだけでなく，近年は，ゲノム情報とともに，生物に関係する組織・細胞・血液・尿およびDNA等の試料を集めて保存する施設である「バイオバンク」も作られている．一般的にバイオバンクといえば，ヒトに由来する試料を収集する施設を示すことが多い．海外では，国家レベルでバイオバンクの設置，事業運営が行われているケースがあり，バイオバンクに特有な法律が定められている国もある．たとえば，英国のUK Biobankは世界的に最も大規模なバイオバンクであり，その構築には専門家だけでなく市民も一緒に調査，検討を重ねてきた．国民50万人が参加しており，バイオバンクに対する国民の理解，さらにバイオバンクがもたらす将来的な公共の利益に対する国民の期待が非常に高いことがうかがえる．

　海外のバイオバンクから提供される試料は研究者が必要とする十分な臨床情報が付帯されていないことが多く，研究利用しにくい状況にある．そこで，わが国においても，筑波大学，東北大学（東北メディカル・メガバンク機構）などの大学，病院，研究機関が中心となってバイオバンクの設置が進められている．東北メディカル・メガバンクでは，2日で2人分のゲノム（全遺伝情報）を解析できる次世代シークエンサーと，情報解析用のスーパーコンピュータが稼働している．この施設では，健康な人の生年月日，居住地，病歴，生活習慣や健康状態を詳しく聞き，ゲノムを調べ，その後，どのような病気にかかるのか何年も追跡する「ゲノムコホート研究」と呼ばれる研究も行われている．

　また，2013年9月から，京都大学病院は，がんセンター内に「キャンサーバイオバンク」を開設し運営している．キャンサーバイオバンクとは，同意が得られたがん患者より提供された生体試料（組織の一部，血液や尿など）と診療情報を共に保管する仕組みである．従来の医学研究においては，研究計画の立案後，必要な数の患者の生体試料や診療情報を収集するために，莫大な労力や時間がかかっていた．これに対し，キャンサーバイオバンクを利用した医学研究では，研究計画の承認後すぐに研究対象となる生体試料等をキャンサーバイオバンクから抽出して分析を開始することが可能となる．キャンサーバイオバンクの開設により，研究結果のより早期な医療現場への還元が期待されている．

(3) 医療ビッグデータ

1) ビッグデータとは何か

　ここ数年，さまざまな領域で「ビッグデータ」活用の動きが活発化している．ビッグデータとは「通常のデータベース管理ツールなどで取り扱うことが困難なほど巨大なデータの集まりであり，構造化データおよび非構造化データを含む」と定義され，その特徴として，Volume

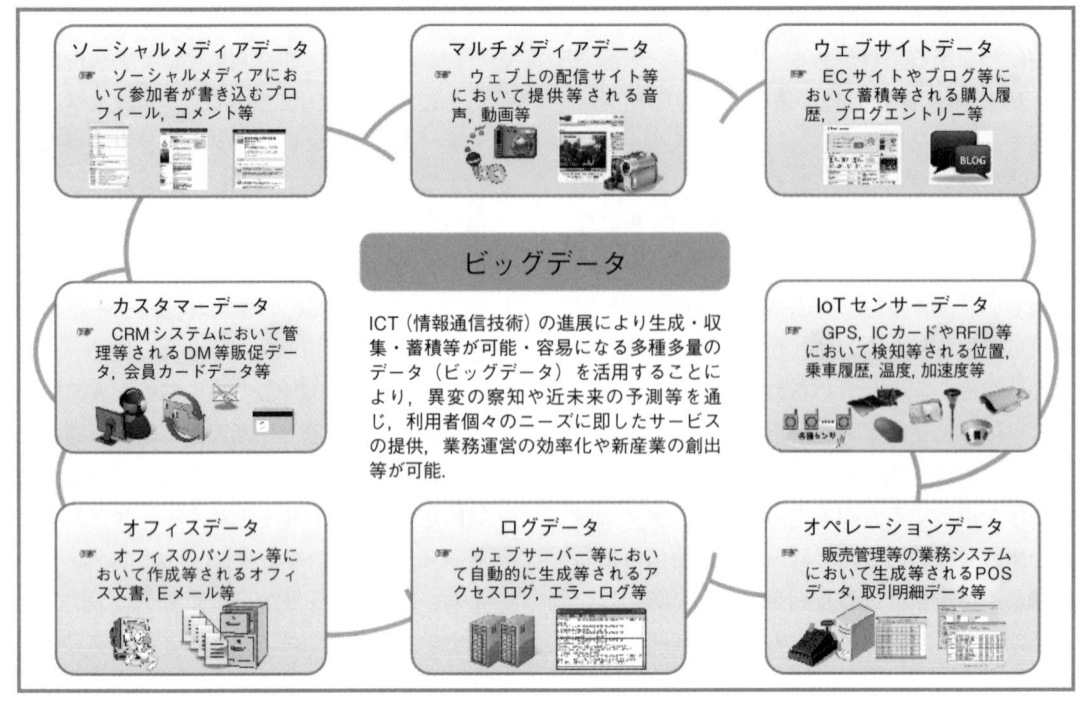

図11.1.5　ビッグデータを構成する各種データ（例）
（出典）情報通信審議会ICT基本戦略ボード「ビッグデータの活用に関するアドホックグループ」資料

（量），Velocity（迅速性），Variety（多様性），Veracity（正確性）の「4V」が挙げられる．多様性について例示すると，**図11.1.5**に示すように，オンラインショッピングサイトやブログサイトにおいて蓄積される購入履歴やエントリー履歴，ウェブ上の配信サイトで提供される音楽や動画等のマルチメディアデータ，ソーシャルメディアにおいて参加者が書き込むプロフィールやコメントなどのソーシャルメディアデータ，GPS，ICカードやRFIDにおいて検知される，位置，乗車履歴，温度などのIoT（Internet of Things）センサーデータ，顧客管理システム（CRM：Customer Relationship Management）システムにおいて管理されるダイレクトメールのデータや会員カードデータなど，といったさまざまな分野のデータを連携させて管理するイメージである．

2) 医療ビッグデータの実現へ

　個別化医療や予防医学，人工知能による診断支援等，データ分析によって医療の「質」を飛躍的に高める試みが始まっている．医療においては，これまでに述べたDPC調査情報，NDB（ナショナルデータベース），NCD（ナショナルクリニカルデータ），がん登録情報，ゲノム情報等の構造化されたデータベース，各種の臨床データベース・疾患レジストリに加えて，各医療機関の電子カルテシステムに蓄積されているテキスト情報，各種センサーから得られるログ情報等，さまざまな種類の非構造化データが存在している．これら医学・医療の大規模データベースは，それぞれが独立に構築，利用されてきた．さまざまな規模（地域から全国）の集団に属するすべての者が，階層化されたリスク分類（健康，ローリスク，ハイリスク，疾患治療，合併症予防，緩和ケア，終末期ケア）に応じてプログラムやサービス（健康支援，疾病予防，介護予防，疾病管理，ケアコーディネーション）を受けられるようにするポピュレーション・ヘ

ルスの実現のためにも，さまざまな規模・種類のデータが統合された医療ビックデータの活用が期待されている．医療ビックデータを実現するためのデータ統合については，少なくとも2018年時点では，一人の患者を軸にすべてのデータを統合するのは困難であった．しかし2020年に実現されるといわれている医療等IDによって，状況は激変すると考えられている．

医療等IDの実現によって，個別のデータを相互に関連付けて，個人の特性や受けた医療行為とその後の健康状態の関係を明らかにし，個々の診療の改善から医療政策にまで生かせるエビデンスを継続的に生み出す仕組みが構築されるであろう．そこでは，出生に始まり，小児，児童，成人，壮年，老年を経て死に至る人間の一生を通じたデータの連携（「ライフコースデータ」）が大きな意味を持つ．出生から死亡まで，生涯を通じてデータを蓄積することは，個々人の健康づくりに役立つだけでなく，社会全体の暮らしの質を向上させることにつながると考えられる．

（武藤晃一）

● 参考文献

[11.1.2]

1）厚生労働省．レセプト情報・特定健診等情報提供に関するホームページ．
http://www.mhlw.go.jp/stf/seisakunitsuite/bunya/kenkou_iryou/iryouhoken/reseputo/index.html（参照 2018-07-10）

2）厚生労働省．第41回レセプト情報等の提供に関する有識者会議 資料：厚生労働省保健局医療介護連携政策課保険システム高度化推進室「第三者提供の現状について（報告）」．
https://www.mhlw.go.jp/file/05_shingikai_12401000_Hokenkyoku_Soumuka/0000211810.pdf（参照 2018-07-10）

[11.1.3]

3）日本心臓血管外科手術データベース（JACVSD）．
http://jcvsd.umin.jp/index.html（参照 2018-4-18）．

4）Motomura N, Miyata H, Tsukihara H, Takamoto S. Risk model of thoracic aortic surgery in 4707 cases from a nationwide single-race population through a web-based data entry system：The first report of 30-day and 30-day operative outcome risk models for thoracic aortic surgery. Circulation 2008；118：S153-159.

5）National Clinical Database.
http://www.ncd.or.jp/（参照 2018-4-18）．

6）Murakami A, Hirata Y, Motomura N, Miyata H, Iwanaka T, Takamoto S. The National Clinical Database as an initiative for quality improvement in Japan. Korean J Cardiovasc Surg 2014；47：437-443.

7）Edosio UZ. Conference paper: Big data paradigm-analysis, application, and challenges. 13th Engineering Research Seminar, University of Bradford；04/2014.
http://www.slideshare.net/uyoyo1/big-data-paradigm（参照 2015-9-23）．

8）後藤満一．日本の医療技術が如何に優れているか〜NCDとACS-NSQIPとの国際比較〜．外保連ニュース第24号（2015年8月）．

9）Umehara N, Saito S, Tsukui H, Yamazaki K. Usefulness of JapanSCORE—Comparative study of the usefulness of the JapanSCORE and the logistic EuroSCORE. Jpn J Cardiovasc Surg 2013；42：94-102.

10）高本眞一．心臓血管外科領域における医療の質向上への取り組み．中医協分科会報告．2007年2月．

11）三浦文彦．NCDの利活用による消化器外科手術の標準化と集約化．日本消化器外科学会総会．2015年7月．

12）瀬戸泰之．厚生労働省によるヒアリングを終えて．外保連ニュース第24号（2015年8月）．

[11.1.4]

13）がん登録．https://ganjoho.jp/reg_stat/index.html

14）全国がん登録．https://ganjoho.jp/reg_stat/can_reg/national/public/about.html

15）地域がん登録．http://www.jacr.info/about.html

16）（臓器がん登録）日本食道学会．https://www.esophagus.jp/private/
17）（臓器がん登録）日本放射線腫瘍学会．http://jrod.jastro.or.jp/
18）国際がん研究所 IARC．https://www.iarc.fr/
19）国際がん登録学会 IACR．http://www.iacr.com.fr/
20）SEER 計画．https://seer.cancer.gov/
21）北米中央登録室協議会．https://www.naaccr.org/
22）ヨーロッパがん登録ネットワーク．https://www.encr.eu/

索引

欧文索引

和文索引

医療情報 第6版
医学医療編

定価（本体3,300円＋税）

2004年 3 月30日	第 1 版第 1 刷発行©
2006年 3 月31日	第 2 版第 1 刷発行
2009年 6 月25日	新版第 1 版（第 3 版）第 1 刷発行
2013年 4 月 5 日	新版第 2 版（第 4 版）第 1 刷発行
2016年 8 月31日	第 5 版第 1 刷発行
2019年 3 月30日	第 6 版第 1 刷発行

発　行　　一般社団法人日本医療情報学会医療情報技師育成部会
　　　　　株式会社篠原出版新社

編　集　　一般社団法人日本医療情報学会医療情報技師育成部会
　　　　　代表者　部会長　岡田美保子

印刷所　　広研印刷株式会社

表紙デザイン　　内海真由美

発行所　　株式会社 篠原出版新社
　　　　　〒113-0034　東京都文京区湯島 2-4-9　MD ビル
　　　　　TEL 03-3816-5311（代表）　郵便振替 00160-2-185375
　　　　　E-mail: info@shinoharashinsha.co.jp

ISBN978-4-88412-290-4　　　　　　　　　　　　　　　　Printed in Japan